Jeannette Hölscher-Schenke und Eva Strobel

Homöopathische Kindermittel in Wort und Bild

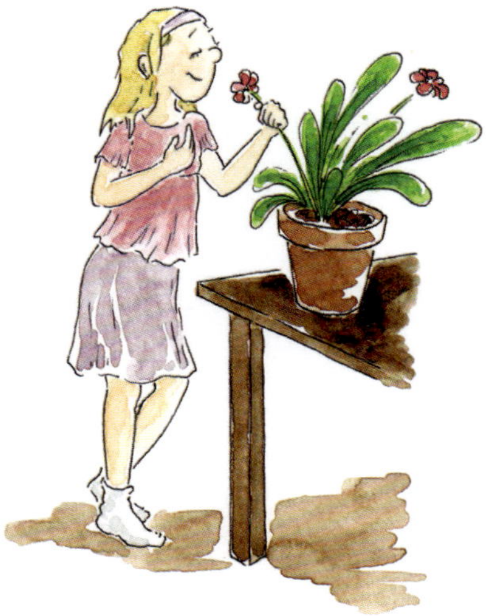

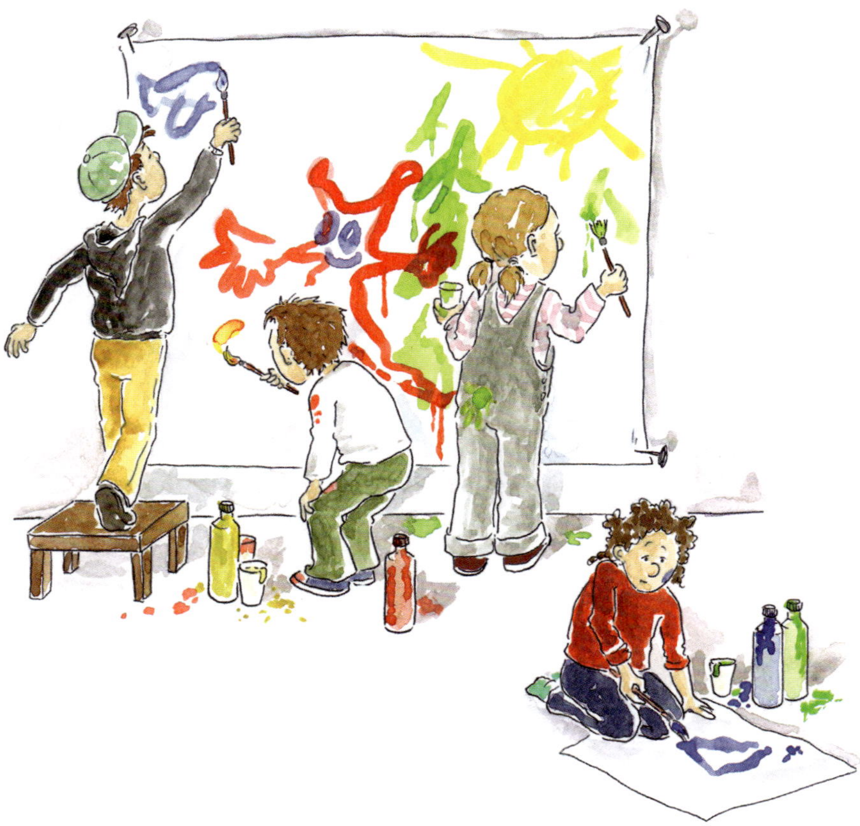

Jeannette Hölscher-Schenke und Eva Strobel

Homöopathische Kindermittel in Wort und Bild

60 der wichtigsten Typenbilder mit einprägsamen Cartoons

Narayana-Verlag

Inhalt

Homöopathische Kindermittel von A bis Z

Vorwort

Das vorliegende Buch wendet sich an all diejenigen, die Kindern ganzheitlich und homöopathisch helfen wollen.
Das Buch ist als orientierende Hilfe und Quelle der Inspiration gedacht, es ist wohlgemerkt kein Ersatz für eine ordentliche Repertorisation und Fallanalyse sowie das Verwenden ausführlicher Arzneimittellehren. Aber vielleicht kann es einen anschaulichen Überblick verschaffen, beim Lernen der Mittelbilder helfen oder auch einmal die Bestätigung für eine schnelle akute Verordnung bringen…

Unser homöopathisches Wissen beziehen wir heute aus der überwältigenden Fülle der uns zur Verfügung stehenden Quellen und Medien. Den Originalschriften Hahnemanns ebenso wie den älteren homöopathischen Arzneimittellehren, zahlreichen neueren Werken sowie nicht zu vergessen den Repertorien der gängigen Computerprogramme.

Ein sorgfältig zusammengetragenes Wissen steht uns zur Verfügung, das sowohl auf erfolgreichen Patientenverschreibungen basiert als auch aus der Fülle der beschriebenen Symptome von unterschiedlichsten Arzneimittelprüfungen stammt.

Wie sind nun all diese Informationen in ein reales Bild des Patienten und seine Lebenssituation zu übersetzen? Zumal wenn es um ein Kind und nicht wie in der Literaturquelle um einen erwachsenen Menschen geht. Welches Bild ergibt sich, wenn Sie ein Kind in Ihrer Praxis betrachten und beobachten und sich fragen: Welches Mittel braucht es, das genau diesem Kind und seinem Handeln, Fühlen und Sein hier und heute entspricht?

Ungeachtet der Fülle der Informationen und Möglichkeiten zu einem Ergebnis, nämlich einer erfolgreichen Verschreibung, zu kommen, entsteht während der Repertorisation oft der Wunsch, all die imaginären Puzzlesteinchen zu einem wirklichen Bild zusammenfügen zu können. Dieses Bild betrachten zu können und zu fühlen, ja, das ist es! Das ist es wirklich! Denn bei allen zur Verfügung stehenden Analysevarianten steht ganz zuletzt immer der Wunsch, das Ergebnis auch gefühlsmäßig verstehen zu können, das Bild imaginär und emotional sehen und erfassen zu können.

Mit dem rein formalen Abgleichen der Symptome beim Betrachten der gezeichneten Mittel ist es nicht getan, so wie es eben auch nicht immer ausreicht, das herausragendste Mittel der Repertorisation zu verordnen, besonders wenn es sich um Polychreste wie *Sulphur* oder *Calcium carbonicum* handelt.

Die heute verbreitete quellenorientierte Verschreibung basiert auf dem Gedanken der Totalität von Hahnemann ebenso wie auf den Keynotes H. N. Guernseys, auf dem Genius des Arzneimittels nach Bönninghausen oder den Essenzen von Vithoulkas. Die Arzneimittelfindung hat sich entscheidend weiterentwickelt durch die taxonomisch und strukturell orientierten Arbeiten von Scholten, Mangialavori und Sankaran, die durch viele Arzneimittelprüfungen und erfolgreiche Verschreibungen weiterer Homöopathen und Homöopathinnen auf der ganzen Welt eine solide theoretische und praktische Grundlage erhielt.

So gehört zu der Mittelfindung mittlerweile immer auch die Frage nach den Naturreichen, die man erstaunlich oft schnell beantworten kann. Man sollte sich natürlich davor hüten, nur anhand einer oberflächlichen Signaturenlehre zu verschreiben. Aber wenn Sie das Kind sehr genau in seinem Verhalten beobachten, das ja noch sehr unverstellt und spontan ist, und wenn Sie noch dazu das Energiemuster des Kindes berücksichtigen, dann kann man die Grundthemen der Naturreiche sehr oft gut sehen. Man gewinnt auf diese Art eine gute Basis für die weitere Eingrenzung in Frage kommender Mittel. Die Naturreiche sind in diesem Buch deshalb graphisch neben den alphabetisch angeordneten 60 homöopathischen Kindermitteln markiert. Weitere Erläuterungen zu den Naturreichen, falls es Sie interessiert, finden Sie im Anhang.

Leider bleibt ein Buch dieses Formats natürlich immer nur ein kleiner Ausschnitt aller homöopathischen Möglichkeiten, ein kleiner Ausschnitt des kindlichen Universums. Es fehlen weitere wichtige homöopathische Kindermittel ebenso wie wichtige Symptome, und mit dieser Unzulänglichkeit werde ich als Autorin, werden wir als Therapeuten ebenso leben müssen wie mit unserer eigenen Unzulänglichkeit.

Die in diesem Buch gezeigten Typenbilder und genannten Symptome und Beschwerden basieren vorrangig auf den hochwertigeren Radar-Rubriken und den Rubriken im Pennekamp-Kinderrepertorium sowie auf den von Master, Petrucci, Hirte, Coulter und Le Roux genannten Symptomen. Weitere Literaturquellen sind im Anhang genannt. Letztendlich sind jedoch auch meine eigenen Erfahrungen mit gut verlaufenden Praxisfällen der jeweiligen Mittel mit eingeflossen, es war gar nicht zu verhindern, denn ich wollte ja gerade die individuelle und lebendige Ganzheitlichkeit der 60 verschiedenen Kindertypen darstellen. Markus Kuntosch danke ich sehr für seinen sachlichen Rat.

Die Künstlerin Eva Strobel gewann 2008 den Cartoon-Wettbewerb des Narayana Verlags und erhielt vom Verlag den Auftrag, die Leitsymptome der 60 gängigsten homöopathischen Kindermittel zu zeichnen. Ich durfte sie dabei begleiten.

Danke Eva, für Deine Zeichnungen, die die homöopathischen Mittel so schön sichtbar gemacht und zum Leben erweckt haben und somit das Verständnis für das eine oder andere Mittel vertiefen und veranschaulichen. Mehr als es Worte können.

Schauen Sie deshalb genau hin, schmunzeln Sie, erinnern Sie sich, fühlen Sie, verstehen Sie! Um das Energiemuster der Substanz zu finden, mit der die kleinen Patienten agieren und aus dessen Quelle sie sprechen. Denn die Welt der Kinder ist bunt … betrachten wir sie mit dem Herzen.

Jeannette Hölscher-Schenke
im Januar 2012.

1. Kleine Gebrauchsanweisung

Bilder anschauen

So kann man die einzelnen Arzneisymtome einfach besser lernen und im Gedächtnis behalten. Falls man ein passendes Mittel sucht: Vielleicht fällt ja beim Durchblättern und Anschauen der Bilder ein passendes Mittel ins Auge, welches sich beim Durchlesen der Beschreibung des Kindertyps und der Symptomatik bestätigen kann.

Akute oder klinische Verschreibung

Den Krankheiten- und Stichwortindex benutzen und die bei der Beschwerde in Frage kommenden Mittel eingrenzen durch übereinstimmende Modalitäten und weitere Begleitsymptome.

Konstitutionelle Verschreibung

Gemüts-Repertorium benutzen und die Typenbeschreibungen der in Frage kommenden Mittel durchlesen. Die Entscheidung für die Auswahl eines der Konstitutionsmittel durch die Naturreiche, die Berücksichtigung der Lieblingsfarbe sowie die Hauptbeschwerden und deren Modalitäten bestätigen.

Verschreibung verifizieren

Die in die Auswahl kommenden Mittel durch das Studium von Arzneimittellehren endgültig bestätigen.

2. Fallbeobachtung

Vor der Suche nach dem passenden homöopathischen Heilmittel für das in die Praxis kommende Kind steht etwas scheinbar Selbstverständliches: die Beobachtung des Kindes. Anders als bei der Erwachsenen-Anamnese drücken Kinder ihre Persönlichkeit nicht nur durch Worte und Gesten aus, sondern in ihrem ganzen Verhalten, das sie auch in der Praxis zeigen, wenn man sie lässt: beim Spielen und Malen ebenso wie beim Alles-anfassen-Müssen, Herumspringen oder Klettern. Es gilt, alle verbalen und nonverbalen Zeichen des Kindes aufzunehmen und selbst dabei nur die Rolle des sich zuwendenden Zuhörers und Beobachters einzunehmen.

Die Rolle der begleitenden Eltern sollte möglichst passiv bleiben, sie sollten nicht für ihr Kind antworten oder es unterbrechen. Nur wenn das Kind sehr klein ist oder es ausdrücklich den Wunsch äußert, dass die Mutter oder der Vater lieber für sie sprechen soll, ist das in Ordnung.

Bei Kindern ab etwa dem Grundschulalter vereinbare ich meistens zwei Termine: den ersten Termin ohne das Kind und danach einen Termin mit dem Kind, wo dieses klar im Fokus steht. Alternativ führe ich mit den Eltern ein Vorgespräch am Telefon.

Es ist ganz wichtig, dass sich das Kind in der Praxisatmosphäre geachtet und positiv angenommen fühlt, sonst verschließt es sich. Negativ besetzte Äußerungen der Eltern vor dem Therapeuten in der Art wie „Unser Max ist ein ganz schwieriges Kind und in der Schule ist er total abgesackt" sind keine gute Voraussetzung für eine erfolgreiche Anamnese.

Die Dauer der Fallbeobachtung ist sehr unterschiedlich; zunächst muss man abwarten, bis sich das Kind wohl fühlt und Vertrauen bekommt. Erst dann können Sie sein wirkliches Verhalten sehen und dafür sollten sie ihm und sich Zeit lassen. Schärfen Sie Ihre Sinne, schauen Sie mit Herz und Hirn und nehmen Sie das bunte Bild des Kindes wahr! Und schweigen Sie!

Hören Sie sich einfach nur seine verbale oder nonverbale Botschaft unvoreingenommen an. Überlassen Sie der Situation und dem Gespräch zunächst ihren natürlichen Verlauf und folgen Sie einfach dem Kind. Lassen Sie es agieren, brav neben der Mutter auf dem Stuhl sitzen und erzählen, ein Bild malen oder durch die Praxis laufen und alles anschauen. Dafür sollten in der Praxis Malutensilien, ein einfaches Musikinstrument, Bausteine, Bücher und ein Puzzle vorhanden sein, aus dem das Kind frei auswählen kann. Erfassen Sie die Individualität des Kindes dadurch, wie es sich Ihnen jetzt zeigt.

Man bittet das Kind einfach, von sich zu erzählen. Über Freunde, Schule, Familie, Freizeit und Hobbys, Lieblingstier und Lieblingsfarbe (vgl. dazu das Kapitel im Anhang), alles, was es mag und was es nicht mag, und so fort. Was man in so ein „Freundebuch" schreiben würde! Darüber hinaus sind besonders wiederkehrende Träume, Phantasien und Ängste des Kindes sehr wichtig. Ich stelle gern die Frage, was denn die „drei Wünsche" seien, wenn ich als gute

Fee sie dem Kind erfüllen könnte. Manch eine danebensitzende Mutter hat da schon Dinge erfahren, die sie erstaunt, glücklich oder aber auch traurig gemacht haben. Oder in wen sich das Kind gerne verwandeln würde, wenn so etwas möglich wäre. Diese Fragen gehen tief in die Seele des Kindes und die Antworten offenbaren elementare Bedürfnisse, Verletzungen und Hoffnungen. Hier gibt es oft Hinweise zur Mittelfindung, v. a. in Bezug zur Einordnung in die drei Naturreiche (vgl. Kapitel im Anhang).

Ganz zum Schluss stellt man auch bei der Kinder-Anamnese konkrete Fragen nach der Hauptbeschwerde, nach Leitsymptomen, Verlangen und Abneigungen, Modalitäten und den „sonderlichen“ Beschwerden und Verhaltensweisen des Kindes.

3. Mittelfindung

Um das heilende homöopathische Arzneimittel finden zu können, sollte zunächst zwischen der akuten Behandlung von klinischen Beschwerden und der konstitutionellen homöopathischen Behandlung unterschieden werden, denn manchmal muss einfach schnell Linderung eintreten!

Zur Besserung von akut auftretenden Beschwerden werden vor allem deren Modalitäten in den Fokus gerückt. Wenn das Mittel dann konstitutionell auch gut passt, umso besser. Beispiel: Ein Kleinkind hat Zahnungsbeschwerden, ist unleidlich, schreit schrill vor Schmerzen, hat eine Wange gerötet und kann nur durch Umhertragen beruhigt werden. Uns fällt sogleich *Chamomilla* als zu verordnendes Mittel ein und es wird dann auch gut helfen. Besonders gut und nachhaltig wird die Heilungsreaktion jedoch sein, wenn das Kind generell ein eher cholerisches Temperament besitzt.

Gemäß dem holistischen Grundgedanken der Homöopathie, der Ganzheit des Individuums, basiert die konstitutionell-homöopathische Therapie auf der Gesamtheit der körperlichen, geistigen und emotionalen Symptome. Als konstitutionelles Mittel kommt dasjenige in Frage, das sowohl die klinische Symptomatik mit ihren besonderen Modalitäten und die Hauptbeschwerden im körperlichen Bereich gut abdeckt als auch das Wesen des Kindes repräsentiert. Hier schaue man also danach, dass sowohl die unter dem Absatz >Typus< als auch die unter den >Beschwerden< genannten Auffälligkeiten passen.

Hat man nun ein passendes Mittel gefunden, ist das ideal. Man schaue sich einfach noch einmal die gezeichneten Kinder zu diesem Mittel an und vertraue dem inneren Gefühl dabei. Dann gibt man dieses Mittel!

Häufig ist es jedoch nicht ganz so einfach und eindeutig. Man hat eine Handvoll von ganz gut passenden Mitteln. Die einen decken vielleicht eher die Symptomatik ab und die anderen mehr das Wesen des Kindes. Die eine Zeichnung hier passt sehr gut, und die andere aber dort … so ist es oft!

Dann halte man sich an die akute Hauptbeschwerde und daran, wie sich das Kind unter diesen Beschwerden verhält und wie es diese Hauptbeschwerde empfindet und auf sie reagiert. Es ist wichtig, niemals den roten Faden zu verlieren, den Fokus zu behalten in dem Kaleidoskop von Bildern. Im Erleben der Hauptbeschwerde drückt sich das Wesen und die Energie des Kindes besonders deutlich aus, das ist das eine! Die Hauptbeschwerde sollte aber idealerweise auch typisch für das auserwählte Mittel sein (z. B. bei Verdauungsbeschwerden: *Lycopodium*, *Nux vomica* oder *China*). Kopfschmerzen, Schnupfen oder Husten, das werden Sie sehen, hat beinahe jedes Mittel im Bild.

Man schaut am besten, schlicht gesagt, dorthin, wo das Problem entstanden ist. Das kann schon vorherige Generationen betreffen, es gibt oftmals eine familiäre Neigung zu bestimmten Krankheiten und Beschwerden. Die Umstände der Schwangerschaft und Geburt sind zu berücksichtigen, die Familie, erste Impfungen, das familiäre und soziale Umfeld sowie die gesamten Lebensbedingungen (Ernährung, Lebensrhythmus, Medikamente, Elektrosmog sowie eine mögliche toxische Belastung).

Zur Heilung chronischer Beschwerden kommt nur die konstitutionelle Behandlung in Frage.

Mit ihrer Hilfe ist es möglich, sowohl akute Beschwerden zu heilen, als auch die gesamte Entwicklung des Kindes positiv zu fördern und zu unterstützen. Es wird also das allumfassende Simile gesucht, das sowohl die Hauptbeschwerden, alle klinischen und körperlichen Symptome als auch die Persönlichkeit des Kindes und seine gesamte Entwicklung repräsentiert.

Ein wichtiger Anhaltspunkt bei der Findung des Konstitutionsmittels ist die Frage, in welchem großen Naturreich das Simile zu finden ist: im Mineral-, dem Pflanzen- oder dem Tierreich. So kann man sich die in die engere Wahl kommenden Arzneimittel anschauen und sich die grundsätzliche Frage stellen: Welches Naturreich kann ausgeschlossen werden? Welchem Naturreich könnte das heilende Mittel zuzuordnen sein?

Grundsätzlich ist das Hauptthema der mineralischen und metallischen Mittel Struktur und die Frage, ob die Struktur den Anforderungen gerecht werden kann. Es geht um psychische und physische Entwicklungsstörungen, Beziehungsprobleme und rein strukturelle Beschwerden auf körperlicher Ebene. Pflanzenmittel kommen zum Einsatz, wenn es um psychosomatische Beschwerden geht oder Sensibilität und Verletzlichkeit im Fokus stehen. Die Mittel aus dem Tierreich repräsentieren den „Kampf ums Dasein" und Themen wie Kampf und Konkurrenz, aber auch Beschwerden die dadurch entstehen, denn nicht nur der dominierende „Aggressor", sondern auch der unterlegene Part (das „Opfer") entstammt dem Tierreich. Weitere Themen sind Versagen im Vergleich mit anderen, Zurückweisung, Ablehnung oder Vernachlässigung, enttäuschte Liebe oder Sexualität. Im Mittelsteckbrief ist die Zugehörigkeit zum Naturreich und die taxonomische Einteilung jeweils angegeben. Näheres finden Sie im Kapitel „Kurze Übersicht über die Naturreiche" im Anhang.

Das Konzept der Farben in der Homöopathie von Ulrich Welte, das die Farbvorliebe eines Patienten berücksichtigt, ist ebenfalls bei der Mittelfindung hilfreich, sowohl als Entscheidungshilfe zwischen mehreren in Frage kommenden Mitteln als auch als Bestätigung des ausgewählten Similes. Die Farbvorliebe eines Kindes ist allerdings nicht immer zu werten (z. B. Pink bei Mädchen im Lillifee-Alter oder „Schalkeblau" bei Jungen). Man entwickelt ein Gespür dafür, wenn nämlich die Antwort des Kindes spontan und ohne zu zögern tief von innen heraus kommt. Sie finden die Farbangabe, die sich auf zahlreiche geheilte Fälle mit dem jeweiligen Mittel stützt, in diesem Buch im Mittelsteckbrief und können sie mit Hilfe des kleinen Buches von Ulrich Welte direkt den homöopathischen Einzelmitteln zuordnen. Die Bestimmung der Farbvorliebe ist bei den meisten Kindern ab 3 Jahren möglich und für die Mittelwahl verwertbar.

All dies sind die einzelnen Puzzlesteine des Bildes, die uns das Kind in der Fallbeobachtung präsentiert hat und die wir nun bei der Mittelfindung zu dem passenden Bild zusammensetzen müssen.

Haben Sie das Mittel gefunden? Ist das Bild dem kleinen Patienten ähnlich? Gut! Dann stellt sich letztendlich noch die Frage nach der Mittelgabe, also der Potenz und der Häufigkeit der Gabe.

4. Mittelgabe

Akutbeschwerden

Das akut ausgewählte Mittel gebe man als Einmalgabe 2-5 Globuli in der Potenz C30 und in regelmäßigen Abständen verkleppert. Die verklepperte Gabe ermöglicht das häufige Verabreichen eines Mittels bei Akutbeschwerden, ohne zu einer starken Erstverschlimmerung zu führen oder sogar Symptome des Arzneimittelbildes hervorzurufen. Lösen Sie dazu nach der Direktgabe der Globuli noch einmal 2-5 Globuli des Mittels in einem Glas stillem Wasser auf und verabreichen Sie dieses dann schluckweise oder auf einem Plastiklöffel dem Kind. Die Zeitabstände der Mittelgabe des verklepperten Mittels hängen von der Schwere des Akutzustandes ab; man gebe das Mittel alle 5 bis 30 Minuten. Bei schwereren Akutzuständen wie z. B. Atemnot bei Asthma oder Pseudokrupp gibt man die C30 mehrmals hintereinander, bevor man es verkleppert (oder den Arzt konsultiert, wenn es der Zustand des Kindes erfordert).
Ebenso geeignet für die Akutbehandlung (v. a. auch durch interessierte Eltern) sind die D-Potenzen. In diesem Fall rate ich zur D12. Die D12 ist ohne Einschränkung so oft zu wiederholen, bis es zu einer Reaktion kommt, wie auch immer diese aussieht (das gilt ebenso für die Verabreichung des verklepperten Mittels und der C30).

Kommt es zu einer Besserung, dann höre man mit der Mittelgabe auf, weil der Organismus nun zur Selbstheilung angeregt ist. Wird es dann vielleicht noch einmal etwas schlechter, dann hat der homöopathische Reiz nicht ganz ausgereicht, und man gibt noch einmal eine Gabe und warte dann wieder ab. Es sollte dann zu einer nachhaltigen Linderung der Beschwerden gekommen sein.

Kommt es zunächst zu einer Verschlimmerung der bestehenden Beschwerden (die sogenannte „Erstverschlimmerung"), dann höre man ebenfalls zunächst mit der Verabreichung des Mittels auf (sonst würde die Erstverschlimmerung noch zusätzlich „angefacht"). Manchmal reicht das Abwarten schon, und der Organismus strebt auch nach der kurzen und vorübergehenden Verschlechterung nach Heilung. Sollte es sich nach der Erstverschlimmerung nicht nach ein paar Stunden bessern (das kann ein kurzes, heftiges Aufflackern eines Hautausschlages oder eines Hustens sein, manchmal zeigt das Kind auch nur kurz ein auffälliges Verhalten), dann kann man dasselbe Mittel und dieselbe Potenz noch ein- oder zweimal verkleppert geben und warte noch ein wenig ab.

Nur bei einer anhaltenden Verschlechterung nach der ersten Mittelgabe ist davon auszugehen, dass das Mittel nicht homöopathisch ist. Oft tritt eine solche Reaktion auf, wenn das heilende Mittel z. B. der gleichen Pflanzenfamilie angehört und deshalb zwar ähnlich, für eine Heilungsreaktion aber nicht ähnlich genug ist.

Man hüte sich auch vor allzu häufigen Mittelwiederholungen, denn nach einigen Tagen der Gabe eines nicht angezeigten Mittels entwickelt sich zunehmend das Arzneimittelbild. Das bedeutet, ein Kind mit einem Hautausschlag bekommt plötzlich pochende Kopfschmerzen (weil *Belladonna* eben nicht das passende Mittel gewesen ist), also ein Symptom, das zuvor gar nicht bestand.

Chronische Beschwerden

Aus den oben genannten Gründen verordne ich in den meisten konstitutionellen Fällen LM-Potenzen, deren Wirkungsverlauf deutlich ausgeglichener ist. LM-Potenzen sind sanfte Hochpotenzen, die jedoch nur kurzzeitig wirken und sich daher in ihrer Wirkung nicht so schnell „überlappen". Es kommt also deutlich weniger zu Erstverschlimmerungen. Auf der anderen Seite kommt es nach einer deutlich praktischeren Einmalgabe einer C200 oder C1000 manchmal nach einiger Zeit zu einer wiederholten Verschlechterung (dann nämlich, wenn die heilende Energie aufgebraucht ist). Allerdings gibt es Fälle, die besser auf die Gabe von C-Potenzen reagieren.

Ich bevorzuge in chronischen oder konstitutionellen Fällen die tägliche Gabe der LM-Potenzen, einen Tropfen LM6 täglich pur auf die Zunge (oder bei Kleinkindern und Säuglingen auch mit etwas Wasser verdünnt). In Fällen mit deutlicherer Symptomatik auf der körperlichen Ebene beginne ich mit der Gabe einer LM1, um später auf die LM3, LM6, LM9 zu steigern, wenn die Mittelwirkung nachzulassen beginnt.

Grundsätzlich gehören chronische Beschwerden und die Verordnung höherer Potenzen (> C30) immer in die Hand von homöopathisch arbeitenden Ärzten oder Heilpraktikern, sie sind nicht geeignet für die Selbstmedikation durch die Eltern. Die homöopathische Behandlung von Kindern wird aber ganz wesentlich durch gut informierte Eltern unterstützt und optimiert.

5. Homöopathische Kindermittel – Übersicht von A bis Z

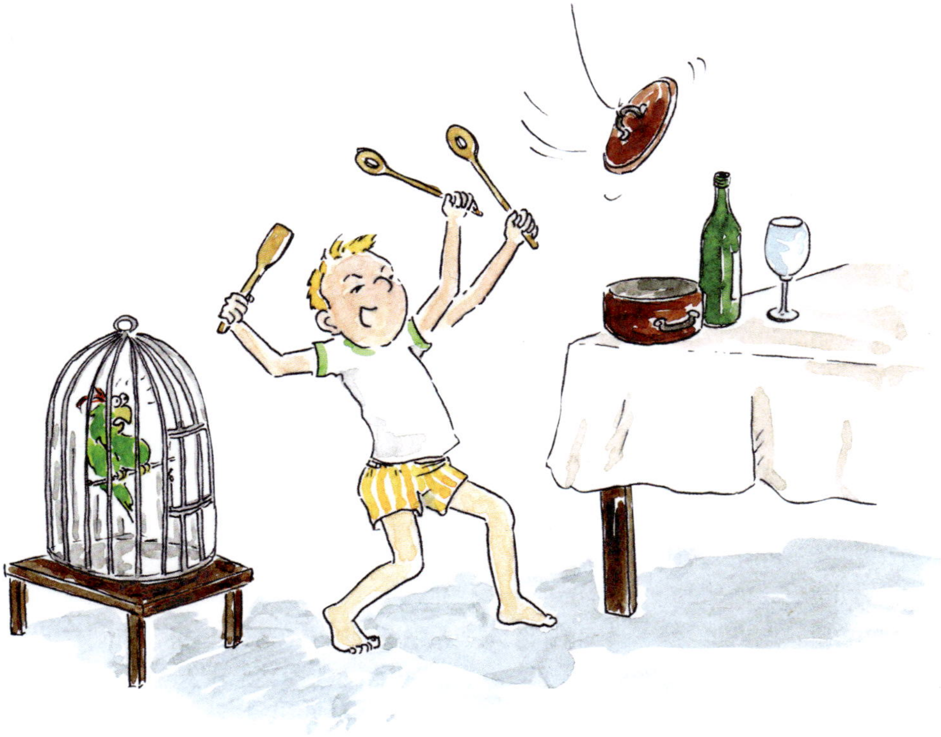

Sechzig homöopathische Kindermittel

Von **A** wie **Aconitum** bis **Z** wie **Zincum** –
alphabetisch geordnet und mit einem graphischen Symbol
für das Naturreich markiert.

Aconitum

Sturmhut, Blauer Eisenhut
(Aconitum napellus)
Hahnenfußgewächse (Ranunculaceae)
Pflanzenreich

Farbe: 20-22 C (grün)

Typus:

Das *Aconitum*-Kind ist sehr lebhaft, ruhelos, ungeduldig und impulsiv! Seine innere Unruhe rührt meistens von seinen vielen Ängsten her, die es hat, vor allem durch die rational unerklärliche Angst vor dem Tod. Es hat sozusagen ständig den Tod vor Augen! Diese Furcht begleitet und bedingt auch die körperlichen Beschwerden dieses Kindes. Insbesondere empfindet *Aconitum* Angst vor dem Ersticken, manchmal auch unbewusst, die sich symptomatisch in einer akuten Entzündung der Luftröhre oder in mitternächtlichen Pseudokruppanfällen zeigen kann. Hier ist oft *Aconitum* das erste Mittel der Wahl!

Das Herumwerfen unter Qualen, vor Angst oder Schmerz, ist ein wesentliches Merkmal bei *Aconitum*. Ebenfalls typisch ist, dass alles plötzlich und heftig erscheint, Auslöser können sowohl kalter Wind als auch Angst oder Zorn sein. Das Gesicht ist bei Fieber heiß, aber trocken, und das Kind hat Schüttelfrost, weil das Fieber noch ansteigt (im Unterschied zu *Belladonna*!).

Aconitum passt deshalb besonders gut bei allen hochakuten Entzündungen und plötzlichen fieberhaften Infekten. Die Schmerzen sind vorwiegend brennend. *Aconitum*-Kinder stöhnen ständig, jammern, zittern, schreien und leiden immer auf dramatische Weise! Schockartige Beschwerden können durch den Tod geliebter Personen entstehen oder durch Nahtoderlebnisse (z. B. Unfälle), aber auch ein Wehenstillstand während der Geburt kann ein Auslöser für spätere Beschwerden sein. Wenn also Furcht und Schre-cken sowie Ruhelosigkeit im Zentrum der Beschwerden stehen oder gar ihr Auslöser sind, ist *Aconitum* sehr heilsam.

Es ist das Hauptmittel bei kindlichen Phobien und Angststörungen. Auch bei Gelbsucht oder Harnverhalt der Neugeborenen, evtl. ausgelöst durch Angst der Mutter während der Schwangerschaft oder Geburt, kommt *Aconitum* als unterstützendes homöopathisches Mittel in Betracht. Vor allem ist *Aconitum* im Alltag angezeigt bei hochakuten Entzündungen und plötzlichen fieberhaften Infekten, die begleitet werden durch eine starke ängstliche Unruhe. Das Gesicht ist dabei heiß und trocken und blass (v. a. beim Aufrichten oder Aufstehen) oder abwechselnd blass und gerötet, die Pupillen sind oft verengt.

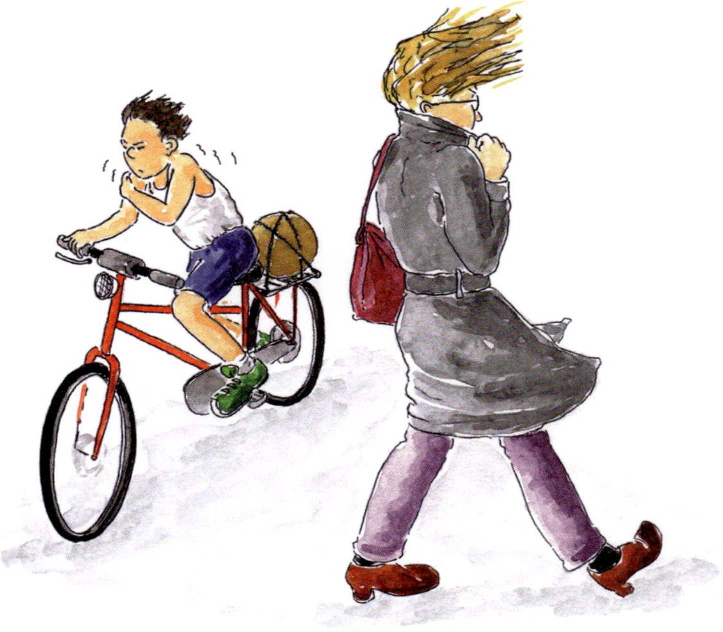

Plötzliche Beschwerden nach kaltem Wind
(z. B. fieberhafte Erkältung)

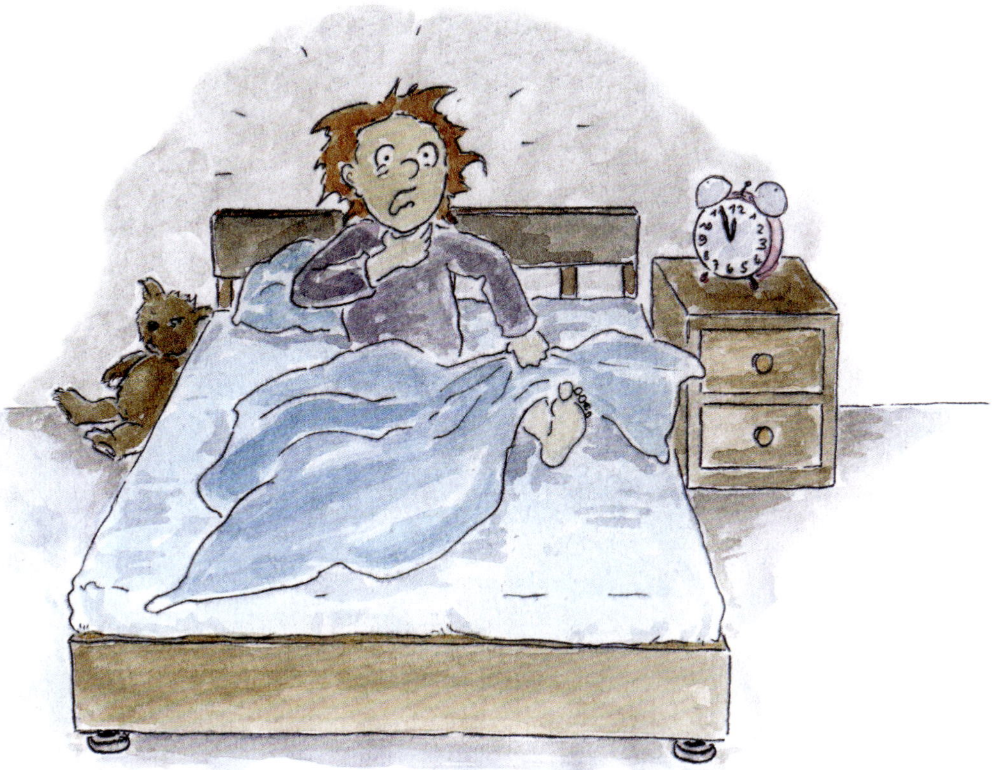

Erstes Mittel bei Pseudokrupp,
v. a. um Mitternacht

Beschwerden:

- **Hauptbeschwerden:**
  Beschwerden durch Furcht oder Schreck

- **Kopf:**
  Enzephalitis, **Kopfschmerzen** (durch Schreck, während Zahnwechsel), Konjunktivitis bei Neugeborenen, akuter Schnupfen, akute Otitis media, **Zahnungsbeschwerden**

- **Hals/Brust:**
  Akute Pharyngitis, akute Laryngitis oder Tracheitis, **Pseudokrupp im Akutstadium**, trockene brennende **Halsschmerzen**, bellender heiserer Husten durch Erkältung, Husten mit Pfeifen und Giemen, **akute Bronchitis**, akute Tonsillitis, Bronchopneumonie im ersten Stadium

- **Magen/Darm/Leber:**
  Akute Gastritis, Diarrhö, Darmkoliken, Dreimonatskoliken, Neugeborenengelbsucht, Peritonitis, Pneumonie (erstes Stadium)

- **Herz/Kreislauf:**
  Herzklopfen (mit Angst und Atemnot), Tachykardie, Beschwerden durch Herzfehler

- **Urogenital:**
  Zystitis, Dysurie, vergeblicher schmerzhafter Harndrang, Harnverhaltung (v. a. bei Neugeborenen), Albuminurie, akute Orchitis

- **Bewegungsapparat:**
  Hüftgelenksentzündung, Parästhesien

- **Nervensystem:**
  Trigeminusneuralgie, **Nervenschmerzen**, Hemiplegie

- **Psyche/Verhalten:**
  Gefühl der Brustbeklemmung, **kindliche Angststörungen** und Phobien, **Panikattacken**

- **Fieber:**
  Plötzliches hohes Fieber ab 38,5 °C mit Schüttelfrost und Unruhe, trockene brennende Hitze, Fieber schlimmer spätabends gegen elf Uhr und tagsüber kurz vor Mittag (ab elf Uhr)

- **Allgemeines:**
  Hochakute Entzündungen, plötzliche fieberhafte Infekte, grippaler Infekt, Masern, Mumps, Röteln, Windpocken, Scharlach, Keuchhusten, Apoplex, Verbrennungen, nach Operationen

Modalitäten:

← trockener kalter Wind, im warmen Zimmer, abends und nachts

→ Liegen auf der betroffenen Seite, Musik, an der frischen Luft, Abdecken

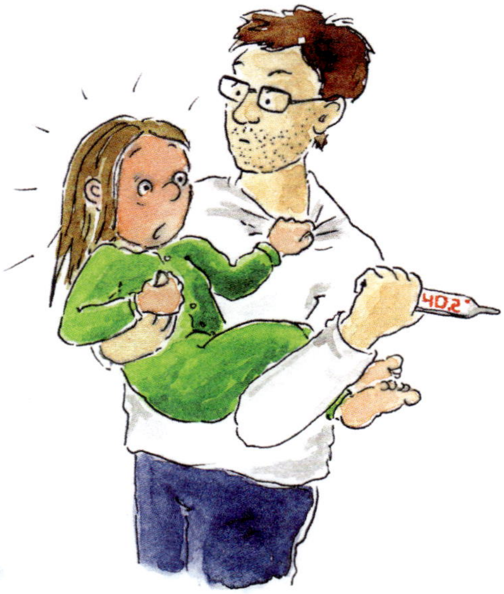

Qualvolle Angst, Angst vor dem Tod
(auch bei Nichtigkeiten, banalen Erkrankungen)

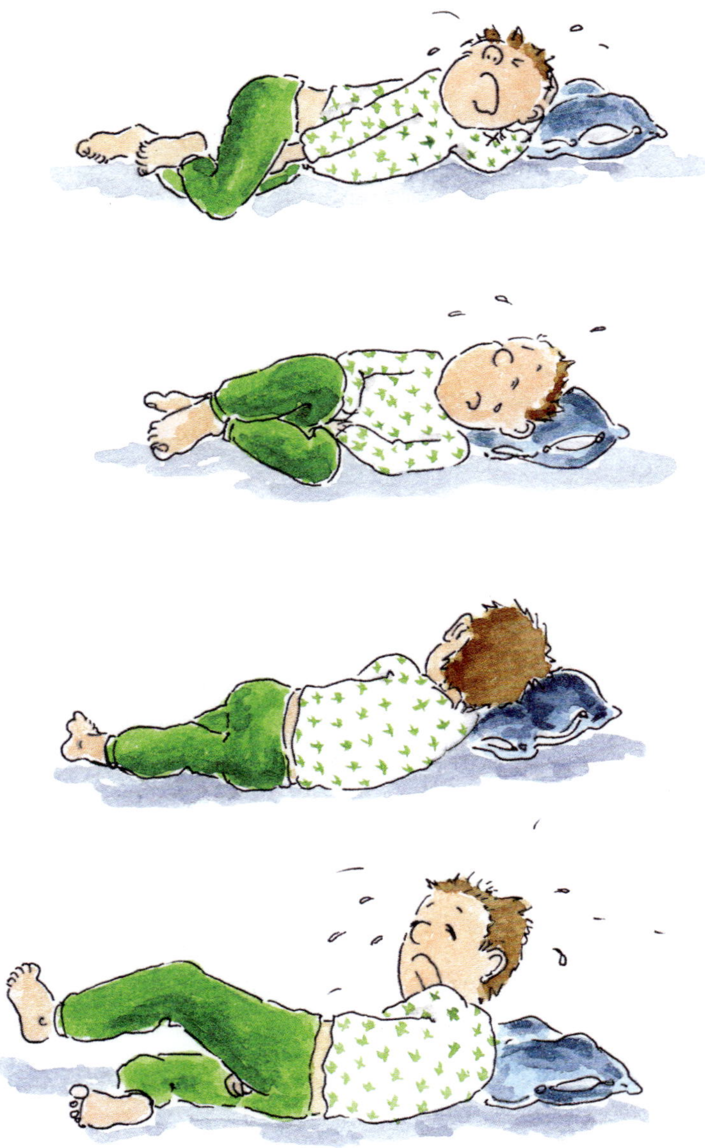

Harnverhaltung, vergeblicher schmerzhafter Harndrang

Agaricus

Fliegenpilz (Agaricus muscarius)
(Amanita muscaria)
Knollenblätterpilzartige (Amanitaceae)
Pilze (Fungi)

Farbe: 2C (sonnengelb)

Typus:

Ach wie gut, dass niemand weiß, dass ich Rumpelstilzchen heiß´! So ein kleines streitsüchtiges, wütendes, boshaftes Kind ist *Agaricus*. Was nur macht dieses überdrehte Wesen so ungehemmt und ausgelassen?

Das Verhalten von *Agaricus* ist oft eine Folge von Misshandlung oder wenn Kinder für andere als Sündenbock herhalten mussten. Zuweilen verträumt und geistesabwesend, sieht man meistens aber sehr zappelige *Agaricus*-Kinder. Sie sind geschwätzig und albern, in der Schule unkonzentriert, weil sie natürlich nicht still sitzen bleiben können, und am liebsten hüpfen und hampeln sie herum. *Agaricus* liebt es zu trommeln, zu singen und zu tanzen. Schulschwierigkeiten kommen oft vor, manchmal wird sogar ADHS diagnostiziert.

Probleme gibt es sowieso viele, weil *Agaricus* es liebt, andere zu ärgern, und in seiner Rage die Kontrolle über sich selbst verliert (wenn sie wütend sind, beißen sie sich selbst!). Der Kontrollverlust zeigt sich aber auch in Ungeschicklichkeit und Unbeholfenheit, Stottern und Stolpern. *Agaricus* stolpert tatsächlich über seine eigenen Füße und lässt alles fallen. Diese Kinder haben überhaupt keinen Sinn für Gefahren, spielen sorglos an einem Abgrund oder rennen gedankenlos auf die Straße! Die einzige Angst ist die Furcht vor dem Tod, der *Agaricus* gleichsam fasziniert (das Kind interessiert sich für alles, was damit zu tun hat). Wenn sie älter sind, bestehen Suchttendenzen, v. a. nach Alkohol. Oft gibt es dahin gehend auch eine familiäre Neigung. Und wirklich erinnern ja ihre Symptome ein wenig an einen Alkoholrausch: die Redseligkeit (mit Neigung zu Selbstgesprächen), ihre Sprach- und Koordinationsstörungen, ihr ungehemmtes Gebaren und die furchtlose Euphorie! *Agaricus* liebt Spiele und Sport, die viel Kraft und Ausdauer verlangen.

Es treten oftmals diagonale Beschwerden auf (linker Arm, rechtes Bein), Sonne und Druck verschlechtern. Ein eigenartiges Symptom ist, dass Druck auf die Wirbelsäule Lachkräm-pfe auslösen kann. Oder sie berichten über eine schmerzhafte Empfindung wie von eiskalten Nadeln. *Agaricus* kann darüber hinaus auch ein hilfreiches Mittel für geistig oder körperlich behinderte Kinder sein.

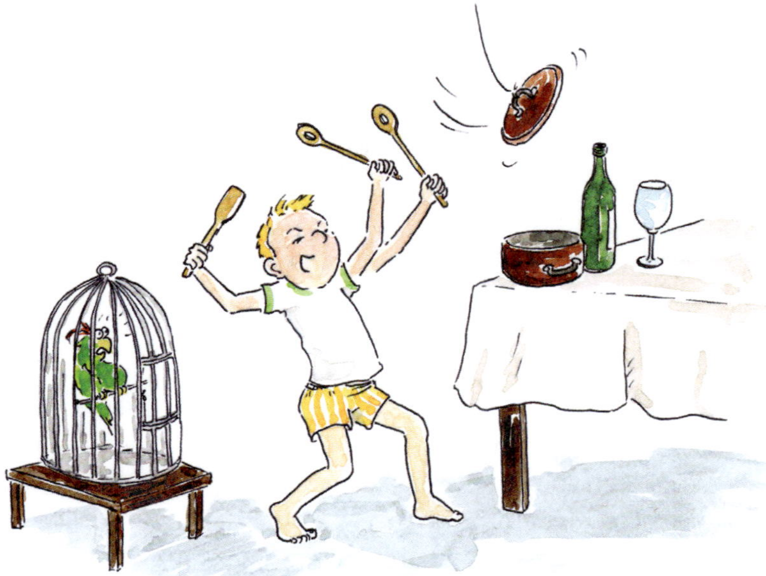

Fasziniert von Trommeln, spielt gern Schlagzeug (liebt den Rhythmus, Rhythmus bessert)

Streitsüchtig, boshaft, ärgert gerne andere Kinder und hat Spaß daran

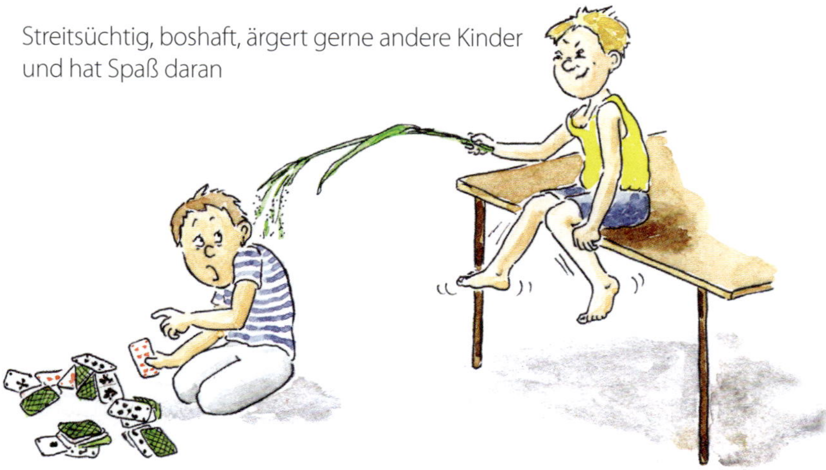

Suchtprobleme, oft familiäres Alkoholproblem, später selbst anfällig für Drogen und Alkohol

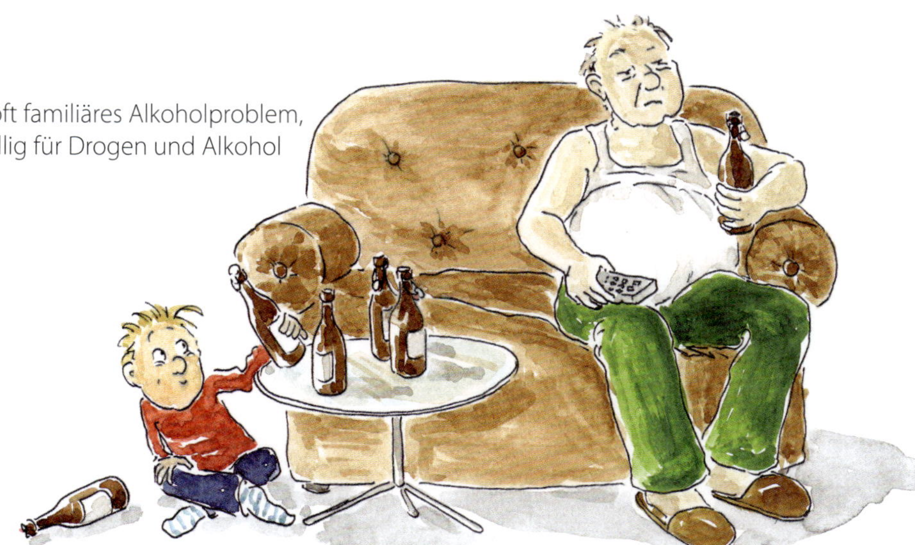

Beschwerden:

- **Hauptbeschwerden:**
  Neurologische Beschwerden und Muskelzuckungen

- **Kopf:**
  Kopfschmerzen (durch zu viel PC/TV, bei Jugendlichen auch durch zu viel Alkohol), Migräne bei Kindern, Schwindel (v. a. durch Wärme, im Sommer), Nasenbluten bei Kopfschmerzen, Strabismus, Nystagmus, allergische Rhinitis

- **Hals/Brust:**
  Kratzend-stechende Halsschmerzen wie von einem Splitter, allergischer Husten (mit Niesen)

- **Magen/Darm:**
  Blähungen, Neugeborenenkolik, Darmkoliken mit lautem Rumoren, Diarrhö (manchmal grasgrün), Schmerz im Rektum, Tenesmus

- **Haut:**
  Hautausschlag mit starkem Juckreiz, atopisches Ekzem, Rosacea, Frostbeulen

- **Urogenital:**
  Unwillkürlicher Harnabgang beim Husten, Urämie

- **Bewegungsapparat:**
  Muskelzuckungen, Wachstumsschmerzen (v. a. im Schienbein), motorische Ungeschicklichkeit (sie stolpern oft), Lähmungen

- **Nervensystem:**
  Neurologische Beschwerden, Chorea, **Epilepsie**, **Tics (Kopfnicken, Kopfrollen, Augenrollen, Blinzeln)**, motorische **Koordinationsstörungen**

- **Psyche/Verhalten:**
  Verhaltensauffälligkeit, **ADHS**, Angststörungen (Panikattacken), Enuresis nocturna, **Sprachstörungen**, Stottern

- **Allgemeines:**
  Allergische Konstitution, **Heuschnupfen**, Neigung zu Drogenkonsum im Teenageralter, Schäden durch Drogenmittel, iatrogene Schäden durch Psychopharmaka, geistige und körperliche Behinderung

Modalitäten:

← nach dem Essen, in freier kalter Luft, bei kaltem Wetter, vor einem Gewitter, Druck

→ Schlaf, leichtes Umherbewegen

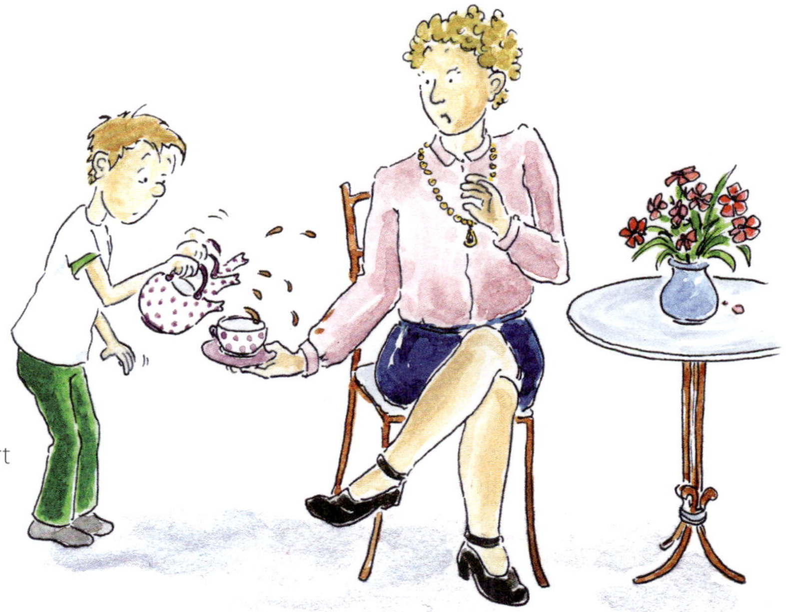

Unbeholfen, ungeschickt, stolpert oft, lässt Dinge fallen

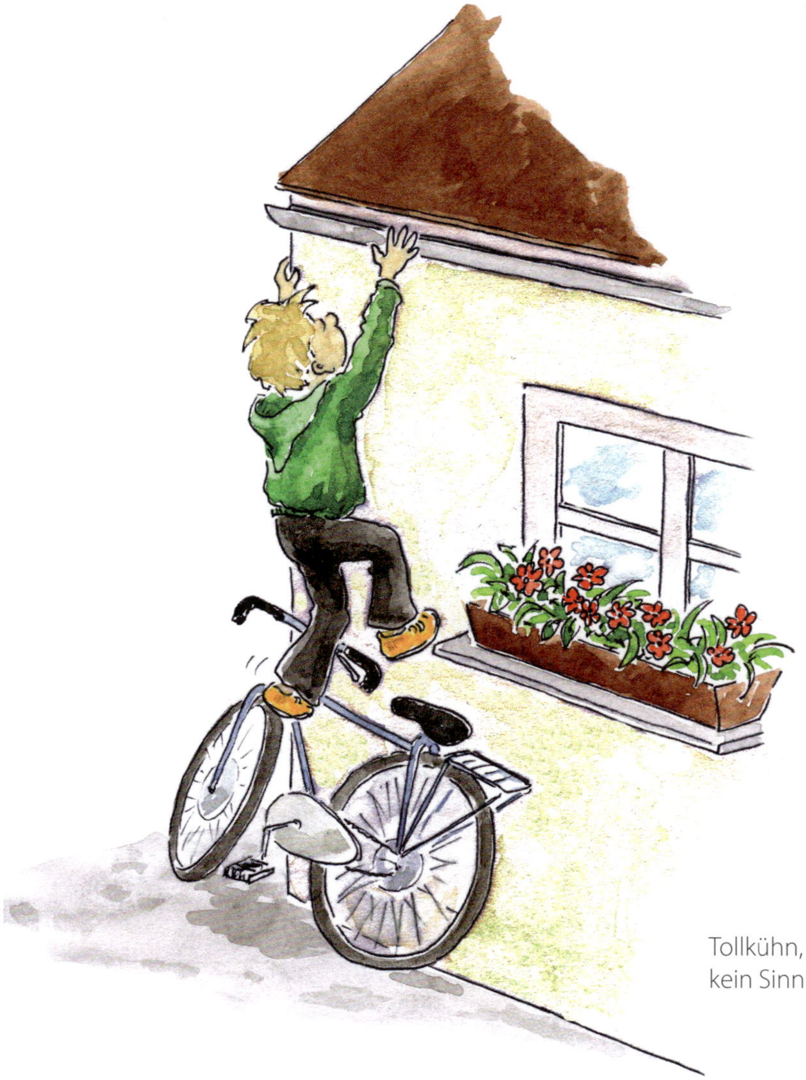

Tollkühn, furchtlos, wagemutig, kein Sinn für Gefahren

Alumina

gebrannte Tonerde
(Aluminium oxydatum, Aluminiumoxid)
Mineralreich

Periodensystem:
Stadium 3, Siliziumserie (Aluminium),
Stadium 16, Kohlenstoffserie (Sauerstoff)
Farbe: weiß

Typus:

Alles ist trocken und träge bei *Alumina*-Kindern, die tatsächlich etwas runzlig und vertrocknet aussehen! Die Haut ist sehr trocken, rissig und schuppt und juckt, die verschnupfte Nase ist trocken und verstopft, der Darm träge und der Stuhl trocken und knotig wie Schafskot. Die Reflexe sind verzögert und selbst beim Wasserlassen dauert es lange, bis es beginnt zu tröpfeln. Trotz der Trägheit im Sprechen und Handeln bemerkt man an *Alumina* jedoch eine innere Gehetztheit und Planlosigkeit, als seien sie sich ihrer Langsamkeit sehr bewusst und bemühten sich krampfhaft um Eile. Wenn man zu viel von ihnen verlangt, geraten sie in Hysterie und Panik.

Die Kinder sind ziemlich weinerlich und müssen oft aufstoßen. Sie haben auch Schwierigkeiten mit der Koordination und Konzentration, sind nicht multitasking-begabt und können nur eine Sache auf einmal tun. Typisch für *Alumina* ist ein Problem in der Persönlichkeitsentwicklung, es kennt scheinbar oder tatsächlich seinen Platz im Beziehungsgefüge nicht, z. B. in der Familie. Infolgedessen passt es sich viel zu sehr an, übernimmt nachgiebig Gedanken und Gewohnheiten der anderen und zeigt keinen eigenen Willen und Charakter (sie sind knetbar wie ungebrannter Ton!). Auch linkshändige Kinder, die man zwingt, mit rechts zu schreiben, benötigen deshalb oftmals *Alumina*. Hinter dieser übermäßigen Anpassung steht ganz einfach die Angst, verlassen zu werden, wenn sie zu viel Eigenes für sich einfordern!

Alumina mag Trockenes wie Kartoffeln, Reis und Mehlspeisen ohne Sauce und Kleinkinder auch Unverdauliches wie Kohle, Kreide oder Sand. Alles ist morgens gegen 9 Uhr am schlimmsten und die Beschwerden sind oft periodisch, z. B. jeden 2. Tag oder alle 3 Wochen. Vor allem hat sich *Alumina* als hervorragendes Mittel bei der Verstopfung von Kleinkindern (insbesondere der nicht oder nicht mehr gestillten Kinder) erwiesen. Dabei kann der Stuhl sehr trocken und hart sein, aber auch bei weichem Stuhl kann es zu Verstopfung kommen. *Alumina* hilft, die Darmtätigkeit wieder anzuregen und die Austreibung zu fördern.

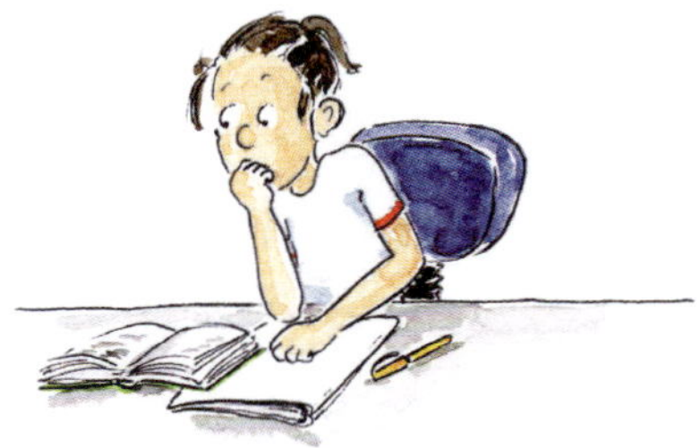

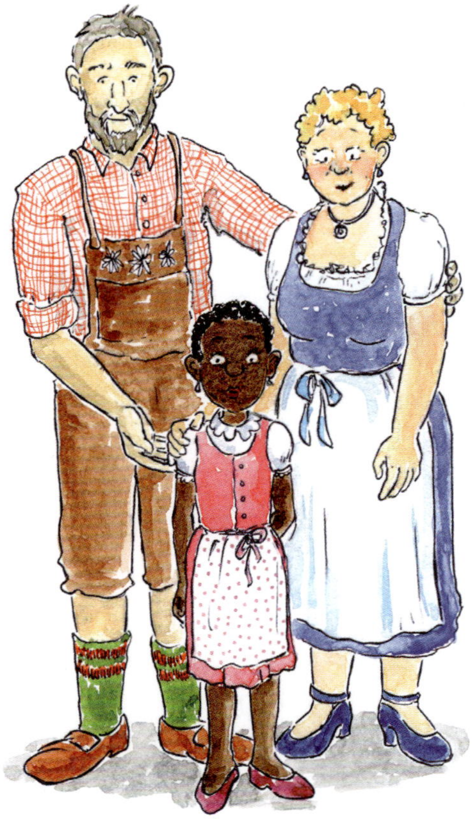

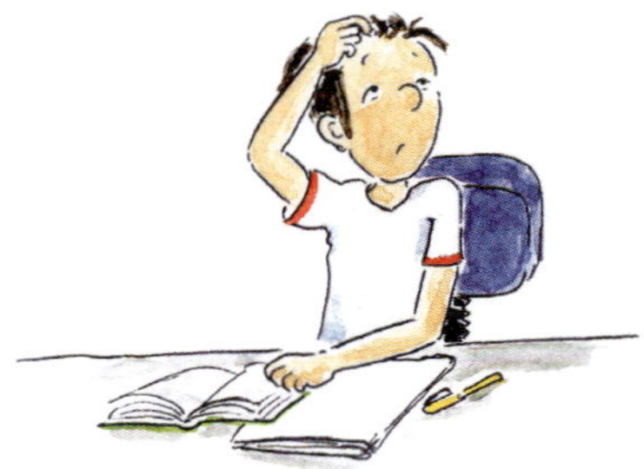

Trägheit im Denken und Handeln,
aber innere Hast und Eile

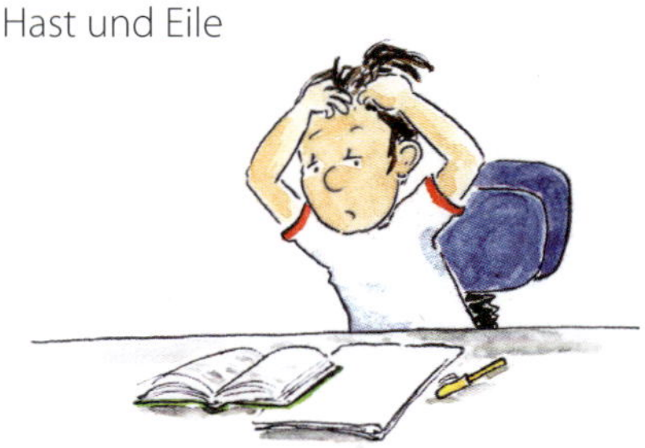

Verwirrung in Bezug auf die eigene Identität
und Stellung in der Familie

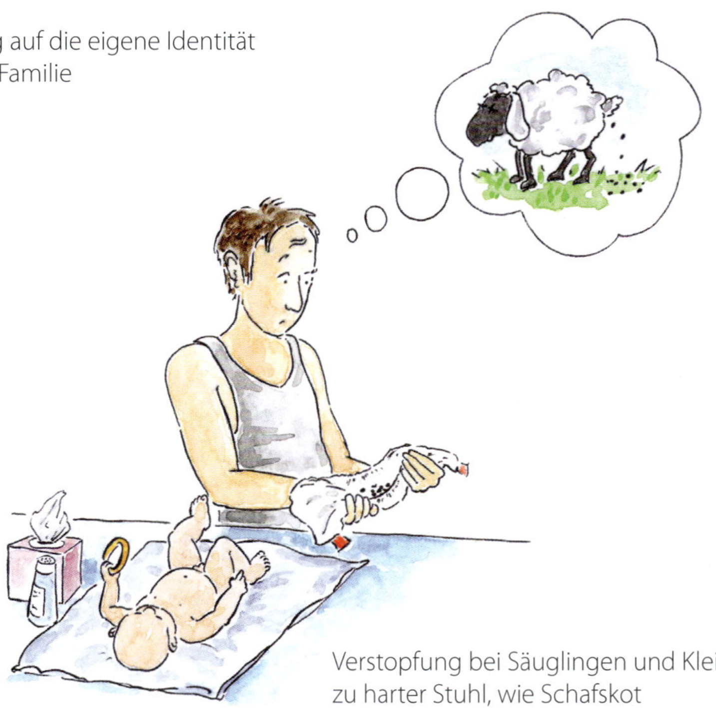

Verstopfung bei Säuglingen und Kleinkindern,
zu harter Stuhl, wie Schafskot

Beschwerden:

Hauptbeschwerden:
Verstopfung bei Säuglingen und Kleinkindern

Kopf:
Schwindel, Kopfschmerzen mit Schwindel (beim Schließen der Augen), Schnupfen, Sinusitis, verstopfte Nase, Schielen (während der Zahnung)

Hals/Brust:
Chronische Pharyngitis, Halsschmerzen, Husten mit zähem Schleim, hackender Husten mit Atemnot, Neigung, sich ständig zu räuspern

Magen/Darm:
Häufiges Aufstoßen, Zusammenschnürungsgefühl im Abdomen, **Darmträgheit** (das Kind hat Mühe, auch weichen Stuhl herauszupressen), **Obstipation** (zu fester Stuhl, träger Darm, trocken-knotigen Stuhl wie Schafskot, Atonie des Darmes, fehlender Stuhldrang, Lähmung des Schließmuskels, Nabelhernie, Leistenhernie

Haut:
Sehr trockene Haut mit ständigem Juckreiz (aber ohne Hautausschlag), trockene Ekzeme, kann nicht schwitzen, Haarausfall

Urogenital:
Trägheit beim Wasserlassen (es dauert lange, bis Urin fließt)

Bewegungsapparat:
Motorische Koordinationsstörungen, Ataxie, **Muskelschwäche** bis hin zur Muskellähmung, progressive Muskelatrophie, Poliomyelitis, verzögerte Reizübertragung, verzögerte Reflexe

Psyche/Verhalten:
Konzentrationsstörungen, schlechtes Gedächtnis, Verwirrtheit

Allgemeines:
Anämie

Modalitäten:

← morgens, periodisch, in einem warmen Zimmer, Kartoffeln

→ abends, im Freien, bei feuchtem Wetter, durch kaltes Waschen

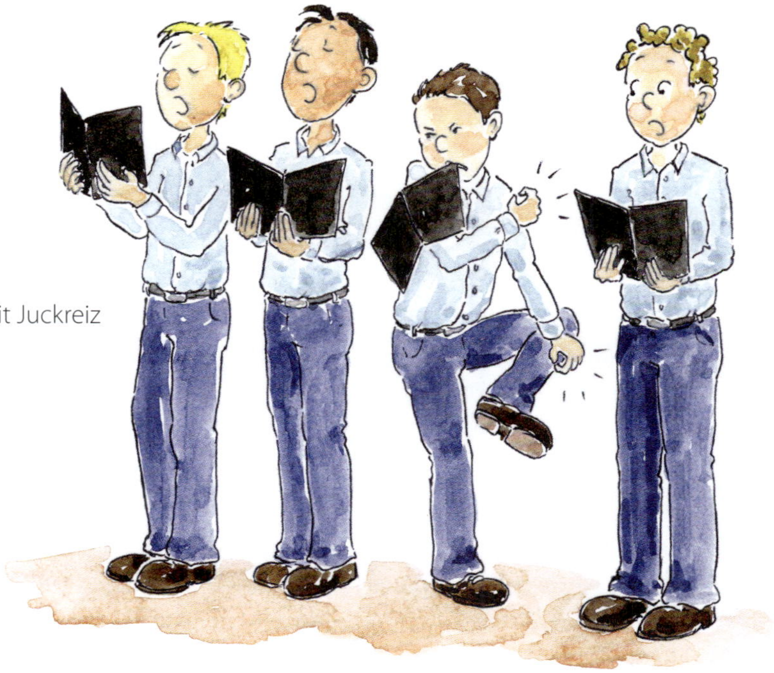

Sehr trockene Haut mit Juckreiz
(ohne Hautausschlag)

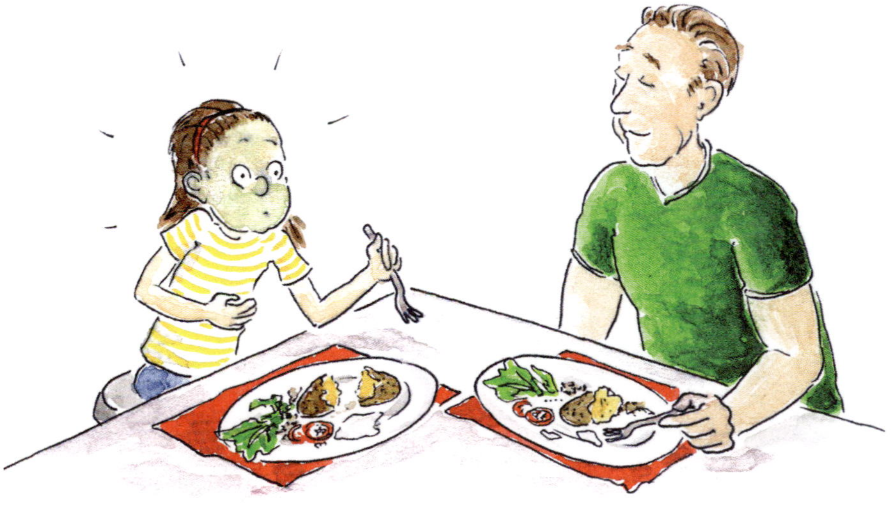

Lieben Kartoffeln, aber sie vertragen sie nicht

Androctonus

Nordafrikanischer Dickschwanzskorpion
(Androctonus amurreuxi hebraeus)
Skorpione/Spinnentiere (Arachnida)
Tierreich

Farbe: 4-5 C (orange)

Typus:

Dieses kleine quirlige Kind muss immer in Abwehrhaltung sein, denn seine Welt ist voller Feinde. *Androctonus* fühlt sich ständig bedroht und in die Enge getrieben und „piesackt" deshalb die anderen Kinder. Es ist ungeduldig, provoziert, sucht Streit, lügt schamlos, zerbricht Dinge, kämpft und haut auch mal zu. Durch seine wenig feine Art macht es sich auch wenig Freunde. *Androctonus* wird schnell zum Einzelgänger, egozentrisch, argwöhnisch, kritisch, verschlossen und doch sehr, sehr verletzlich. Dieses Kind wirkt so gefühllos und erstarrt, dass man meint, es habe ein Herz aus Stein, aber natürlich ist das nur ein Schutzmechanismus.

Auslöser für die Verhaltensauffälligkeiten von *Androctonus* könnte ein asozialer familiärer Hintergrund mit Gewalt, Drogen und Missbrauch sein. So wie das Kind verletzt wird, so verletzt es andere. Oder es zieht sich zurück und isoliert sich. Nicht selten kann eine leichte Form des Autismus oder Morbus Asperger vorliegen. Bei einem Streit kann es sein, dass *Androctonus* sich schweigend abwendet und sich jedem Kontaktversuch verschließt. Wird das Kind aber allzu sehr bedrängt oder fühlt es sich bedroht und in die Enge getrieben, dann kann *Androctonus* plötzlich richtig gewalttätig werden. *Androctonus* ist lichtempfindlich und liebt die Nacht und den Schatten. Geschwindigkeit fasziniert das ständig aktive *Androctonus*-Kind über die Maßen, es liebt schnelle Autos, Achterbahnfahren, Skateboardfahren, Snowboard und alle anderen Aktivsportarten! Trotzdem leidet *Androctonus* häu-fig unter Reiseübelkeit. Das Kind liebt Wind und stürmisches Wetter, ist aber oft fröstelig und hat extrem viel Durst. Eier kann *Androctonus* nicht vertragen. Seine Schmerzempfindungen (und *Androctonus* ist sehr schmerzempfindlich!) sind meistens stechender Art, und interessanterweise neigt das Skorpion-Kind auch sehr zu Mückenstichen, die sich schnell entzünden und stark anschwellen können.

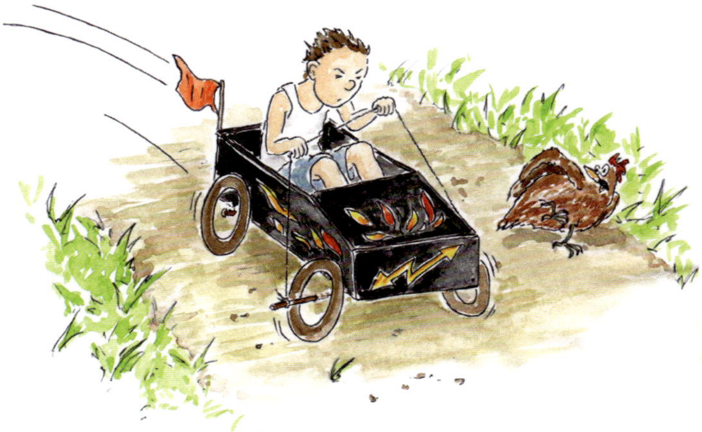

Liebt Geschwindigkeit, schnelle Autos, Autorennen (Bobbycar, Kartbahn)

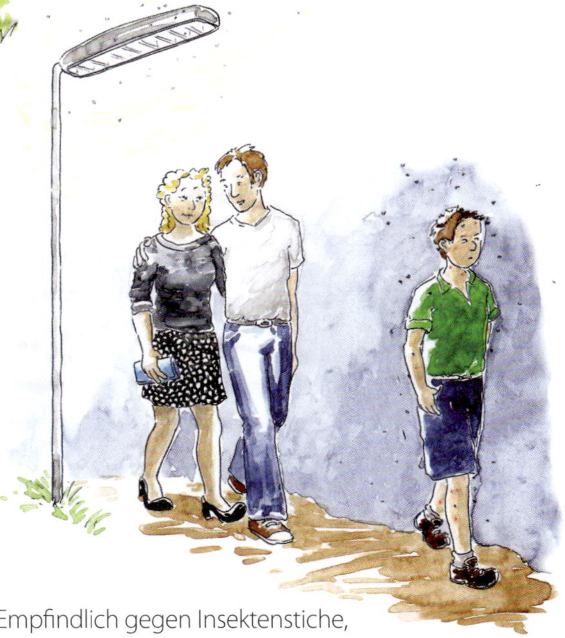

Empfindlich gegen Insektenstiche, neigt zu Mückenstichen (zieht Mücken geradezu an)

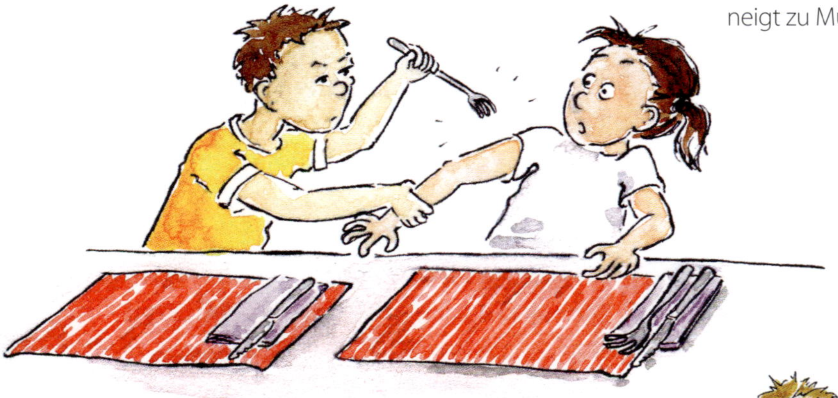

Streitsüchtig, „piesackt" ständig andere Kinder

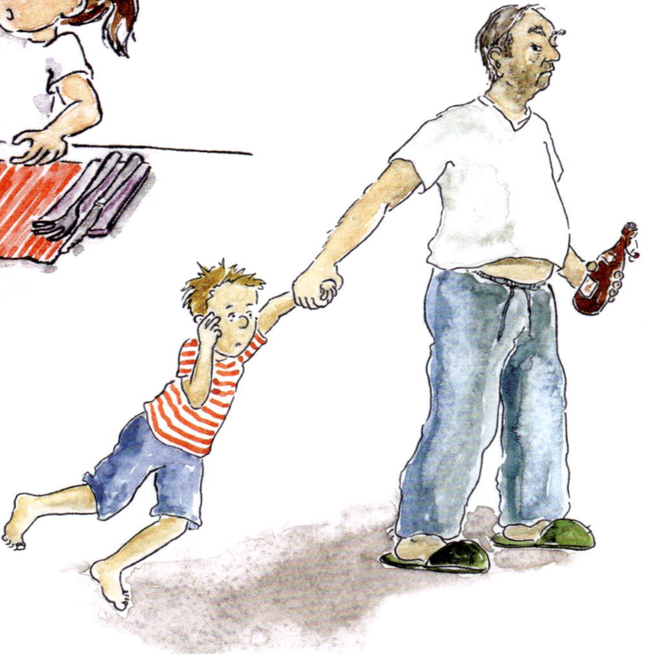

Asozialer oder destruktiver familiärer Background (Gewalt, Drogen, Missbrauch)

Beschwerden:

- **Hauptbeschwerden:**
  Soziale Verhaltensauffälligkeit

- **Kopf:**
  Kopfschmerzen (durch zu viel Sonne), **stechender Kopfschmerz** (v. a. linksseitig), Migräne, Schwindel, Schielen, Ohrenschmerzen (links), Tinnitus (Klingeln, Plätschern), Mundtrockenheit

- **Hals/Brust:**
  Pharyngitis, **stechende Halsschmerzen**, viel Schleim im Hals, ständige Neigung zu schlucken, Kitzelhusten, Husten mit Atemnot (röchelnd, keuchend)

- **Magen/Darm:**
  Magenschmerzen, Übelkeit, Reiseübelkeit, Angst im Magen, Meteorismus, Rumoren und Kollern im Darm, **stechende Bauchschmerzen** in der Nabelgegend, Obstipation (schwieriger Stuhlgang, vergebliches Pressen)

- **Herz/Kreislauf:**
  Herzschwäche, Herzklopfen, Gefühl der Brustbeklemmung

- **Urogenital:**
  Dysurie (brennende Schmerzen beim Wasserlassen), Harnverhaltung, Nierenschmerzen

- **Bewegungsapparat:**
  Gliederschmerzen, Rückenschmerzen (oft stechend oder drückend), steifer Nacken und Schultern, Parästhesien der Extremitäten (Kribbeln, Taubheit), Koordinationsstörungen

- **Psyche/Verhalten:**
  Soziale Rückzugstendenzen, aggressive Verhaltensauffälligkeit, Autismus, Morbus Asperger, Borderline-Syndrom, Stottern

- **Allgemeines:**
  Neigung zu und Empfindlichkeit für Insektenstiche (besonders Mücken)

Modalitäten:

← abends, in der Dämmerung

→ nachts, in der vollkommenen Dunkelheit, frische Luft, Wind, Hinlegen, warme Anwendungen, aber kalte Luft (obwohl fröstelig!)

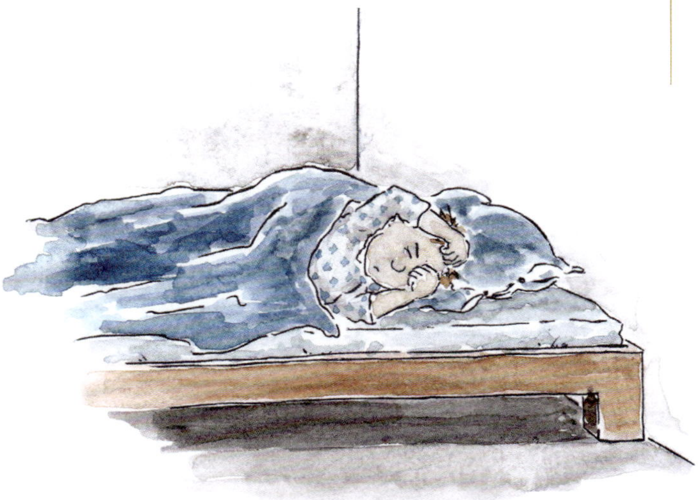

Stechende Kopfschmerzen,
z. B. Migräne bei Kindern (v. a. während des Schlafens)

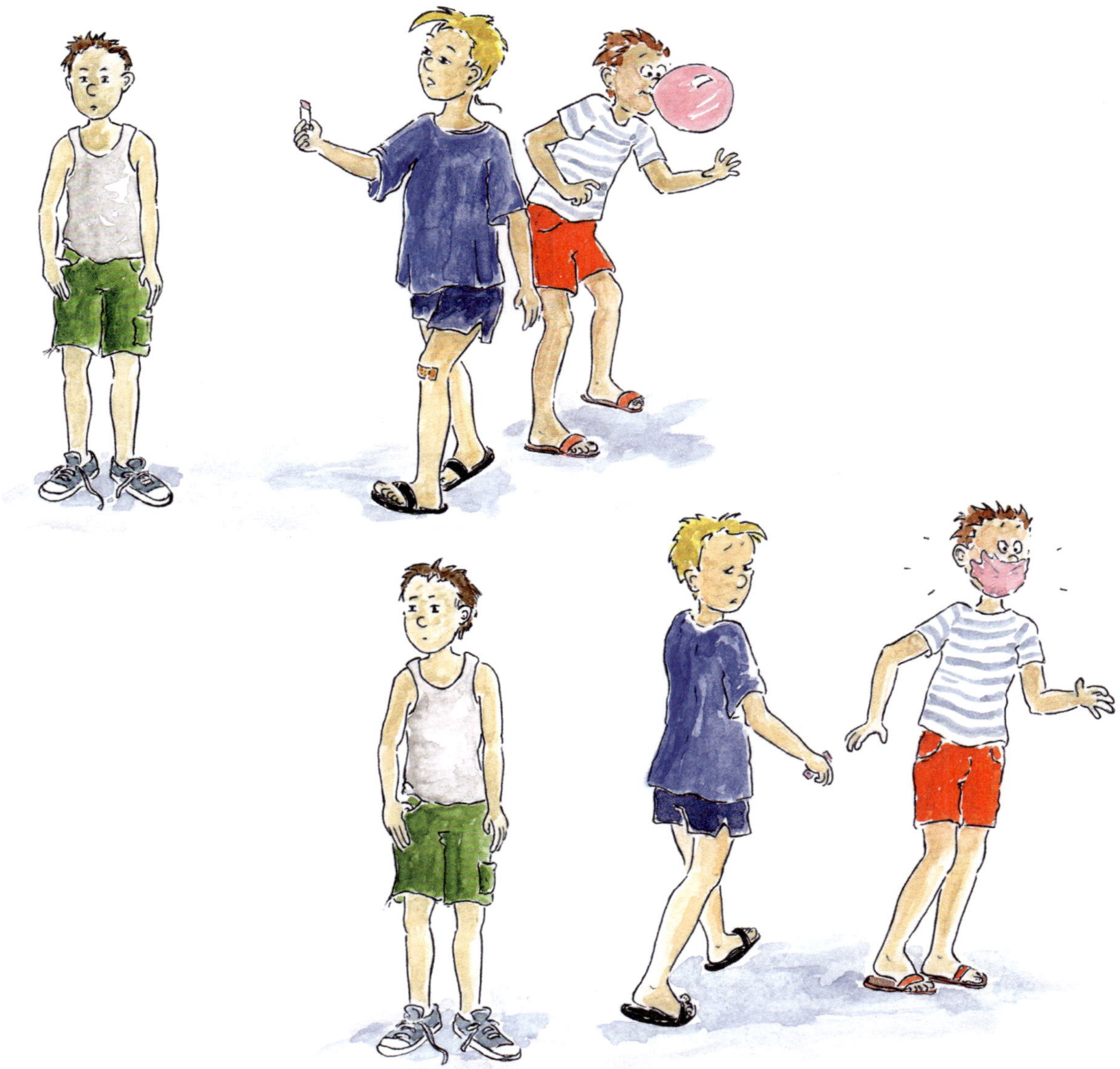

Einzelgänger und Außenseiter, Asperger-Syndrom, Autismus

Antimonium crudum

Grauspießglanz, Antimontrisulfid
(Stibium sulfuratum nigrum)
Mineralreich

Periodensystem:
Stadium 15 Silberserie (Antimon = Stibium),
Stadium 16 Siliziumserie (Sulphur)
Farbe: 11 C-E (pink), 17 C (leuchtend blau)

Typus:

Antimonium crudum ist ein kleiner Tagträumer, der zurückgezogen in seinem Zimmer Geschichten erfindet, Gedichte schreibt und lieber in seiner eigenen Phantasiewelt lebt, als mit anderen Kindern zu spielen. Was in der Pubertät normal erscheint, ist bei kleineren Kindern anders zu beurteilen, sogar schon Babys wollen beim Stillen allein mit der Mutter sein und ertragen keine anderen Menschen im Raum. Körperkontakt wird sowieso abgelehnt (die Kinder haben Angst davor und weinen bei Berührung), *Antimonium crudum* möchte auch nicht angesehen werden und besondere Beachtung macht sie sogar richtig wütend.

Als Reaktion auf Kummer oder ein eigenes Missgeschick reagieren sie eher trotzig. Bei den älteren Kindern zeigt sich das als typische „fass-mich-nicht-an"-Laune, die man zunächst akzeptieren muss. Aber es macht die Kinder natürlich einsam. *Antimonium crudum* kann diesen schmollenden, sentimentalen, mürrischen und eigensinnigen Querköpfen helfen, sich den anderen Menschen und der Welt wieder mehr zu öffnen. Auch in der Schule zeigt sich *Antimonium crudum* verträumt, geistesabwesend und unkonzentriert, was zu Lernproblemen führt, denn sie bekommen nicht alles mit. Andererseits sind sie sehr musikalisch und spielen oft ein Musikinstrument (gerne Querflöte).

Junge *Antimonium-crudum*-Mädchen sind sehr romantisch und schreiben gerne Gedichte und schöne Geschichten. Dieses Kind reagiert auch auffällig sensibel auf Mondlicht. *Antimonium crudum* hat einfach starke Gefühle in sich, verliebt sich schnell und verspürt jede Emotion besonders im Magen. Das Kind hat oft Heißhunger und isst gern (oft zu viel, vor allem Saures, was ihm nicht bekommt) und neigt zum Dickwerden.

Die Haut ist häufig betroffen, *Antimonium crudum* hat rissige Haut und juckende Hautausschläge, oft in Form von Neurodermitis. Es ist auch ein vorzügliches Mittel bei Warzen (v. a. an den Fingern und unter den Fußsohlen), rissigen Mundwinkeln und Nasenlöchern sowie bei Impetigo und Akne.

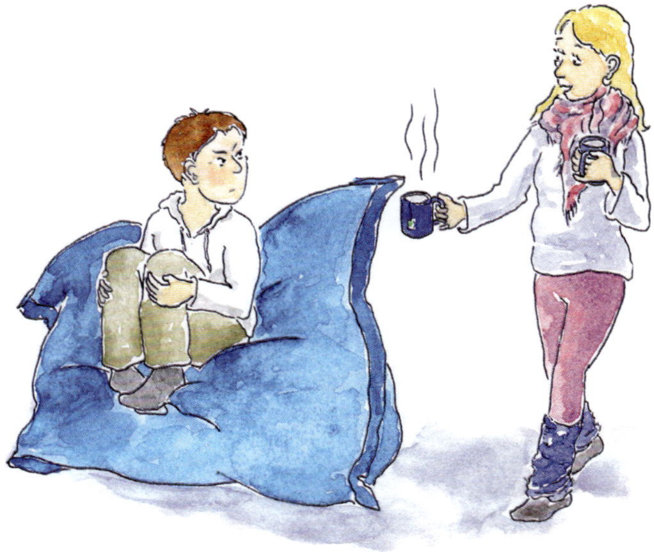

Will nicht gestört werden, mürrisch
und gereizt, aber ohne Aggression

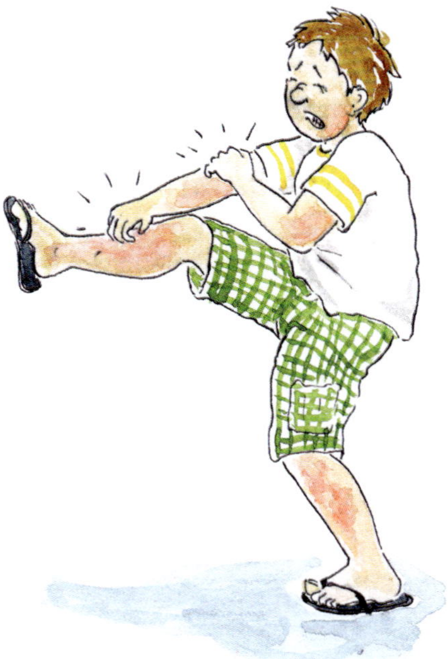

Hautausschläge mit Juckreiz
und trockener rissiger Haut, Neurodermitis

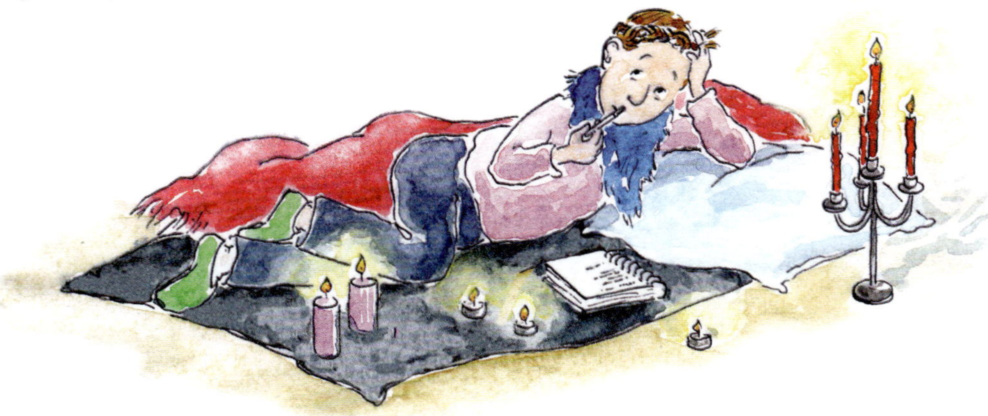

Lebt verträumt in seiner eigenen Phantasiewelt

Beschwerden:

- **Hauptbeschwerden:**
  Hautbeschwerden und Magen-Darm-Probleme

- **Kopf:**
  Gastrische Kopfschmerzen (durch Überessen, v. a. nach Süßigkeiten, Cola und schweren fetten Speisen), Kopfschmerzen durch unterdrückte Hautausschläge oder unterdrückten Schnupfen (langfristiger Gebrauch von Nasensprays), Kopfschmerzen durch Nass- und Kaltwerden des Kopfes (z. B. nach dem Baden), Konjunktivitis, Schnupfen (verstopfte Nase, wird durch Wärme schlimmer)

- **Hals/Brust:**
  Asthma bronchiale (durch unterdrückte Warzen und Hautausschläge)

- **Magen/Darm:**
  Akute und chronische Gastritis, **Magenschmerzen, Übelkeit und Erbrechen** (v. a. durch Überessen), Heißhunger, Aufstoßen, Meteorismus, Flatulenz, Darmkoliken, Diarrhö (besonders im Sommer), Obstipation, Hepatitis A

- **Haut:**
  Milchschorf, Hautausschläge mit Juckreiz, **Flechten, atopisches Ekzem** (typisch mit trocken-geröteten Wangen), Akne (Süßigkeiten verschlimmern), **Impetigo**, rissige Haut, **Warzen** (oft Dornwarzen, v. a. an den Fingern und Fußsohlen), Hühneraugen, Schwielen, Hautmykosen

- **Bewegungsapparat:**
  Gliederschmerzen, Schmerzen in den Beinen (gleichzeitig mit Bauchschmerzen auftretend)

- **Psyche/Verhalten:**
  Soziale Rückzugstendenzen, ADS (Aufmerksamkeitsdefizit-Syndrom ohne Hyperaktivität, „Traumsuse"), Morbus Asperger, psychosomatische Bauchschmerzen, Pavor nocturnus

- **Fieber:**
  Gastrisches Fieber mit Schweiß, v. a. nachts

- **Allgemeines:**
  Adipositas

Modalitäten:

← abends, Hitze, Waschen, Wasser, feuchte Umschläge

→ im Freien, Ruhe, feuchte, mäßige Wärme

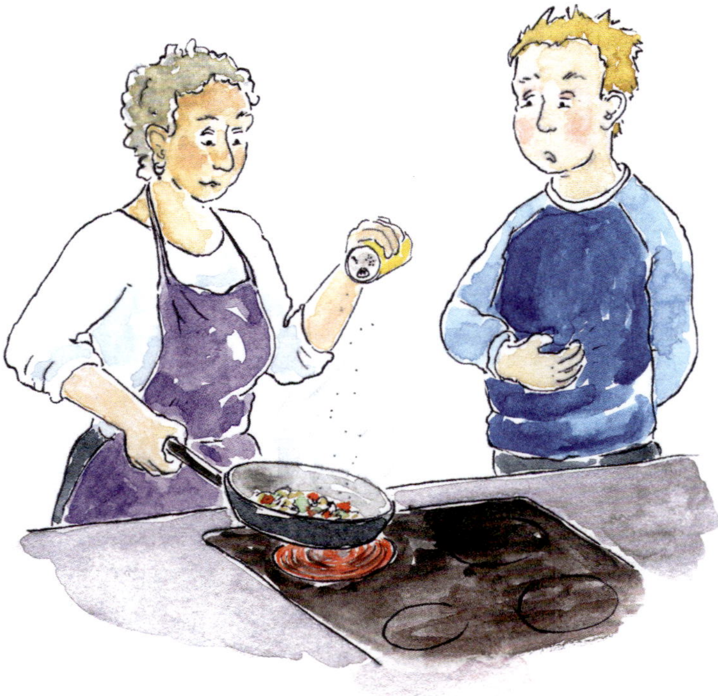

Ständige Übelkeit, allein schon der Gedanke ans
Essen oder Essensgeruch verursacht Übelkeit

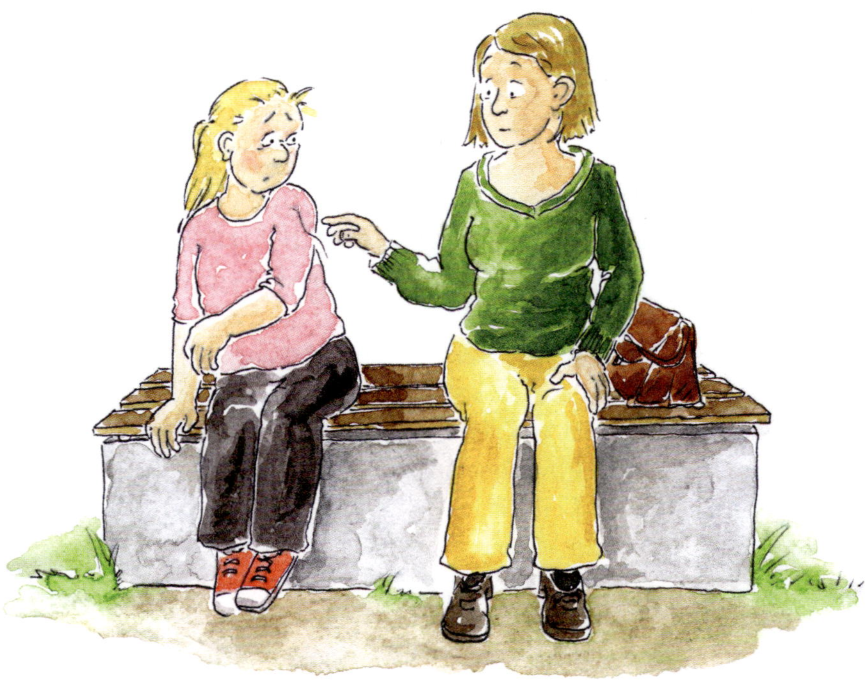

Angst vor Körperkontakt,
Abneigung gegen jede Berührung

Apis

(Apis mellifica)
Honigbiene (Apis mellifera)
Bienen (Apidae)/Insekten (Insecta)
Tierreich

Farbe: 8 C (feuerrot)

Typus:

Das *Apis*-Kind ist wahrlich ein emsiges „fleißiges Bienchen", es ist aktiv und beschäftigt und hat immer etwas zu tun. Und *Apis* liebt Gesellschaft, es lebt im wahrsten Sinne des Wortes gern wie die Biene im Bienenstock! Dabei gerät es mitunter in eine Art fruchtlose Aktivität, in nervöse Hast und Eile, in der *Apis* viel macht, aber ungeschickt und chaotisch agiert, Dinge zerbricht und fallenlässt und demzufolge nichts wirklich zu Ende bringt.

Apis ist eifersüchtig, besitzergreifend, egoistisch und wettbewerbsorientiert (wie man das von einem Tiermittel erwarten kann), aber es ist auch hilfsbereit, eifrig sein Bestes zu geben, immer freundlich und aufgeschlossen. Seine wahren Gefühle zeigt *Apis* anderen nicht so gern, und trotz seiner Empfindlichkeit ist es recht tapfer und klagt nicht schnell, was seine zum Teil heftigen und akuten Beschwerden angeht. Anders ist es bei Babys und Kleinkindern, die laut und schrill vor Schmerzen schreien, z. B. wenn sie zahnen.

Auf der körperlichen Ebene finden wir immer die Trias Hitze – Rötung – Schwellung, z. B. eine akute Halsentzündung oder Blasenentzündung mit brennenden oder stechenden Schmerzen. Oft sind Beschwerden auch begleitet von Juckreiz, wie es typisch ist für einen Bienen- oder Wespenstich, aber auch für allergische Hautausschläge wie Neurodermitis oder Nesselsucht. Wir sehen oft geschwollene Augenlider, auch eine ödematöse Schwellung der Füße oder Knöchel kann vorkommen. Neben stechenden kommen auch brennende Schmerzen vor, und so verwundert es kaum, dass vor allem Kälte alle Beschwerden bessert, und so kann man es mit *Apis* schließlich auch bei Brandwunden oder Sonnenbrand versuchen. Neben dem Hals ist wie erwähnt auch die Blase betroffen, es kann zu Harnverhaltung kommen. Verstärkt wird das durch die typische Durstlosigkeit von *Apis* (auffällig bei Fieber). Wärme und Berührung verschlimmern die Beschwerden.

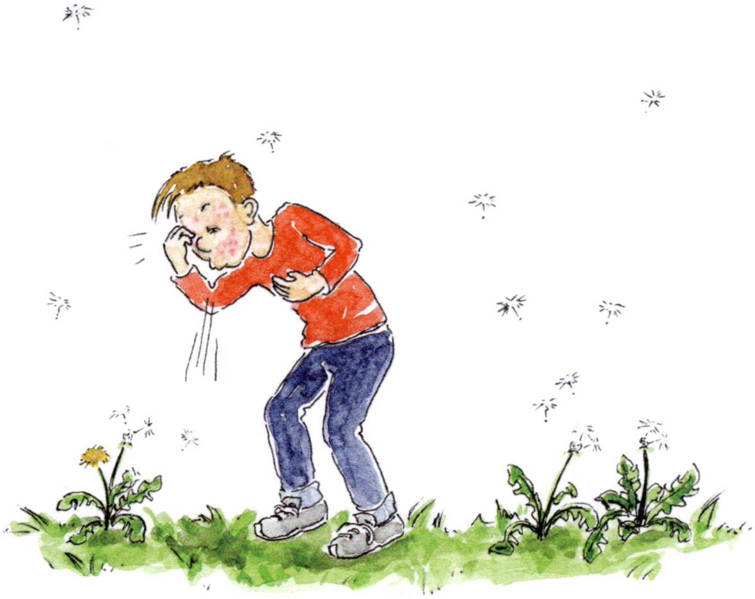

Allergien vom Soforttyp, allergisches Asthma
und allergische Hautausschläge

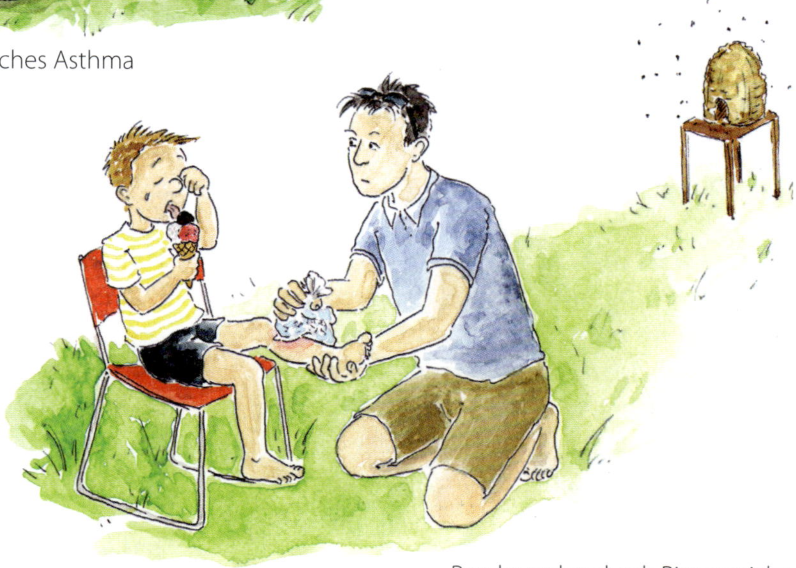

Beschwerden durch Bienenstiche
(oder Wespenstiche)

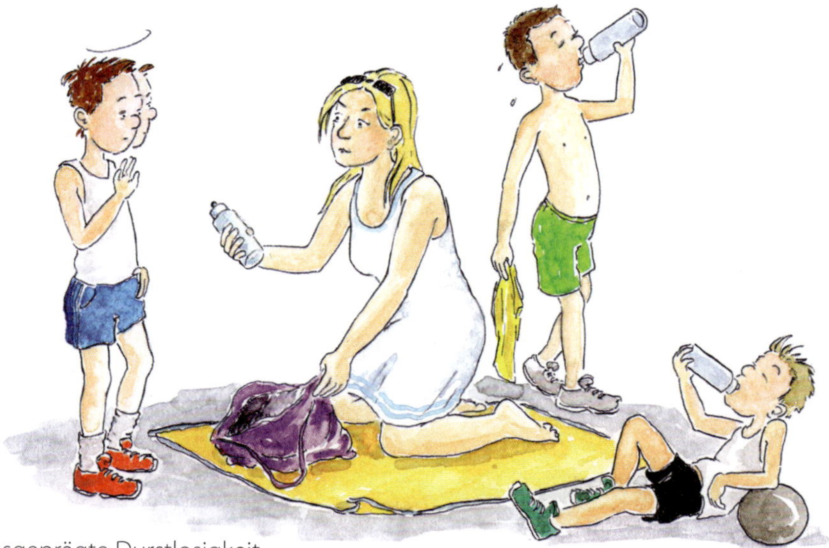

Ausgeprägte Durstlosigkeit

Beschwerden:

- **Hauptbeschwerden:**
  Akute Hals- oder Blasenentzündung, Allergien und Insektenstiche

- **Kopf:**
  Meningitis, Kopfschmerzen (mit Schwindel, Übelkeit und Erbrechen), Migräne, katarrhalische Konjunktivitis (durch Erkältung), allergische Konjunktivitis, allergische Rhinitis, Glottitis („feuerrote Zunge"), Zahnungsbeschwerden, stechende **Zahnschmerzen** (durch Karies oder nach Zahnbehandlung)

- **Hals/Brust:**
  Akute Pharyngitis **(akute Halsentzündung mit feuerrotem Rachen „wie glasiert")**, brennende oder stechende Halsschmerzen, akute Tonsillitis (mit hellroten geschwollenen Tonsillen und Uvula), allergisches Asthma, Diphtherie

- **Haut:**
  Allergische Hautausschläge, atopisches Ekzem, **Urtikaria**, angioneurotisches Ödem bei akuten allergischen Reaktionen, Erysipel, Brandwunden, Sonnenbrand, Scharlach, Röteln

- **Urogenital:**
  Akute und chronische **Zystitis**, Dysurie, Hämaturie, Oligurie, Harnverhalt, Harninkontinenz, **Nierenentzündung**, nephrotisches Syndrom, Albuminurie

- **Bewegungsapparat:**
  Ödematöse Schwellung der Gelenke und Extremitäten (besonders Füße und Knöchel)

- **Psyche/Verhalten:**
  Enuresis nocturna

- **Fieber:**
  Mäßiges Fieber mit Durstlosigkeit, v. a. vormittags und mittags, Fieber mit Harnverhalt

- **Allgemeines:**
  Akute Entzündungen, allergische Konstitution, **Allergie vom Soforttyp**, Heuschnupfen, **Beschwerden durch Insektenstiche (v. a. Bienen- und Wespenstiche)**

Modalitäten:

← Hitze, Berührung, Druck, am späten Nachmittag, nach dem Schlafen, in geheizten Räumen, rechte Seite

→ im Freien, Abdecken, kaltes Baden

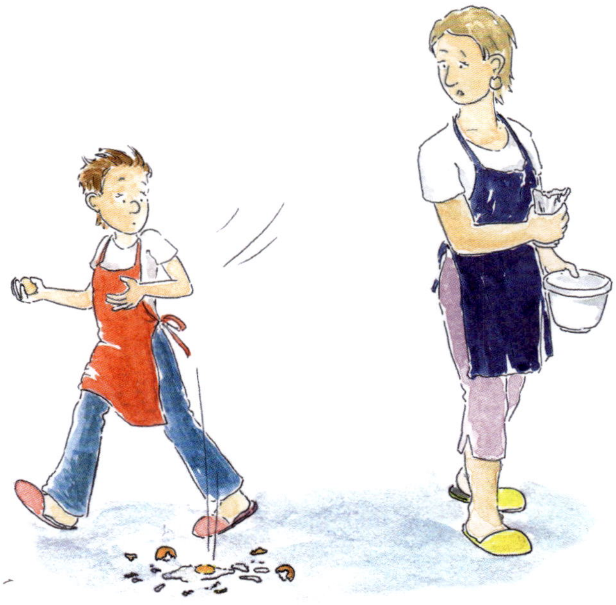

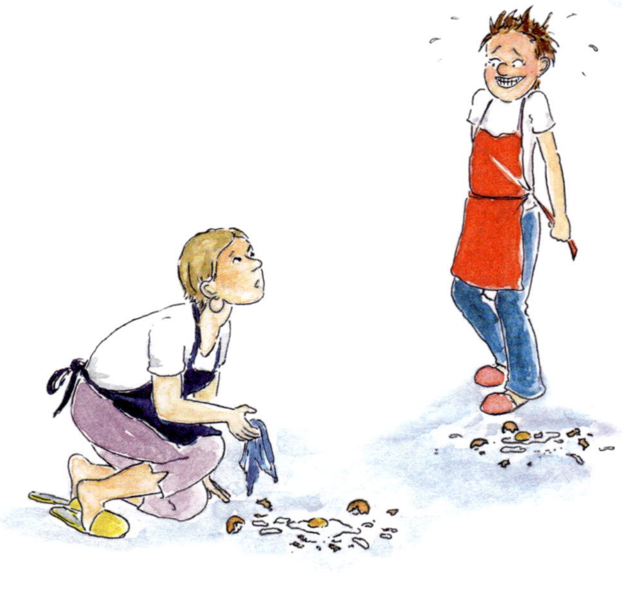

Extreme Ungeschicklichkeit
durch ständige Hast und Eile

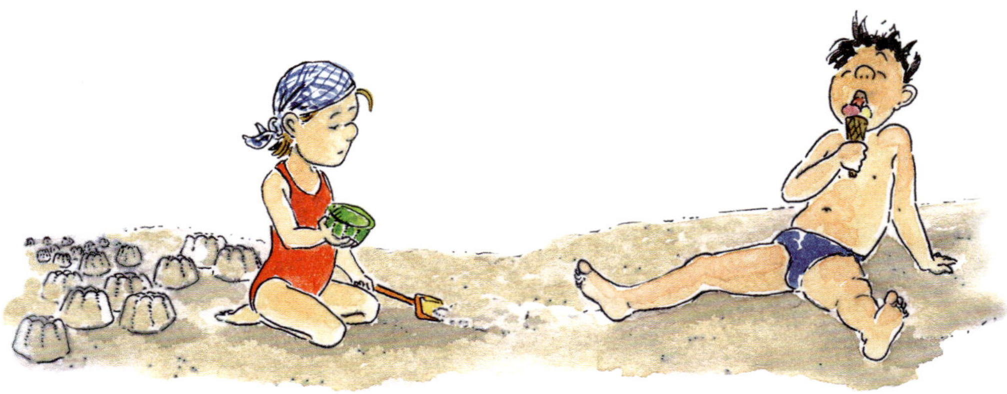

Ist immer beschäftigt, muss immer etwas tun („fleißiges Bienchen")

Argentum nitricum

Silbernitrat
Mineralreich

Periodensystem:
Stadium 11 Silberserie (Silber),
Stadium 15 Kohlenstoffserie (Stickstoff)
Farbe: Silber, Schwarz

Typus:

Schon in den ersten Lebenstagen kann eine Gabe *Argentum nitricum* helfen, wenn das Baby unter eitrig verklebten Augen, der sogenannten Neugeborenenkonjunktivitis, leidet. Später ist es ein gutes Mittel bei Durchfall während der Zahnung und bei Darmkoliken. Die etwas älteren *Argentum-nitricum*-Kinder fallen auf durch ihre zittrige Nervosität. Sie sind immer in Eile, laufen und sprechen hastig und sind zwanghaft pünktlich.

Verabredungen und Termine setzen *Argentum nitricum* sehr unter Druck und eine bevorstehende Prüfung, eine Klassenarbeit oder ein Auftritt erzeugt einen nervösen Durchfall, der sie ständig zur Toilette rennen lässt. *Argentum nitricum* ist sehr ehrgeizig und unternimmt alles, um seine Ziele zu erreichen. Diese innere Anspannung ist immer zu spüren.

Argentum nitricum haben einen hohen Anspruch an sich selbst, gleichzeitig leiden sie aber darunter und manchmal können sie daran auch zerbrechen. Es geht nicht um blinden Ehrgeiz, sie wollen andere auch nicht ausstechen, sondern sie wollen einfach zeigen, was sie können, sie wollen „glänzen“! So wie es auch viele Ängste gibt (z. B. vor Dunkelheit, Enge und vor Tunnels), ist *Argentum nitricum* schnell besorgt und ein wenig hypochondrisch.

Auffallend ist ihre künstlerische Neigung, sie lieben die Kunst, Malerei, Museen und Musik, leider aber auch Zucker und Süßigkeiten, die sie überhaupt nicht vertragen. Lautes Rumoren und Kollern in ihrem Darm, übelriechende Blähungen und Durchfall sind die Folge, hinzu kommt eine zittrige Schwäche (durch starken Blutzuckerabfall einige Zeit später). Die Zunge ist dick weiß belegt, die Zungenspitze ist rot. Außer dem Darm und den Augen ist der Hals ein weiterer Schwachpunkt bei *Argentum nitricum.* Sie haben oft Halsschmerzen „wie von einem Splitter“, eine linksseitige Mandelentzündung und werden schnell heiser (v. a. durch zu viel und zu lautes Reden). Im Extremfall versagt den Kindern die Stimme, auch dann kann *Argentum nitricum* hilfreich sein. Bekannt ist *Argentum nitricum* jedoch vor allem als gutes Mittel bei Erwartungsspannung (z. B. vor Klassenarbeiten), bei Prüfungsangst und Lampenfieber (z. B. vor einem Auftritt).

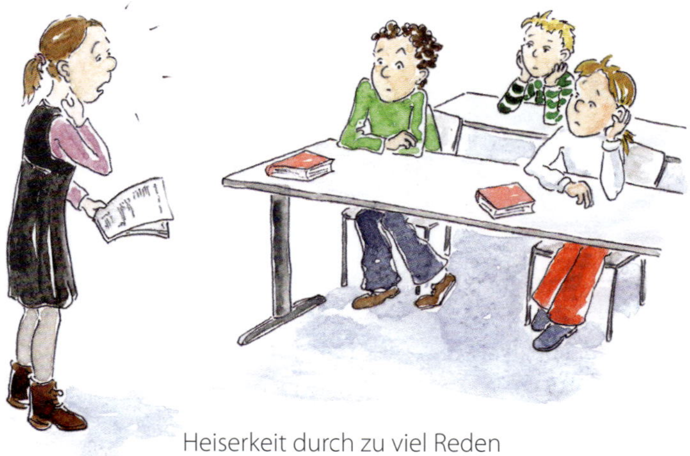

Heiserkeit durch zu viel Reden
(oder zu lautes Reden oder Singen)

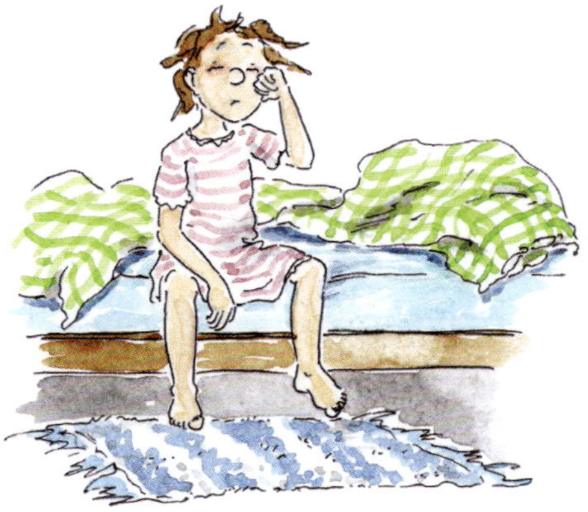

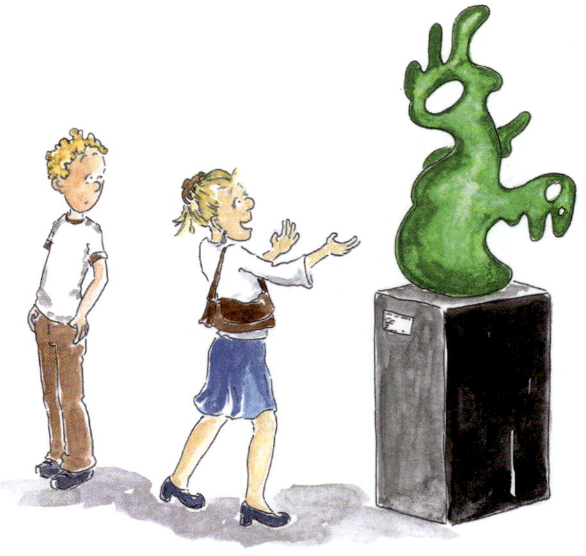

Künstlerische Neigung, Interesse für Kunst,
künstlerisches Talent

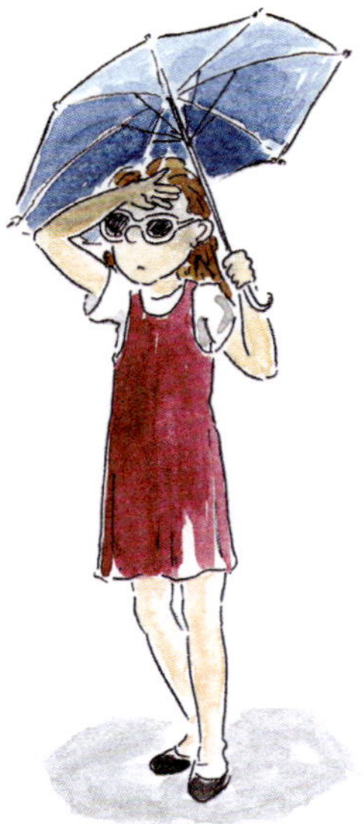

Augenentzündungen, lichtscheu,
morgens verklebte Augen

Beschwerden:

Hauptbeschwerden:
Magen-Darm-Beschwerden und Augenentzündungen

Kopf:
Kopfschmerzen (geistige Anstrengung verschlimmert), Migräne, Konjunktivitis (v. a. Neugeborene), **Augenentzündungen bei Kleinkindern**, Photophobie, Strabismus, Aphthen, Mundsoor (weiß belegte Zunge mit roter Zungenspitze)

Hals/Brust:
Pharyngitis, **splitterartiger Halsschmerz**, akute Laryngitis, **Heiserkeit** (durch Stimmbelastung), Aphonie, Tonsillitis (v. a. links)

Magen/Darm:
Aufstoßen, **Magenschmerzen, Übelkeit und Erbrechen**, Darmkoliken, Blähungen (sehr übelriechend), oft grünliche **Diarrhö** (durch Emotionen, während Zahnung, Zucker und Erwartungsspannung verschlimmern), **lautes Rumoren und Kollern im Darm**, **Zuckerunverträglichkeit**/Fructoseintoleranz, Malassimilation

Bewegungsapparat:
Rückenschmerzen (besser durch langsames Gehen), unwiderstehlicher Drang, die Arme zu beugen, Ruhelosigkeit der Extremitäten, rheumatische Schmerzen, Heben der Schulter schmerzt

Psyche/Verhalten:
Enuresis nocturna, Nägelkauen, Nervosität, **Prüfungsangst** und Lampenfieber, Klaustrophobie

Allgemeines:
Beschwerden durch zu viel TV und PC

Modalitäten:

← Wärme, nachts, kaltes Essen, Süßigkeiten, Zucker, nach dem Essen, Gemütserregung, linke Seite

→ Aufstoßen, frische Luft, Kälte, Druck

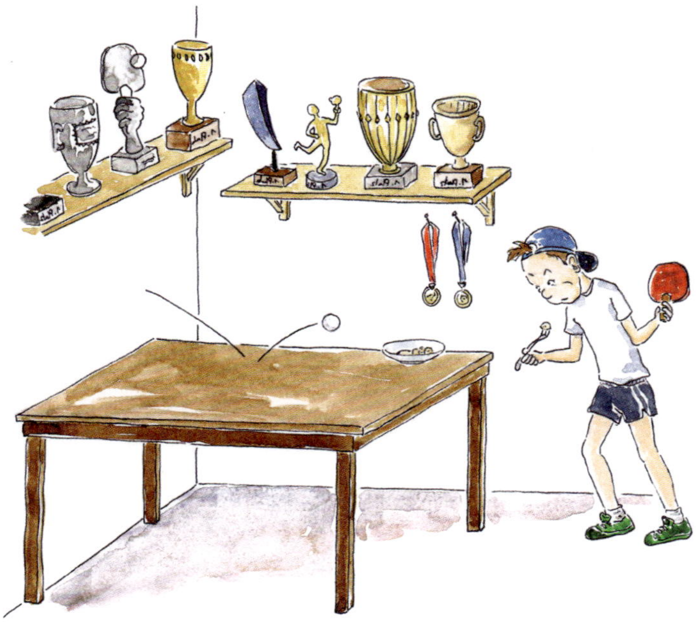

Starke innere Anspannung und Anstrengung,
um ehrgeizige Ziele zu erreichen

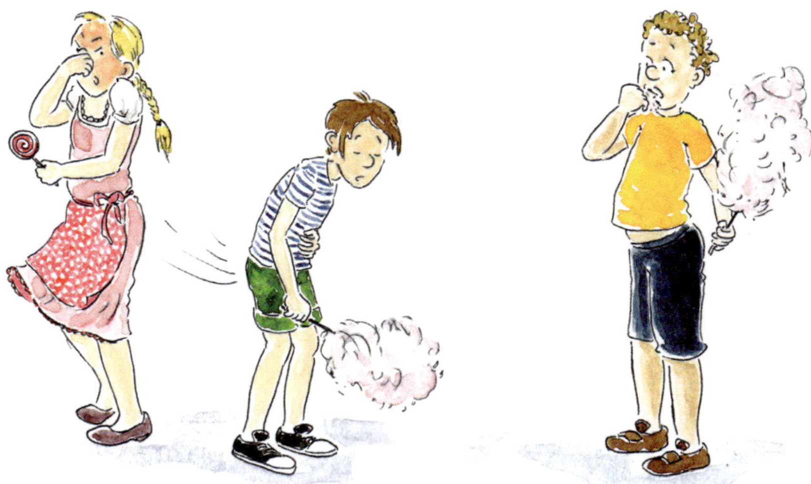

Zuckerunverträglichkeit mit Übelkeit, Durchfall
und übelriechenden Blähungen

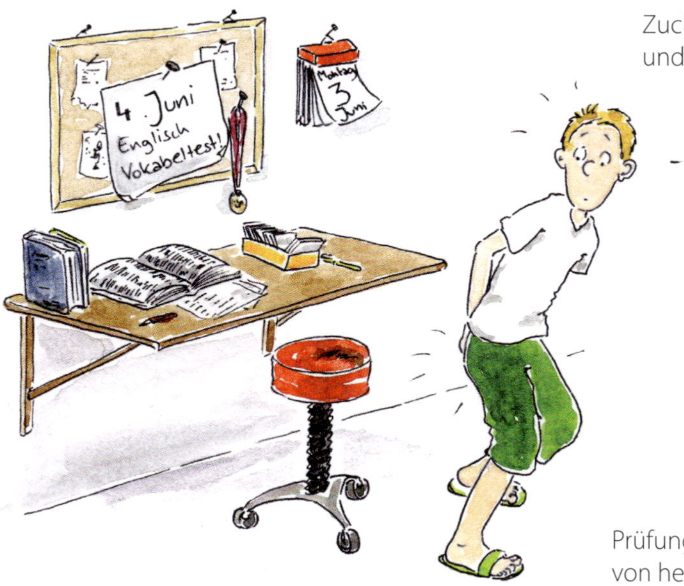

Prüfungsangst begleitet
von heftigem Durchfall

Arnica

Arnika, Bergwohlverleih (Arnica montana)
Korbblütler (Asteraceae)
Pflanzenreich

Farbe: weiß

Typus:

Arnica-Kinder sind tapfere und willensstarke Kämpfer mit viel Selbstvertrauen, die selten eine Schwäche zeigen. Sie trauen sich alles zu und fühlen sich stark und unverletzbar. Kleine Blessuren ignoriert *Arnica* völlig und sie schicken Tröstende bei Krankheit aggressiv oder gereizt mit den Worten fort, es gehe ihnen doch gut!

Denn Trost, Annäherung und vor allem Berührung mag *Arnica* gar nicht, davor haben sie eine große Furcht. Diese kann entstehen, wenn ihnen ein Unfall oder eine Verletzung gezeigt haben, dass sie eben doch nicht unverletzbar sind. Hier kann sich *Arnicas* großes Selbstvertrauen von jetzt auf gleich in große Verletzlichkeit und Ängstlichkeit verwandeln. Ihr Vertrauen in die eigene Unverletzbarkeit ist dann erschüttert. Und tatsächlich … jede Erschütterung verschlimmert *Arnicas* Beschwerden!

Ihre Berührungsempfindlichkeit geht übrigens so weit, dass sie auf einer weichen Matratze liegend das Gefühl haben, sie lägen auf einem harten Brett. Deshalb sind sie sehr unruhig im Bett und verändern ständig ihre Lage.

Im konstitutionellen Bild sehen wir oft ein abweisendes, aggressives Kind, das die eigene Verletzbarkeit schon erfahren hat, durch körperliche oder auch seelische Verletzungen (z. B. durch Unfälle, aber auch Gewalterfahrung und Missbrauch oder Geburtstraumen).

Klinisch wird *Arnica* oft als erstes Mittel bei allen Verletzungen, v. a. bei stumpfen Traumen und Blutungen, sowie als Schockmittel angewendet. Besonders wichtig ist sein schneller Einsatz vor allem bei Kopfverletzungen, um lebensbedrohliche Schwellungen möglichst schnell zu verhindern.

Arnica ist ein hervorragendes Mittel, um den Körper zur Resorption von Hämatomen anzuregen, auch bei kleineren inneren Blutungen. Nach Sportverletzungen wie Zerrungen, Verrenkungen und Verstauchungen gegeben mindert es den Schmerz und verkürzt die Heilungsdauer. Es hilft auch bei Muskelschmerz in Folge sportlicher Überanstrengung. Schmerzen werden von *Arnica* generell wie wund, gequetscht oder wie zerschlagen empfunden.

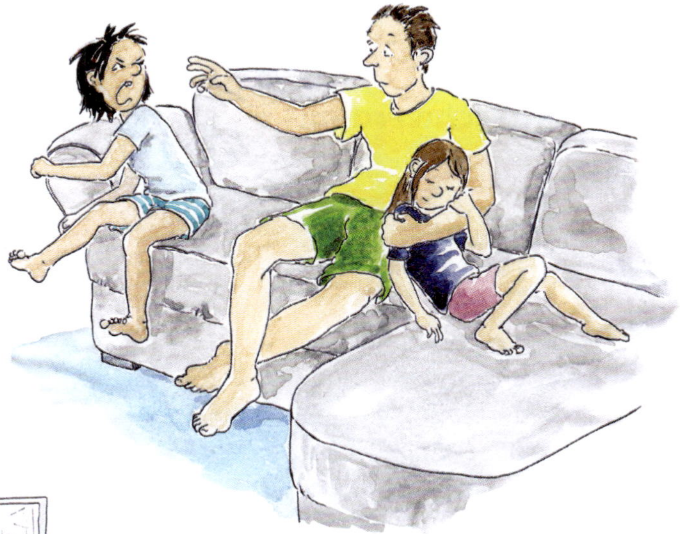

Abneigung gegen Trost
und Anteilnahme, reagiert gereizt
und abweisend darauf

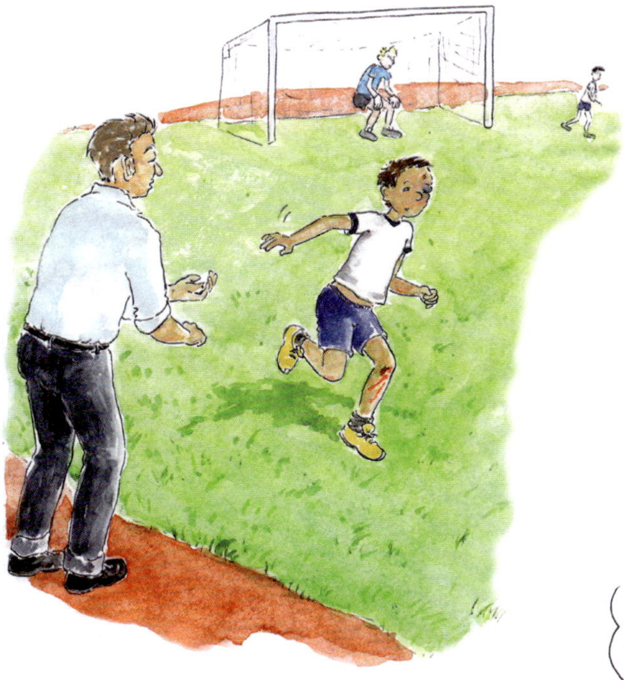

Tapfer und schmerzunempfindlich,
ignoriert Beschwerden und Blessuren

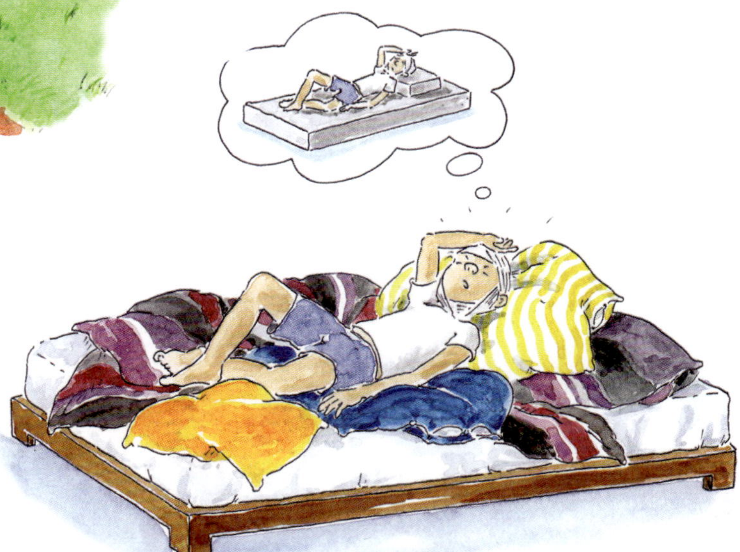

Große Berührungsempfindlichkeit
(ihm ist selbst ein weiches Bett noch zu hart)

Beschwerden:

- **Hauptbeschwerden:**
  Verletzungen seelischer und körperlicher Art

- **Kopf:**
  Kopfverletzungen, Commotio cerebri, Kopfschmerzen (jede Erschütterung verschlechtert), Augenverletzungen, blutendes Auge, Augentrauma (z. B. durch Schlag), Tinnitus (durch massive Lärmeinwirkung), Nasenbluten, Zahnfleischbluten

- **Hals/Brust:**
  Husten mit Brustschmerz, Bronchitis, Asthma bronchiale, Keuchhusten, Pneumonie, Pleuritis

- **Magen/Darm:**
  Magenschmerzen, Aufstoßen, Erbrechen, Appendizitis, Flatulenz, Diarrhö

- **Urogenital:**
  Unwillkürliches Urinieren, Harnverhalt, häufiger Harndrang nachts, Nephritis, Orchitis

- **Bewegungsapparat:**
  Wundverletzung, **Verstauchung**, Zerrung, Verrenkung, Frakturen, **Hämatome**, Überanstrengung von Muskeln und Sehnen, Muskelkater, rheumatische Gliederschmerzen, **muskuläre Schmerzen wie wund oder wie verstaucht**, Schwäche der Gelenke

- **Nervensystem:**
  Posttraumatische Enzephalitis oder Meningitis

- **Psyche/Verhalten:**
  Enuresis nocturna (nach Schock, Unfall oder Operationen), Folgen von Gewalterfahrung, Folgen von sexuellem Missbrauch

- **Allgemeines:**
  Notfallmittel bei Verletzung und Schock, **bei stumpfen Traumen**, Blutungen, **nach Operationen, Unfällen und Zahnbehandlungen**

Modalitäten:

← geringste Berührung, Erschütterung, Ruhe, feuchte Kälte

→ Hinlegen, den Kopf nach unten lagern

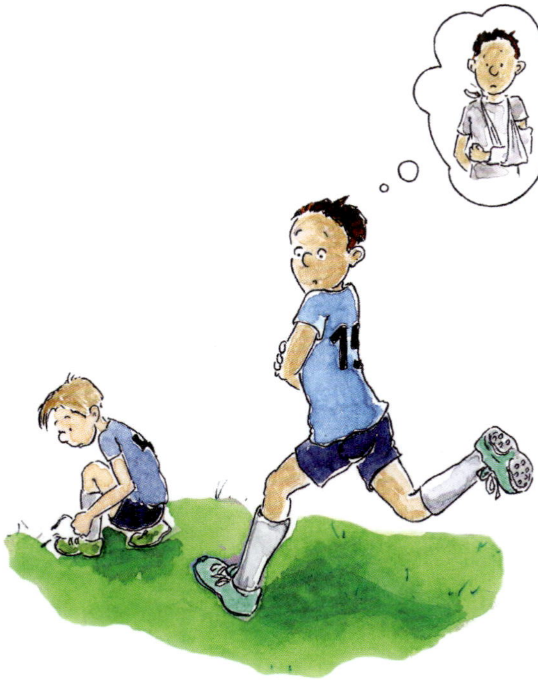

Neigt zu Unfällen und Verletzungen
(und denkt immerzu daran)

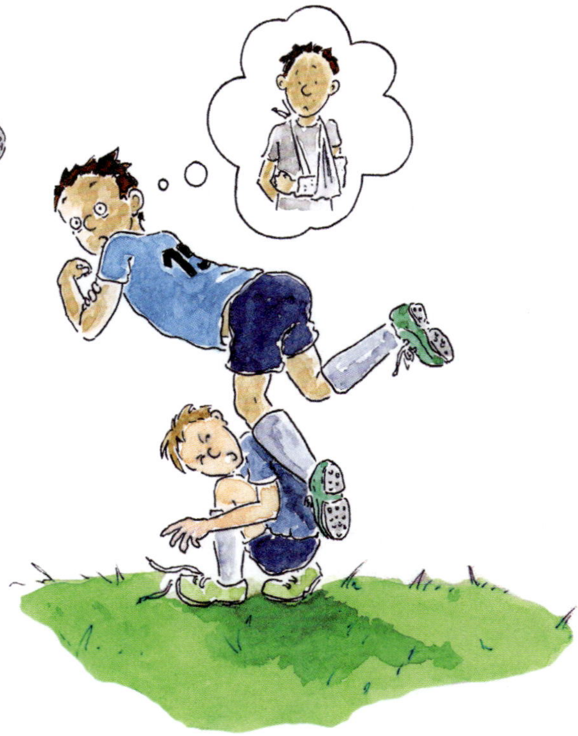

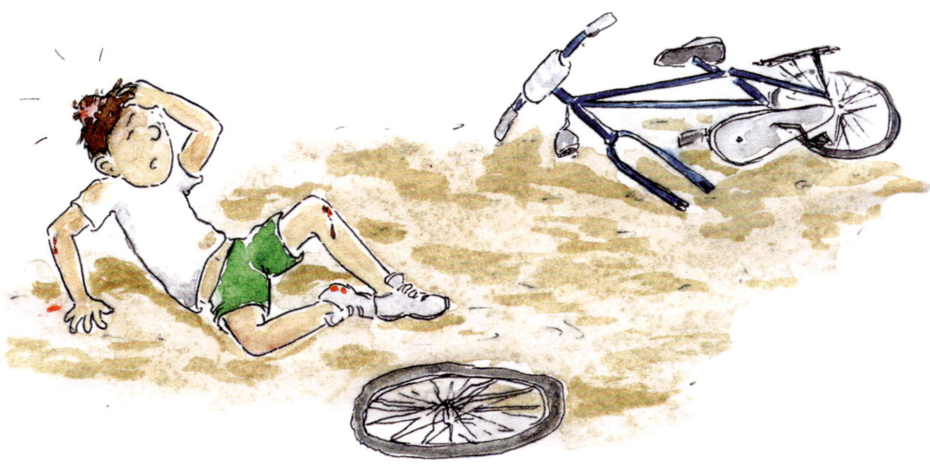

Erstes Mittel bei allen Verletzungen und Schock

Arsenicum album

Weißes Arsenik
Arsentrioxid
Mineralreich

Periodensystem:
Stadium 15 Eisenserie (Arsen),
Stadium 16 Kohlenstoffserie (Oxygenium)
Farbe: 5 E (braunorange)

Typus:

Arsenicum-Kinder sind oft klein und zart und adrett. Sie legen Wert auf ordentliche, saubere und hübsche Kleidung und sind zudem sehr höflich, pflichtbewusst und diszipliniert. Alle Arbeiten werden selbstverständlich gewissenhaft und korrekt erledigt. Damit sind sie zunächst der Liebling aller Eltern und Lehrer.

Aber irgendetwas stimmt da nicht! *Arsenicum* ist zu angespannt, nervös und ruhelos. Sein Wunsch nach Perfektion setzt das *Arsenicum-album*-Kind unter Druck, und es ist nicht nur der Ehrgeiz, besser zu sein als andere, sondern vor allem der Ehrgeiz, eine Leistung einfach optimal zu erbringen. Sie lassen keinen Zweifel daran, dass sie die Besten sind und immer Recht haben (was aufgrund ihrer Intelligenz tatsächlich oft so ist). Dafür sind sie auch bereit, Verantwortung zu übernehmen. Mit der ihnen eigenen hohen Selbstkontrolle, ihrer akribischen Arbeitsweise und mit knallharter Disziplin erreichen sie ihre Ziele.

Allerdings legt *Arsenicum album* die Latte nicht nur bei sich selbst so hoch. Alle, die ihnen nicht das Wasser reichen, werden sehr geringschätzig behandelt und verächtlich und offen kritisiert. Oder auf eine rechthaberische Weise belehrt, zurechtgewiesen oder herumkommandiert. *Arsenicum* zeichnet mit seinem Perfektionismus ein geradezu zwanghaftes Kontrollbedürfnis aus und es ist äußerst pingelig und überempfindlich. Das kann sich auch auf ihre Ernährungsweise auswirken, sie sind oberkritisch und essen sehr bewusst. *Arsenicum* kann ein gutes Mittel bei Magersucht sein, auf der anderen Seite kennt man es als hilfreich bei Lebensmittelvergiftung und akuter Magen-Darm-Grippe mit Schwäche, Durchfall und Erbrechen.

Arsenicum hat Angst vor allem, es ängstigt sich besonders vor Einbrechern, Krankheit, Armut und Tod. *Arsenicum album* ist auch sehr ernsthaft und lacht wenig, sie sind wie kleine Erwachsene! Manchmal können sie auch Spaß an ihrer Boshaftigkeit haben (mit der sie ihre vielen Ängste kompensieren), egal, ob sie andere Menschen oder Tiere ärgern. Neben der ängstlichen Ruhelosigkeit fällt ihre große Schwäche und Erschöpfbarkeit auf (z. B. nach der Schule).

Arsenicum album hat bevorzugt brennende Schmerzen, aber da sie so fröstelig sind, hilft Wärme bei allen Beschwerden (außer ihren Kopfschmerzen, da bessert nur Kühle). Sie haben viel Durst auf kaltes Wasser, das ihnen aber nicht bekommt und das sie auffällig in nur kleinen Schlucken trinken können.

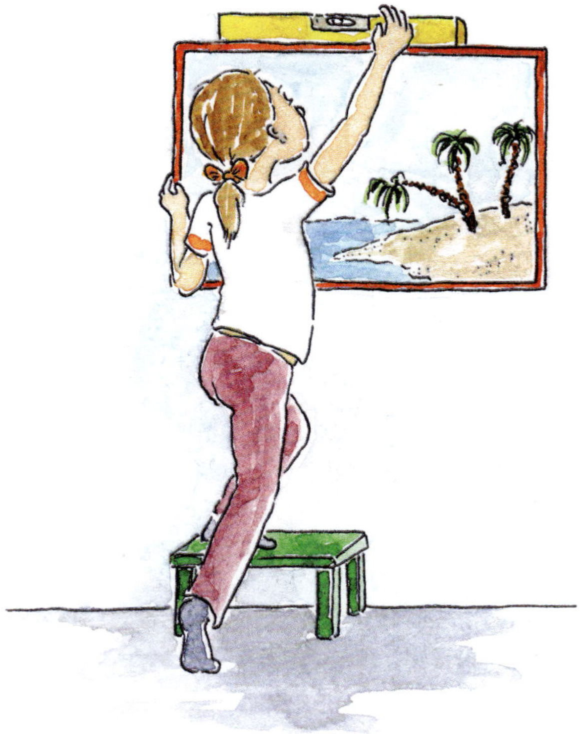

Pingelig, zwanghafter Ordnungssinn, zwanghaftes Kontrollieren

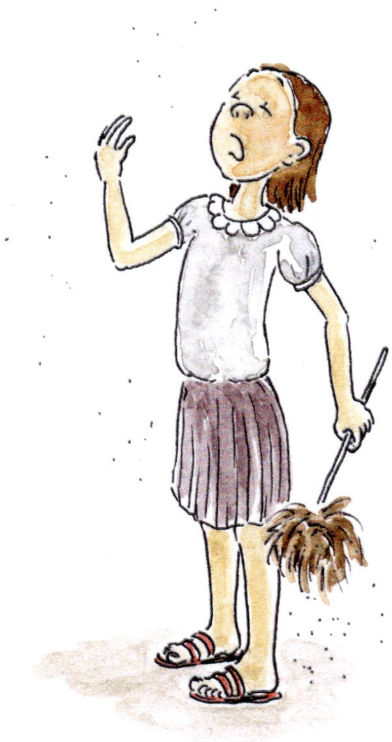

Allergischer Schnupfen mit Neigung zu Asthma, Heuschnupfen

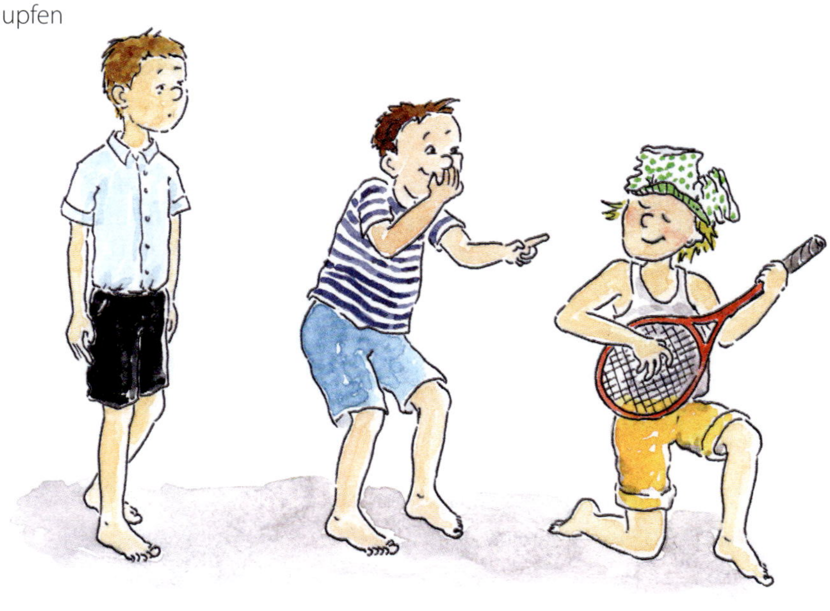

Sehr ernste, humorlose Kinder, die wenig lachen

Beschwerden:

- **Hauptbeschwerden:**
  Akute Magen-Darm-Grippe

- **Kopf:**
  Kopfschmerzen (Geräusche und Licht verschlimmern, nachmittags schlimmer, Kälte bessert), Migräne (periodisch alle 2-4 Wochen), Konjunktivitis (bei Erkältung und Allergien), Photophobie, viel Tränenfluss, scharfes Tränensekret, **Schnupfen mit wässrigem, wundmachendem Sekret** und heftigen Niesanfällen, **allergische Rhinitis**, klares eiweißähnliches Nasensekret, Lippenherpes

- **Hals/Brust:**
  Pharyngitis durch absteigende Erkältung, brennende Halsschmerzen, chronische Laryngitis, Heiserkeit, Bronchitis, Pseudokrupp (um 1 Uhr nachts), Asthma bronchiale (allergisch, durch Bauchschmerzen oder nach Ärger, meist um 1 Uhr nachts oder zwischen 13 u. 15 Uhr), Pneumonie, Zyanose

- **Magen/Darm:**
  Akute Gastroenteritis m. Übelkeit, Bauchschmerzen, Erbrechen und Diarrhö (v. a. nach Obst oder Eiscreme), **Verdauungsstörung durch verdorbene Lebensmittel**, Darmkoliken, Diarrhö mit Schwäche und Gefahr der Dehydratation (nachts schlimmer), Cholera **(Diarrhö wie Reiswasserstühle), Erbrechen unmittelbar nach Trinken kalter Getränke**

- **Haut:**
  Trockene Haut, trockene, schuppige Hautausschläge mit Brennen und heftigem Juckreiz, atopisches Ekzem, Hämangiom

- **Urogenital:**
  Dysurie (schmerzhaftes Wasserlassen, bevor der Urin richtig zu fließen beginnt), Oligurie, Harnverhaltung bei Neugeborenen, Nierenentzündung

- **Bewegungsapparat:**
  Restless Legs (v. a. beim Einschlafen)

- **Nervensystem:**
  Meningitis mit typischer Nackensteife, neurologische Störungen wie Tics und Zuckungen, Opisthotonus, Konvulsionen

- **Psyche/Verhalten:**
  Anorexie

- **Allgemeines:**
  Allergische Konstitution, Hausstaubmilbenallergie, **Heuschnupfen**

Modalitäten:

← nach Mitternacht, Kälte, nasses Wetter, kalte Getränke oder Speisen, am Meer, rechte Seite

→ Wärme oder Hitze, Hochlagern des Kopfes, warme Getränke und Speisen

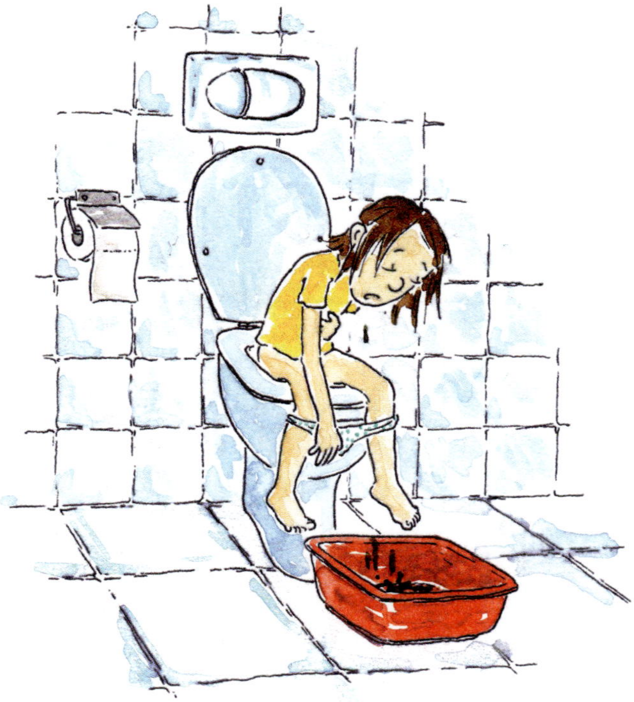

Akute Magen-Darm-Grippe mit
Durchfall und Erbrechen

Vergeuden ihre Zeit nicht mit Nichtstun,
möchten sich immer sinnvoll beschäftigen

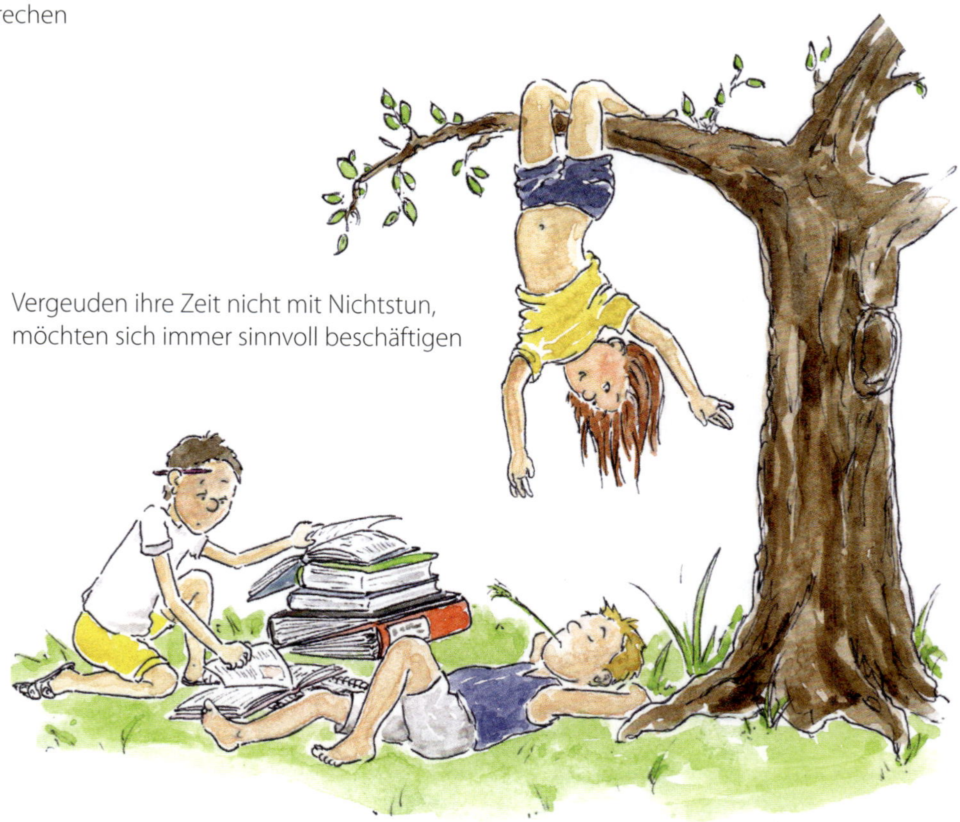

Bacillinum

Tuberculinum-Nosode aus der Mazeration einer tuberkulösen Lunge (polybazillär) (Bacillinum Burnett, Tuberculinum Burnett)

Mycobacterium tuberculosis (Mycobacteriaceae)
Nosode
Farbe: 15-16 C (königsblau)

Anmerkung:

Unterscheidung zwischen Bacillinum (Tuberculinum Burnett) und Tuberculinum bovinum

Es gibt in der homöopathischen Literatur die unterschiedlichsten und widersprüchlichsten Mittelbeschreibungen für *Bacillinum*.
Aufgrund der Tatsache, dass *Bacillinum* aus dem Mischpräparat einer tuberkulösen Lunge hergestellt wird und daher auch andere Krankheitserreger als nur M. tuberculosis enthält, scheint *Bacillinum* eine abgeschwächte *Tuberculinum*-Nosode (*Tuberculinum bovinum*) zu sein. Es hat in meiner Praxis auch eher den etwas stämmigeren Kindern geholfen, die auf dem ersten Blick nicht ganz so unruhig, rastlos und heftig erscheinen wie *Tuberculinum* selbst.

Typus:

Bacillinum ist ständig krank und das von Geburt an. Neben seinem ersten Schnupfen hat *Bacillinum* mit Neugeborenenakne zu kämpfen und schon bekommt das Baby auch die erste Bronchitis, die bald chronisch wird. *Bacillinum* hat viel Schleim, der auf der Brust rasselt und den Eltern große Sorgen macht, doch obwohl das Kind nachts schreit, wacht es von seinem heftigen Husten oft gar nicht auf. Die Kinder neigen zu Lungenentzündungen. Typisch besonders bei *Bacillinum*-Säuglingen ist ihr morgendlicher Durchfall, der plötzlich und mit großem Druck ausgeschieden wird! Es können Mittelohrentzündungen hinzukommen, allergisches Asthma, Allergien und Neurodermitis. Später rücken Schulkopfschmerzen und vor allem Magen-Darm-Beschwerden in den Vordergrund, begleitet von ständigen Erkältungen, Bronchitis und großer Schwäche. Das *Bacillinum*-Kind wacht morgens sehr unausgeschlafen und mit Schweiß, vor allem am Rücken, auf. Schon vor dem Frühstück klagt es über Übelkeit und Bauchschmerzen. Der Gang zur Toilette bessert nicht. Die Symptome sind vielfältig und wechselhaft und *Bacillinum* kann helfen, die von Geburt an bestehende Anfälligkeit zu mildern. Im Vergleich zu dem sehr ähnlichen *Tuberculinum* ist *Bacillinum* eher mürrisch statt aggressiv, die Wutanfälle etwas weniger plötzlich und heftig. Es sind wie *Tuberculinum* auch zunächst liebe, fröhliche und gutmütige Kinder, die viele Freunde haben (wie *Phosphorus*). Aber das kleine drahtige *Tuberculinum* ist doch zappeliger als *Bacillinum*, das ein kleines bisschen phlegmatischer ist. Wird *Bacillinum* aber nicht genug Aufmerksamkeit zu teil, werden sie wie *Pulsatilla*-Kinder launisch, gereizt und beleidigt und schließlich bricht doch die ganze tuberkulinische Wut aus ihnen heraus.

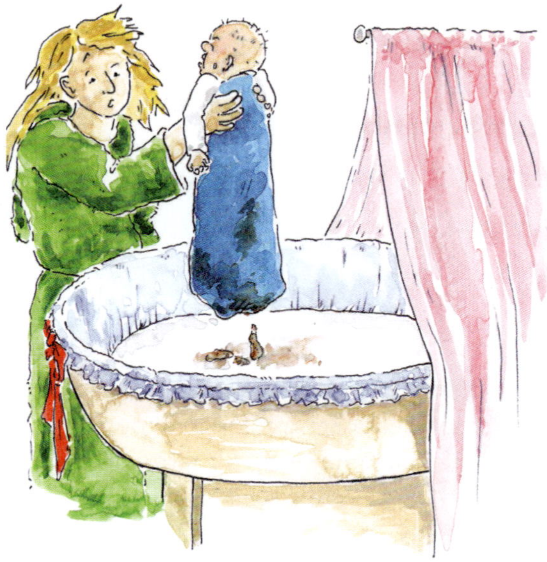

Chronischer Durchfall
und Bauchschmerzen, v. a. morgens

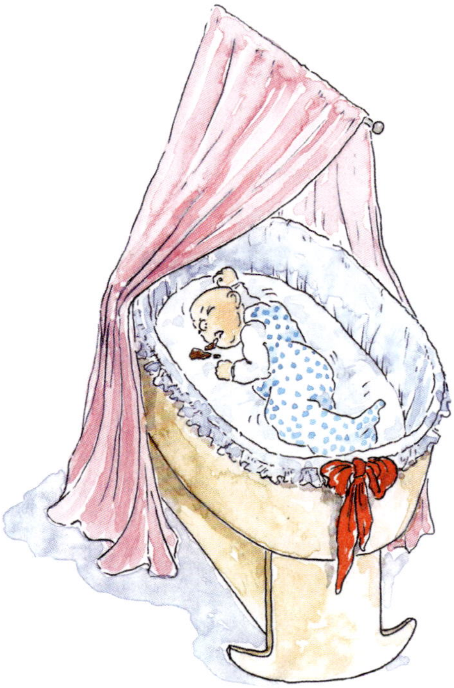

Akute oder chronische Bronchitis mit viel Schleim und
Schleimrasseln (das Kind schreit nachts, wacht aber nicht auf)

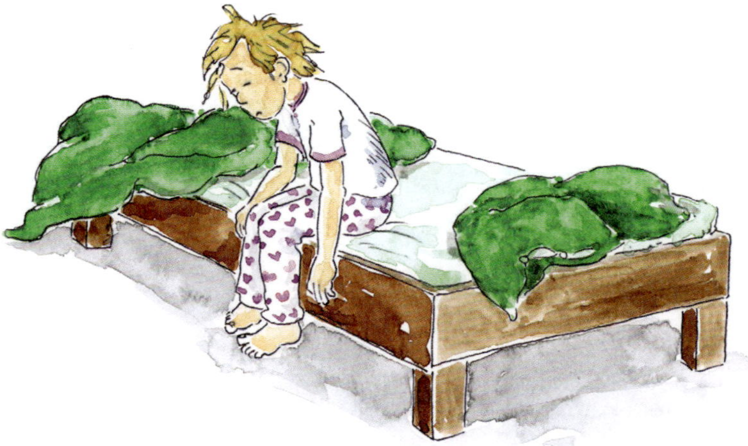

Morgens sehr unausgeschlafen,
unruhiger Schlaf mit Schweiß, v. a. am Rücken

Beschwerden:

- **Hauptbeschwerden:**
  Chronische Bronchitis und Magen-Darm-Beschwerden

- **Kopf:**
  Schulkopfschmerzen, Kopfekzem, Augenekzem, chronischer Schnupfen, Polypen (vergrößerte Rachenmandeln), akute und chronische **Otitis media**, Karies, empfindliche Zähne, verspätete Zahnung, Neigung zu Zahnstein

- **Hals/Brust:**
  Pharyngitis, rasselnder Husten mit viel Schleim, Husten mit Erbrechen, zervikale Lymphknotenschwellungen, Tonsillitis, **Asthma bronchiale, akute und chronische Bronchitis** (von Geburt an), Bronchitis mit viel Schleim und eitrigem Auswurf, Bronchiolitis, katarrhalische Bronchopneumonie, Pneumonie, Keuchhusten, Pleuritis

- **Magen/Darm:**
  Magenschmerzen (besonders morgens vor dem Frühstück), Übelkeit, ständiges Aufstoßen, Flatulenz, morgendliche **Diarrhö**, chronische Diarrhö, Obstipation mit Untätigkeit des Rektums, Milchunverträglichkeit, Laktoseintoleranz, Kuhmilchallergie, Malabsorptionssyndrom, sehr wechselhafter Appetit (mal zu viel, mal zu wenig)

- **Haut:**
  Hautausschläge mit Juckreiz, **atopisches Ekzem**, ringelförmige Flechten, Neugeborenenakne, Akne (im Jugendalter)

- **Urogenital:**
  Tuberkuläre Kalzifikation der Nebennieren

- **Bewegungsapparat:**
  Hüftgelenksentzündung, Skoliose

- **Psyche/Verhalten:**
  ADHS, Enuresis nocturna, Pavor nocturnus, Zähneknirschen im Schlaf

- **Allgemeines:**
  Tuberkulose in der Familiengeschichte, **allergische Konstitution, chronische Erkältungsneigung**, Heuschnupfen, Entwicklungsverzögerung bis -stillstand, Ringelröteln

Modalitäten:

← nachts, früh morgens, kalte Luft, Bewegung, Feuchtigkeit, vor Sturm

→ Ruhe

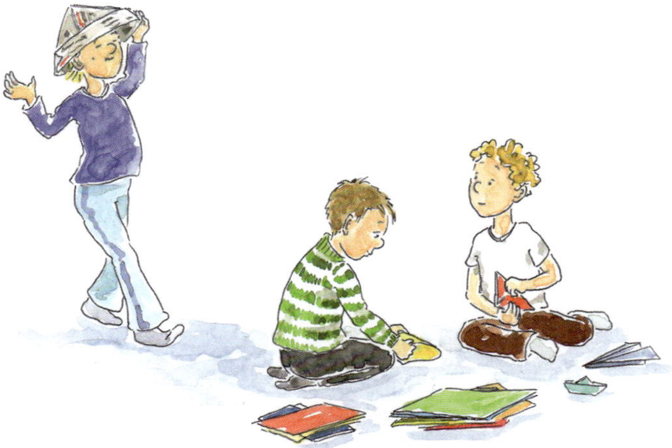

Liebe, fröhliche, gutmütige Kinder, die viele Freunde haben …

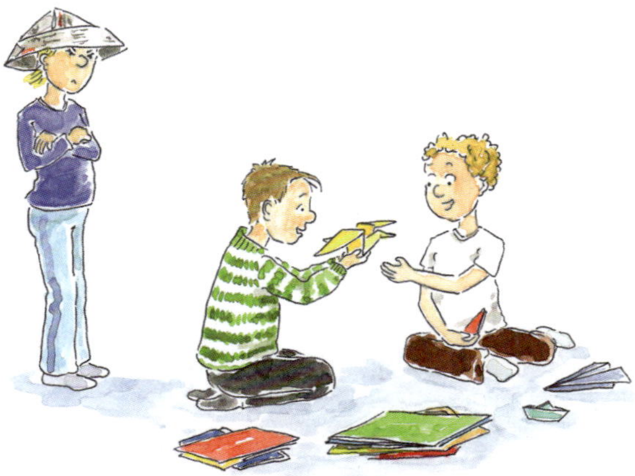

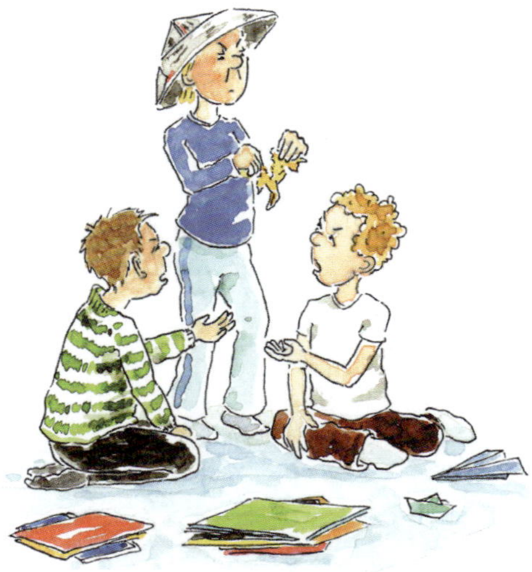

… reagieren zunächst launisch und gereizt, wenn sie zu wenig Aufmerksamkeit bekommen, und werden dann aus Eifersucht wütend und gemein.

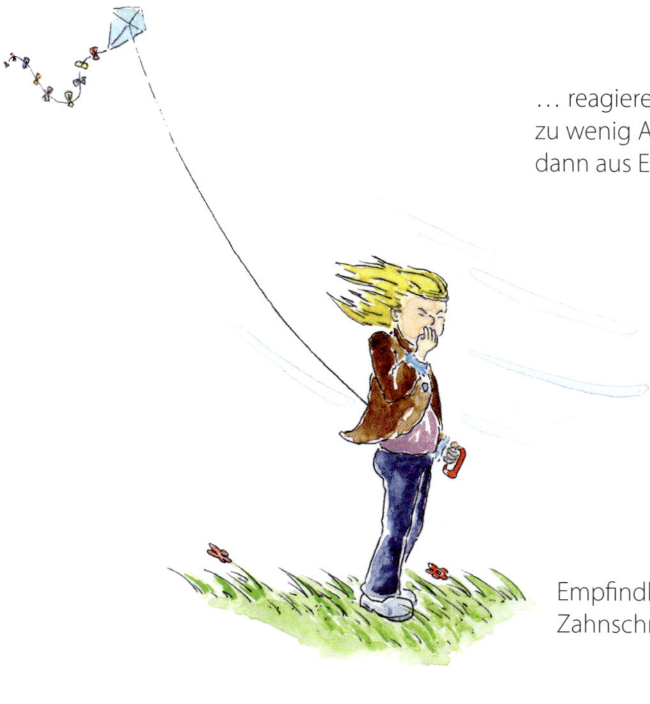

Empfindliche Zähne,
Zahnschmerzen bei Wind und Sturm

Barium carbonicum

Bariumkarbonat, Witherit
(Baryta carbonica)
Mineralreich

Periodensystem:
Stadium 2 Goldserie (Barium),
Stadium 10 Kohlenstoffserie (Kohlenstoff)
Farbe: 8 C (feuerrot)

Typus:

Das *Barium-carbonicum*-Kind, das extrem kälteempfindlich ist, kommt meistens wegen seiner ständigen Erkältungen oder chronisch rezidivierenden Mandelentzündungen in die Praxis. Aufgrund ihrer ewig verstopften Nase, der ausgesprochenen Drüsenschwellungen und Hypertrophie der Mandeln und Rachenmandeln leiden diese Kinder schlichtweg unter Atemnot, sie haben ständig den Mund halb offen stehen (weil sie nämlich durch den Mund atmen müssen) und schnarchen nachts. Auffällig ist auch ihr starker Speichelfluss.

Des Weiteren fällt *Barium* auf durch seine Entwicklungsretardierung, das kann vom einfachen Spätentwickler (spätes Laufen- und Sprechenlernen) und verspätetem Eintritt in die Pubertät, bis hin zu Infantilismus und geistiger Behinderung gehen. Meistens haben wir aber ein zum Dicksein neigendes, eher kleingewachsenes Kind mit einem verhältnismäßig großen, runden Kopf vor uns, das einen erheblichen Mangel an Selbstvertrauen zeigt sowie Lernprobleme hat. *Barium* ist tatsächlich ein wenig einfältig und begriffsstutzig, oft geistesabwesend und unkonzentriert. Auf ein einzelnes Fachgebiet beschränkt, das seinen Neigungen entspricht, kann dieses Kind aber auch große Fähigkeiten entwickeln.

Auffällig ist seine sehr kindliche und alberne Art, mit der *Barium carbonicum* seine Minderwertigkeitskomplexe zu überspielen versucht. Es ist das langsamste Mittel der Materia Medica, dieses Kind braucht einfach für alles viel mehr Zeit als andere Kinder, so unentschlossen, trödelig, schwerfällig und langsam, wie es eben ist. *Barium carbonicum* braucht wegen einer Schwäche des Blasensphinkters sehr lange die Windeln.

Eine übertriebene Ängstlichkeit, Schüchternheit und Verlegenheit zeichnet *Barium* ebenso aus wie eine extreme Furcht vor Fremden. Am liebsten verstecken sie sich! Aus Angst vor Spott und davor, ausgelacht zu werden, spielt *Barium carbonicum* sowieso lieber allein in einer Ecke oder setzt sich ganz hinten in die letzte Reihe im Klassenraum, und an Spielen, Aufführungen und Veranstaltungen weigert es sich, teilzunehmen. Häufig finden wir ein Problem mit dem Vater, der *Barium carbonicum* kein starkes väterliches Vorbild geben kann.

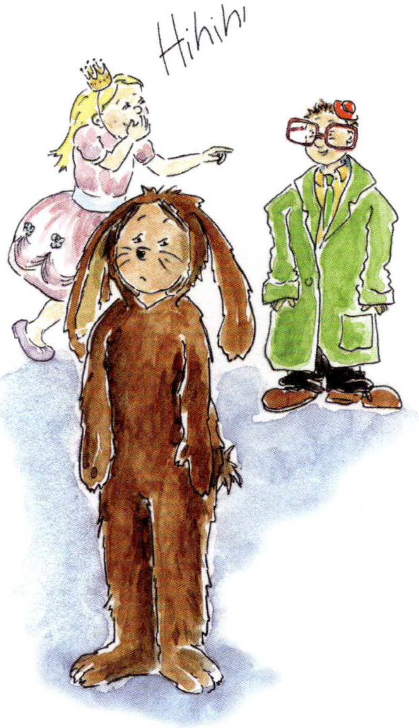

Hat schnell das Gefühl, ausgelacht und verspottet zu werden

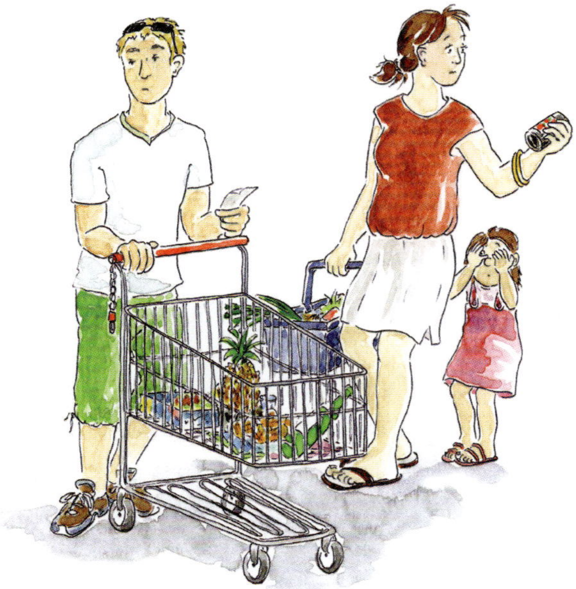

Extrem schüchtern, verlegen und ängstlich und Angst vor Fremden

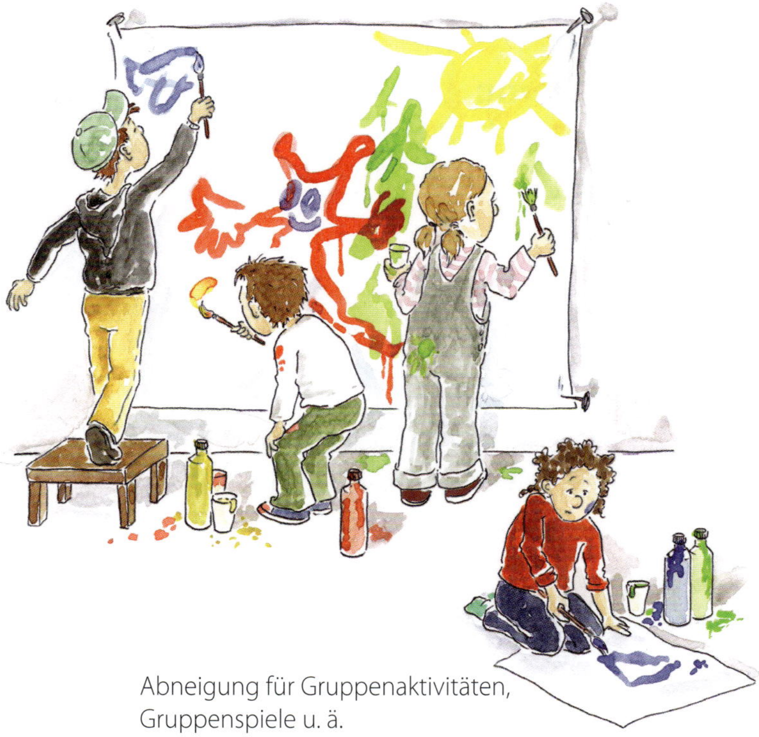

Abneigung für Gruppenaktivitäten, Gruppenspiele u. ä.

Beschwerden:

- **Hauptbeschwerden:**
  Erkältungsneigung und rezidivierende Mandelentzündung

- **Kopf:**
  Kopfekzem, Ekzem hinter den Ohren, **chronischer Schnupfen**, trockene verstopfte Nase, Sinusitis, Otitis media, **Nasenpolypen (vergrößerte Rachenmandeln)**, Parotitis, Mumps, Zahnfleischabszesse, Haarausfall bei Kleinkindern

- **Hals/Brust:**
  Akute und chronische Pharyngitis, Halsschmerzen, trockener oder rasselnder Husten, schwieriges Schlucken, Speichelfluss, viel Schleim in den Luftwegen, **chronische oder rezidivierende eitrige Tonsillitis**, Hypertrophie der Tonsillen, Schwellung der Halslymphknoten, Bronchitis, Asthma bronchiale

- **Magen/Darm:**
  Aufstoßen, krampfartige Bauchschmerzen bei Säuglingen, Flatulenz, Meteorismus, Obstipation

- **Haut:**
  Milchschorf, Hautausschläge (v. a. am Kopf und im Gesicht), Lipome

- **Urogenital:**
  Zystitis (erkältete Blase), häufiger Harndrang, Schwäche des Blasensphinkters, Hodenretention

- **Psyche/Verhalten:**
  Desintegrative Störung (CDD), Autismus

- **Allgemeines:**
  Erkältungsneigung, **Entwicklungsretardierung**, Infantilismus, Zwergwuchs, spätes Laufenlernen, verspätete Pubertät, **Adipositas**, Hypophyseninsuffizienz, Down-Syndrom, Schnarchen, Mononukleose

Modalitäten:

← beim Denken an die Beschwerden, Waschen, Liegen auf der betroffenen Seite

→ Gehen im Freien

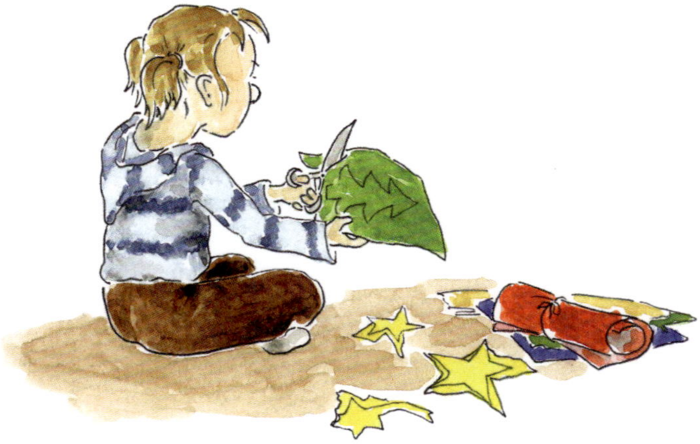

Schlechte Feinmotorik, retardierte intellektuelle
und motorische Entwicklung

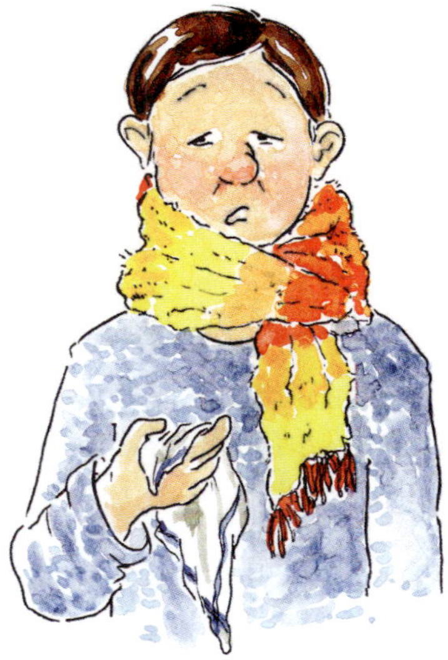

Chronische Erkältungsneigung mit
geschwollenen Halslymphknoten und
immer wiederkehrende Mandelentzündung

Langsame Entwicklung,
lernen spät laufen und sprechen

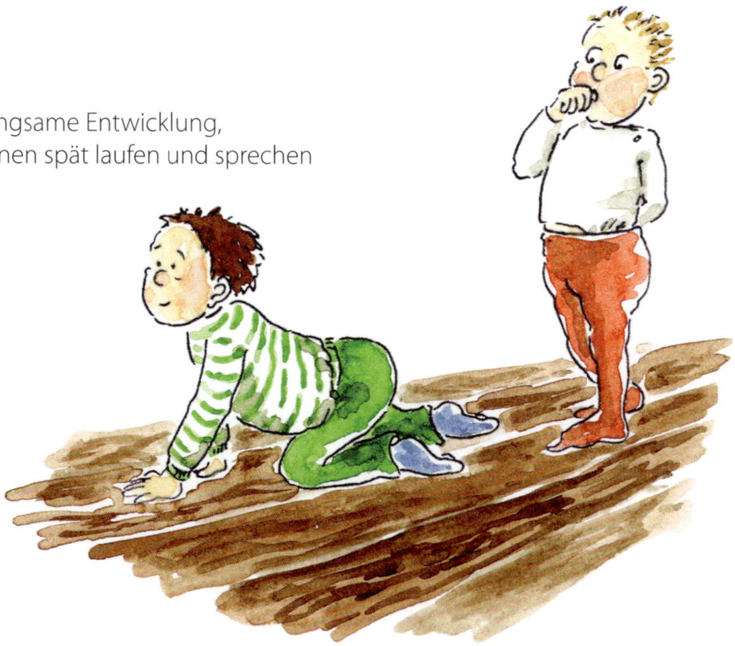

Belladonna

Schwarze Tollkirsche (Atropa belladonna)
Nachtschattengewächse (Solanaceae)
Pflanzenreich

Farbe: 2 C (sonnengelb),
selten auch 15-16 D (dunkelblau)

Typus:

Das *Belladonna*-Kind ist von so ausgeprägter Heftigkeit und Ruhelosigkeit, dass es nicht zu übersehen ist. *Belladonna* ist fröhlich, lebendig und lieb (der Engel), voller Energie und immer das lauteste Kind von allen, aber genauso oft ist es auch aufsässig, dickköpfig, grimmig und impulsiv mit einer Neigung zu heftigen Wutanfällen (der Bengel).

Sie lieben es, sich zu verstecken und spielen gern mit Feuer. In seinem Zorn, der sich bis zur Raserei steigern kann, spuckt, schimpft und flucht *Belladonna*, tritt, beißt und schlägt andere Kinder. Dabei hat dieses vor Energie und Kraft strotzende Kind eigentlich auch heftige panische Ängste, vor allem vor großen schwarzen Hunden und vor Wasser. Besonders in der Dunkelheit entwickelt *Belladonna* eine erstaunliche Einbildungskraft. Aber auch tagsüber haben sie eine eigentümliche Angst, z. B. vor Masken und Clowns.

Die heftigen Reaktionen finden sich auch auf der körperlichen Ebene in Form von plötzlichem hohem Fieber wieder, das in seltenen Fällen zu Fieberkrämpfen oder Delirien führen kann. Alles ist heftig und plötzlich, die pochenden Kopfschmerzen und pulsierenden Ohrenschmerzen, die brennenden Halsschmerzen, der bellende Husten. *Belladonna* ist überempfindlich mit all seinen Sinnen, v. a. gegen Zugluft, Erschütterung, Licht und Lärm. Es zuckt beim Einschlafen, redet laut im Schlaf und kann vor Schreck und schlechten Träumen laut schreiend aufwachen. Das Gesicht ist meist gerötet mit einem Blutandrang zum Kopf, die Pupillen groß und die Augen glänzend, die Zunge und Lippen sind oft scharlachrot. Bei Fieber „dampft" der Kopf hochrot und schwitzig, die Hände und Füße dagegen deutlich kühler. Kopfschmerzen bekommt *Belladonna* sogar nach dem Haareschneiden (wegen der Abkühlung seines Kopfes), aber auch durch zu viel Sonne.

Alle Beschwerden sind meist rechtsseitig, haben einen wellenartigen Verlauf und verschlimmern sich zum Abend und der Nacht hin. Morgens geht es den Kindern oft besser. *Belladonna* hat wenig Durst trotz trockenem Mund und eine Abneigung gegen Wasser. Saures dagegen lieben sie, z. B. Zitronenlimonade, aber sie lutschen auch pure Zitronen aus. Neben akuten Entzündungen und fieberhaften Erkrankungen kann *Belladonna* bei Albträumen und Angststörungen sowie bei neurologischen Beschwerden hilfreich sein.

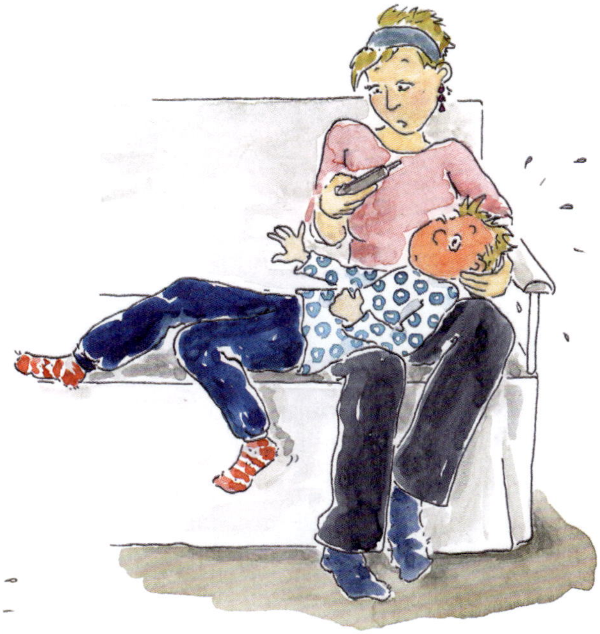

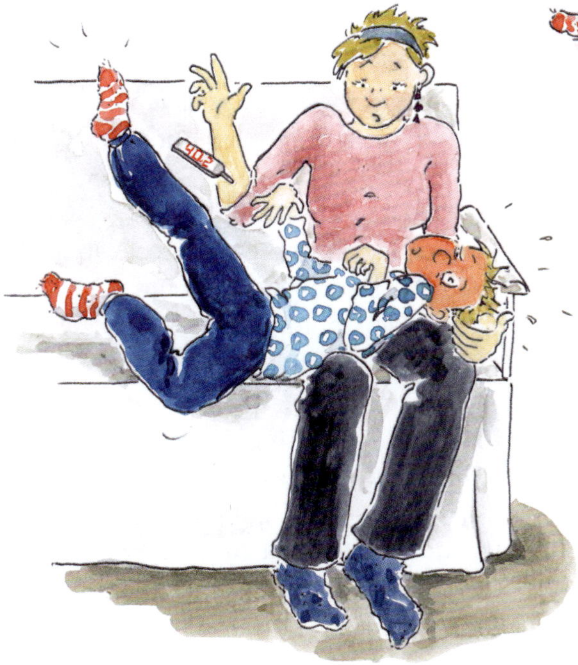

Plötzliches sehr hohes Fieber um die 40 °C (mit Neigung zu Fieberkrämpfen)

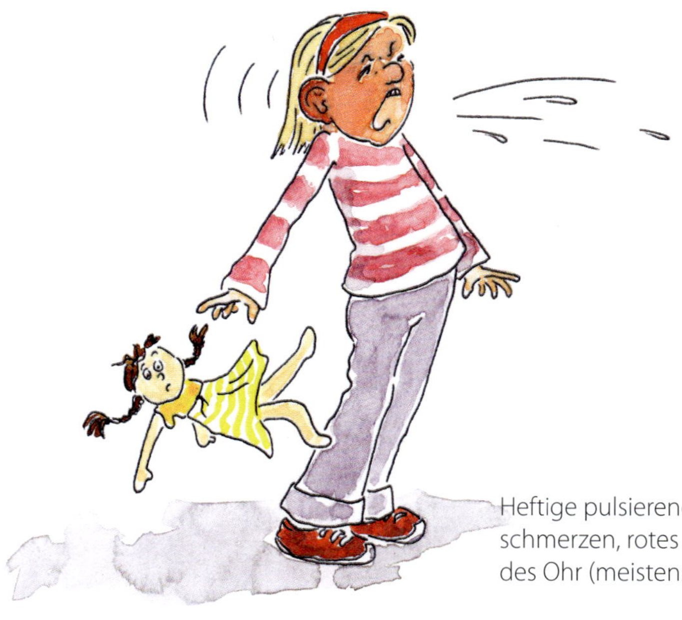

Heftige pulsierende Ohrenschmerzen, rotes glühendes Ohr (meistens rechts)

Beschwerden:

Hauptbeschwerden:
Grippaler Infekt mit hohem Fieber und neurologische Beschwerden

Kopf:
Meningitis, Enzephalitis, Hydrozephalus, **Kopfschmerzen** (pulsierend, pochend, durch geringste Erschütterung, Licht und Geräusche schlimmer, Augen schließen bessert), Mydriasis, Photophobie, Iritis, akuter Schnupfen (auch nach Haareschneiden), akuter Schnupfen mit Husten, Sinusitis, **akute Otitis media** (v. a. rechts) mit heftigen pochenden **Ohrenschmerzen** (das Ohr ist rot und heiß), pochende **Zahnschmerzen** (durch Karies oder nach Zahnbehandlung)

Hals/Brust:
Akute Pharyngitis, brennende **Halsschmerzen** (erstrecken sich bis zum Ohr, v. a. rechts), akute Laryngitis, heftiger Husten mit Tränenfluss (v. a. bei Magenbeschwerden), schmerzhafter **bellender Husten**, Pseudokrupp, akute Tonsillitis, Bronchitis, Pneumonie, Pleuritis

Magen/Darm:
Gastritis, Schluckauf bei Neugeborenen, Übelkeit und Erbrechen, krampfartige Bauchschmerzen, Darmkoliken (v. a. bei Säuglingen), Diarrhö während Zahnung, Peritonitis, Appendizitis

Haut:
Exantheme bei Kinderkrankheiten (wie Röteln, Scharlach, Masern), Furunkel, Akne, Erysipel

Urogenital:
Brennende Schmerzen beim Wasserlassen, Zystitis, Nierenbeckenentzündung, Enuresis nocturna (wegen zu tiefem Schlaf, sie wachen nicht durch den Harndrang auf)

Nervensystem:
Konvulsionen, Chorea, Epilepsie, Tourette-Syndrom, Neuralgien, Delirium, Halluzinationen, Opisthotonus, rollende Augen, Kiefersperre (Krampf der Kiefermuskeln)

Psyche/Verhalten:
ADHS, kindliche Angststörung, Panikattacken, Albträume, Pyromanie (Neigung, mit Feuer zu spielen)

Fieber:
Plötzliches hohes Fieber ab 38,5 °C mit schwitzigem Kopf, Fieberkrämpfe, Fieberdelirium, hohes Fieber mit kühlen Händen und Füßen, Fieber während Zahnung, hohes Fieber nach Impfung, Fieber mit Schweiß, Fieber mit Verlangen nach Wärme, Fieber steigt gegen Abend zwischen 18 und 19 Uhr sowie morgens gegen 8 Uhr

Allgemeines:
Akute Entzündungen, Masern, **Scharlach** und andere fieberhafte Kinderkrankheiten und Erkrankungen, Hyperthyreose, Adipositas, Sonnenstich, Apoplex

Modalitäten:

← nachmittags, Berührung, Erschütterung, Lärm, Zugluft, Hinlegen

→ halb aufgerichteter Körper

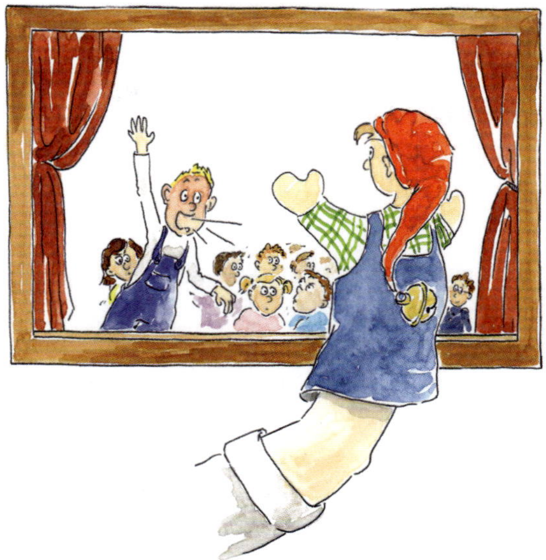

Sehr impulsives, lautes Kind, schimpft und flucht und lacht laut

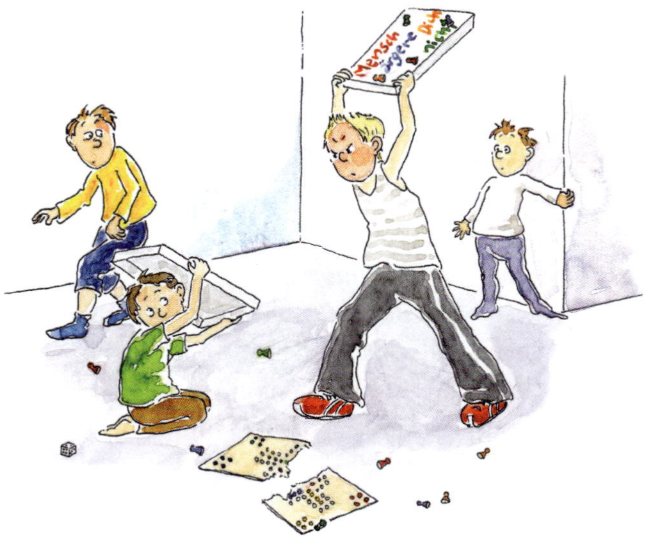

Plötzliche heftigste Wutanfälle mit der Neigung, andere Kinder zu schlagen, zu treten, zu spucken und zu beißen und Dinge zu zerbrechen

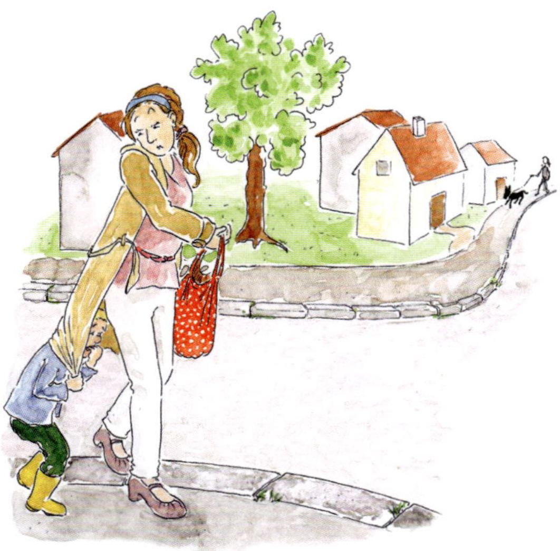

Panische Angst vor großen schwarzen Hunden

Beryllium

Erdalkalimetall
(Beryllium metallicum)
Mineralreich

Periodensystem:
Stadium 2 Kohlenstoffserie
Farbe: 15-16 CD (blau)

Typus:

Das kleine *Beryllium* zeigt eine Störung in seiner Ich-Entwicklung, deswegen weiß man hier eigentlich auch gar nicht so richtig, welche Wesenszüge typisch für dieses Kind sind. *Beryllium* macht sich nämlich maximal unsichtbar, indem es sich verbirgt und im Hintergrund hält. *Beryllium* ist überängstlich und schüchtern, unsicher, zögerlich und unentschlossen und hat einen ausgeprägten Mangel an Selbstvertrauen. Das kann man oft auch schon an der Körperhaltung sehen (hängende Schultern, gebeugter Kopf, überkreuzte Beine im Sitzen).

Durch maximale Anpassung und ständiges Nachgeben bleibt *Berylliums* eigenes Bild blass. Sie tun sich schwer damit, zu fühlen und zu erkennen, was sie selbst wollen. Das kann normal und typisch sein für Kleinkinder bis zu 2 Jahren und hier sollte man öfter einmal *Beryllium* in die engere Wahl der in Frage kommenden Mittel mit einbeziehen und gegebenenfalls dem von den klinischen Symptomen her ähnlichen *Calcium carbonicum* den Vorzug geben.

Typisch für *Beryllium* ist, es hat seinen Platz in der Welt noch nicht eingenommen, weil es altersentsprechend so ist oder aber, weil das ältere Kind meint, das stehe ihm aus irgendwelchen Gründen nicht zu. Das *Beryllium*-Kind ist nämlich viel zu selbstkritisch, sieht nur seine eigenen Schwächen und fühlt sich einer besonderen Aufmerksamkeit, Anerkennung oder gar Liebe nicht würdig. Das kommt nicht unbedingt aus dem Kind selbst heraus, sondern kann sich auch aufgrund der familiären Umstände so entwickelt haben.

Es hat Angst vor Fremden, Angst, Fehler zu machen, und Angst vor Verantwortung. Wenn *Beryllium* ein Vorbild, einen Mentor, einen Stärkeren hat, der ihm den Weg zeigt, für ihn entscheidet und ihn beschützt, dann ist *Beryllium* glücklich und zufrieden und bereit, für diesen Menschen alles zu tun. Fehlt diese Vaterfigur oder diese elterliche Unterstützung aber, dann verspürt *Beryllium* eine Art von Ohnmacht, die es verwirrt, es resignieren lässt und schwermütig macht.

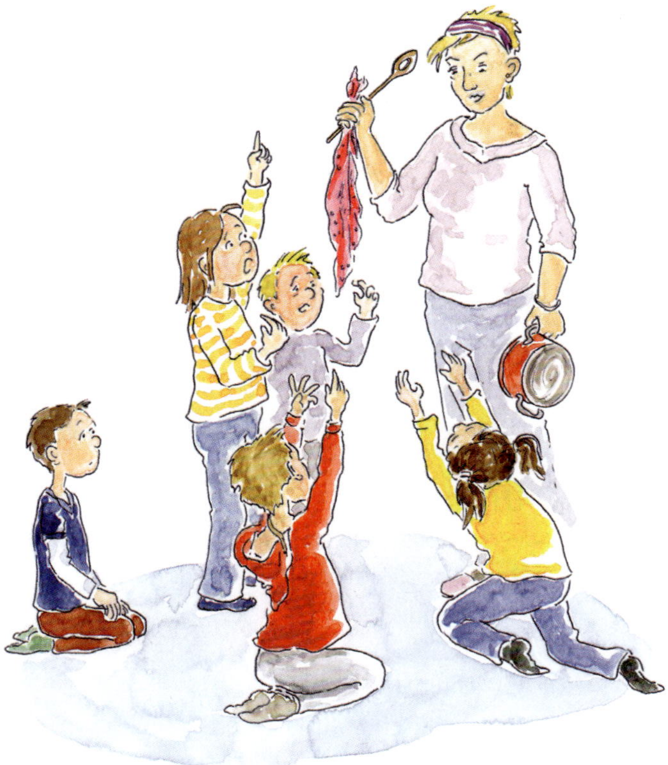

Extrem schlechtes Selbstbewusstsein, halten sich immer im Hintergrund

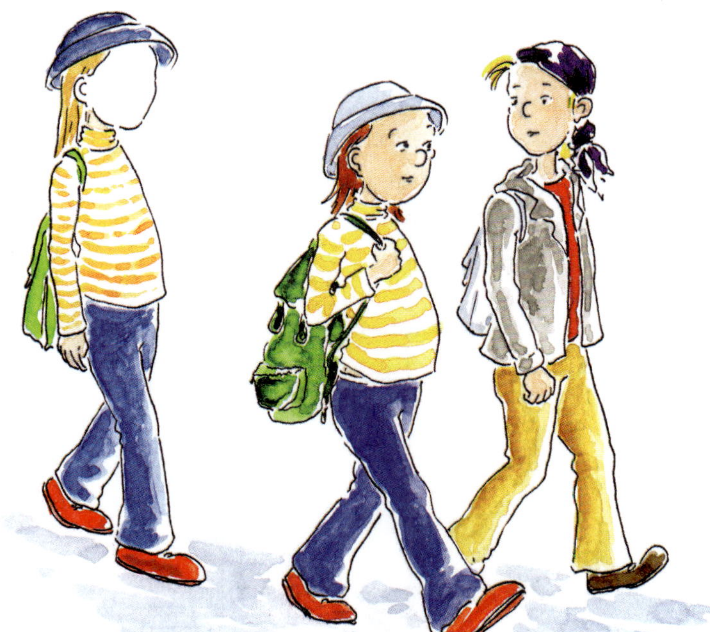

Mangelnde Individualität und ICH-Entwicklung, kopieren deshalb andere Kinder

Beschwerden:

- **Hauptbeschwerden:**
  Störung der Persönlichkeitsentwicklung

- **Kopf:**
  Kopfschmerzen (v. a. Hinterkopf, geistige Anstrengung verschlimmert), Migräne, Erkältungsneigung, Konjunktivitis, Schnupfen, allergische Rhinitis mit Fließschnupfen, trockene, verstopfte Nase (morgens schlimmer), Sinusitis, trockene, rissige Lippen, geschwollene Halslymphknoten, Fazialisparese

- **Hals/Brust:**
  Halsschmerzen, Husten mit Atemnot, Engegefühl in der Brust, Asthma bronchiale, Bronchitis, Sarkoidose (Morbus Boeck), geschwollene Achsellymphknoten

- **Magen/Darm:**
  Leeregefühl im Magen (Essen bessert), Bauchschmerzen, Übelkeit, Völlegefühl, Meteorismus, Appetitmangel oder Heißhunger, Reiseübelkeit, geschwollene Leistenlymphknoten

- **Haut:**
  Trockene Haut, Hautausschläge, Erythema nodosum

- **Herz/Kreislauf:**
  Herzklopfen mit Engegefühl, Myokarditis, Herzrhythmusstörungen, Ohnmachtsneigung

- **Urogenital:**
  Verspätete Menses, verspätete Entwicklung der Geschlechtsmerkmale, Genitalien bleiben klein

- **Bewegungsapparat:**
  Rheumatische Muskel- und Gelenkschmerzen, Schulter- und Nackenschmerzen, Knochensarkoidose, biegsame Knochen, überbewegliche Gelenke, krummer Rücken (Rundrücken, nach vorne gebeugt)

- **Psyche/Verhalten:**
  Verhaltensauffälligkeit (extreme Ängstlichkeit und Unsicherheit), **fehlende oder blockierte Persönlichkeitsentwicklung**, verspätete Pubertät

- **Allgemeines:**
  Erkältungsneigung

Modalitäten:

← zu kalt oder zu warm, 15 Uhr nachmittags

→ abends, Gewitter, Sturm, Blitze, frische Luft

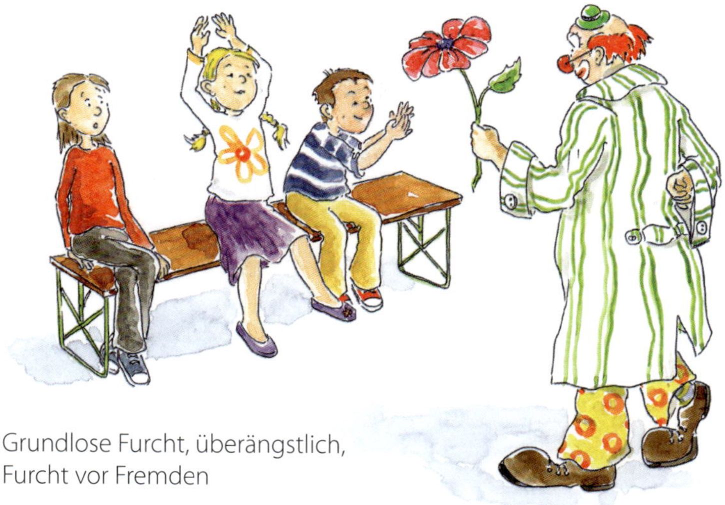

Grundlose Furcht, überängstlich,
Furcht vor Fremden

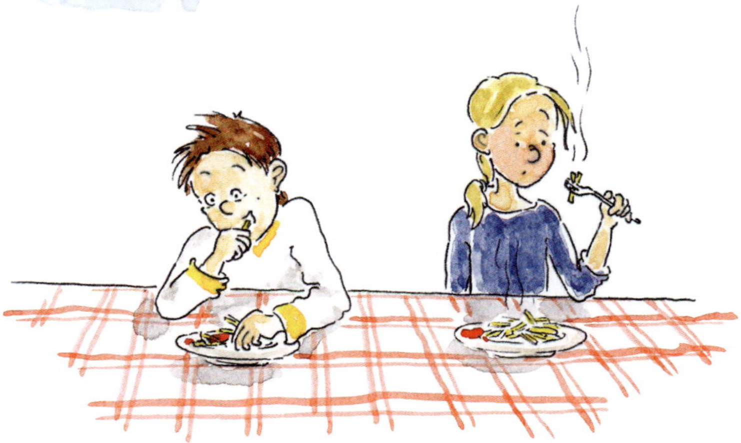

Appetitmangel, v. a. beim Geruch
und beim Anblick von Speisen

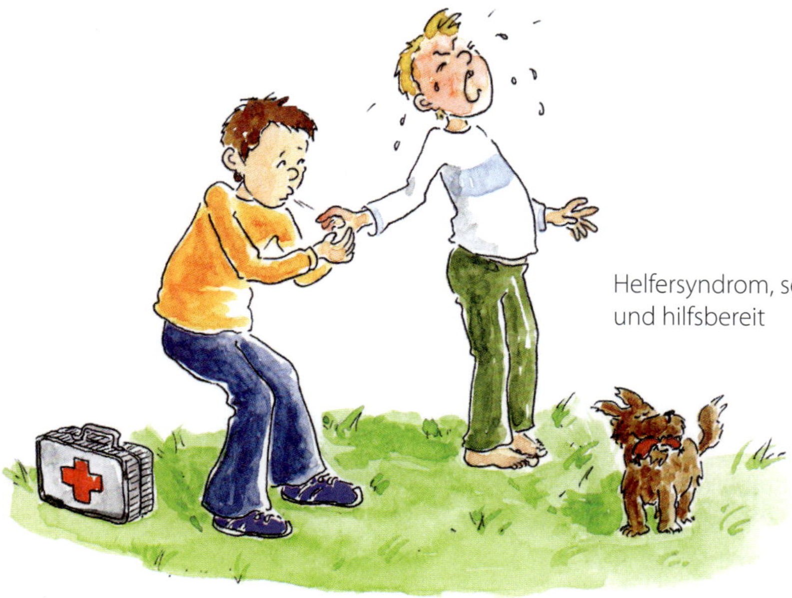

Helfersyndrom, sehr einfühlsam
und hilfsbereit

Borax

Natriumborat, Tinkal
(Borax veneta)
Mineralreich

Periodensystem:
Stadium 1 Siliziumserie (Natrium),
Stadium 3 Kohlenstoffserie (Bor)
Farbe: 19 C (meergrün)

Typus:

Das *Borax*-Kind ist durch seine deutliche Angst vor dem Fallen gut zu erkennen, auch wenn es viele konstitutionelle Gemeinsamkeiten mit *Calcium*- und *Barium*-Kindern hat (ängstlich, phlegmatisch, langsam, Neigung zu Erkältung und Hautbeschwerden).

Als Baby mag es nicht auf den Arm genommen und gewiegt werden, als älteres Kind mag es auf dem Spielplatz nicht rutschen und schaukeln, es hat eine panische Angst, Karussell oder Fahrstuhl zu fahren, und möchte auch nicht reiten (aus Angst davor, hinunterzufallen). *Borax* ist auch sonst leicht zu beeindrucken und ängstlich (v. a. nachts), schon kleinste Geräusche lassen *Borax*-Säuglinge aufschrecken. Typisch ist, dass die kleinen Kinder in Anfällen laut und quengelig weinen und dann wieder zufrieden und fröhlich weiterspielen, bis der nächste Weinanfall kommt. Auch nachts wachen *Borax*-Kindern häufig auf und weinen oder schreien. Es ist weniger Wut und Zorn, sondern mehr eine nervöse Ängstlichkeit oder Erregbarkeit.

Sie brauchen viel Körperkontakt (als seien sie verwirrt über ihre eigene Existenz und müssten sich ihrer vergewissern). Sie klammern sich überall an, an Mama, Papa, Geschwister oder an den Kinderwagen und die Wiege. *Borax* braucht Halt, bei so viel Angst vor dem Fallen! Als ältere Kinder wirken sie oft etwas träge und lustlos und können die Augen kaum aufhalten vor Müdigkeit. Sie haben eine rot glänzende Nase mit schorfigen Nasenlöchern sowie eine Neigung zu verfilzten Haaren (als Jugendliche gerne Dreadlocks).

Bei den *Borax*-Säuglingen gibt es viele Stillprobleme, einmal weil sie häufig sehr stark unter schmerzhaften Aphthen und Mundsoor leiden, es besteht aber auch eine unerklärliche Abneigung, aus der mütterlichen Brust zu trinken. Auch bei Beschwerden durch zwanghaften Harndrang, bei Reiseübelkeit sowie bei Zahnungsbeschwerden ist *Borax* hilfreich.

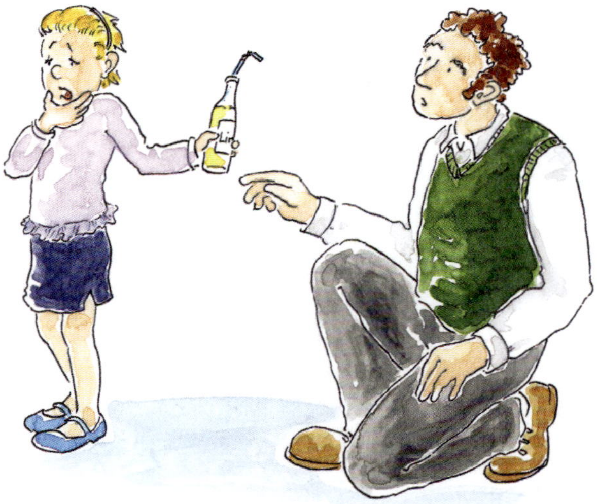

Schmerzhafte Mundschleimhautentzündung, Aphthen im Mund oder Verdauungstrakt

Verfilzte Haare, Haare können nur schlecht gekämmt werden

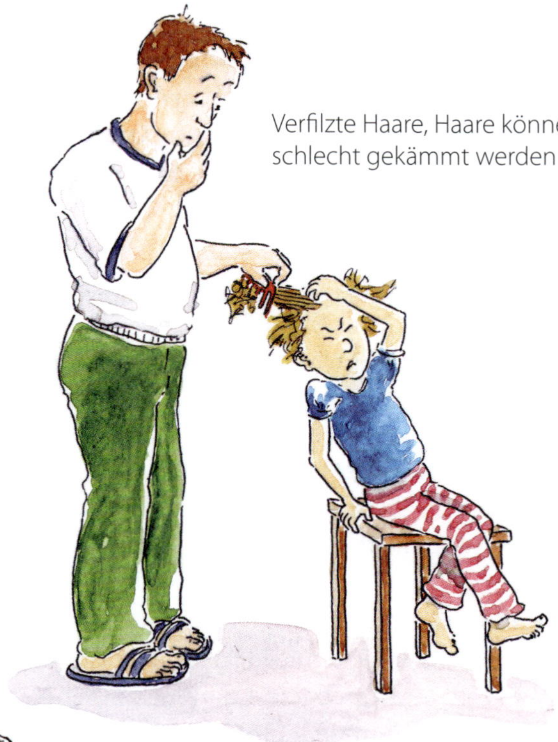

Ständiges Anklammern, Festhalten, braucht den Kontakt zu Menschen und Dingen

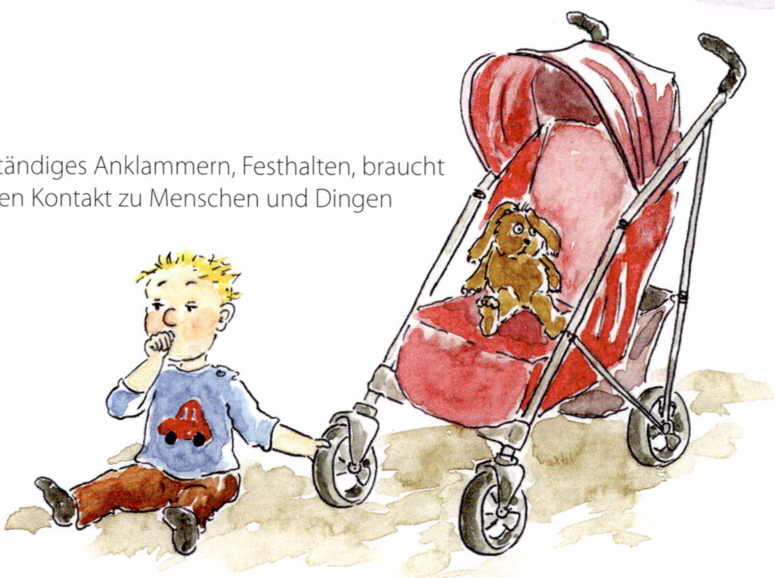

Beschwerden:

- **Hauptbeschwerden:**
  Mundschleimhautentzündung und Angst vor Abwärtsbewegung

- **Kopf:**
  Kopfschmerzen (durch zu viel Lesen, TV oder PC), **Aphthen, Mundsoor** (Candida-Mykose), Schnupfen mit trockener Nase und schorfigen Nasenlöchern, Otitis media, Schwindel, Geräuschempfindlichkeit, **Zahnungsbeschwerden**

- **Hals/Brust:**
  Trockener, hackender Husten (besser durch kalte Getränke), Zyanose bei Neugeborenen

- **Magen/Darm:**
  Übelkeit, Diarrhö (während Zahnung), Reiseübelkeit

- **Haut:**
  Hautausschläge mit Juckreiz, atopisches Ekzem (Kratzen bessert den Juckreiz), herpetische Hautausschläge, Herpes labialis, Fieberbläschen, Psoriasis, Erysipel, Aphthen (auch im Verdauungstrakt), Neigung zu verfilzten Kopfhaaren (Plica polonica)

- **Urogenital:**
  Zystitis, Dysurie (schmerzhafter Harndrang oder auch nur die Angst davor), Strangurie (pathologischer **zwanghafter Harndrang**)

- **Bewegungsapparat:**
  Motorische Koordinationsstörungen, Ataxie, Muskelschwäche bis hin zur Muskellähmung, verzögerte Reizübertragung, verzögerte Reflexe

- **Psyche/Verhalten:**
  Pavor nocturnus, **Schlafstörung mit nächtlichem Schreien,** panische Angst vor dem Fallen (vor Abwärtsbewegung), **Schreikinder** (v. a. während des Stillens und nachts)

- **Allgemeines:**
  Stillprobleme (beim Säugling)

Modalitäten:

← Abwärtsbewegung, Lärm, warmes Wetter

→ Druck, kaltes Wetter, abends

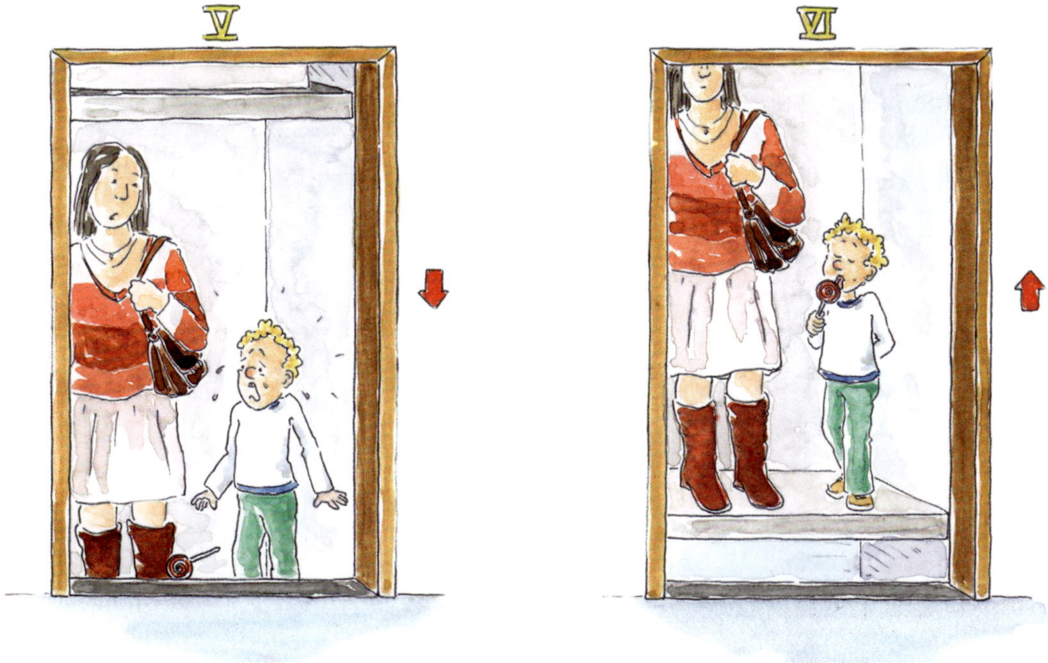

Furcht vor Abwärtsbewegung

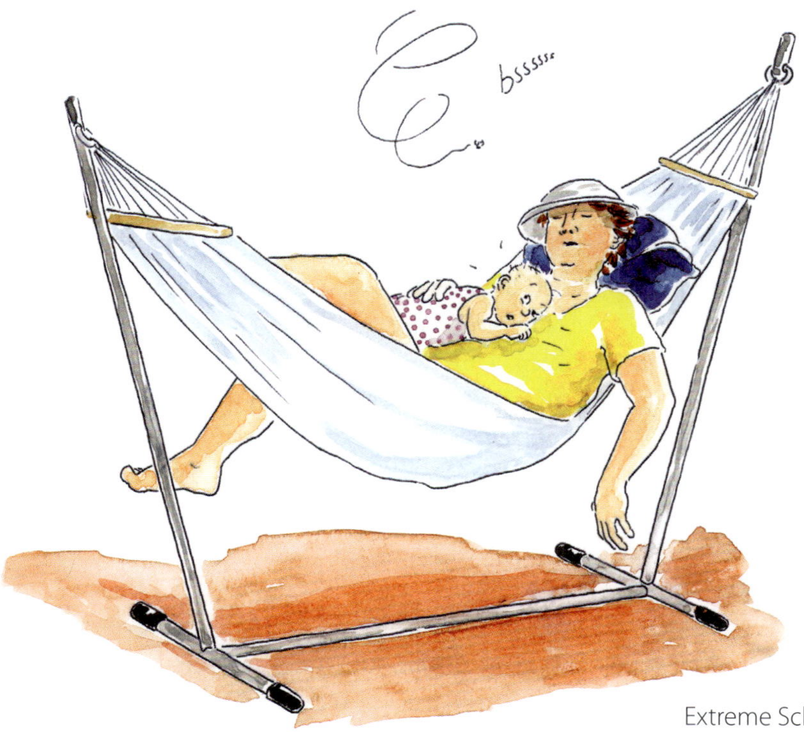

Extreme Schreckhaftigkeit auf kleinste
Geräusche, auch schon bei Neugeborenen

Calcium carbonicum

Austernschalenkalk
Kalziumkarbonat
Mineralreich/Tierreich

Periodensystem:
Stadium 2 Eisenserie (Kalzium),
Stadium 10 Kohlenstoffserie (Kohlenstoff)
Farbe: 8 C (feuerrot)

Typus:

Schauen Sie! Dieses fröhliche und zufriedene Kind ist *Calcium carbonicum*! Als Baby ist es ein wahrer Wonneproppen, denn es ist unkompliziert und freundlich, lacht oft, schläft gut und will ständig an die Brust. Auffällig ist schon jetzt eine leichte Entwicklungsverzögerung, denn die Fontanellen sind noch lange offen. Alles wird bei *Calcium carbonicum* sehr langsam gehen, die Zahnung, das Laufenlernen und auch sonst … es ist eben etwas träge, alles dauert ein bisschen länger als bei anderen, manchmal auch das Denken.

Typisch für *Calcium carbonicum* ist sein relativ großer Kopf mit dem runden Gesicht, sein dicker oder aufgetriebener Bauch und die schlaffen Muskeln. Das *Calcium-carbonicum*-Kind behält noch lange seinen Babyspeck. Ständig hungrig bleibt es lieber Zuhause, als mit Freunden herauszugehen ins Freie, wo man sich ja bewegen müsste. Da bleibt es lieber in seinem Zimmer, schaut Fernsehen, sitzt am Computer und futtert nebenbei. Da fühlt sich *Calcium carbonicum* sicher wie die Auster in der Schale! Denn tief drinnen hegt es eine große Angst, von anderen als „dick“, „ungeschickt“ oder „dumm“ gehänselt oder verspottet zu werden. *Calcium carbonicum* ist etwas faul und träge, ängstlich und tollpatschig, aber eigentlich zufrieden mit sich und der Welt. Nur manchmal kommt seine Dickköpfigkeit zum Vorschein. Sport mag das Kind nicht so gern, vor allem keine Sportarten wie Fußball, Rugby oder Handball. Das ist ihm zu heftig und zu schweißtreibend. Überhaupt hat das *Calcium-carbonicum*-Kind eine schwache Muskulatur. Selbst Treppauf-Gehen fällt ihm schwer, aber nicht nur wegen seiner vorhandenen Höhenangst. Angst hat *Calcium* auch vor gruseligen Geschichten und Filmen, nachts wacht das Kind häufig durch Albträume auf. Es entwickelt daher eine Angst vor dem Zubettgehen und vor dem Augenschließen beim Einschlafen.

Calcium carbonicum schwitzt schnell, vor allem am Kopf und beim Schlafen, den typisch sauren Kopfschweiß haben schon die *Calcium*-Babys. Auch der Stuhl kann sauer riechen. Meist sind sie auch verstopft, womit sie sich aber ganz gut fühlen. Durchfall bekommt *Calcium* nur nach dem Trinken von Milch. Brei und Müsli, überhaupt alle schleimigen Speisen, werden abgelehnt. Aber Eier liebt dieses Kind sehr, und Eiscreme! Hunger und Appetit sind immer groß, v. a. morgens.

Im Bett liegt *Calcium carbonicum* bevorzugt auf dem Rücken, und aufgrund seiner Polypen und vergrößerten Mandeln schnarcht das Kind meistens. Das *Calcium-carbonicum*-Kind ist

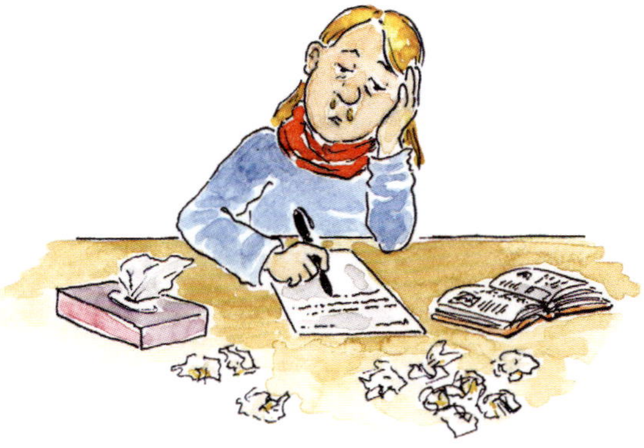

Erkältungsneigung, ständige „Rotznase“ mit geschwollenen Halsdrüsen

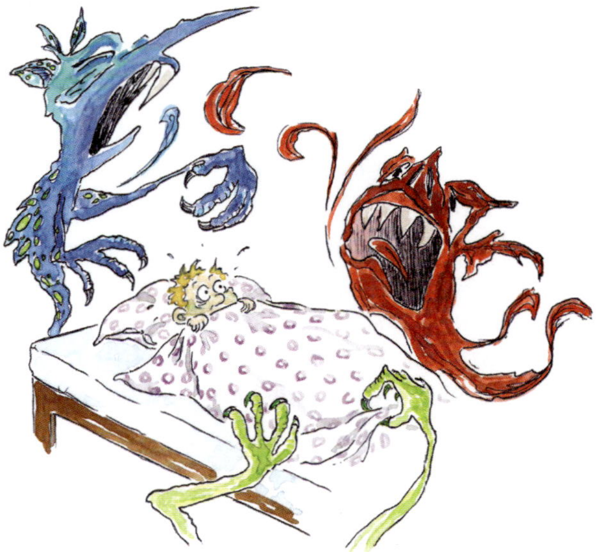

Albträume, sieht schreckliche Fratzen

quasi von Geburt an ständig erkältet und läuft mit einer „Rotznase“ herum. Es produziert viel Schleim in Nase, Nebenhöhlen, Rachen und Bronchien. Als Baby hat *Calcium carbonicum* schon viel Milchschorf auf dem Kopf und auf den Wangen zeigen sich raue, trockene, gerötete Hautstellen. Schon bald beginnt es, in den Ellbeugen und den Kniebeugen zu jucken und das Kind fängt an, sich blutig zu kratzen. Wenn jetzt *Calcium carbonicum* gegeben wird (und konstitutionell passt), dann könnte dem Kind eine Neu-rodermitis in voller Ausprägung erspart bleiben.

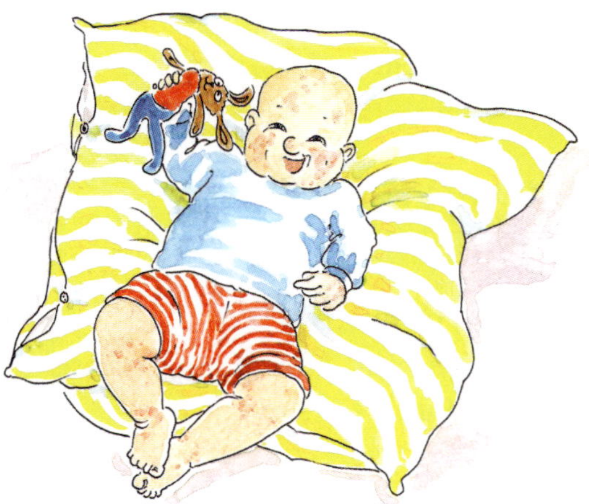

Baby mit reichlich Milchschorf, später Neurodermitis

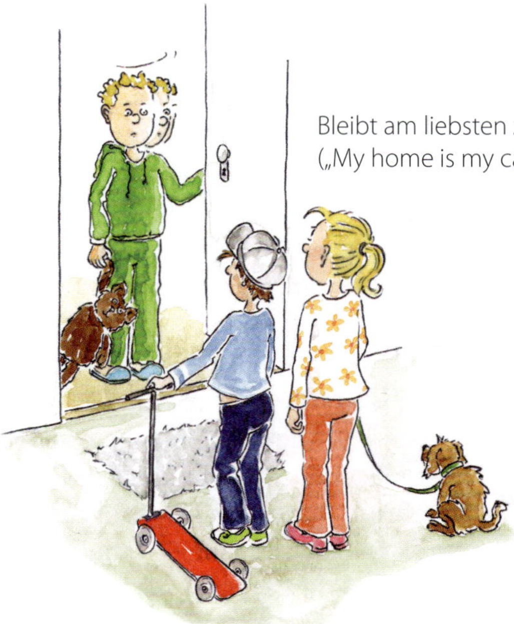

Bleibt am liebsten zuhause („My home is my castle“)

Beschwerden:

Hauptbeschwerden:
Erkältungsneigung und Hautbeschwerden

Kopf:
Katarrhalische Kopfschmerzen, Kopfschmerzen begleitet von Übelkeit (morgens vor der Schule), Kopfschmerzen während Zahnwechsel, Konjunktivitis, Stenose des Tränenkanals, Strabismus, **chronischer Schnupfen** (ständige „Rotznase", von **Geburt an), chronisch verstopfte Nase mit gelblich-weißem dickem Schnupfen, Sinusitis**, chronische Otitis media, Schwerhörigkeit, schmerzlose Drüsenschwellungen und -verhärtungen, Parotitis, **Nasenpolypen** (vergrößerte Rachenmandeln), Kopf- und Nackenschweiß, Gesichtsschweiß (beim Essen), schwierige Zahnung, **Zahnungsbeschwerden**

Hals/Brust:
Akute und chronische Pharyngitis, **Husten (tagsüber locker, nachts trocken)**, Laryngitis, **akute und chronische Tonsillitis, Halslymphdrüsenschwellungen**, katarrhalische Bronchitis, Asthma bronchiale (meist durch unterdrückte Hautausschläge oder Infektasthma), Pneumonie (v. a. rechter Oberlappen oder verschleppte Pneumonie)

Magen/Darm:
Gastroenteritis, Übelkeit, Erbrechen, Sodbrennen, Magenübersäuerung, **Aufstoßen, Meteorismus, Flatulenz**, Darmkoliken (v. a. im Nabelbereich), säuerlich stinkende Diarrhö (während Zahnung, nach Erkältung, durch Milch), **Obstipation (aber fühlt sich wohl dabei), Heißhunger**, Kuhmilchunverträglichkeit, Laktoseintoleranz, Nabelhernie, Nabelkoliken

Haut:
Milchschorf, atopisches Ekzem, Ekzeme (z. B. an den Handgelenken), Sonnenallergie, Nabelgranulome, kalter Fußschweiß

Urogenital:
Hydrozele bei Jungen, rezidivierende Vaginitis und Fluor bei jungen Mädchen

Bewegungsapparat:
Allgemeine **Muskelschwäche**, weiche, biegsame Knochen, Torticollis (Schiefhals), Kraniotabes, Hüftgelenksentzündung, Hüftdysplasie, Rückenschmerzen, Rachitis, **Exostosen**, Morbus Osgood-Schlatter, Morbus Perthes, Myasthenia gravis, Hüftschnupfen (Coxitis fugax), Osteoporose, Osteogenesis imperfecta, Skoliose, Lordose, Frakturen

Nervensystem:
Epilepsie (während der Zahnung)

Psyche/Verhalten:
Pavor nocturnus, Albträume, Enuresis nocturna, Bulimie, Heimweh

Fieber:
Mäßiges Fieber nachmittags, abwechselnd mit Frösteln

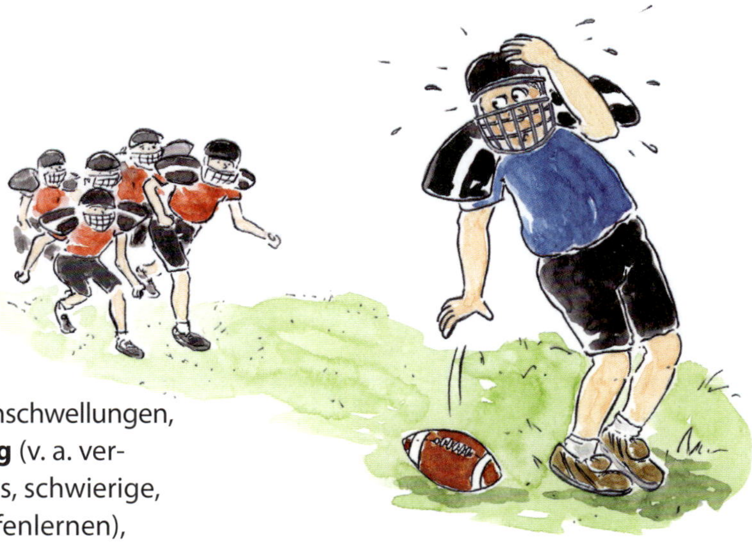

Abneigung gegen Sport, v. a. schnelle und „härtere" Sportarten wie Rugby, Fußball, Handball

Allgemeines:

Erkältungsneigung, Drüsenschwellungen, **Entwicklungsverzögerung** (v. a. verzögerter Fontanellenschluss, schwierige, späte Zahnung, spätes Laufenlernen), Hypothyreose, **Adipositas**, rezidivierende Streptokokkeninfektionen

Modalitäten:

← Anstrengung (geistig oder körperlich), Kälte, Hochgehen oder -steigen, Stehen, Wasser, Waschen, feuchte Luft, nasses Wetter, Vollmond, Milch

→ trockenes Wetter, Liegen auf der betroffenen Seite, Niesen (Kopf- und Nackenschmerzen)

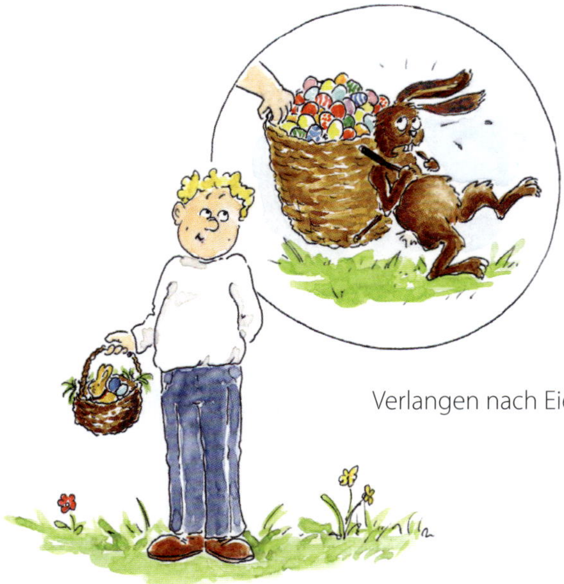

Verlangen nach Eiern

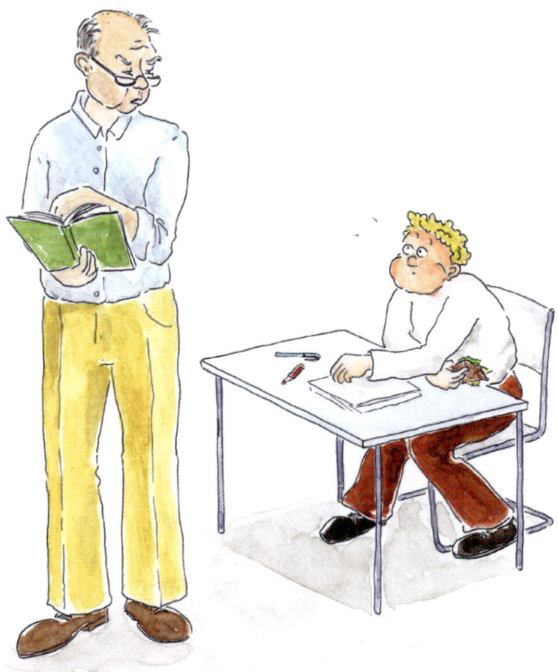

Großer Appetit, ständig am Essen, hat immer etwas im Mund

Calcium phosphoricum

Calciumphosphat
phosphorsaurer Kalk
Mineralreich

Periodensystem:
Stadium 2 Eisenserie (Kalzium),
Stadium 15 Siliziumserie (Phosphor)
Farbe: 8-10 D (mittel- bis dunkelrot)

Typus:

Das *Calcium-phosphoricum*-Kind ist hin- und hergerissen zwischen dem behäbigen eigensinnigen *Calcium* und dem offenen, neugierigen *Phosphorus*. Diese Unbeständigkeit, dieses Schwanken, dieses Mal-dies- und Mal-das-Wollen zeichnet *Calcium phosphoricum* aus. Man sieht die Ruhelosigkeit und das phosphorische Verlangen, zu reisen und neue Erfahrungen machen zu wollen, doch sind sie einmal fort, hat *Calcium phosphoricum* furchtbares Heimweh und will einfach nur nach Hause zurück.

Dieses Kind ist ein wirklicher „Zappelphilipp", unruhig, unkonzentriert, nervös, reizbar und nie zufrieden. Langeweile erträgt *Calcium phosphoricum* gar nicht. Dann jammert und seufzt und nörgelt es und beschimpft die Eltern. *Calcium phosphoricum* muss immer etwas Neues und Aufregendes zu tun haben, aber die Aufmerksamkeitsspanne ist sehr kurz und die Langweile schnell groß. Dann träumt sich das Kind in Gedanken weit weg und bekommt natürlich vom Unterricht nichts mehr mit (die „Träumsuse"). Dafür ist *Calcium phosphoricum* sehr sportlich und erringt dort gute Noten und Medaillen.

Ähnlich wie bei *Calcium carbonicum* gibt es eine Erkältungsneigung, lange offen bleibende Fontanellen, eine schwierige Zahnung und spätes Gehenlernen. Da die *Calciums* Höhenangst haben, schreien *Calcium*-Babys, wenn sie aus der Wiege hochgehoben werden! *Calcium phosphoricum* ist schlank (manchmal mager), blass und zunächst meistens zu klein. In der Pubertät kommt dann von jetzt auf gleich ein massiver Wachstumsschub, der die aufgeschossenen *Calcium-phosphoricum-Kinder* die typischen Beschwerden bereitet: Allgemeine Schwäche, Wachstumsschmerzen, Haltungsbeschwerden und eine Anfälligkeit der Sehnen und Gelenke. Letztere führen bei den sehr sportlichen Jugendlichen in dieser Zeit zu einer gehäuften Verletzungsgefahr. Dazu haben sie oft Kopfschmerzen in oder direkt nach der Schule oder Bauchschmerzen, diese meistens morgens vor der Schule.

Die Jugendlichen sind sehr aktiv, dann aber auch schnell erschöpft. Sie ziehen sich gern zurück, sind mürrisch ohne Grund oder sie haben Liebeskummer und wollen nicht getröstet werden (ähnlich *Acidum phosphoricum*, das aber eine noch viel größere körperliche Schwäche hat).

Calcium phosphoricum hat übrigens eine seltsame Angst vor Hühnern und, wie *Phosphorus*, Furcht vor Gewittern. Das Kind liebt Eier (*Calcium*) und Geräuchertes (*Phosphorus*).

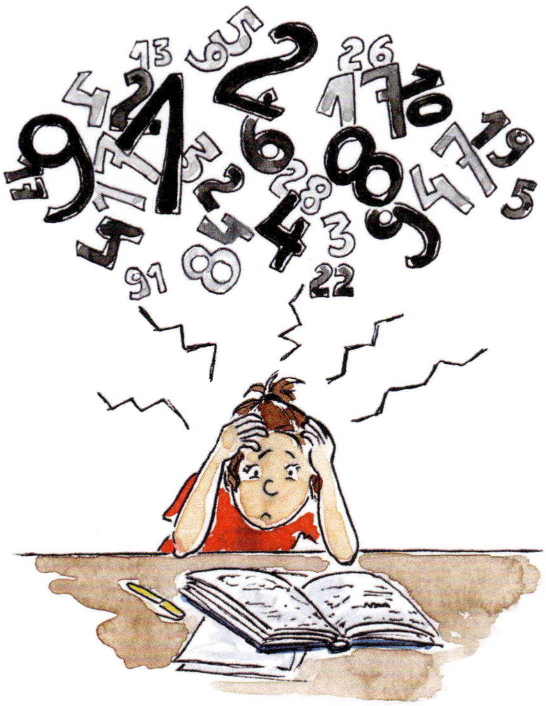

Schulkopfschmerz (kann sich nicht konzentrieren, jede geistige Aktivität verschlimmert)

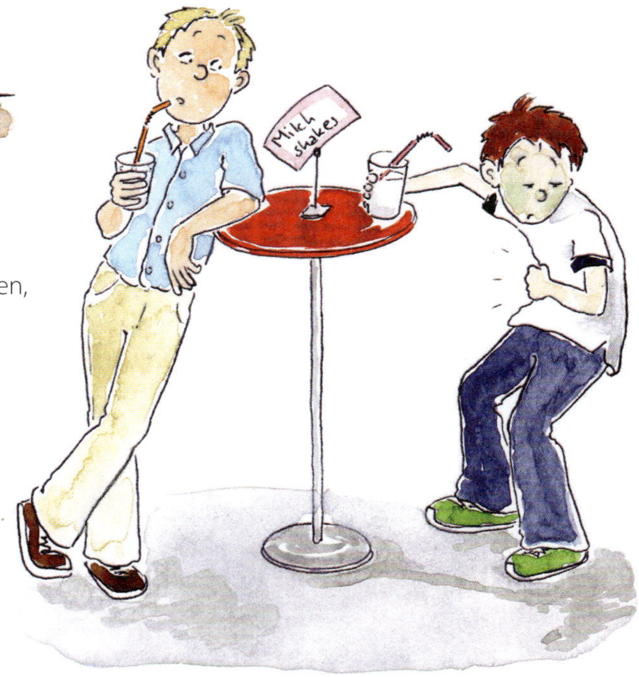

Milchunverträglichkeit mit Übelkeit und Blähungen

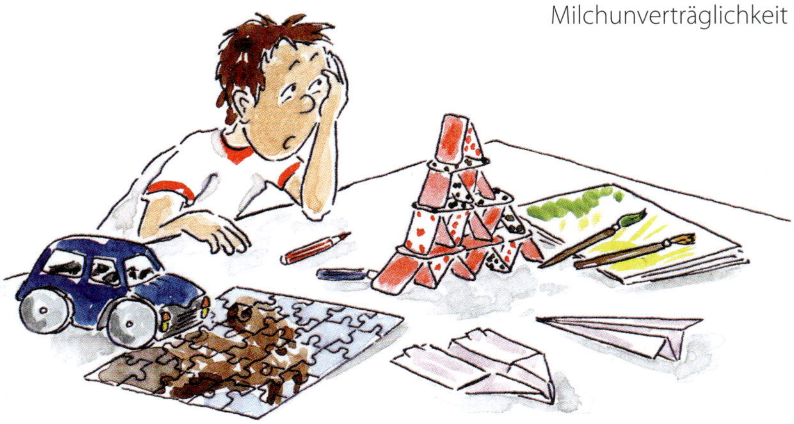

Langeweile ist unerträglich, brauchen ständig Aktivität und Veränderungen

Beschwerden:

Hauptbeschwerden:
Ruhelosigkeit, Schulkopfschmerzen und Wachstumsbeschwerden

Kopf:
Schulkopfschmerzen, Migräne, **chronischer Schnupfen** (von Geburt an), Sinusitis, Otitis media, **Nasenpolypen (vergrößerte Rachenmandeln), perlschnurartige zervikale Lymphknotenschwellungen**, Zahnungsbeschwerden

Hals/Brust:
Chronische Tonsillitis, chronische Bronchitis, Husten mit Atemnot, Asthma bronchiale

Magen/Darm:
Magenschmerzen bei Schulkindern, Übelkeit (v. a. durch Milch) und Erbrechen (auch der Muttermilch), **Aufstoßen, Meteorismus, Flatulenz, Darmkoliken**, Diarrhö (während Zahnung, durch Milch), verweigert die Muttermilch, Kuhmilchunverträglichkeit, Laktoseintoleranz, andere **Nahrungsmittelunverträglichkeiten**, Malassimilation, Reiseübelkeit

Haut:
Milchschorf, Hautausschläge, atopisches Ekzem, Akne, Nabelentzündung

Urogenital:
Hydrozele bei Jungen, rezidivierende Vaginitis und Fluor bei jungen Mädchen, Menstruationsbeschwerden mit Rückenschmerzen bei jungen Mädchen

Bewegungsapparat:
Rückenschmerzen, Nackenschmerzen, Wachstumsschmerzen, Skoliose, **Haltungsschwächen und -schäden**, Morbus Scheuermann, Schwäche der Sprunggelenke, Coxitis, Hüftgelenksdysplasie, Rachitis, Exostosen, Kraniotabes, Morbus Osgood-Schlatter, Morbus Perthes, Hüftschnupfen (Coxitis fugax), Osteoporose, Osteogenesis imperfecta, juvenile rheumatoide Arthritis, **Frakturen**, Luxationen, Parästhesien

Psyche/Verhalten:
ADHS („Zappelphilipp") oder ADS („Träumsuse"), Heimweh (in Verbindung mit dem Verlangen zu reisen)

Allgemeines:
Erkältungsneigung, Entwicklungsverzögerung (v. a. verzögerter Fontanellenschluss, schwierige, späte Zahnung, spätes Laufenlernen), **Zwergwuchs (später massiver Wachstumsschub mit Beschwerden),** Anämie

Modalitäten:

← feuchtkaltes Wetter, Wetterwechsel, zu große geistige und körperliche Anstrengung, Wachstumsschub, Milch, Muttermilch

→ warmes trockenes Wetter, Sommer, leichte Bewegung an der frischen Luft

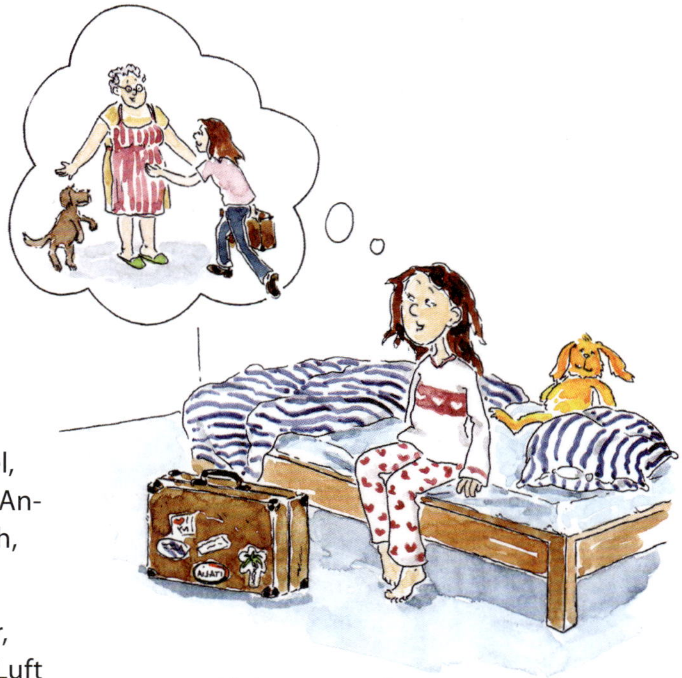

Verlangen zu reisen …

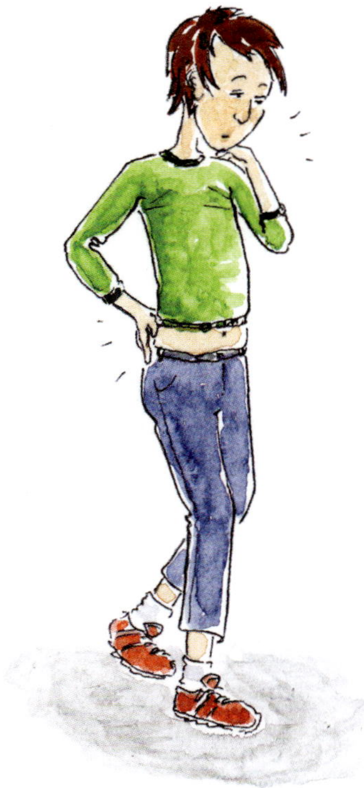

Beschwerden durch zu schnelles Wachstum, Wachstumsschmerzen

… aber dann Heimweh und Verlangen, bald wieder nach Hause zurückzukehren

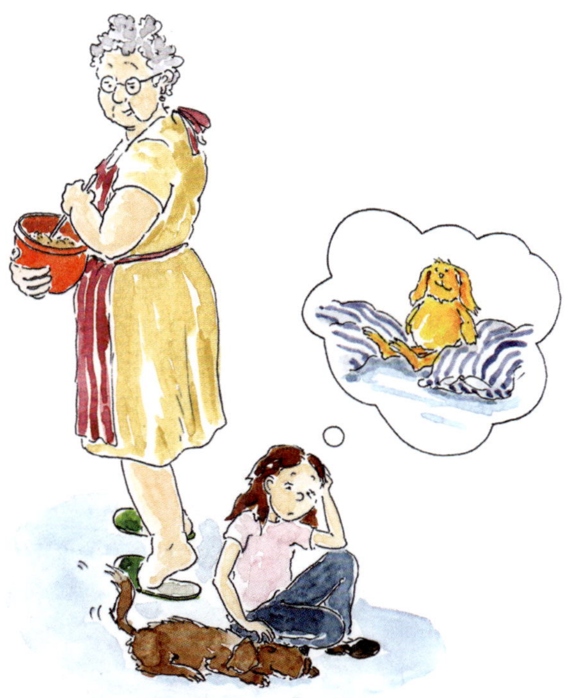

Calcium sulphuricum

Kalziumsulphat
Gips
Mineralreich

Periodensystem:
Stadium 2 Eisenserie (Calcium),
Stadium 16 Siliziumserie (Sulphur)
Farbe: 8 C (feuerrot)

Typus:

Dieser kleine hitzige Querkopf ist bockig und störrisch und tut einfach alles, um Aufmerksamkeit zu erregen, denn er möchte doch eigentlich nur beachtet und geliebt werden. Das ist der typische *Calcium-sulphuricum*-Zustand, der durch die Geburt eines Geschwisterkindes entstehen kann. Auch die Situation eines Pflegekindes kann dazu führen, manchmal vielleicht auch berechtigterweise. Immer steht die Eifersucht auf andere Geschwister im Vordergrund und auch die Angst, verlassen zu werden, und vor allem die Sorge, ungeliebt zu sein.

Von seinen Freunden fühlt sich *Calcium sulphuricum* schnell hintergangen, sie fühlen sich schnell vernachlässigt und vermuten überall böse Absichten! Dann können sie ziemlich wütend und aggressiv werden. In seine Eifersucht kann sich *Calcium sulphuricum* ziemlich hineinsteigern. Auf der anderen Seite können die Kinder unglaublich anhänglich, liebevoll und verschmust sein, wenn alles gut für sie ist und sie zufrieden sind. Liebe und auch Schönheit sind ein großes Thema, vor allem in der Pubertät. Liebst du mich, fragt das ältere *Calcium-sulphuricum*-Mädchen ihren Freund täglich. Ob er mich wohl hübsch genug findet, fragt sie sich ständig vor dem Spiegel. *Calcium sulphuricum* ist eitel, gefallsüchtig und kokett, leidet aber leider auch oft unter auffälligen Hautproblemen wie Neurodermitis, Psoriasis und vor allem unter einer heftigen Jugendakne mit eitrigen Pusteln. Im Gegensatz zum reinen *Sulphur* vertragen sie jedoch Wasser an ihrer Haut (z. B. Duschen, Baden).

Calcium sulphuricum ist tief im Inneren sehr unsicher, vor allem bezüglich der Meinung anderer über sie selbst. Die Kinder sind weinerlich und leiden nachts unter Ängsten und Albträumen. Ihren Kummer fressen sie häufig in sich hinein (im wahrsten Sinne des Wortes) und neigen zu Übergewicht. Allgemein besteht eine große Eiterungsneigung (eitriger Schnupfen und Nasennebenhöhlenentzündung, eitrige Mittelohrentzündung und Mandelentzündung sowie Abszesse, Akne und andere eitrige Hautaffektionen).

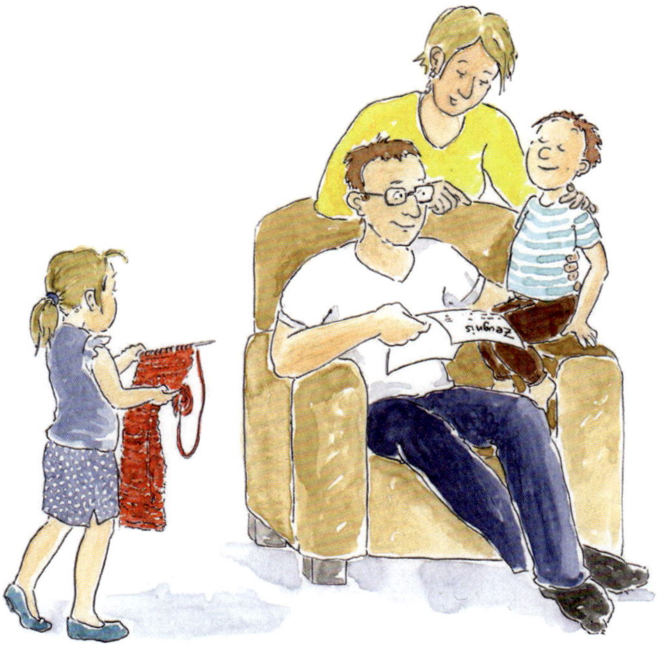

Rivalität und Eifersucht unter Geschwistern

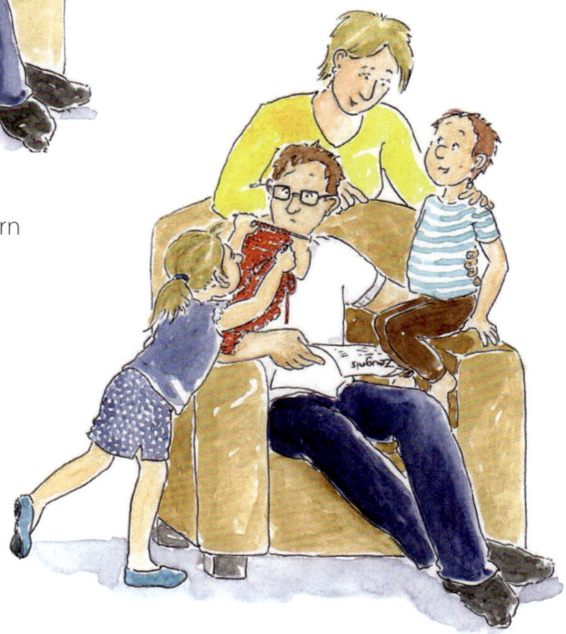

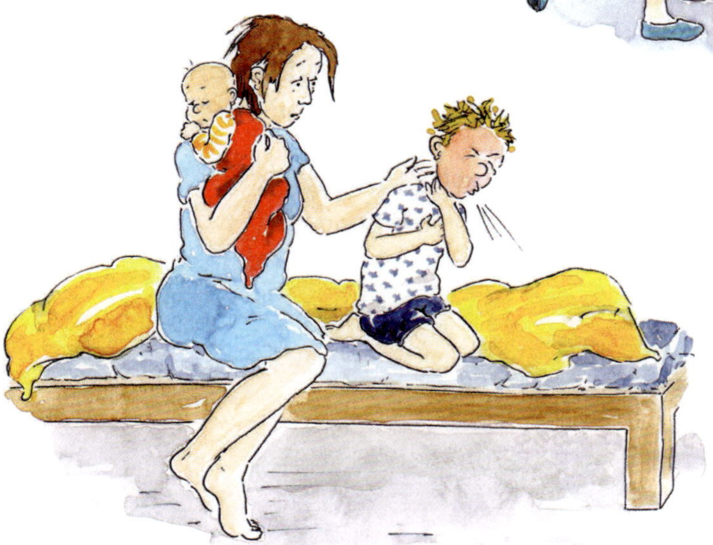

Chronischer Pseudokrupp
(bevorzugt nach Geburt eines Geschwisterkindes)

Beschwerden:

- **Hauptbeschwerden:**
  Hautbeschwerden mit Eiterneigung

- **Kopf:**
  Kopfschmerzen (v. a. Stirn, ausgelöst durch Sinusitis), Schwindel (mit Übelkeit), eitrige Konjunktivitis, Augenschmerz, Ausfall der Wimpern, **chronischer eitriger Schnupfen mit gelblich grünem Sekret (von Geburt an)**, verminderter Geruchssinn, Nasenbluten, **Sinusitis**, Otitis media (akut und chronisch), Mastoiditis, **eitrige Otorrhö**, Abszess im Gehörgang, Jucken im Gehörgang, Tinnitus (Klingeln, Sausen), Glossitis, Parotitis

- **Hals/Brust:**
  Pharyngitis im letzten Stadium, eitrige Tonsillitis, **chronischer Pseudokrupp (Auslöser kann Eifersucht sein)**, Husten mit Atemnot, Halslymphdrüsenschwellungen, bakterielle Pneumonie

- **Magen/Darm:**
  Übelkeit, Erbrechen, Sodbrennen, Aufstoßen, Flatulenz, Darmkoliken, Diarrhö, Obstipation, Heißhunger, Kuhmilchunverträglichkeit, Appendizitis, Hämorrhoiden, Abszess im Rektum

- **Haut:**
  Milchschorf, Ekzeme, **atopisches Ekzem mit Neigung zur Superinfektion**, seborrhoische Dermatitis, **Akne mit eitrigen Pusteln**, Furunkel, Abszesse, Impetigo, Psoriasis

- **Bewegungsapparat:**
  Hüftgelenksentzündung, Rückenschmerzen, Schulterschmerzen, steife Schulter, rheumatische Gliederschmerzen, Schwäche der Arme, Steifheit der Finger

- **Psyche/Verhalten:**
  Pavor nocturnus, Heimweh

- **Allgemeines:**
  Eiterneigung, rezidivierende Streptokokkeninfektionen, Adipositas

Modalitäten:

← abends, nachts, nasskaltes Wetter, Berührung, Milch

→ morgens, frische Luft, kalt Waschen oder Baden, Entblößen, Essen

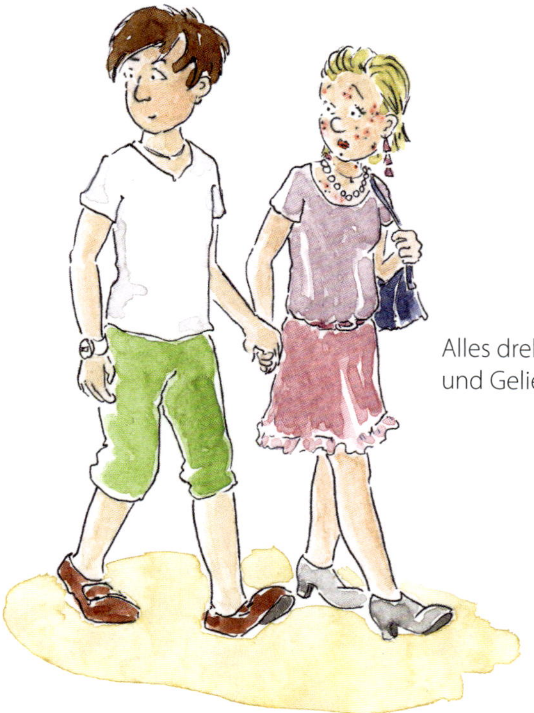

Alles dreht sich um Verliebtheit, Liebe und Geliebtwerden (Pubertät)

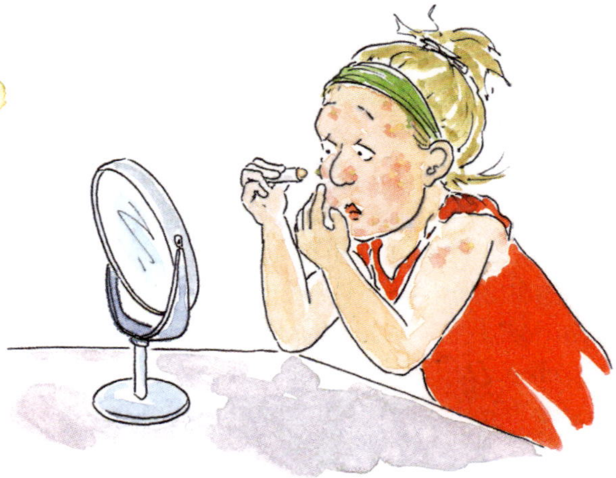

Jugendakne mit eitrigen Pusteln

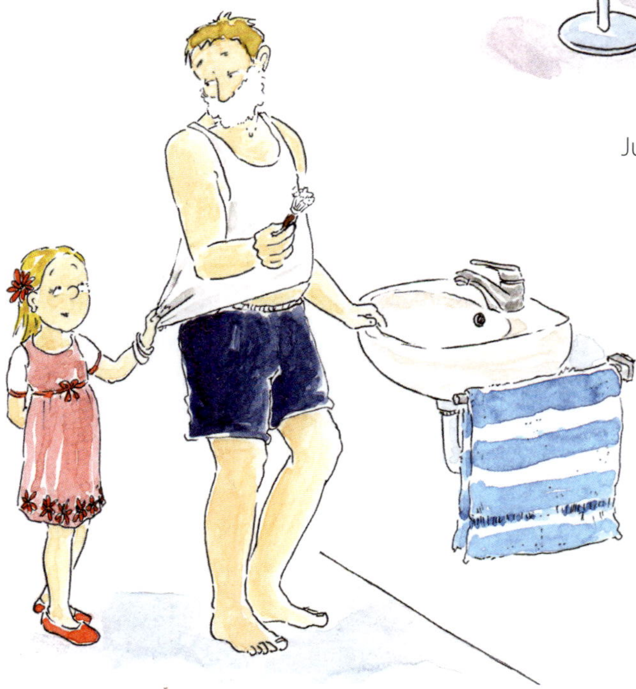

Gefallsüchtig, eitel, kokett, möchte, dass jeder sie hübsch findet

Capsicum

Spanischer Pfeffer, Paprika, Chili, Cayennepfeffer (Capsicum annuum)
Nachtschattengewächse (Solanaceae)
Pflanzenreich

Farbe: 15-16 E (dunkelblau)

Typus:

Das *Capsicum*-Kind kommt mit heftigen Ohrenschmerzen zu Ihnen! Das Ohr (meistens rechts) ist heiß, stark gerötet und sehr berührungsempfindlich, ebenso der Knochen hinter dem Ohr, der Warzenfortsatz. Das Trommelfell ist feuerrot und dahinter sammelt sich Eiter im Mittelohr. Schon von klein auf hat *Capsicum* immer wieder Mittelohrentzündungen. Wie von Chilischoten sind alle Beschwerden von einem hell brennenden Schmerzcharakter, die Halsschmerzen ebenso wie das Wasserlassen bei den häufigen Blasenentzündungen. Hinlegen bessert alle Beschwerden, kalter Luftzug verschlimmert.

Die *Capsicum*-Kinder reagieren sehr empfindlich auf Geräusche und Berührung. Sie haben meist ein gerötetes Gesicht, vor allem rote Wangen, trotzdem sind sie fröstelig. *Capsicum* hat viel Durst, aber das Trinken verursacht generell ein kaltes Schaudern. Dafür lindert es aber *Capsicums* brennende Halsschmerzen gut! Ihre Überempfindlichkeit macht das sonst sehr träge und lethargische *Capsicum* schnell reizbar und launisch. Es verträgt keine Kritik, ist schnell beleidigt und eher ernst und humorlos. Typisch ist seine nostalgische Ader, es ist ein wenig wie die Sehnsucht nach dem verlorenen Paradies. Alles was war, war schön oder wird schön geredet.

Capsicum liebt Routine und Gewohnheiten, Veränderungen dagegen machen Angst und können Beschwerden auslösen. Das kann schon der Wechsel von der Wiege zu einem größeren Kinderbett sein. *Capsicum* ist ein großes Mittel bei Heimweh und Beschwerden durch Heimweh. Es könnte deshalb nicht nur ein gutes Mittel für akute Heimwehsituationen sein (z. B. die erste Klassenfahrt), sondern Kindern helfen, die mit ihren Eltern oft den Wohnort wechseln müssen (aus beruflichen oder privaten Gründen), für Migrantenkinder (die sich noch nicht heimisch fühlen), für Kinder, die in Internaten untergebracht sind, oder für Kinder, die zu früh für ein ganzes Jahr ins Ausland geschickt werden (zwecks Erlernens der Sprache).

Capsicum ist normalerweise gut genährt und etwas pummelig. Sie sind regelrechte Stubenhocker, einmal weil sie bequem und etwas faul sind, andererseits wegen ihrer emotionalen Überempfindlichkeit, denn andere Kinder könnten ja etwas sagen oder über sie lachen. In seinem Hang zu Melancholie und Rückzug kann *Capsicum* durchaus depressive Tendenzen oder Essstörungen wie Bulimie entwickeln.

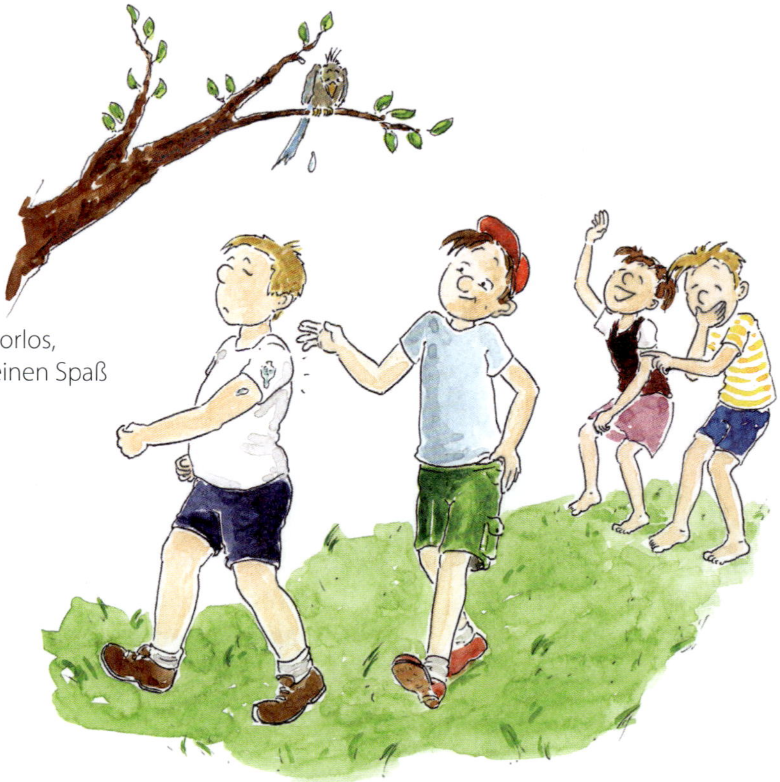

Ernst, humorlos,
versteht keinen Spaß

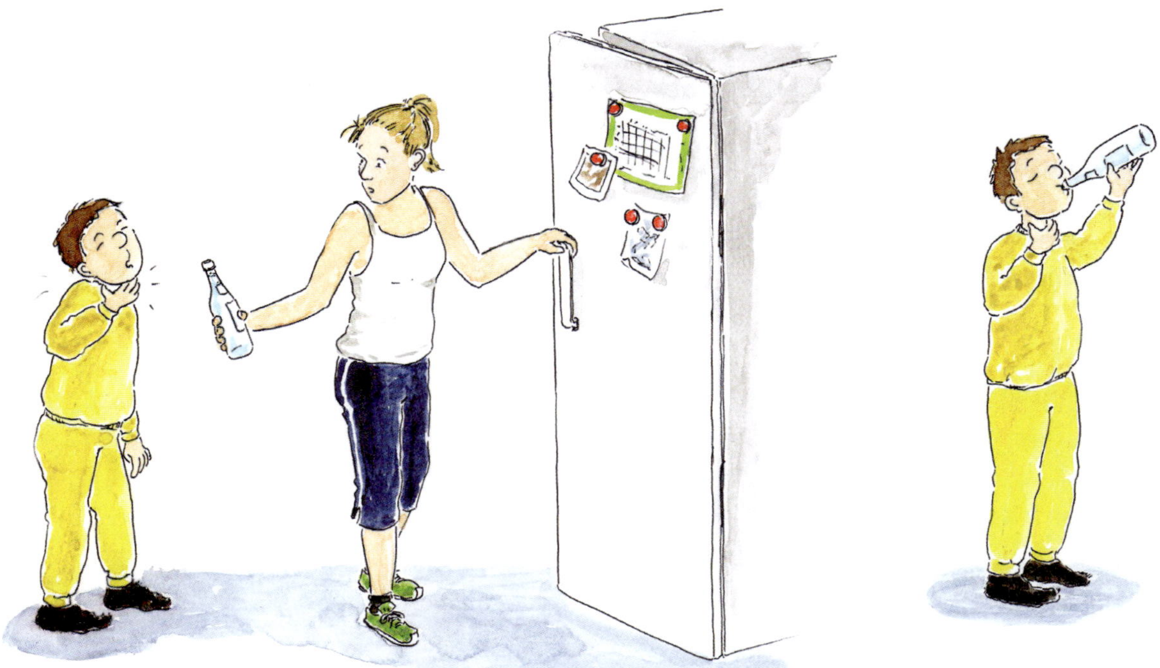

Brennende Halsschmerzen, Wundheit im Hals,
schlimmer, wenn das Kind nicht schluckt

Beschwerden:

Hauptbeschwerden:
Akute Mittelohrentzündung mit Beteiligung des Warzenfortsatzes

Kopf:
Kopfschmerzen (durch Husten), **akute Otitis media (v. a. rechts) mit heftigen Ohrenschmerzen (das Ohr ist rot und heiß)**, Otitis media **mit Beteiligung des Processus mastoideus**, das Ohr und der Knochen dahinter sind sehr berührungsempfindlich, chronische Otitis media, chronischer Schnupfen, allergische Rhinitis mit heftigem Niesen, Sinusitis, Aphthen, übelriechender Mundgeruch, Herpes labialis

Hals/Brust:
Akute Pharyngitis, hochroter Rachen, **brennende Halsschmerzen** (erstrecken sich bis zum Ohr, v. a. rechts), **Halsschmerzen besser durch Schlucken**, bellender Husten, trockener, schmerzhafter Reizhusten, Laryngitis, akute und chronische Tonsillitis, chronische Heiserkeit (nach einer Pharyngitis oder Tonsillitis), Bronchitis, Asthma bronchiale

Magen/Darm/Leber:
Sodbrennen, Refluxösophagitis, **brennende Magenschmerzen**, Diarrhö (nach kalten Getränken), Obstipation (es brennt am Anus beim Stuhlgang)

Urogenital:
Zystitis mit brennendem Schmerz beim Wasserlassen, Dysurie, Probleme beim Wasserlassen (Urin kommt erst nur tröpfelnd)

Bewegungsapparat:
Juvenile rheumatoide Arthritis

Psyche/Verhalten:
Bulimie, depressive Verstimmung, **Heimweh**

Allgemeines:
Schlafstörungen (oft nach einer Veränderung im häuslichen Umfeld!), allergische Konstitution, Heuschnupfen, Adipositas

Modalitäten:

← an frischer Luft, unbedeckt, Luftzug

→ Wärme, Hitze, Liegen, während des Essens

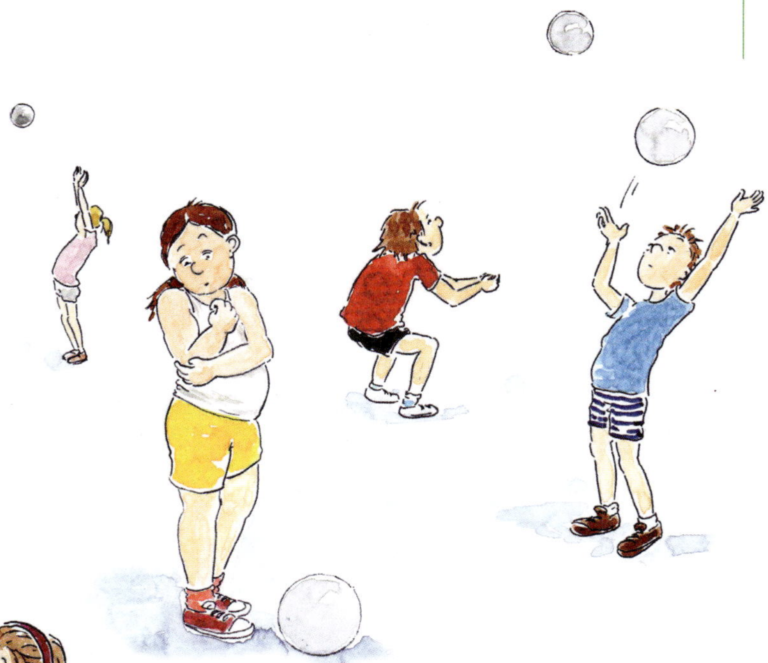

Unsportlich, träge, motorisch ungeschickt

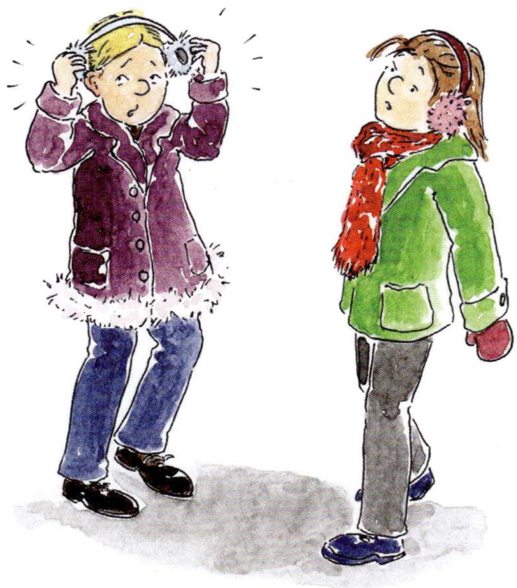

Mittelohrentzündung mit extrem berührungsempfindlichem Mastoid (der Knochen hinter dem Ohr)

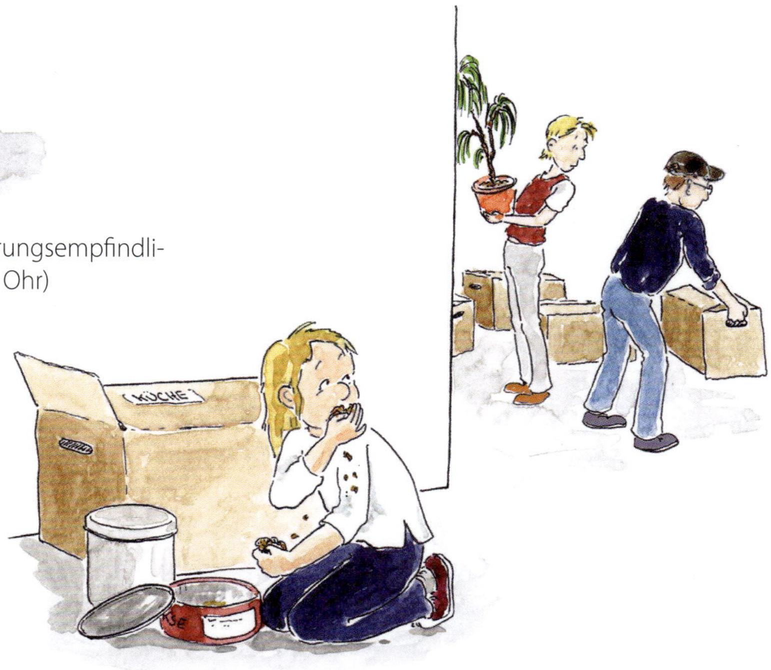

Heimweh, Beschwerden durch Umzug, Schulwechsel, häufiges Reisen, Auswanderung

Carcinosinum

Brustkrebsnosode (aus Brustkrebszellen) (Cancerinum)

Farbe: 20-22 D (blaugrün bis grasgrün), 15-16 D (dunkelblau)

Typus:

So ein liebes Kind, das kleine *Carcinosinum*, das brav der Mutter hilft und sich vor jedem Essen penibel die Hände wäscht. Es ist hilfsbereit, fürsorglich, pflichtbewusst, ordentlich und gewissenhaft. *Carcinosinum* tut alles, was von ihm erwartet wird. Wo ist das Problem? Beim genauen Hinschauen fällt auf, dass *Carcinosinum* für sein Alter etwas zu ernsthaft wirkt, zu pflichtbewusst, dass es eigene Bedürfnisse unterdrückt und auf eine perfektionistische und ehrgeizige Weise versucht, alle an ihn gestellten Anforderungen zu erfüllen. Nur dann, so glaubt *Carcinosinum*, wird es geliebt, und das suggerieren ihm seine meist strengen, dominierenden Eltern. Häufig gibt es aber auch eine überängstliche, überbehütende und dominante Mutter, die die freie Ich-Entwicklung ihres Kindes damit ungewollt unterdrückt. Unterdrückung kann sich schlimmstenfalls auch in Missbrauch darstellen.

Die Angst vor Kritik oder Tadel führt bei *Carcinosinum* zu Beschwerden. Die starke innere Anspannung zeigt sich durch Stottern, Nägelkauen, nervöses Augenzwinkern, zwanghaftes Händewaschen und Kontrollsucht. *Carcinosinum* hat einen hohen Anspruch an sich selbst und bekommt schnell Schuldgefühle, wenn ihm dann doch nicht alles perfekt gelingt. Manchmal muss *Carcinosinum* auch viel zu früh Verantwortung übernehmen, z. B. bei Alkohol- oder Drogensucht der Eltern. Es liest gerne, liebt Tiere und mag klassische Musik und Tanz (auch gern Ballett). *Carcinosinum* mag keine Unordnung und keinen Schmutz, es hat einen Reinlichkeitsfimmel und „bereinigt" durch sein Verhalten auch gern Streitereien und Meinungsverschiedenheiten.

Carcinosinum hat viele braune Leberflecken und oft auch etwas hellere, milchkaffeebraune Muttermale. Das Weiße in ihren Augen hat meistens einen hellbläulichen Schimmer. Meistens finden wir das übermäßig angepasste *Carcinosinum*-Kind, das seinen durch Unterdrückung, Ungerechtigkeit oder gar Missbrauch entstandenen Zorn nach innen richtet (es neigt zu autoaggressiven Erkrankungen und selbstzerstörerischem Verhalten). Auch multiple Allergien kommen häufig vor (als körperliche Art, nein zu sagen).

Seltener finden wir den rebellischen *Carcinosinum*-Typus, der eigensinnig aufmuckt und zu jähzornigen Ausbrüchen neigt. Es ist immer viel Anspannung vorhanden, wobei manche *Carcinosinum*-Kinder versuchen, diese mit viel Aktivität wie z. B. Sport abzubauen. *Carcinosinum* hat ein ausgeprägtes Verlangen nach Schokolade und schläft bevorzugt in Knie-Brust-Stellung. Sein Schlaf ist allerdings von klein auf und scheinbar grundlos gestört.

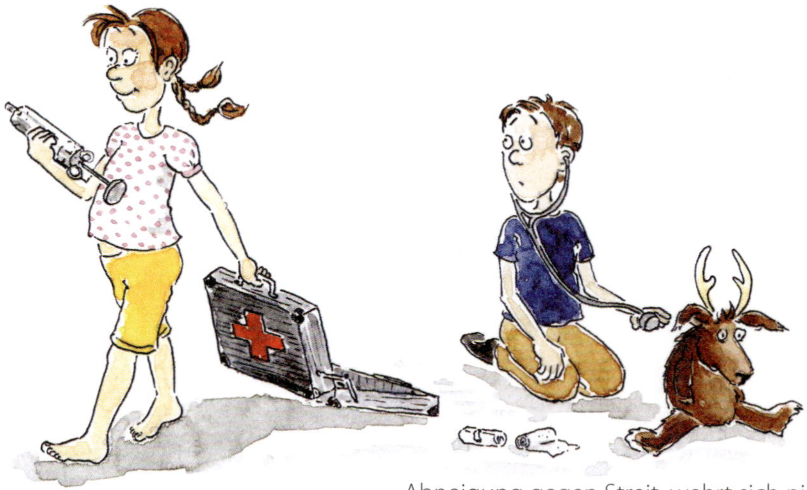

Abneigung gegen Streit, wehrt sich nicht, lässt sich widerspruchslos alles wegnehmen

Durch die mangelnde Reaktionsfähigkeit neigt *Carcinosinum* zu rezidivierenden Beschwerden. Das Kind fiebert schlecht, was dazu führt, dass Krankheiten nicht wirklich überwunden werden. Von einer schweren Infektion erholt sich *Carcinosinum* oft nicht mehr so richtig. Impfungen überfordern das Immunsystem von *Carcinosinum* ebenfalls und führen zu chronischen Beschwerden, z. B. Allergien oder Asthma. Kinderkrankheiten erscheinen gar nicht oder erst im Erwachsenenalter, wobei Letzteres bei den heute üblichen Impfungen nicht wirklich als typisch abzugrenzen ist.

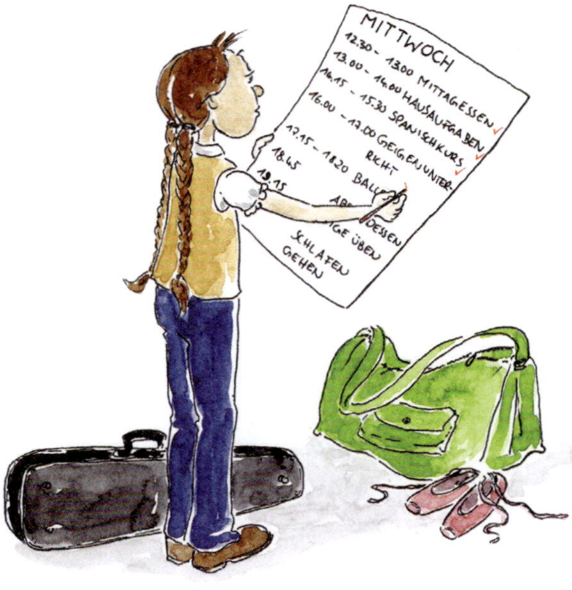
MITTWOCH
12.30 - 13.00 MITTAGESSEN
13.00 - 14.00 HAUSAUFGABEN
14.15 - 15.30 SPANISCHKURS
16.00 - 17.00 GEIGENUNTERRICHT
17.15 - 18.20
18.45
19.15
SCHLAFEN GEHEN

Unter Druck gesetzt von behütenden, aber ehrgeizigen und strengen Eltern

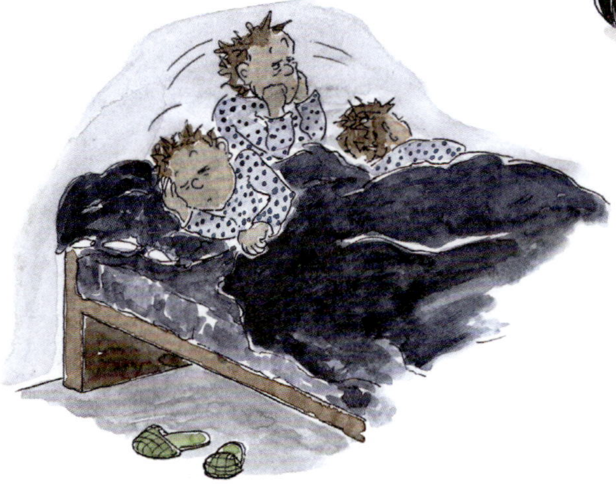

Schlafstörungen bei Kindern (vom Säuglingsalter an)

Beschwerden:

- **Hauptbeschwerden:**
  Rezidivierende Infektionskrankheiten und Allergien

- **Kopf:**
  Kopfschmerzen (einseitig), Migräne, Nasenpolypen (vergrößerte Rachenmandeln), **chronischer Schnupfen**, allergische Rhinitis, **rezidivierende Sinusitis**, rezidivierende Otitis media, Aphthen

- **Hals/Brust:**
  Asthma bronchiale (seit Impfung), Asthma abwechselnd mit Hautausschlägen, **rezidivierende Tonsillitis**, rezidivierende Bronchitis, Pneumonie

- **Magen/Darm:**
  Kneifende oder krampfende Bauchschmerzen (besonders in der Nabelgegend), periodisches Erbrechen bei Kleinkindern, acetonämisches Erbrechen, Diarrhö, chronische Diarrhö, Colitis ulcerosa, Morbus Crohn, Weizenunverträglichkeit, Glutenenteropathie (Zöliakie), Malabsorption, perniziöse Anämie

- **Haut:**
  Hautausschläge mit Juckreiz, **atopisches Ekzem**, Naevi, Café-au-Lait-Flecken, Akne

- **Urogenital:**
  Acetonurie

- **Bewegungsapparat:**
  Juvenile rheumatoide Arthritis

- **Nervensystem:**
  Neurologische Tics (v. a. Augenblinzeln und -zwinkern)

- **Psyche/Verhalten:**
  Anorexie, Bulimie, **Schlafstörung von Geburt an**, Enuresis nocturna (bis ins Jugendalter), Folgen von sexuellem Missbrauch, Stottern, pathologischer **Waschzwang**, Albträume

- **Fieber:**
  Unfähigkeit, regelgerechtes Fieber zu entwickeln

- **Allgemeines:**
  Familiengeschichte von Krebs, Diabetes, Alkoholismus und Leukämie, **„nie wieder gesund seit" einer Infektionskrankheit** (häufig nach Keuchhusten oder Mononukleose), **akute Mononukleose, Folgen von zu vielen Impfungen im Kleinkindalter**, juveniler Diabetes, Abmagerung, Anämie, **allergische Konstitution, multiple Allergien**, MCS (multiple Chemikaliensensitivität), **Heuschnupfen**, Erkältungsneigung

Modalitäten:

← wöchentlich, jährlich, Berührung, Trost, Wärme, Sonne, Aufenthalt am Meer, Verlangen zu reisen

→ abends, während Gewitter, Anstrengung, Beschäftigung, Tanzen, Musik hören, Lesen

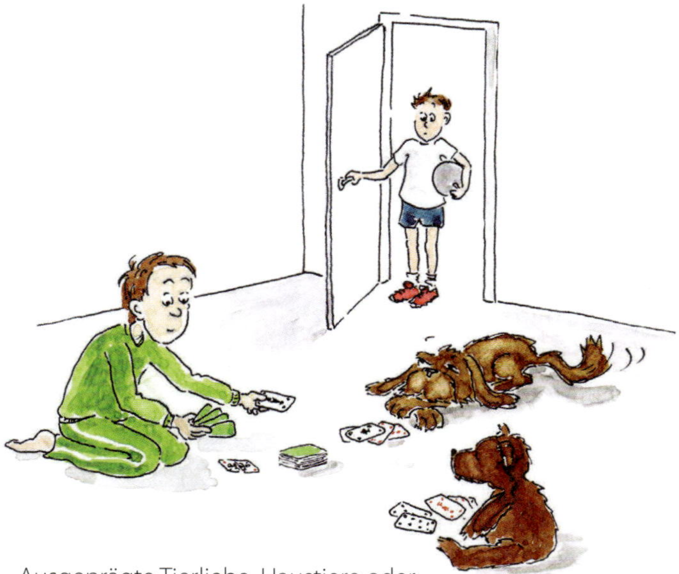

Ausgeprägte Tierliebe, Haustiere oder Kuscheltiere sind Freundeersatz

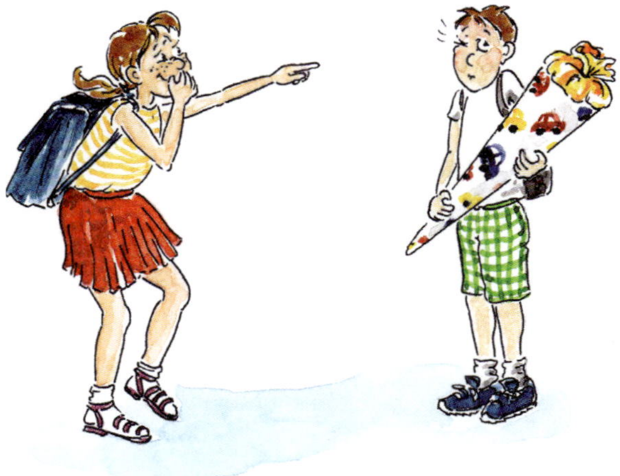

Neurologische Tics, z. B. nervöses Augenzwinkern

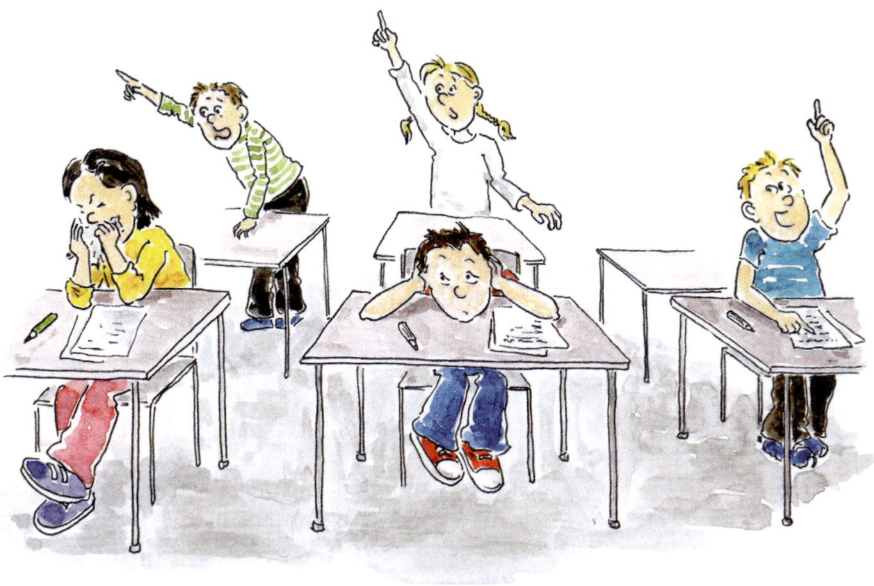

Abneigung gegen laute Geräusche, Lärm, Geschrei

Causticum

Destillat aus gebranntem Kalk (Calciumoxid) und doppelsaurem, schwefelsaurem Kali (Kaliumhydrogensulphat)
(Causticum Hahnemannii)
Mineralreich

Periodensystem:
Stadium 2 Eisenserie (Calcium),
Stadium 16 Kohlenstoffserie (Oxygenium),
Stadium 1 Eisenserie (Kalium),
Stadium 16 Siliziumserie (Sulphur)
Farbe: 4-5 DE (rostbraun)

Typus:

Hier kommt ein kleiner Robin Hood, denn das *Causticum*-Kind will allen helfen, denen Unrecht geschehen ist! Sein starker Gerechtigkeitssinn und sein Mitgefühl lässt *Causticum* Mitleid mit den Schwächeren und Hilfsbedürftigen haben. Das Kind kann andere einfach nicht leiden sehen (und weint in seinem Mitgefühl um sie), sein eigenes Leid oder eigene Schmerzen machen *Causticum* dagegen nicht so viel aus.

Das emotionale *Causticum* ist voller Ideen und Ideale und will die Welt retten. Wenn dieses Kind aber spürt, dass es andere mit ihrer Moral nicht so genau nehmen, dann empfindet *Causticum* sehr schnell ein Gefühl wie Ohnmacht, fühlt sich wie gelähmt und alle Energie entweicht ihm. Dann fangen die Kinder zu stottern und wegen Kleinigkeiten zu weinen an, werden ängstlich und linkisch, verlieren ihre Stimme und beim Springen, Lachen, Schnäuzen oder Husten unwillkürlich Urin.

Ältere *Causticum*-Kinder engagieren sich politisch oder im Umweltschutzverein, diskutieren gerne und kämpfen rebellisch für ihre Ideale. Sie können andere stark motivieren und haben Führungsqualitäten, sie selbst erkennen Autoritäten nur schwer an. Doch auch *Causticums* Energie ist endlich, irgendwann sind sie ausgepowert und müssen lernen, ihre Energie zunächst einmal für sich selbst zu verwenden, sonst sorgt ihr Körper auf seine Weise für Ruhe und Entspannung mit fortschreitender Muskelschwäche bis hin zu Muskellähmungen. *Causticum*-Kleinkinder lernen spät laufen, stolpern ständig und fallen oft der Länge nach hin. Die Augen können nicht gut aufgehalten werden (Schwäche der Augenmuskeln), *Causticum* neigt außerdem zu Halsschmerzen (der innere Hals wird empfunden wie „rohes Fleisch"), zu Heiserkeit und Schluckbeschwerden für Flüssiges. Auch der Blasensphinkter hält nicht mehr dagegen, *Causticum* verliert unwillkürlich Urin, tagsüber wie auch während des Schlafens noch vor Mitternacht (wie *Sepia*). Auffällig bei *Causticum*-Kindern ist die Abneigung gegen Süßigkeiten, außerdem sind sie oftmals Linkshänder.

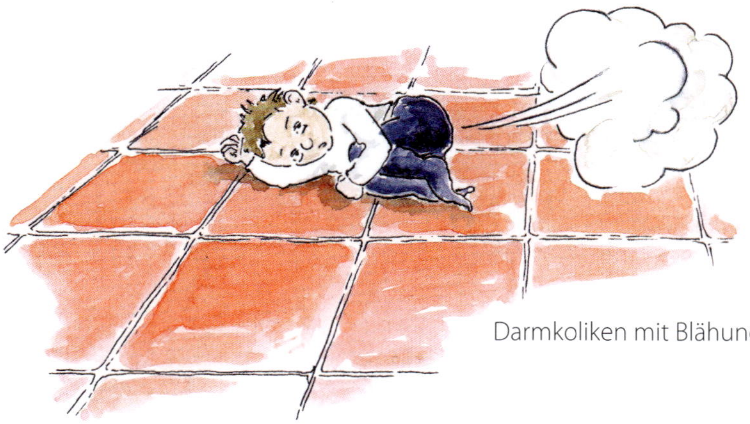

Darmkoliken mit Blähungen, besser durch Vorwärtskrümmen.

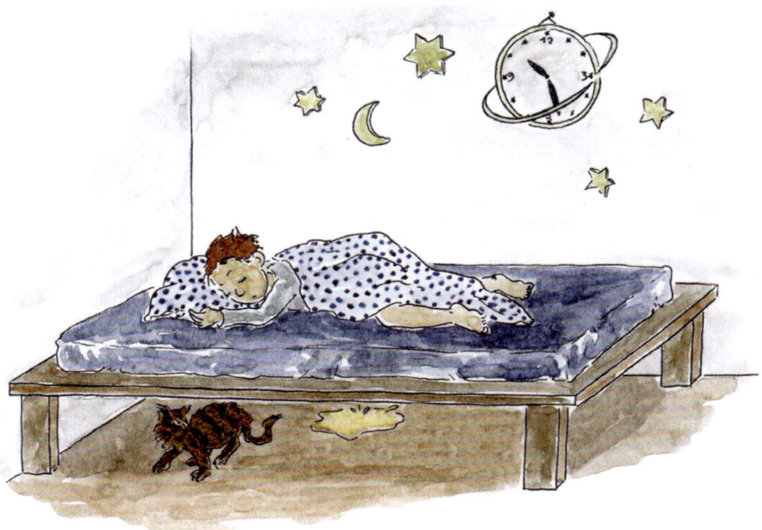

Bettnässen in der ersten Schlafphase, vor Mitternacht

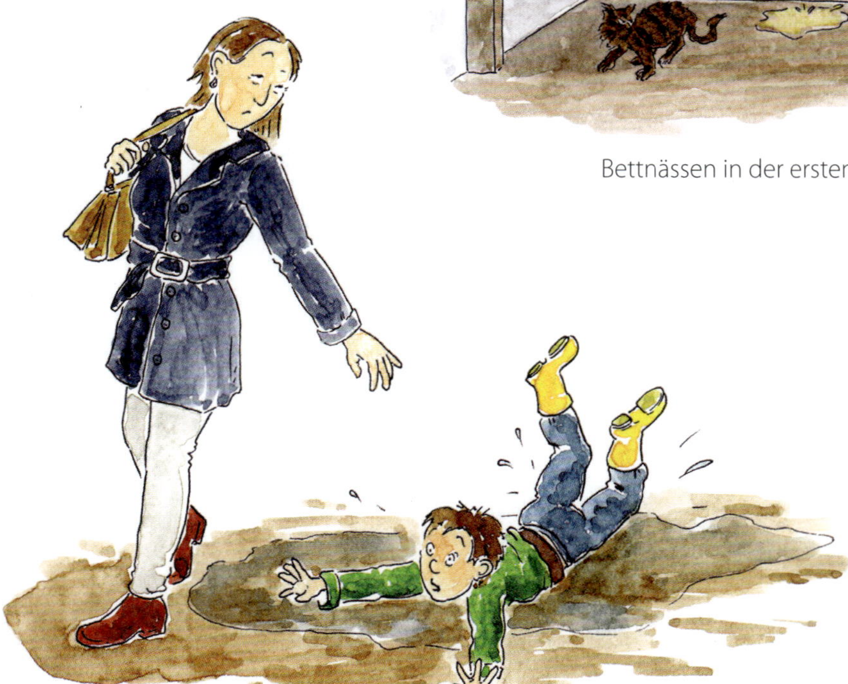

Spätes Laufenlernen, ungeschickte,
ungelenke Beine oder zu schwache Beinmuskeln

Beschwerden:

Hauptbeschwerden:
Muskelschwäche und Lähmungserscheinungen

Kopf:
Kopfekzem, Ptosis (herabhängende Augenlider), Schnupfen mit Heiserkeit, chronische Otitis media (v. a. rechts), eitrige Otorrhö, Jucken im Gehörgang

Hals/Brust:
Pharyngitis, **brennende Halsschmerzen mit extremer Wundheit im Hals (wie „rohes Fleisch")**, trockener, quälender Husten mit Heiserkeit (wird abends und im Liegen lockerer, aber Schleim kann nicht abgehustet werden), chronische Laryngitis, **schmerzlose Heiserkeit** (durch Erkältung oder zu viel Reden), Aphonie durch Stimmbandlähmung, Schluckbeschwerden durch Gaumensegellähmung, Bronchitis, Asthma bronchiale (abwechselnd mit Hautausschlägen)

Darm:
Kneifende Magenschmerzen oder Darmkrämpfe bei Säuglingen und Kleinkindern (schlimmer am Morgen, besser durch Vorwärtsbeugen), Flatulenz, Obstipation wegen Untätigkeit des Darmes

Haut:
Akne (v. a. Nase, Stirn), Hautausschläge mit Juckreiz, atopisches Ekzem, **Ekzem auf der Nasenspitze**, Ringelflechte, Impetigo, **Warzen (v. a. Fingerspitzen, Lippen, Augenlidern und auf der Nasenspitze)**, Windeldermatitis, Intertrigo (während Zahnung), Verbrennungen bei Kleinkindern

Urogenital:
Verzögertes Urinieren, kein Harndrang trotz gefüllter Blase, Harninkontinenz, Blasenlähmung, angeborene Schwäche des Blasensphinkters **(unwillkürlicher Harnabgang beim Husten, Schnäuzen, Hüpfen oder Lachen)**, Morbus Addison

Bewegungsapparat:
Reißende Muskelschmerzen, Steifheit, **Muskelschwäche, Muskellähmungen**, Muskelzuckungen, Restless Legs, Gelenkschmerzen, **Torticollis** (v. a. rechts), Hüftluxation, Knacken im Knie, Schulterbeschwerden (z. B. durch Zangengeburt), **juvenile rheumatoide Arthritis**, Wachstumsschmerzen (v. a. Ziehen in den Gelenken oder Steifheit der Gelenke), verkürzte Sehnen

Modalitäten:

← trockenkaltes Wetter mit Wind, klares schönes Wetter, Bewegung beim Fahren

→ feuchtes, nasses Wetter, Wärme, Bettwärme

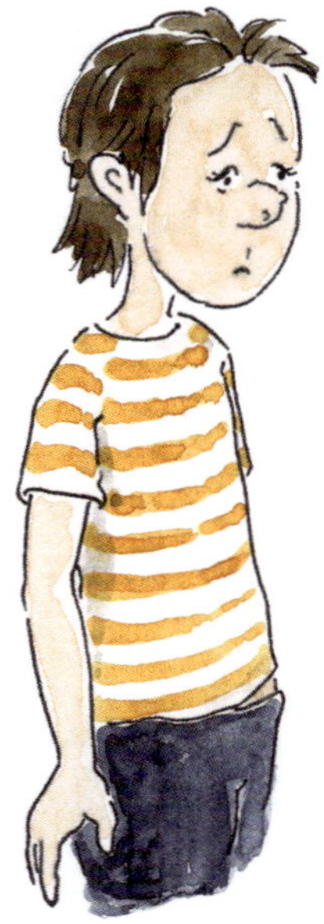

Warzen oder Ekzem auf der Nasenspitze

Nervensystem:

Neurologische Beschwerden (durch unterdrückte Hautausschläge), Konvulsionen, Epilepsie, Chorea, Lähmung (z. B. nach Diphtherie), Poliomyelitis, Fazialislähmung (v. a. rechts), infantile Zerebralparese (ICP), Myasthenia gravis

Psyche/Verhalten:

Enuresis nocturna („im ersten Schlaf" vor Mitternacht), Stottern

Allgemeines:

Spätes Sprechen- und Laufenlernen, Folgen von Verbrennungen (auch emotional)

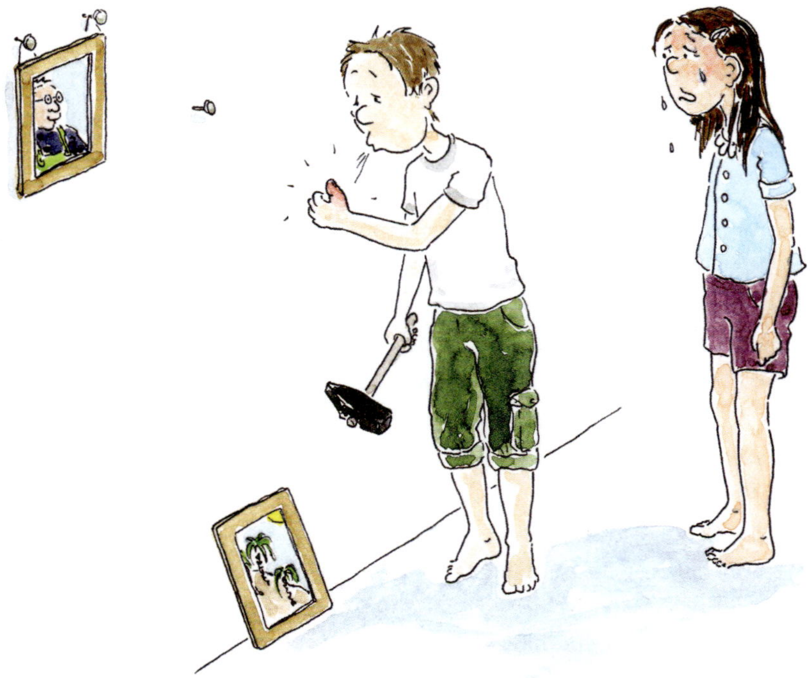

Weinen aus Mitleid mit anderen, empfindlich für das Leiden anderer

Chamomilla

Echte Kamille (Matricaria chamomilla)
Korbblütler (Asteraceae)
Pflanzenreich

Farbe: 3 C (eidottergelb), manchmal auch 2 C (sonnengelb)

Typus:

Denkt man an Zahnungsbeschwerden, denkt man an *Chamomilla*, das schon vielen Babys (und Eltern) geholfen hat! Aber man beachte, nicht jedes zahnende Kind braucht *Chamomilla*, da muss schon diese typische Reizbarkeit, dieses kleine zornige und cholerische Wesen sichtbar sein, das ohrenbetäubend laut schreit und sich nur durch Umhertragen einigermaßen beruhigen lässt. Oft ist die Zahnung auch begleitet von Durchfall, der grünlich und wie gehackter Spinat aussehen und nach faulen Eiern riechen kann.

Chamomilla reagiert auf jeden neuen Entwicklungsschritt mit Schmerzen, auf die es gereizt und überempfindlich reagiert, das kann die Zahnung genauso sein wie die typischen abendlichen Dreimonatskoliken, aber auch der Durchbruch der Weisheitszähne macht Beschwerden oder Unterleibskrämpfe menstruierender junger Mädchen. Doch hauptsächlich ist und bleibt *Chamomilla* tatsächlich ein Mittel für Kleinkinder.

Chamomilla bekommt durch Kälte und den kleinsten Windhauch Ohrenschmerzen (das eine Ohr rot, das andere blass) oder Halsschmerzen und heftigen krampfartigen Husten. Auch hier zeigt sich die typische nächtliche Verschlimmerung und extreme Schmerzempfindlichkeit („Das soll aufhören!"). Die Säuglinge schreien schrill, ballen die Fäustchen, machen sich steif und beugen sich zurück, sie bekommen von ihren Wut- und Weinanfällen sogar Krämpfe mit Atemaussetzern oder Konvulsionen. Die Haut neigt zum Wundwerden. Wärme bessert fast alle Beschwerden (außer Zahnschmerzen, die durch kaltes Wasser im Mund erträglicher werden).

Das Schlafen ist von Geburt an ein Problem, besonders das Einschlafen. *Chamomilla* liegt mit allen Gliedern von sich gestreckt im Bett, schwitzt stark und strampelt die Decke weg. Der Schlaf ist sehr unruhig, das Kind zuckt, weint, wimmert und schreit schrill und laut. Unruhe, Reizbarkeit und Bockigkeit sind typisch für *Chamomilla*, die Kinder sind ständig unzufrieden, reagieren schnippisch, sie weisen Dinge vehement zurück, die sie verlangt haben, und sind schwer zu ertragen. Vor Wut und Schmerz können sie heftig um sich schlagen. Berührung, Wind und Musik mögen sie gar nicht, *Chamomilla* reagiert darauf sehr … gereizt!

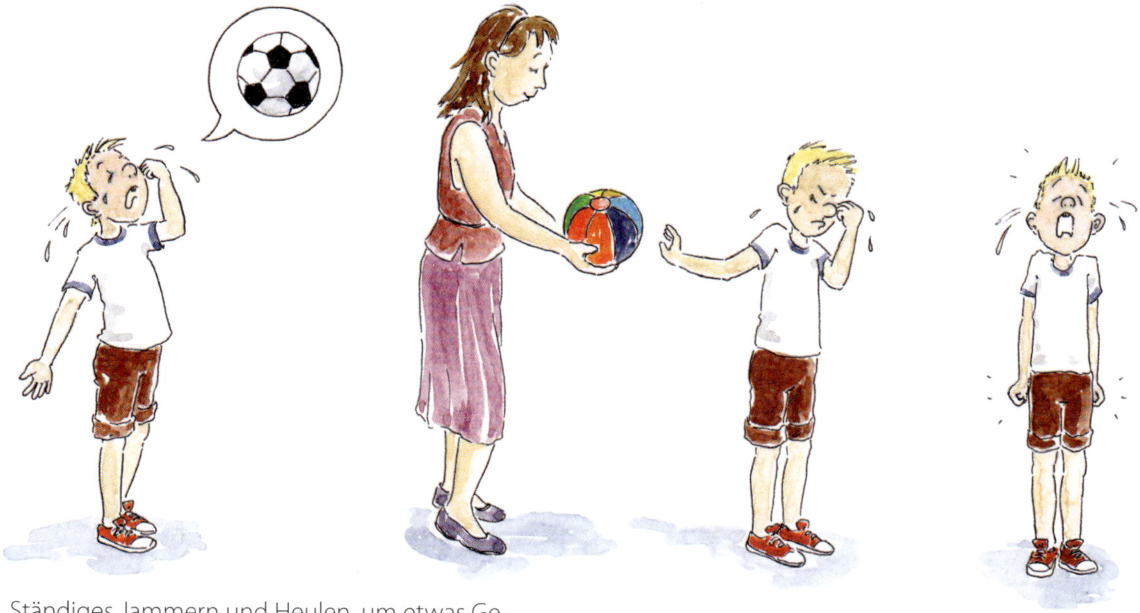

Ständiges Jammern und Heulen, um etwas Gewünschtes zu bekommen oder zu erreichen

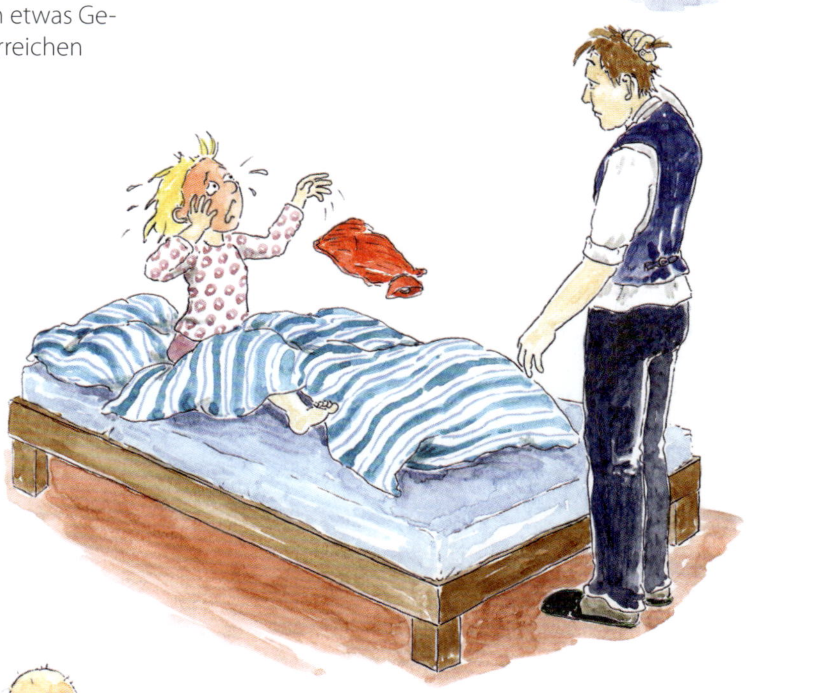

Extreme Schmerzempfindlichkeit, wird vor Schmerzen halb verrückt (Wärme verschlimmert)

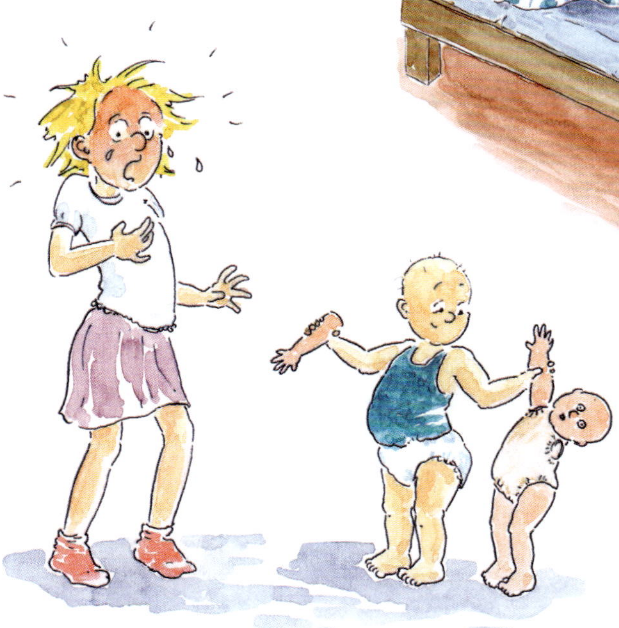

Plötzliche emotional bedingte Atemnot (z. B. aus Zorn und Wut), Atemstillstand bei einem Weinkrampf

Beschwerden:

Hauptbeschwerden:
Zahnungsbeschwerden und Dreimonatskoliken

Kopf:
Kopfschmerzen (nach Ärger oder Zorn, während Zahnung), Migräne, katarrhalische Konjunktivitis, Schnupfen (v. a. während der Zahnung), Otitis media (schlimmer durch Kälte, besser durch Wärme), **heftige Ohrenschmerzen** (durch kalte Luft, gleichzeitig mit Halsschmerzen), Zahnschmerzen, **Zahnungsbeschwerden, Schmerzen durch Zahndurchbruch (besser durch kaltes Wasser im Mund, besser durch Umhertragen)**, geschwollenes, entzündetes Zahnfleisch, Beschwerden beim Durchbruch der Weisheitszähne, Parotitis

Hals/Brust:
Akute Pharyngitis, akute Laryngitis, chronischer trockener Reizhusten, trockener krampfartiger Husten mit Atemnot, Bronchitis, akute Tonsillitis, Asthma bronchiale (auch durch Blähungen verursacht), **emotional bedingte Atemaussetzer oder Atemkrämpfe**, Atemstillstand nach Weinkrampf, Keuchhusten, Pneumonie

Magen/Darm:
Übelkeit mit heftigem Würgen, Erbrechen (durch Zorn), Aufstoßen, **krampfende, kneifende Bauchschmerzen bei Säuglingen und Kleinkindern** (besser durch Umhertragen), Flatulenz, Meteorismus, Darmkoliken (durch Zorn), Dreimonatskoliken (schlechter zwischen 21 Uhr und Mitternacht, Umhertragen bessert), schmerzhafte **Diarrhö** (**während Zahnung** oder durch Zorn und Aufregung, oft grünlich), Kolitis

Urogenital:
Menstruationsbeschwerden junger Mädchen (Bauchkrämpfe, Wärme bessert)

Nervensystem:
Konvulsionen (durch Zorn), Opisthotonus

Psyche/Verhalten:
Schlafstörungen (v. a. Einschlafen schwierig), Schlafstörungen schon bei Neugeborenen, extreme Unruhe und Nervosität, Schreikinder (nächtliches Erwachen mit anhaltendem Schreien)

Fieber:
Fieber während Zahnung, gastrisches Fieber, Fieber durch Zorn, hauptsächlich vormittags, „eine Wange rot, die andere blass", Fieber steigt „morgens um neun und abends um neun"

Allgemeines:
Erkältungsneigung, rheumatoide Arthritis oder Asthma in der Familiengeschichte

Modalitäten:

← abends und nachts, Hitze, Ärger, Zorn, frische Luft, Wind

→ Getragenwerden, feuchtwarmes Wetter

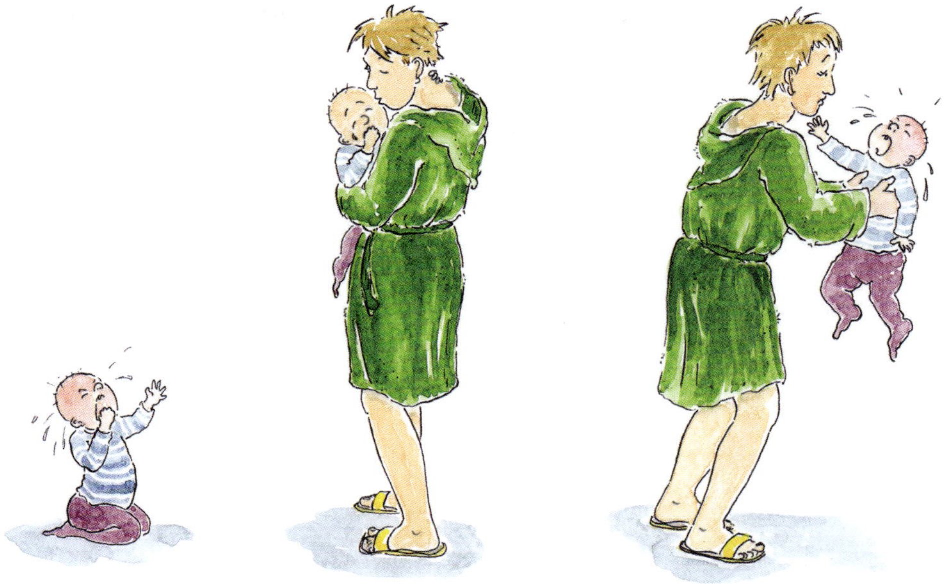

Schrilles Schreien vor Schmerz (z. B. bei Zahnung), Umhertragen bessert

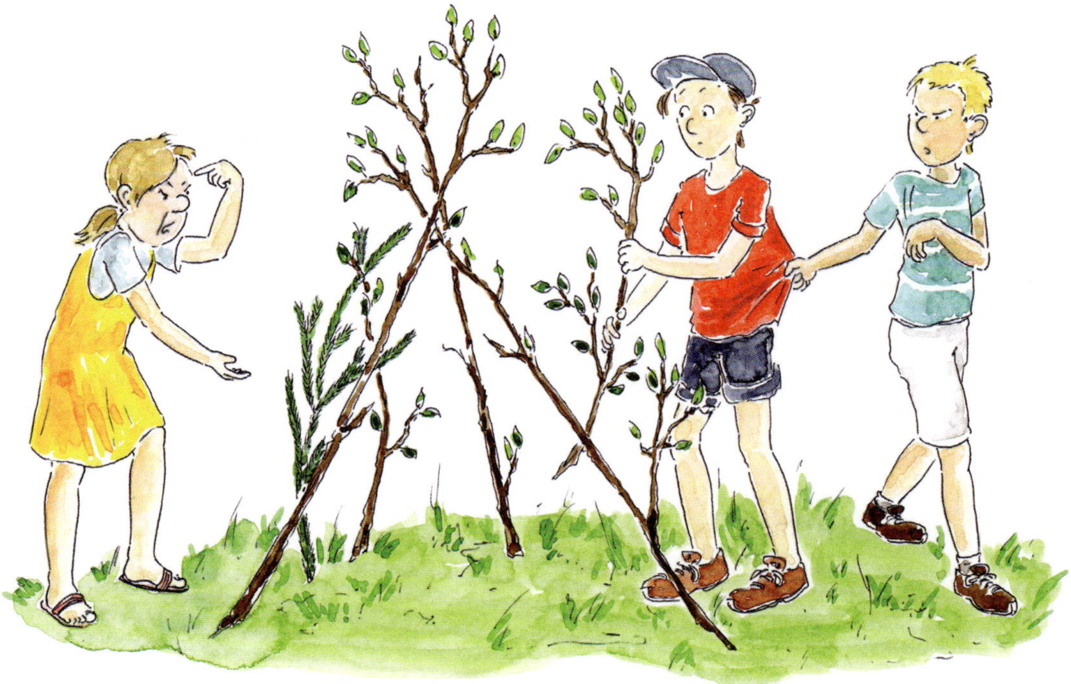

Kratzbürstiges Kind (extrem gereizt, verdrießlich, schlecht gelaunt und unzufrieden)

China

(China officinalis)
Chinarindenbaum (Cinchona officinalis)
Rötegewächse (Rubiaceae)
Pflanzenreich

Farbe: 8 C (feuerrot), 19 C (türkisfarben)

Typus:

China-Kinder haben eine künstlerische Ader, viel Phantasie und einen ausgeprägten Schönheitssinn. Versunken in ihre eigene Traumwelt malen, dichten und schreiben sie und wollen dabei nicht gestört werden. Auch in der Schule träumen sie vor sich hin. Erst abends wird *China* kreativ, voller Ideen und Pläne und im Bett beim Einschlafen ersinnen sie mit ihrer blühenden Phantasie schöne Traumgeschichten. Sie lieben Märchen!

Das *China*-Kind ist nervös, sensibel und empfindlich, vor allem laute Geräusche kann es nicht ertragen. Doch schauen Sie sich *Chinas* Zeichnungen einmal genau an: oft benutzt es dabei die Farbe Schwarz oder einen harten dunklen Stift. Damit drückt *China* das Gefühl aus, dass es kein Glück im Leben hat und vom Pech verfolgt wird. *China* meint, jeder wolle ihm was oder es sei ständig benachteiligt. Und tatsächlich können *Chinas* Beschwerden Folgen von Tadel, Bestrafung oder einem schwierigen sozialen Familienumfeld sein. *China* kann auch sehr gereizt und aggressiv reagieren, wenn man ihm widerspricht oder es stört. Jegliche emotionale Erregung wirkt sich gleich auf Kopf und Magen aus.

Auffällig ist die extreme Empfindlichkeit des Kopfes (das Kämmen der Haare ist unerträglich) und der Ohren (Geräuschempfindlichkeit). *China* neigt zu Blutungen aller Art und hat eine Abneigung gegen Sport. Aber dazu ist die Schwäche auch viel zu groß bei *China*! Diese Erschöpfbarkeit kann ein Leberzeichen sein oder entsteht durch massiven Flüssigkeitsverlust durch Blutungen, Schweißausbrüche oder Durchfall. Dazu kommen Bauchschmerzen mit eingeklemmten, schmerzhaften Blähungen und Darmkoliken. Milch und vor allem Obst werden nicht vertragen. Dafür liebt *China* Süßigkeiten über alles! Das Kind hat Heißhunger (auch nachts), einen sehr launischen Appetit und ein Völlegefühl nach dem Essen.

China ist ein ausgezeichnetes Lebermittel. Es lässt sich bei Neugeborenengelbsucht einsetzen oder bei einer Leberbelastung durch Amalgam, das auch durch die Nabelschnur von der Mutter auf das Ungeborene übertragen werden kann. Hahnemanns erstes geprüftes homöopathisches Mittel war und ist imstande, malariaähnliche Beschwerden wie intermittierendes Fieber und Magen-Darm-Beschwerden zu heilen.

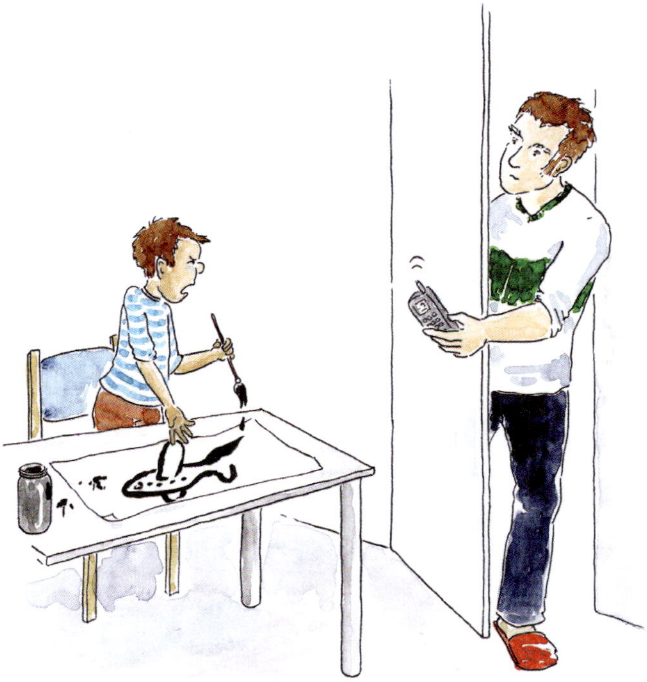

Gereizt und aggressiv, wenn sie gestört werden

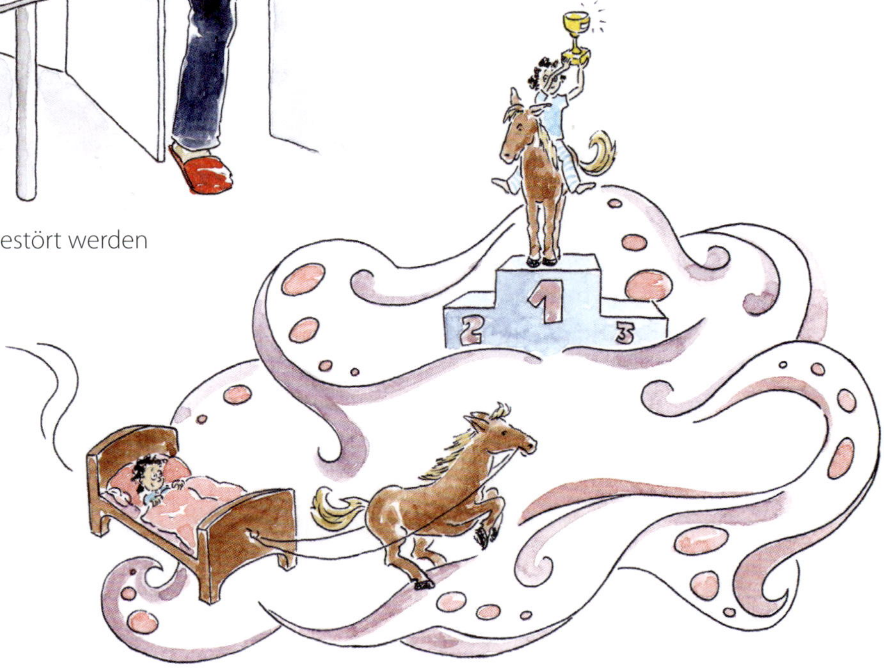

Blühende Phantasie, denken an schöne Geschichten, v. a. abends beim Einschlafen

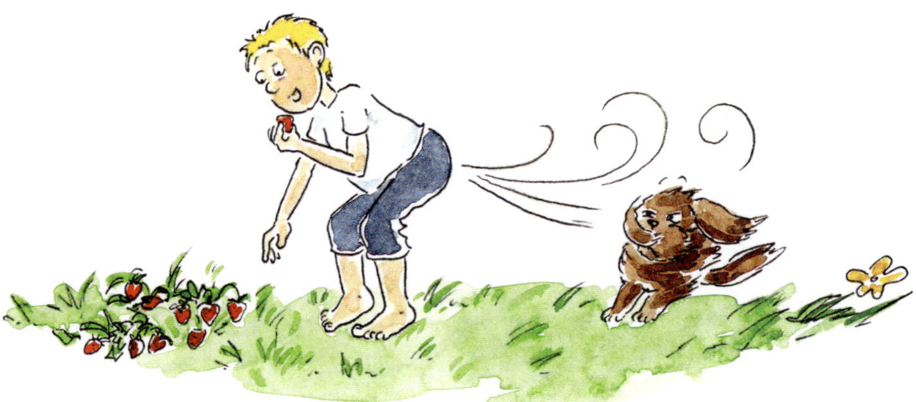

Aufstoßen, übelriechende Blähungen und Durchfall, v. a. nach Obst

Beschwerden:

Hauptbeschwerden:

Magen-Darm-Beschwerden und Schwäche

Kopf:

Gastrische Kopfschmerzen (begleitet von Übelkeit und Erbrechen), Kopfschmerzen (orthostatisch), langanhaltende Kopfschmerzen (durch unterdrückten Schnupfen), Migräne bei Kindern, Schwindel, Augenschwäche (die Augen ermüden schnell beim Lesen und Schreiben), Sehstörungen (v. a. Nachtblindheit), geräuschempfindliche Ohren, rezidivierende Otitis media mit Schwerhörigkeit (v. a. bei Amalgamproblematik, auch der Mutter), Tinnitus, Zahnfleischentzündung, Zahnfleischbluten

Hals/Brust:

Asthma bronchiale (durch Flatulenz), Pleuritis, Zyanose, Neugeborenenasphyxie

Magen/Darm:

Bauchschmerzen (nicht besser durch Aufstoßen oder Flatusabgang), Heißhunger, Rumoren und Kollern, **Aufstoßen (v. a. bei gestillten Kindern, direkt nach dem Stillen), eingeklemmte Blähungen**, **Blähungskoliken,** Flatulenz, Meteorismus, **Darmkoliken (vor dem Stuhlgang), extreme Schwäche nach dem Stuhlgang**, unverdauter Stuhl, chronische morgendliche Diarrhö, **hochakute Diarrhö (mit Gefahr der Dehydratation)**, eher geruchslose gelbliche Diarrhö (nach Milch oder Obst, nach dem Abstillen), Nahrungsallergien und -unverträglichkeiten

Leber/Galle:

Leberbeschwerden mit großer Schwäche, Hepatomegalie, Splenomegalie, **Neugeborenengelbsucht**, Hepatitis, Gallenblasenentzündung, Hämorrhoiden

Urogenital:

Chronische eitrige Nierenbeckenentzündung, Harnverhaltung, Nierensteine bei Kindern, Metrorrhagie bei jungen Mädchen

Herz/Kreislauf:

Hämorrhagische Diathese, Anämie, Blutkrankheiten, **Schwäche durch Flüssigkeitsverlust (Blutungen, Erbrechen, Durchfall, Schweiß)**, Ödeme

Bewegungsapparat:

Juveniler Rheumatismus, Glieder- und Gelenkschmerzen („wie verstaucht", besser durch harten Druck)

Psyche/Verhalten:

Bulimie

Fieber:

Periodisches intermittierendes Fieber mit Schweiß, abends schlimmer, Verlangen sich abzudecken

Allgemeines:

Schwäche, Schweißneigung, Ohnmachtsneigung, periodische Beschwerden, Hämorrhagien aller Art, Beschwerden durch Flüssigkeitsverlust (Durchfall, Blutungen, Stillen, Schwitzen, Erbrechen, Eiterungen), Malaria

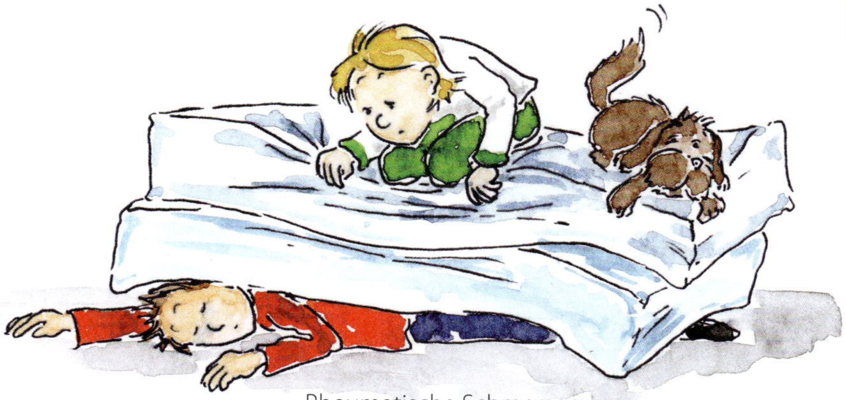

Rheumatische Schmerzen,
Beschwerden besser durch Druck

Modalitäten:

← jeden 2. Tag, nachts, geringste Berührung, Verlust von Körperflüssigkeiten, nach dem Essen, Vornüberbeugen, Zugluft

→ harter Druck, sich zusammenkrümmen, Wärme, frische Luft

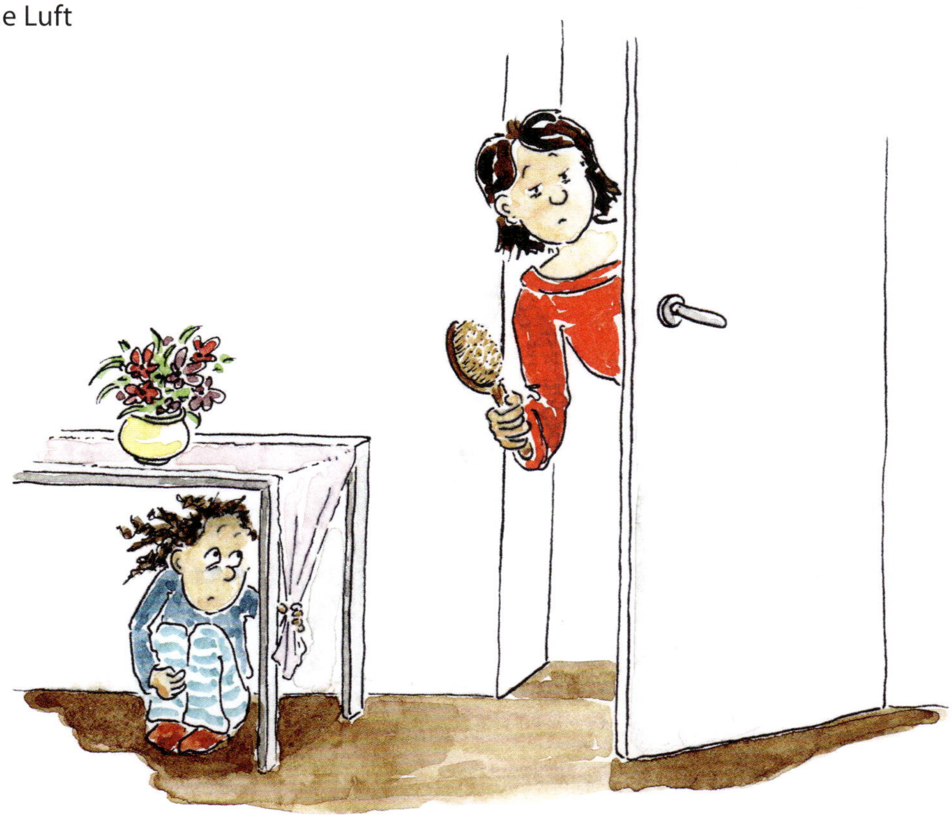

Extreme Empfindlichkeit des Kopfes, mag sich nicht kämmen lassen, mag keine Mütze

Chocolate

Kakaobaum (Theobroma cacao)
Malvengewächse (Malvaceae)
Pflanzenreich

Farbe: 6-7 E (rostbraun),
17 C (aquamarin)

Typus:

Das *Chocolate*-Kind hat zwei Seiten wie ein Igel: Es zeigt sich widerborstig und stachelig (sie haben oft einen kurzen Bürstenhaarschnitt!) und dann sind sie wieder ganz besonders lieb und kuschelig. Der Auslöser ist meistens eine zu frühe Ablösung von der Mutter durch zu kurzes Stillen oder zu frühes Arbeiten der Mutter in Vollzeit. Auch durch eine postpartale Depression der Mutter kann beim Kind ein extremes Gefühl des Verlassenseins entstehen. *Chocolate* sucht Wärme und Geborgenheit und möchte sich zuhause richtig „einigeln". Beschwerden entstehen, wenn dieser warme emotionale Rückhalt fehlt, meistens seitens der Mutter. Das Verlassenheitsgefühl kann jahrelang andauern und sich zu einem Entfremdungsgefühl entwickeln, oft fühlen sich die Kinder permanent zurückgewiesen oder isoliert in der Familie.

Chocolate zeigt sich spöttisch oder barsch und brüsk, ist ungeduldig, reizbar und streitsüchtig. Sie sind zappelig, vergesslich und unkonzentriert, machen Fehler beim Schreiben und lassen Worte aus. Aus Angst vor Verletzung zeigt sich *Chocolate* schließlich sehr distanziert in menschlichen Beziehungen (im Extrem reagieren sie panisch, wenn diese Distanz nicht gewahrt wird, z. B. in großen Menschenmengen). Im Grunde jedoch suchen die Kinder beständig nach menschlicher Wärme (in jeder Hinsicht, denn sie sind auch äußerst fröstelig), und wenn sie diese nicht bekommen, wird die innere Leere durch Essbares gefüllt (dafür stehen sie sogar nachts auf).

Chocolate braucht viel Stimulation, um diese innere Leere nicht zu spüren. Kleine Kinder wollen ständig beschäftigt werden, ihre Aktivität und Unruhe wechselt aber mit Müdigkeit. Ein typisches Symptom ist auch, dass *Chocolate*-Kinder gerne Tiere imitieren. *Chocolate*-Teenager sind süchtig nach Schwärmereien und Verliebtsein und wollen keine Party verpassen. Es geht eigentlich immer nur um die Suche nach Liebe und Wärme und endet doch so oft in Ersatzbefriedigungen (Essen oder oberflächliche Vergnügungen). Schließlich erkennt *Chocolate* die Hoffnungslosigkeit und zieht sich enttäuscht und depressiv zurück. Es können Essstörungen entstehen.

Chocolate liebt übrigens rote und braune Speisen wie rote Früchte (Beeren, Kirschen, Blutorangen) und es ist geradezu süchtig nach Schokolade! Denn die Schokolade macht auf der Zunge so ein warmes, weiches und süßes Gefühl ... und das ist es, was ihnen im Grunde so fehlt.

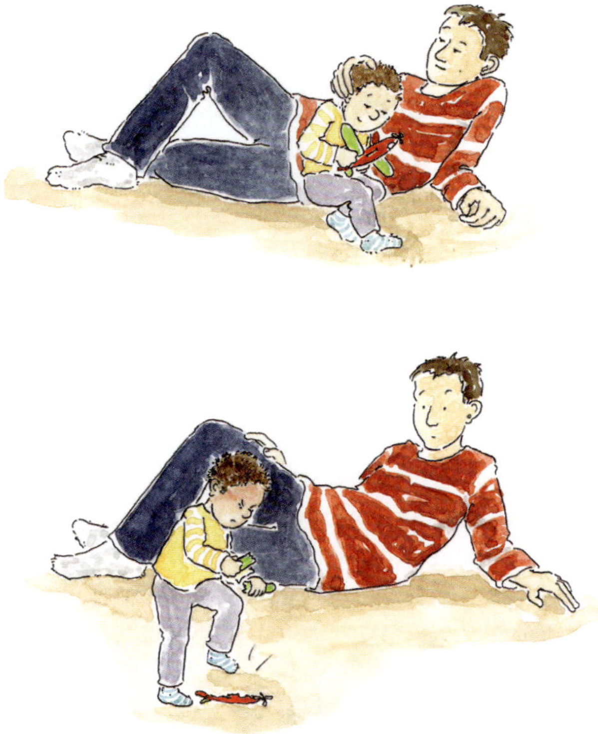

Launisch, hat 2 Seiten wie ein Igel:
stachelig und widerborstig und kuschelig und lieb

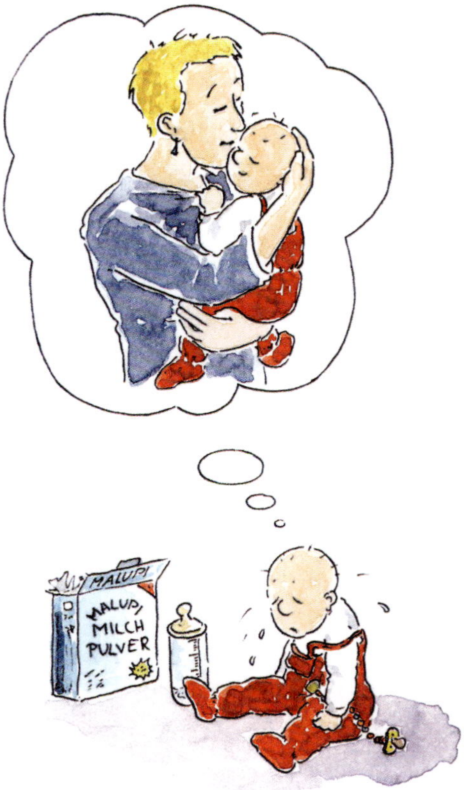

Beschwerden durch zu kurze Stillzeit oder
zu frühe Ablösung von der Mutter

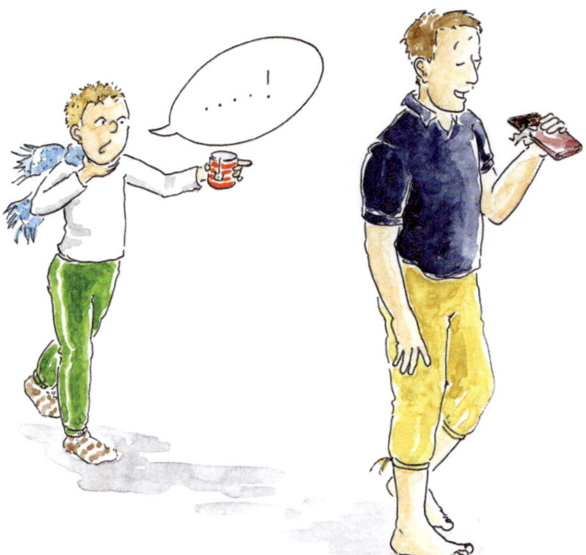

Halsschmerzen mit Stimmverlust, muss sich
oft räuspern und den Schleim runterschlucken

Beschwerden:

Hauptbeschwerden:
Essstörungen und Verdauungsbeschwerden

Kopf:
Gastrische Kopfschmerzen (v. a. Stirn, besser während des Essens, schlechter nach dem Essen), Migräne, Jucken der Kopfhaut, Tinnitus (Summen), Augenschmerzen, Augenzucken, chronischer Schnupfen mit verstopfter Nase, Sinusitis, Otitis media, Ohrenschmerzen, Juckreiz im Gehörgang oder Verstopfungsgefühl, sehr trockene Lippen und Haut, trockene, schuppige Haare, Herpes labialis, pappiger Geschmack im Mund, Mundgeruch, Verlust des Geschmackssinns, Aphthen, Mundgeschwüre, Speichelfluss

Hals/Brust:
Halsschmerzen mit viel Schleim, der ständig hochgewürgt wird, Husten durch Sodbrennen, Husten mit Auswurf (v. a. abends und nachts, Erwachen gegen 4 Uhr, Vornüberbeugen bessert den Husten), Bronchitis, Heiserkeit, Aphonie (durch Laryngitis), stechende Brustschmerzen

Magen/Darm:
Aufstoßen, Sodbrennen, Völlegefühl, **Leeregefühl im Magen, Heißhunger, häufige Übelkeit und Erbrechen**, Gastritis, **lautes Rumoren und Kollern im Darm, Blähungskoliken**, Meteorismus, Flatulenz, Diarrhö, Kolitis

Herz/Kreislauf:
Herzklopfen, **Herzrasen** (ohne organische Ursache), Tachykardie

Haut:
Extreme Hauttrockenheit, trockene, juckende Haut, Hautausschläge mit starkem Juckreiz, Akne

Urogenital:
Häufiger Harndrang, Zystitis, Nierenbeschwerden, Menstruationsbeschwerden junger Mädchen, PMS

Bewegungsapparat:
Steifer Nacken, Rückenschmerzen, wandernde Gelenkschmerzen, Knochenschmerzen, Schweregefühl in den Beinen, kalte Hände und Füße

Psyche/Verhalten:
Anorexie, Bulimie, Hyperaktivität, **ADHS,** Dyslexie, depressive Verstimmung, Panikattacken, Agoraphobie (Furcht vor Menschenmengen)

Allgemeines:
Folgen von In-vitro-Fertilisation, Folgen von körperlicher oder emotionaler Abwesenheit der Mutter im ersten Lebensjahr

Modalitäten:

← Kälte, nasskaltes Wetter

→ Essen, trockenes Wetter

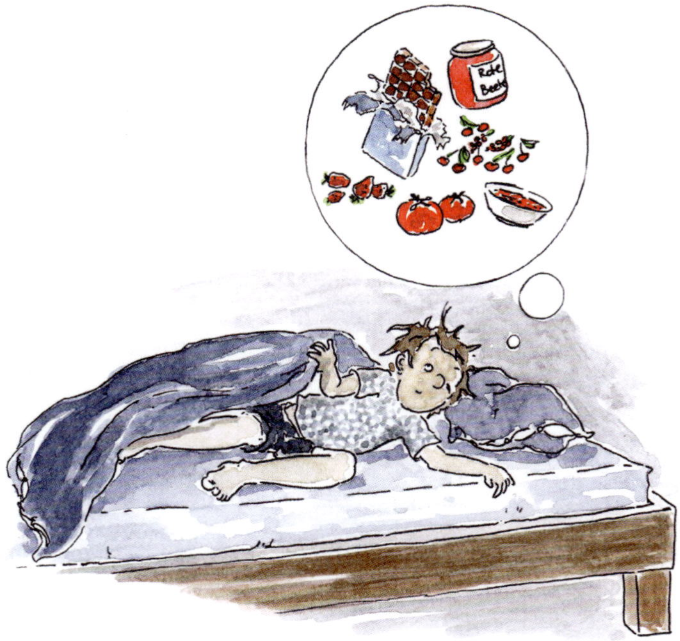

Leeregefühl im Magen, Heißhunger mit Gier auf Schokolade und auf rote Nahrungsmittel (stehen nachts auf, um zu essen)

Fühlen sich isoliert und entfremdet, auch in ihrer Familie, reagieren zunächst überdreht …

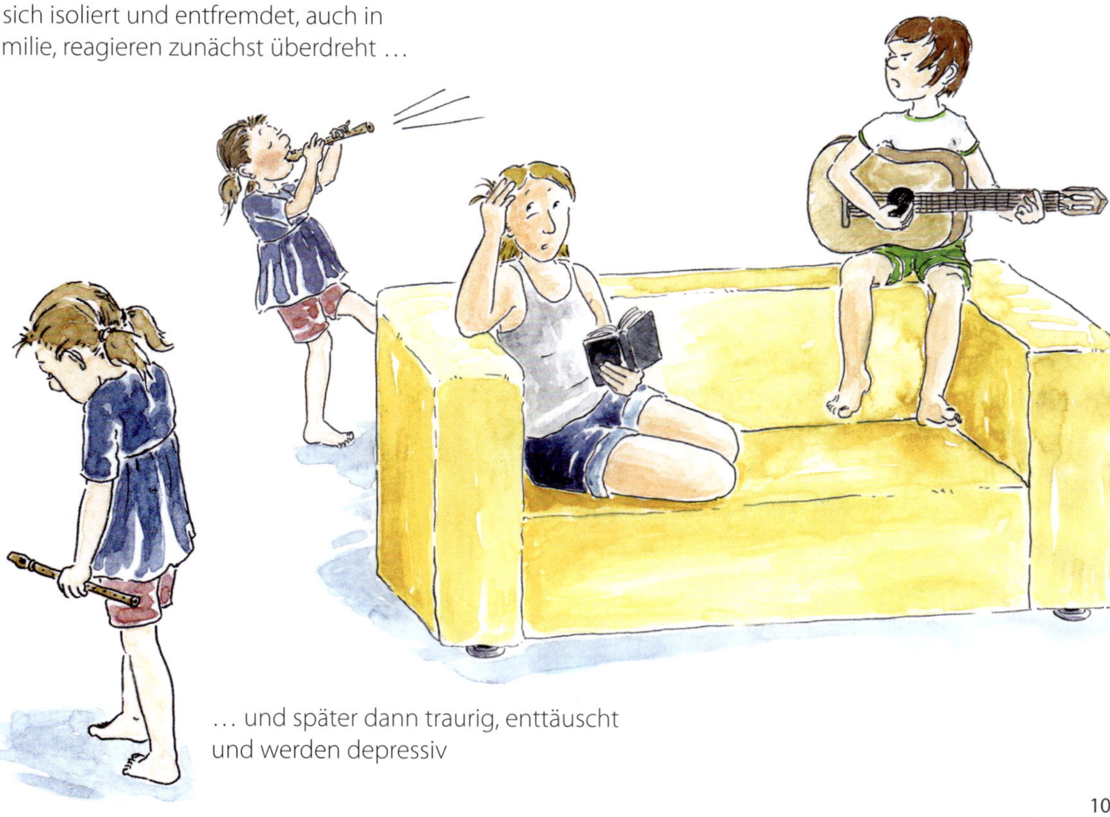

… und später dann traurig, enttäuscht und werden depressiv

Cina

Wurmsamen, Zitwerbeifuß
(Artemisia cina)
Korbblütler (Asteraceae)
Pflanzenreich

Farbe: 8-10 E (dunkelrot)

Typus:

Cina ist einfach unausstehlich! Mit allem unzufrieden, eigensinnig und stur wie ein Esel, verlangt es dies und das, um es dann vehement abzulehnen (und sich später doch zu nehmen). Sie sind einfach notorisch schlecht gelaunt! *Cina* wacht schon morgens quengelig auf (alles ist schlimmer morgens beim Erwachen!), und die kleinen Kinder möchten gewiegt und geschaukelt werden (in ihrer Quengeligkeit, die sich durch das Aufnehmen auf den Arm und das Wiegen der Kinder bessert, ähneln sie dem ebenfalls zu dieser Pflanzenfamilie gehörenden *Chamomilla*).

Cina-Kinder sind oft auffallend blass mit den *Cina*-typischen dunklen Augenringen. Sie entwickeln einen auffallend großen Appetit und magern dennoch ab. Sie haben überhaupt häufig Magen-Darm-Probleme, sie leiden häufig unter Übelkeit mit einem nagenden Hungergefühl im Magen, das sich nur durch Essen bessert. *Cina*-Kinder neigen zu Erbrechen, Durchfall und Darmkrämpfen. Die größeren Kinder sind oft mürrisch und reizbar, und wenn man sie dann dafür tadelt, wird alles noch viel schlimmer. Sie werden garstig und boshaft und treten und schlagen. Auf Liebkosungen reagiert *Cina* abweisend bis gleichgültig, sie möchten auch nicht angesehen werden und werden dadurch schnell wütend. Andererseits erzielen sie auch viel Aufmerksamkeit mit ihren Wutanfällen und scheinen, sich in einem ständigen Zustand von Enttäuschung zu befinden. Die Kinder können voller Hass und Rachegedanken sein.

Auffällig ist *Cinas* Ruhelosigkeit (v. a. gegen Abend), die durch den ständigen Juckreiz, durch ihr Kratzen und Zupfen an Nase, Lippen und After noch verstärkt wird. Meistens resultiert dies durch den Wurmbefall, unter dem sie häufig leiden. Nachts wachen *Cina*-Kinder laut weinend voller Angst und Schreck auf und sind kaum zu beruhigen. Ihr Schlaf ist überhaupt sehr unruhig, die Hände und Füße zucken und sie schreien und reden im Schlaf. *Cina*-Kinder mögen es nicht, am Kopf berührt zu werden, gähnen auffällig viel, kauen Nägel und bohren ständig in Nase und Ohren. Hier wünscht man sich für Eltern und Kind, dass *Cina* möglichst schnell hilft und Ruhe und Entspannung bringt.

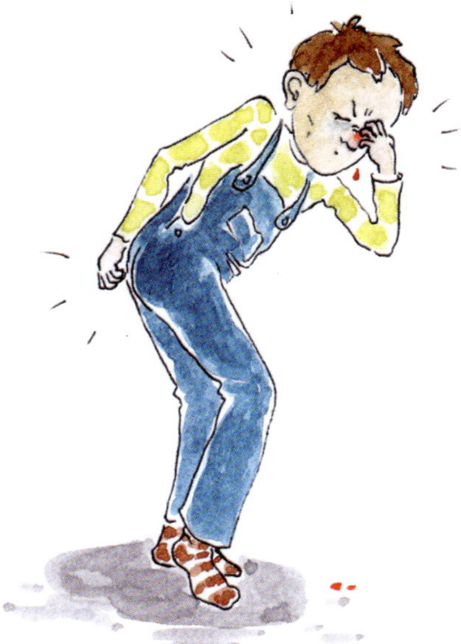

Wurmbefall bei Kindern mit ständigem
Jucken am After, aber auch an der Nase

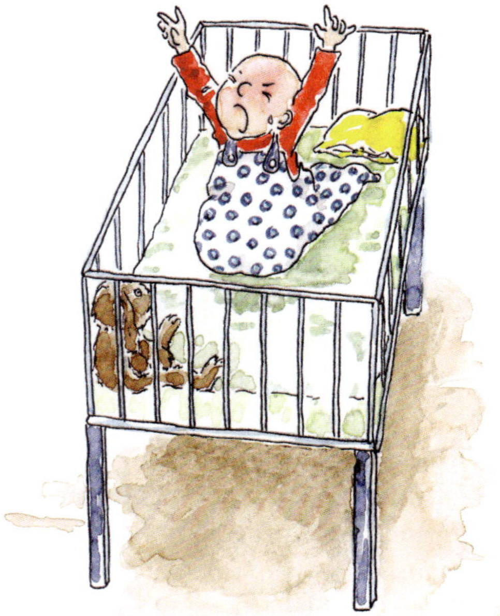

Kaum sind sie aufgewacht, heulen und jammern
und klagen sie und wollen sofort getragen werden

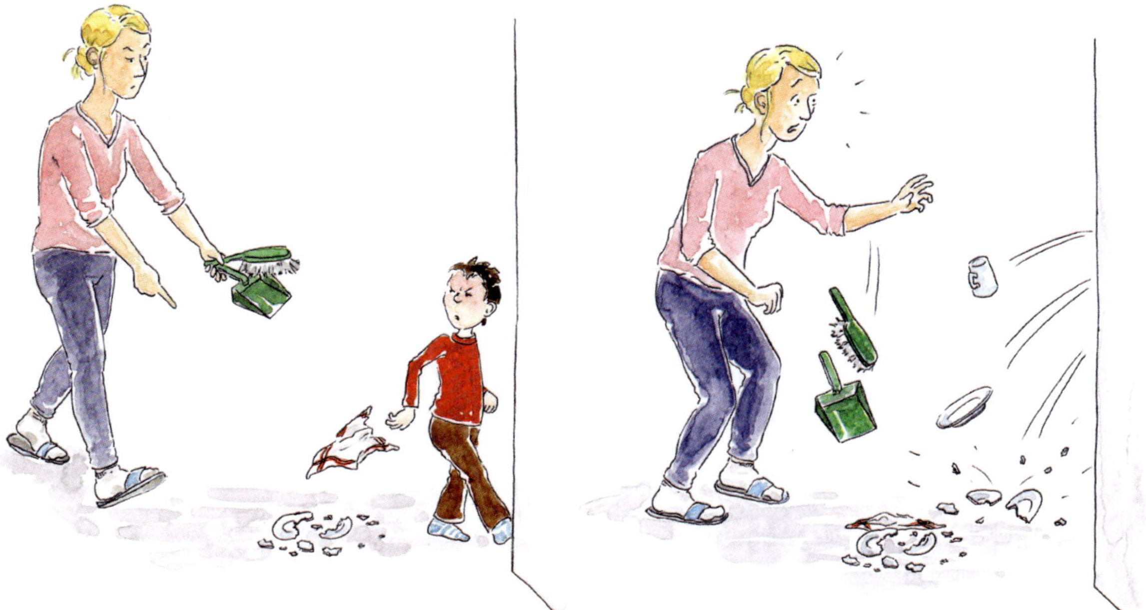

Beschwerden durch Zurechtweisung
(es macht sie noch aufsässiger, eigensinniger und zorniger, als sie es sowieso schon sind)

Beschwerden:

Hauptbeschwerden:
Magen-Darm-Beschwerden und Beschwerden durch Wurmbefall

Kopf:
Kopfschmerzen (durch Überanstrengung der Augen bei zu viel PC oder TV), **Kopfschmerzen (abwechselnd mit Bauchschmerzen), Juckreiz in und an der Nase, ständiges Nasebohren und Zupfen an der Nase** (bis sie blutet), dunkle Augenringe

Hals/Brust:
Krampfhafter Husten mit Würgen und Atemnot (morgens schlimmer), Atemaussetzer beim Husten, Bronchitis, Asthma bronchiale, Keuchhusten

Magen/Darm:
Ständiger Schluckauf, Übelkeit mit Leeregefühl im Magen (besser durch Essen), hungriges, wühlendes, nagendes Gefühl im Magen, **Heißhunger (mit Abmagerung)**, Magenschmerzen (durch Gemütserregung), Magenkrämpfe, **Übelkeit und Erbrechen (auch durch Ärger)**, Diarrhö, windender, drehender Schmerz im Darm, **Darmkoliken (besser durch Liegen auf dem Bauch)**, Nabelkoliken, ständiger **Juckreiz am Anus**

Modalitäten:

← nachts, Wurmbefall, in der Sonne, im Sommer, Überanstrengung der Augen

→ Bewegung, Vornüberbeugen, Liegen auf dem Bauch, Herumgetragenwerden

Haut:
Hautausschläge, Impetigo

Urogenital:
Unwillkürliches Urinieren, Harnverhalt, häufiger Harndrang nachts

Bewegungsapparat:
Rucken und Zucken der Finger, Arme und Beine, krampfartige Muskelschmerzen, Opisthotonus,

Nervensystem:
Meningitis, Konvulsionen durch Wurmbefall oder Tadel, Epilepsie, neurologische Tics

Fieber:
Säuglingsfieber jede Nacht, mit Durstlosigkeit

Psyche/Verhalten:
Enuresis nocturna, Bulimie, Pavor nocturnus, Zähneknirschen im Schlaf, **Schreikinder** (abendliche Schreiattacken, nächtliches oder morgendliches Erwachen mit anhaltendem Schreien)

Allgemeines:
Abmagerung mit Heißhunger, **Beschwerden durch Wurmbefall (v. a. Spulwürmer)**, Schlafstörungen

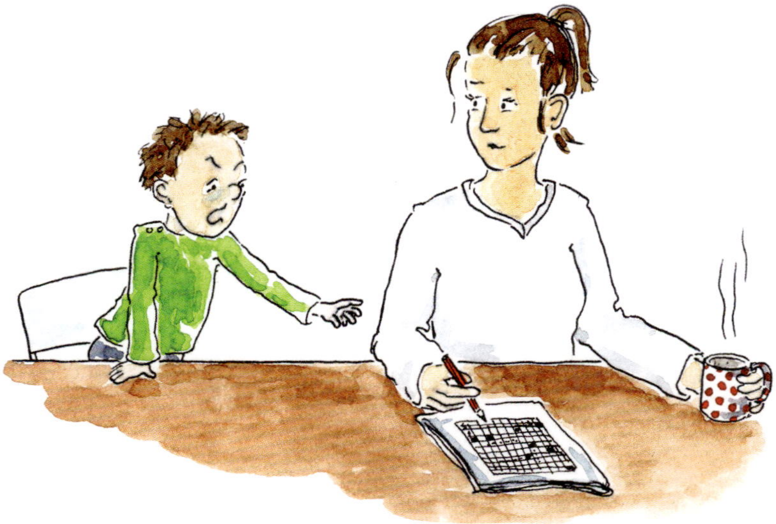

Wutanfälle und Störmanöver, die die Aufmerksamkeit der Eltern gerade dann beanspruchen, wenn diese mit eigenen Dingen beschäftigt sind

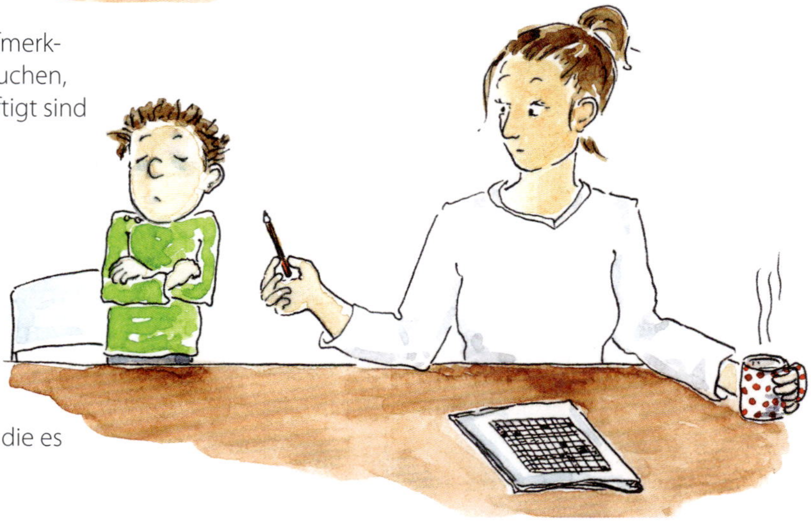

Weist Dinge zurück, die es gerade verlangt hat

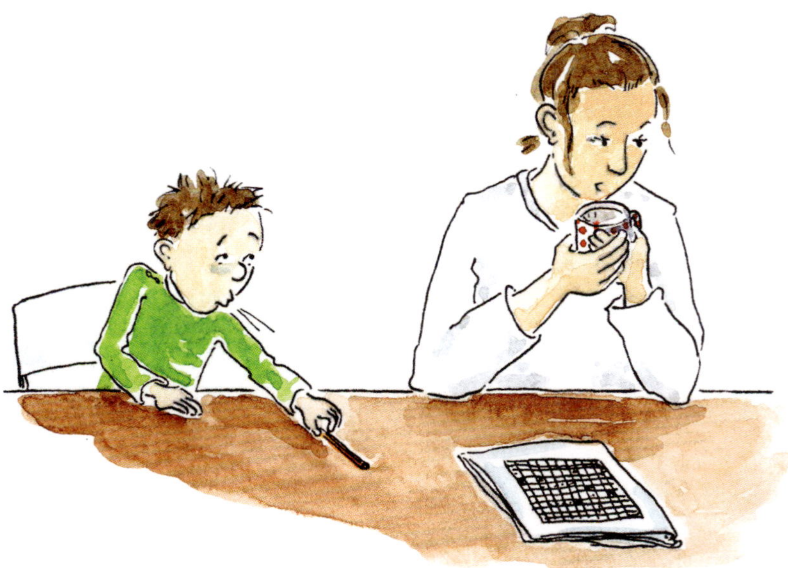

Cuprum

Metallisches Kupfer
(Cuprum metallicum)
Mineralreich

Periodensystem:
Stadium 11 Eisenserie
Farbe: 4-5 DE (rostbraun)

Typus:

Cuprum ist verkrampft, und das auf allen Ebenen. Warum nur? Das Kind ist immer angespannt und ziemlich verklemmt, es kann Zuneigung schwer zeigen und Gefühlsbezeugungen nur schlecht annehmen. *Cuprum* mag auch nicht gern angeschaut oder berührt werden.

Es ist krampfhaft ehrgeizig, gut organisiert und gewissenhaft, befolgt strikt alle Regeln und erwartet dies auch von den anderen. *Cuprum*-Kinder sind emotional instabil, ihre nachgiebige und schüchterne Seite ist häufig zu sehen, doch darunter liegt eine immense innere Anspannung und manchmal auch unterdrückte Wut. Die kann im Jähzorn heftig hervorbrechen, denn *Cuprum* fühlt sich recht schnell angegriffen. *Cuprum* mag tatsächlich gern Kampfsportarten wie Judo und Karate. Durch seinen Ehrgeiz, seine Gewissenhaftigkeit und Ausdauer wird *Cuprum* in der Schule häufig als Strebertyp angesehen und ist auch wirklich leistungsstark, doch benötigt das *Cuprum*-Kind trotzdem ständigen Zuspruch und Bestätigung, denn insgeheim leiden sie unter großer Versagensangst.

Auf der körperlichen Ebene zeigt sich die innere Anspannung von *Cuprum* als Krampfneigung, das können Schreibkrämpfe, Magen- und Darmkrämpfe, Wadenkrämpfe, Fieberkrämpfe, Atemkrämpfe (ausgelöst durch heftige Emotionen) und letztendlich auch wirkliche neurologische Beschwerden sein. Tief drinnen im *Cuprum*-Kind sitzt immer die Furcht, die Kontrolle zu verlieren, und die Gefahr besteht tatsächlich, denn *Cuprum* ist eines der Hauptmittel bei Konvulsionen und Epilepsie. Schmerzen haben generell einen zusammenziehenden, heftigen und intermittierenden Charakter (so wie Krämpfe eben sind). Dieser Wechsel von Anspannung und heftiger Entladung findet sich auch im psychischen Bild wieder, z. B. in den plötzlichen, heftigen Wutanfällen, die schnell wieder vergessen sind.

Cuprum ist ein hilfreiches Mittel für neurologische Beschwerden nach schweren Geburten, bei denen es zu mechanischen Hirnschädigungen (z. B. durch Zangengeburt) oder zu Sauerstoffmangel während der Geburt gekommen ist. Auch bei Atemstillstand von Neugeborenen bzw. dessen Folgen kann *Cuprum* angezeigt sein („blue baby"). Eine Gesichtsfarbe von fast bläulich marmorierter Blässe, bläuliche Lippen, kalter Schweiß und eiskalte Hände und Füße sind bei *Cuprum*-Kindern ganz typisch.

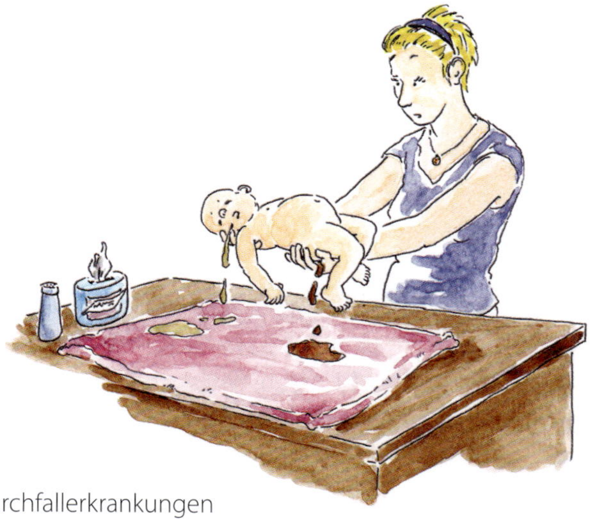

Durchfallerkrankungen
mit Erbrechen bei Babys (v. a. Rotaviren),
dabei starker Durst und sehr fröstelig

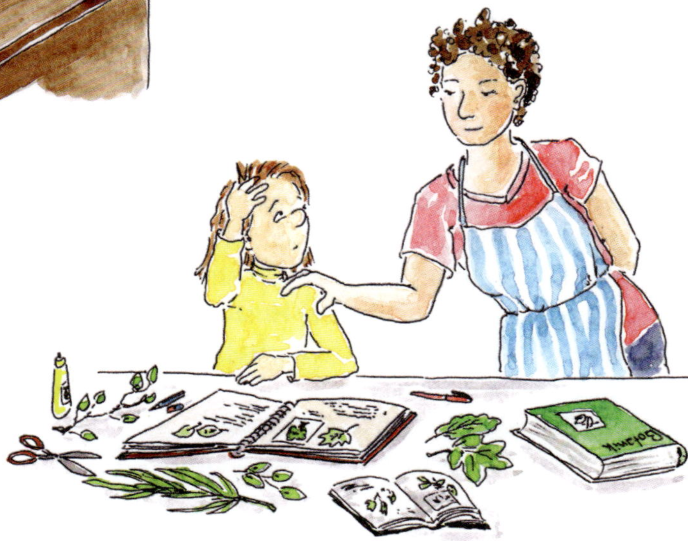

Sehr ehrgeizig und gut organisiert,
braucht trotzdem ständige Bestätigung

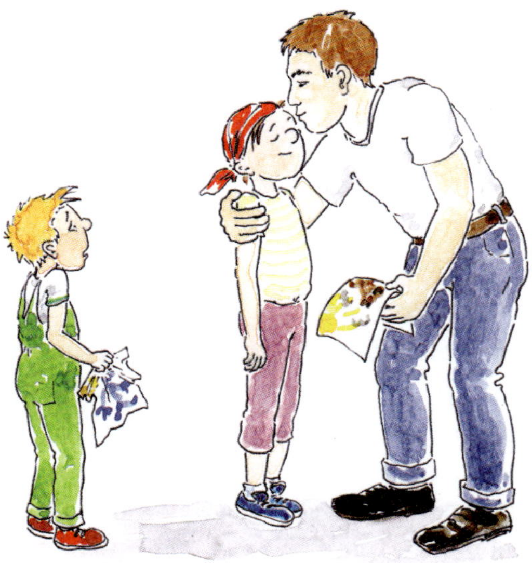

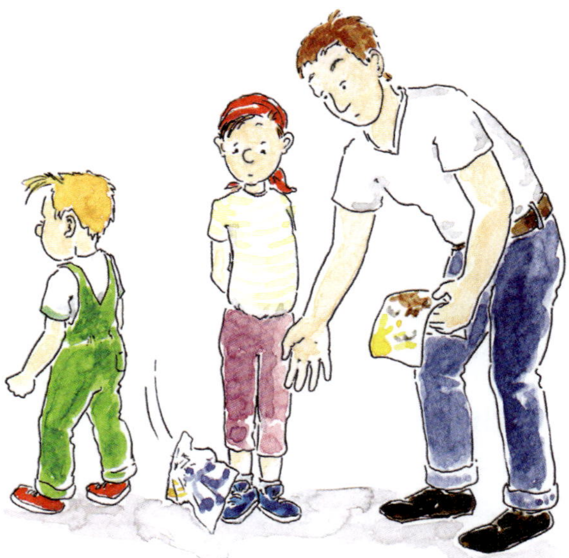

Total „verkrampft" und verklemmt, emotional
reserviert, mag keine Liebkosungen oder Küsse

Beschwerden:

Hauptbeschwerden:
Krämpfe und neurologische Beschwerden

Kopf:
Krampfartige Kopfschmerzen (v. a. zwischen den Augen, Stirn), metallischer Mundgeschmack

Hals/Brust:
Krampfartiger Husten (schlimmer nachts von 3 bis 4 Uhr), ununterbrochene Hustenanfälle, macht sich steif beim Husten, rasselnde Atmung, erstickender **Husten mit Atemnot (bläuliche Gesichtsfarbe), Asthma bronchiale (schlimmer nachts um 3 Uhr)**, Bronchitis, **Atemaussetzer oder Atemkrämpfe nach heftigen Emotionen**, Schnappatmung, Keuchhusten, Hyperventilation, **Zyanose**, Neugeborenenasphyxie **(„blue baby")**

Magen/Darm:
Übelkeit und **krampfhaftes Erbrechen**, Schluckauf, im Magen gluckert es laut (v. a. beim Trinken), Magenschmerz im Epigastrium, **Säuglingskoliken, Darmkoliken, Diarrhö** (v. a. während Zahnung), Gastroenteritis, **akute infektiöse Durchfallerkrankung** (v. a. Rotaviren)

Haut:
Hautausschläge, atopisches Ekzem, Psoriasis

Urogenital:
Häufiger Harndrang

Bewegungsapparat:
Muskelzuckungen, Muskelkrämpfe (v. a. Wadenkrämpfe, aber auch Krämpfe der Hände, Finger und Füße), Opisthotonus, Daumen nach innen gezogen und Finger gebeugt

Nervensystem:
Meningitis, Enzephalitis oder Konvulsionen nach unterdrückten Hautausschlägen (oder durch Schreck), **Epilepsie** (oft nach Meningitis oder Enzephalitis), infantile Zerebralparese (ICP) mit Zeichen von Hypertonus, Hirnschädigung durch Hypoxie bei der Geburt

Psyche/Verhalten:
ADHS (oft als Folge von schweren Geburten), Pavor nocturnus, Zähneknirschen

Fieber:
Fieber mit Konvulsionen, Fieberkrämpfe

Allgemeines:
Beschwerden durch schwere Geburten (durch Kopftrauma oder Hirnschädigung durch Sauerstoffmangel), kalte Hände und Füße, kalter Schweiß, blass-bläulich marmorierte Gesichtsfarbe, Zyanose, Fieberkrämpfe

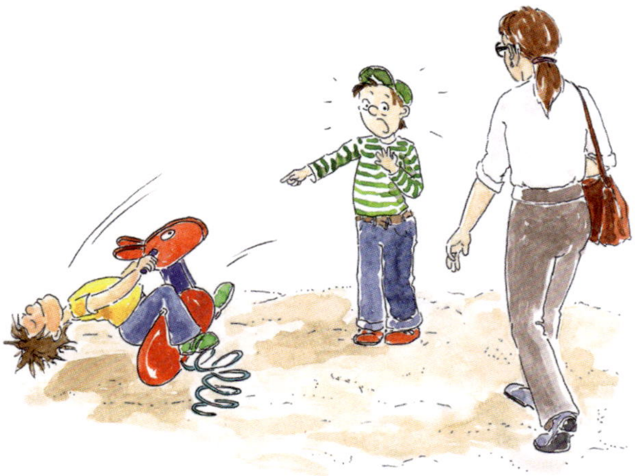

Asthmaanfall nach plötzlichen heftigen Emotionen (Zorn, Aufregung, Schreck, Ärger)

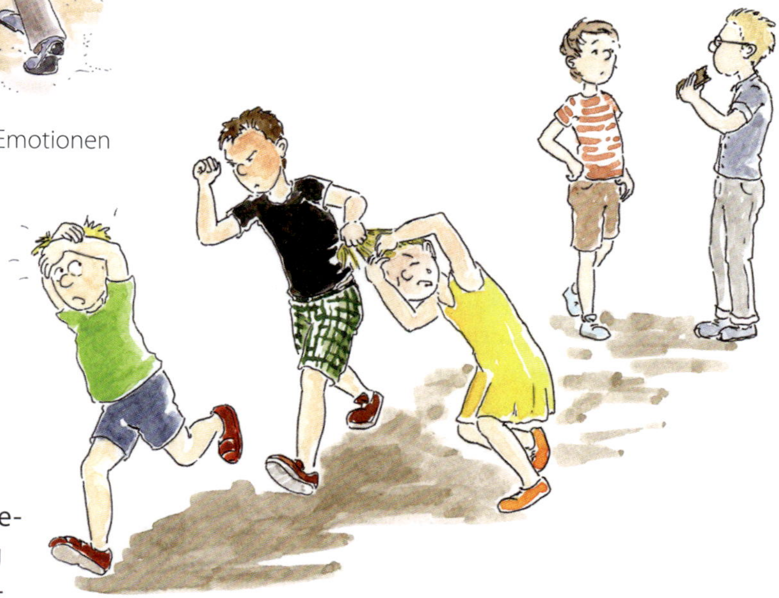

Neigung zu Jähzorn, zieht anderen dabei an den Haaren, schreit, spuckt und zerreißt Dinge

Modalitäten:

← nachts um 3 Uhr, Berührung, Erbrechen, kalter Wind, Unterdrückung von Hautausschlägen und Absonderungen

→ Bewegung, während des Schwitzens, Trinken von kaltem Wasser

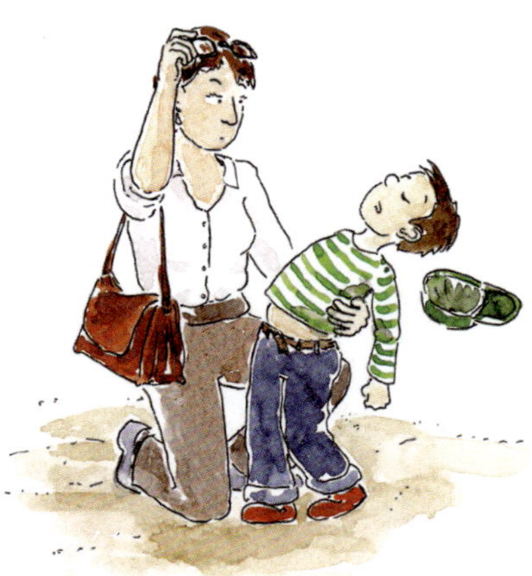

Krampfartige Atemnot (z. B. bei Asthma oder Keuchhusten, besser durch Zurückbeugen)

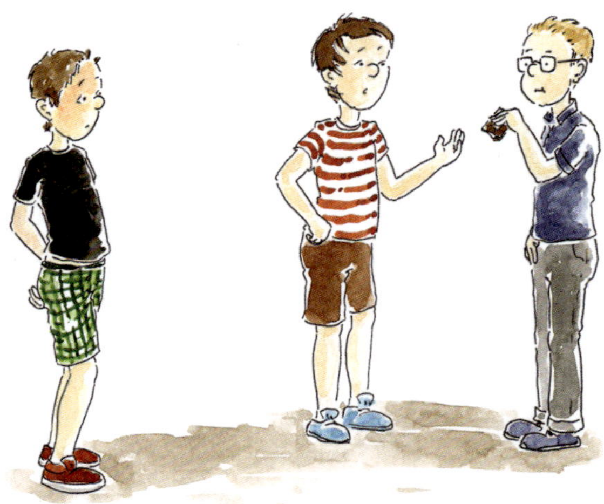

Emotionale Instabilität, ist nach den Wutanfällen schnell wieder umgänglich und lieb

Falco peregrinus

Wanderfalke (Falco peregrinus)
Greifvögel (Falconiformes) /
Vögel (Aves)
Tierreich

Farbe: 15-16 B (hellblau),
15-16 D (dunkelblau)

Typus:

Dieses Kind lebt ständig zwischen Gegensätzen, zwischen Kampf und Flucht! Durch die ständige Furcht, angegriffen oder ausgegrenzt zu werden, ist *Falco* immer in der Defensive.

Beschwerden entstehen durch Bevormundung, auch im Sinne zwar wohlmeinender, aber durch Ehrgeiz getriebene, dominierende Eltern. *Falco* fühlt sich gefangen in Zwängen und träumt davon, dem zu entfliehen. *Falco* ist halsstarrig, sein Freiheitsdrang ist groß und sein Wille ebenso! Unterdrückte Emotionen entladen sich in Reizbarkeit, heftigen Wutanfällen, Raserei und kaltem Zorn. *Falco* greift andere Kinder tätlich an und beißt sie! Aber sie sind eh lieber allein und pflegen ihr Gefühl von Isolation, Entfremdung und Sich-im-Stich-gelassen-Fühlen. Sie fühlen sich gefangen und absolut allein. Manchmal handelt es sich um verwahrloste Kinder (vor allem in emotionalem Sinne), manchmal auch um Missbrauch. Ihre sanfte Seite zeigen *Falco*-Kinder nur Tieren, sie sind tierlieb (oder im Gegenteil grausam zu ihnen).

Überhaupt liebt *Falco* die Natur, das Draußensein, frische Luft, Tiere und vor allem Vögel. *Falco* hat ein besonderes Verlangen, weit und von oben blicken zu können und zu fliegen, zu entfliehen. Das Kind liebt das Gefühl von Geschwindigkeit und jagt pfeilschnell wie ein Falke durch sein Leben. Besonders das Gefühl, sich in die Tiefe zu stürzen (z. B. beim Achterbahnfahren oder Bungee-Jumping), fasziniert *Falco*-Kinder sehr. Diese Ruhelosigkeit und sein Schaffensdrang lassen ihn euphorisch werden, *Falco* fühlt sich richtiggehend „high", um dann wieder in Mattigkeit und Traurigkeit oder Verzweiflung zu wechseln. So wie alles schnell wechselt bei diesen Kindern.

Auffällig ist *Falcos* guter Orientierungssinn und sein analytisches Denkvermögen, die Angst vor Enge oder Sturm sowie seine „Gefräßigkeit". Sie haben entweder eine erhöhte Körperwahrnehmung (typisch für Vogelmittel wie *Falco*: Sie empfinden ein innerliches Zittern ähnlich einer Vibration) oder leiden unter Wahrnehmungsstörungen. Ihr körperlicher Hauptangriffspunkt ist der Nacken-, Brust- und Schulterbereich, dort, wo die Falken selbst ihre Beute packen, gibt es viel Verspannungen, Steifheit und spitze lanzierende Schmerzen.

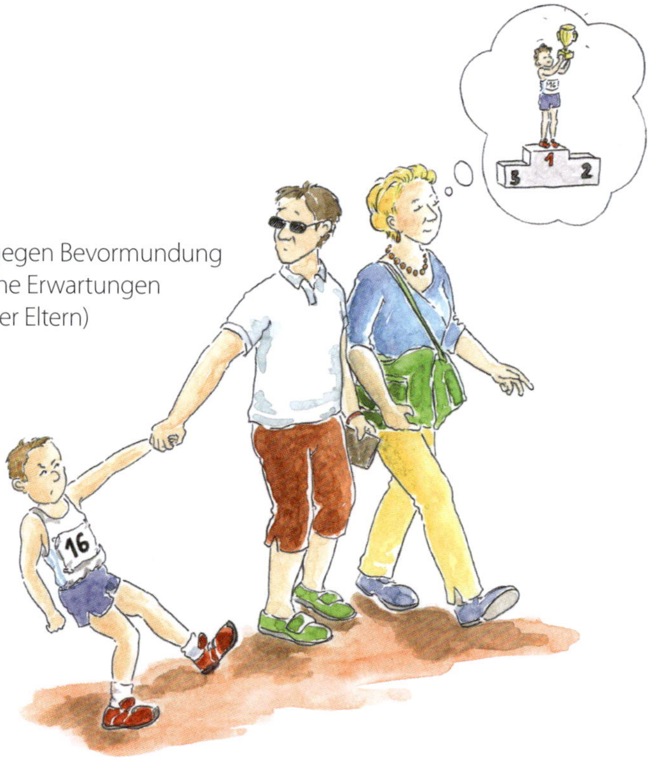

Abneigung gegen Bevormundung
(durch zu hohe Erwartungen
dominierender Eltern)

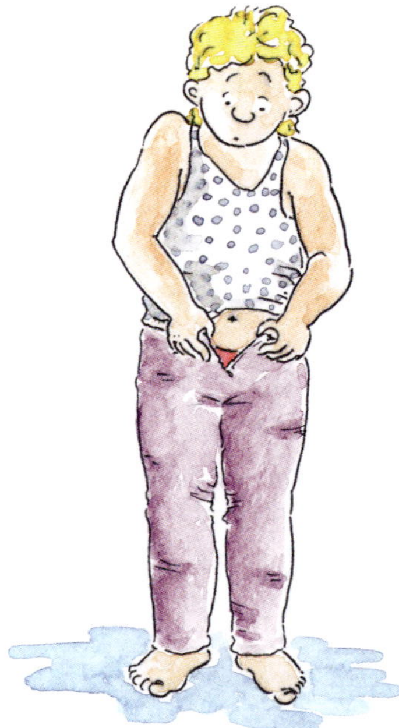

Neigung zu Übergewicht
durch gesteigerten Appetit und Heißhunger

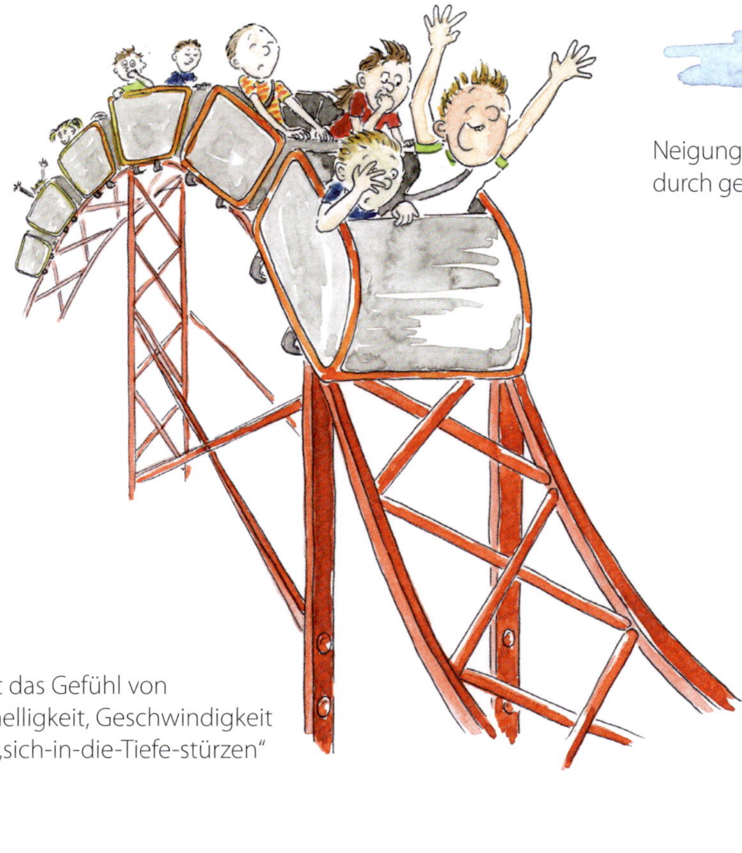

Liebt das Gefühl von
Schnelligkeit, Geschwindigkeit
und „sich-in-die-Tiefe-stürzen"

Beschwerden:

- **Hauptbeschwerden:**
  Aggressive Verhaltensauffälligkeit

- **Kopf:**
  Kopfschmerzen, Schwindel, stechende Augenschmerzen, Sehstörungen, Tinnitus, Verstopfungsgefühl in den Ohren, Aphthen

- **Hals/Brust:**
  Halsschmerzen, trockener Husten, Flattern in der Brust

- **Magen/Darm:**
  Übelkeit und Erbrechen nach dem Essen, Obstipation, Flatulenz, Aufstoßen, Rumoren und Kollern, Meteorismus, Flatulenz, Obstipation

- **Haut:**
  Hautausschläge, Ekzeme mit Juckreiz, Psoriasis, Nagelbeschwerden, Hämatome

- **Bewegungsapparat:**
  Schmerzen, Steifheit und Verspannung im Nacken- und Schulterbereich, Rückenschmerzen, v. a. im HWS-Bereich, periphere Neuropathie, Kribbeln und Taubheit der Extremitäten, Gelenkbeschwerden (v. a. Knie), Lähmungen

- **Psyche/Verhalten:**
  ADHS, aggressive Verhaltensstörung, Koordinations- und Wahrnehmungsstörungen, Klaustrophobie, Beschwerden durch Vernachlässigung oder Missbrauch

- **Allgemeines:**
  Adipositas

Modalitäten:

← Bevormundung, Vernachlässigung, Enge

→ frische Luft, Bewegung, Geschwindigkeit

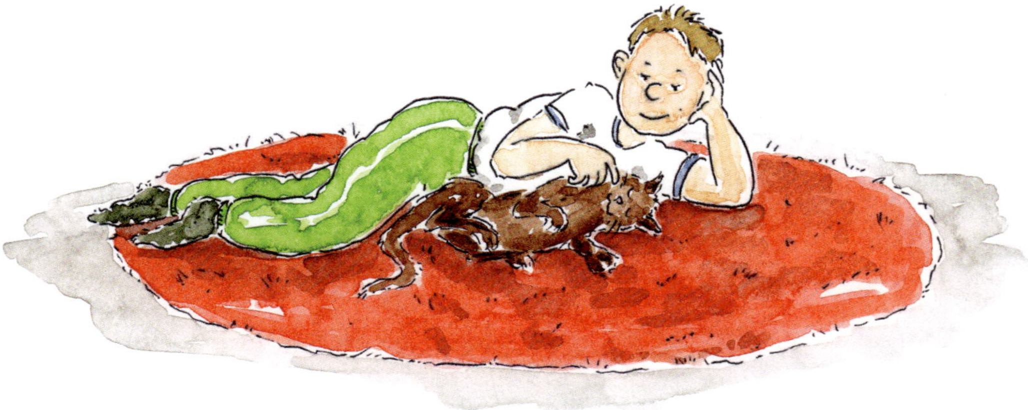

Widersprüchliche Emotionen
wie Angst und Furchtlosigkeit, Sanftheit und Aggressivität

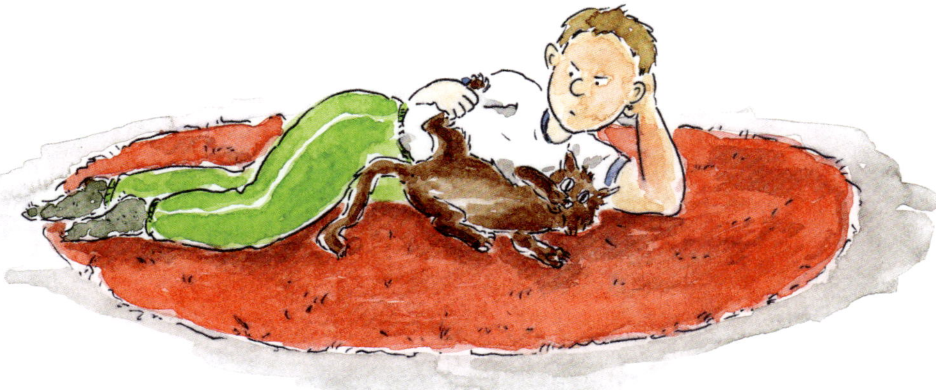

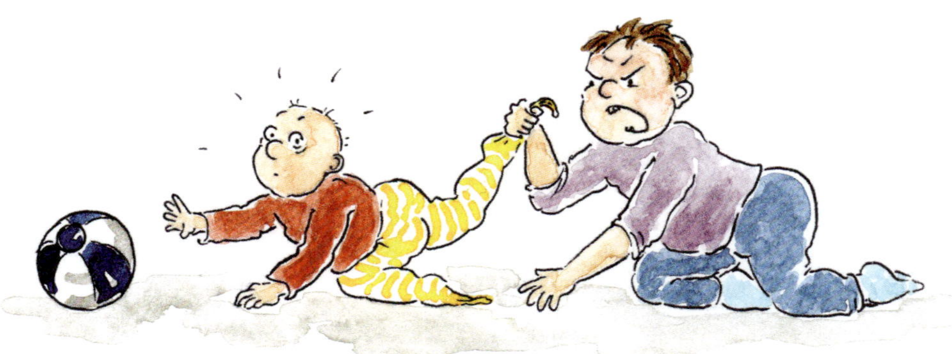

Greift andere Kinder plötzlich an mit Neigung,
zuzupacken und zu beißen

Ferrum metallicum

Metallisches Eisen
Mineralreich

Periodensystem: Stadium 8 Eisenserie
Farbe: 6-11 AB (helle Rottöne)

Typus:

Ferrum, diese kleine Kämpfernatur, agiert mit eisernem Willen und eiserner Disziplin, um die sich ihm selbst gestellten Aufgaben zu erledigen und seine ehrgeizigen Ziele zu erreichen. Das betrifft die Schule ebenso wie Hobbys, z. B. ihre Leistungen im Sport. Bei kleinen Kindern ist es die Zielstrebigkeit und Entschlossenheit, Dinge zu bekommen, nach denen sie verlangen. In jedem Alter beißt sich *Ferrum metallicum* aber hartnäckig durch, um seine Ziele zu erreichen, oder beweist besondere Standhaftigkeit und Durchhaltevermögen.

Dabei ist *Ferrum* eigentlich eher schüchtern und schamhaft, dabei sehr tüchtig und sehr familienorientiert. Sehr dominierende Eltern aber lassen brave und disziplinierte *Ferrum*-Kinder aufmucken und um ihre Unabhängigkeit kämpfen! Auf Einmischung, Kritik und Widerspruch sowie Ungerechtigkeiten reagiert *Ferrum* nämlich äußerst empfindlich. So kommt es, dass bei diesem braven und pflichtbewussten Kind gelegentlich eine lange unterdrückte Wut herausbricht, die erstaunlich heftig sein kann und scheinbar gar nicht zu ihm passt.

Auffällig reizbar reagiert *Ferrum metallicum* auf kleinste Geräusche wie Papierrascheln oder das Ticken einer Uhr. Zudem ist *Ferrum* sehr schmerzempfindlich und erträgt Spritzen und Zahnbehandlungen nur schwer. Der Eisen-Bezug wird vor allem auch in Blutungsneigung oder Blutarmut deutlich (Eisen ist Bestandteil des roten Blutfarbstoffes). Typisch ist bei älteren *Ferrum*-Kindern ein schwallartiges Nasenbluten, das vor allem morgens oder bei Erkältung und nach dem Naseschnäuzen auftritt. *Ferrum* errötet leicht, vor allem aus Verlegenheit, ist dabei abwechselnd blass und rot oder errötet mit blassem Gesichtsdreieck (häufig bei Infekten).

Sie zwingen sich aus Ehrgeiz oder hohem Selbstanspruch zu oft, an ihre eigenen Grenzen zu gehen oder ihre Möglichkeiten zu überschreiten. Beschwerden durch die daraus entstehende Erschöpfung sind häufig, sei es durch schulische Überforderung und zu viel Lernen oder durch zu hartes Trainieren im Sport. Ihr Körper zeigt mit tagelang anhaltenden Kopfschmerzen, Magenschmerzen, Schwäche und Schwindel oder Muskelschmerzen, dass das einfach zu viel ist! *Ferrum* ist fröstelig, mag Fleisch und Tomaten und bevorzugt warmes Essen.

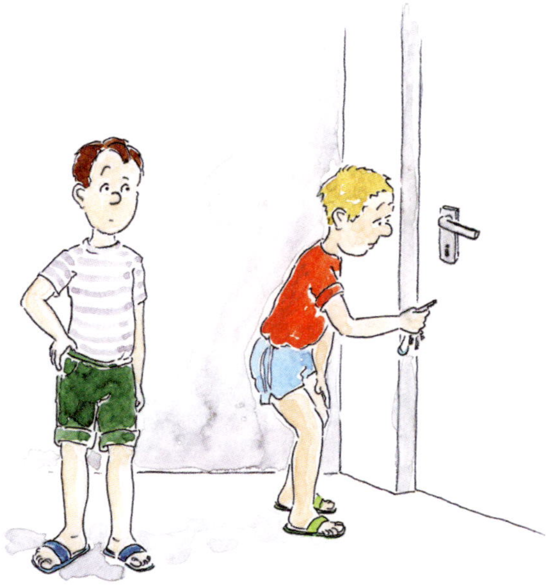

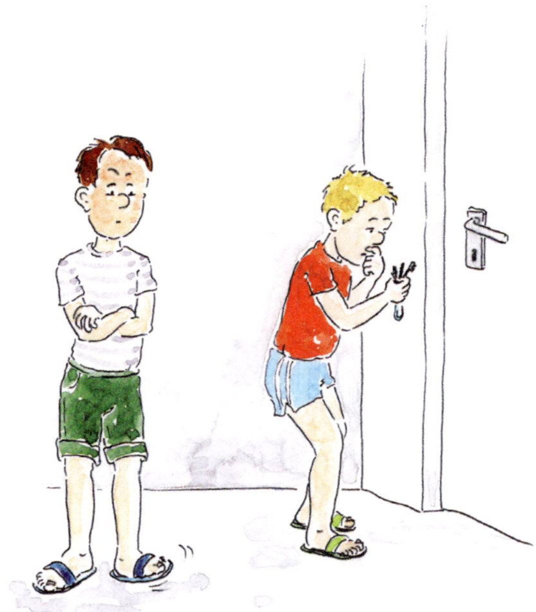

Ungeduldig

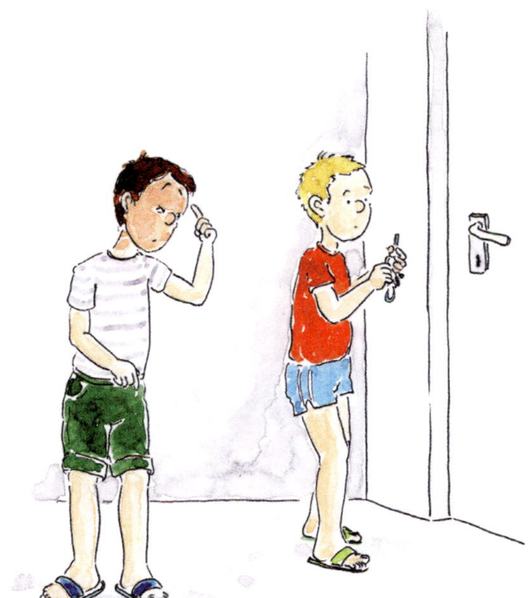

Schnell gereizt und ärgerlich

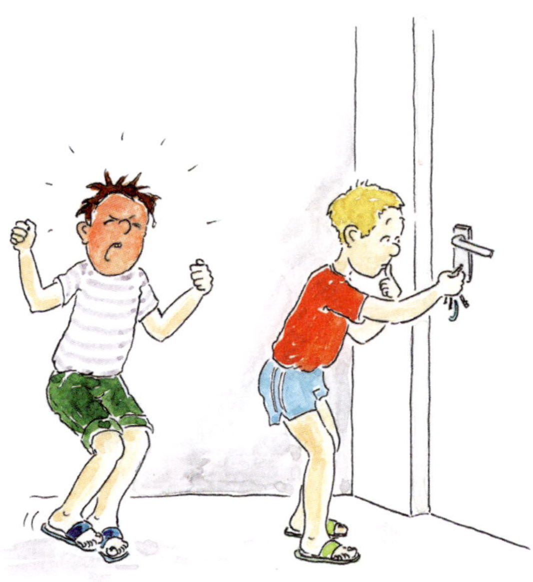

Neigung zu Jähzorn, halten ihren Ärger und Zorn aber lange unterdrückt

Beschwerden:

Hauptbeschwerden:
Blutungsneigung und Anämie

Kopf:
Tagelang anhaltende Kopfschmerzen (pulsierend oder hämmernd, besser durch Nasenbluten), Kopfschmerzen beim Autofahren, Schwellung der Unterlider, Blutandrang zum Kopf, **Schwindel** mit Übelkeit beim Aufstehen oder Bücken oder durch Erschöpfung, Schwindel beim Anblick von fließendem Wasser, Fotophobie, Otitis media (v. a. links), **extreme Geräuschempfindlichkeit**, Gesichtsblässe oder hochrotes Gesicht (bei Schmerzen oder heftigen Emotionen), chronisches Nasenbluten, **heftiges schwallartiges Nasenbluten (v. a. nach dem Aufstehen, Naseschnäuzen)**, Nasenbluten bei jedem Infekt, empfindliche Zähne, Zahnfleischbluten, Zahnschmerzen (besser durch das Trinken kalter Getränke)

Hals/Brust:
Würgender Husten mit Atemnot, v. a. morgens oder nach dem Essen, trockener **Husten mit Erbrechen und Nasenbluten**, Husten mit blutig tingiertem Auswurf, Asthma bronchiale, Gefühl der Brustbeklemmung

Magen/Darm:
Aufstoßen, Übelkeit (Trinken verschlechtert noch), **Erbrechen (oft direkt nach dem Essen)**, Völlegefühl nach dem kleinsten Bissen, krampfartige Magenschmerzen, Flatulenz, chronische Diarrhö **(v. a. nachts oder während einer Mahlzeit)**, Malassimilation, Nahrungsmittelunverträglichkeiten oder -allergien

Herz/Kreislauf:
Herzklopfen, Herzgeräusche, **hämorrhagische Diathese, Anämie mit Schwäche, Schwindel und Ohnmachtsneigung**

Haut:
Hauteinblutungen, Hämatome

Urogenital:
Wasserlassen tropfenweise bei Bewegung (nicht in Ruhe), Nephritis, Metrorrhagie, Menstruationsbeschwerden junger Mädchen

Bewegungsapparat:
Rückenschmerzen (besser durch langsames Gehen), Schulterschmerzen, Schmerzen in der Ferse und den Fußsohlen, Schmerzen im Schienbein, unwiderstehlicher Drang, die Arme zu beugen, Ruhelosigkeit der Extremitäten, rheumatische Schmerzen, Heben der Schulter schmerzt, Myasthenia gravis

Psyche/Verhalten:
Enuresis nocturna

Fieber:
Mäßiges Fieber mit hochrotem Gesicht, aber fröstelig dabei

Allgemeines:
Abmagerung oder Adipositas, **Schmerzempfindlichkeit, Eisenmangelanämie**, Hyperthyreose

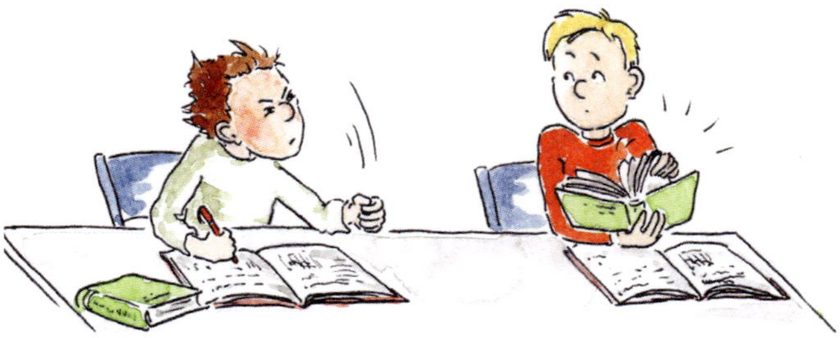

Reizbarkeit und Zorn beim kleinsten Geräusch (z. B. Papierrascheln)

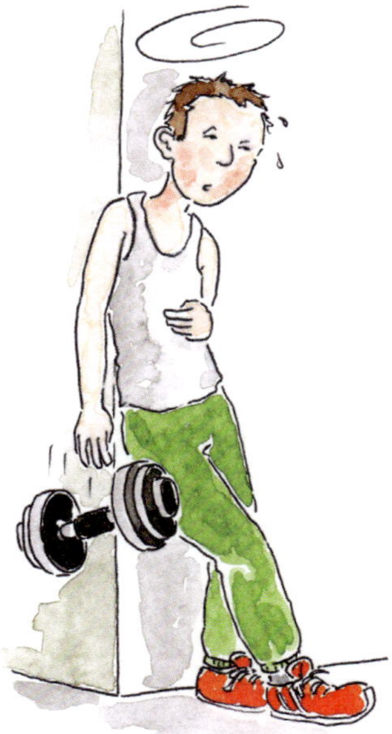

Schwäche mit Neigung zu Schwindel und Magenschmerzen nach großer körperlicher Anstrengung

Modalitäten:

← gegen Mitternacht, Stillsitzen, Schwitzen

→ nach dem Aufstehen, langsames Umhergehen

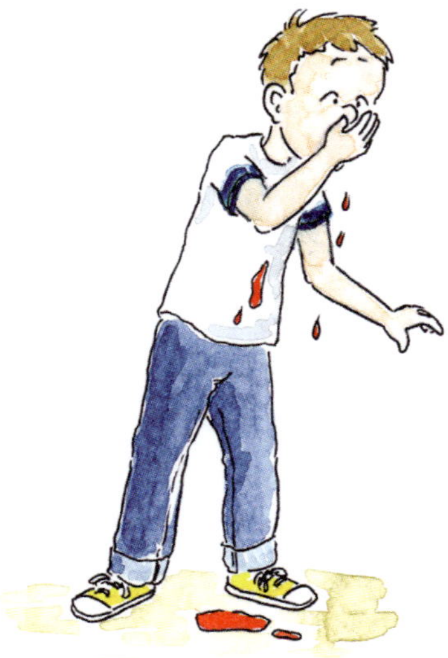

Chronisches Nasenbluten, oft schwallartig und plötzlich in großen Mengen

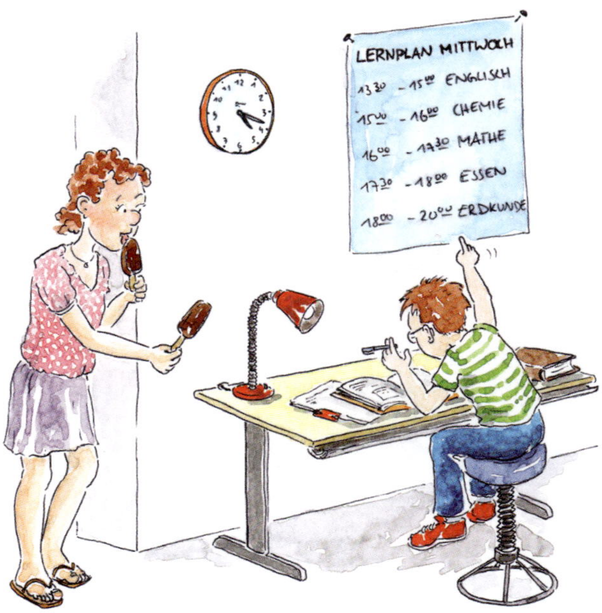

„Eiserne" Disziplin, arbeiten hart für ihr Ziel, immer der Beste zu sein und alle Aufgaben zu erledigen

Graphites

Graphit, Reißblei,
natürlicher Kohlenstoff
Mineralreich

Periodensystem:
Stadium 10, Kohlenstoffserie
Farbe: schwarz

Typus:

Für das melancholische und träge *Graphites* ist das Glas immer halb leer, sie sehen stets die düstere Seite der Dinge. Veränderungen sind nichts für sie, im Gegenteil, neue Situationen oder fremde Menschen ängstigen *Graphites* sehr. Dieses Kind ist sowieso sehr ängstlich und weinerlich, hat schon morgens eine unbestimmte Angst beim Erwachen, Furcht vor Gewitter und vor allem Möglichem.

Graphites liebt Musik, aber das Musikhören bringt *Graphites* eher zum Weinen. Das Weinen wiederum bessert eigentlich alle seine Beschwerden, genauso wie das Essen (was dazu führt, dass *Graphites* zu Übergewicht neigt). Sein langsames Denken und Reagieren und die Konzentrationsschwäche führen bei *Graphites* zu Lernproblemen. Die Kinder haben eine Abneigung gegen jede Art von Arbeit und Anstrengung. Nicht umsonst haben *Graphites*-Kinder häufig Bauchschmerzen vor der Schule (warme Milch bessert ein wenig).

Das scheue, schüchterne *Graphites*-Kind hat wenig Selbstvertrauen, es ist sehr unentschlossen und zaudernd und weiß nie so recht, was es tun soll. Es wirkt auf allen Ebenen sehr träge und apathisch, geistig wie körperlich. So sind *Graphites*-Kinder immer fröstelig und verstopft mit einem trägen Stoffwechsel, der ihre Gewichtsprobleme nicht gerade bessert. Gereizt und etwas streitsüchtig wird *Graphites* nur durch Hunger, und sie haben viel Hunger!

Beschwerden entstehen durch Uneinigkeit und Streit, an dem sie aber nicht direkt beteiligt sind (z. B. Streit zwischen den Eltern oder Freunden). Werden *Graphites*-Kinder getadelt oder zurechtgewiesen, dann lachen sie seltsamerweise. Nicht aus Provokation, sondern eher um die Situation aus Verlegenheit zu überspielen.

Graphites ist vor allem ein Mittel für jungenhafte Mädchen und eher weichliche Jungen. Im Mittelpunkt stehen bei *Graphites* Hautprobleme, vor allem Hautausschläge mit klebrigen honiggelben Absonderungen (wie die hochinfektiöse bakterielle Hautkrankheit Impetigo) und Neurodermitis, die zur Superinfektion neigt. *Graphites* ist auch sehr hilfreich bei trockenen, geröteten und juckenden Gesichtsekzemen, vor allem bei hartnäckigen Hautausschlägen um die Augen herum.

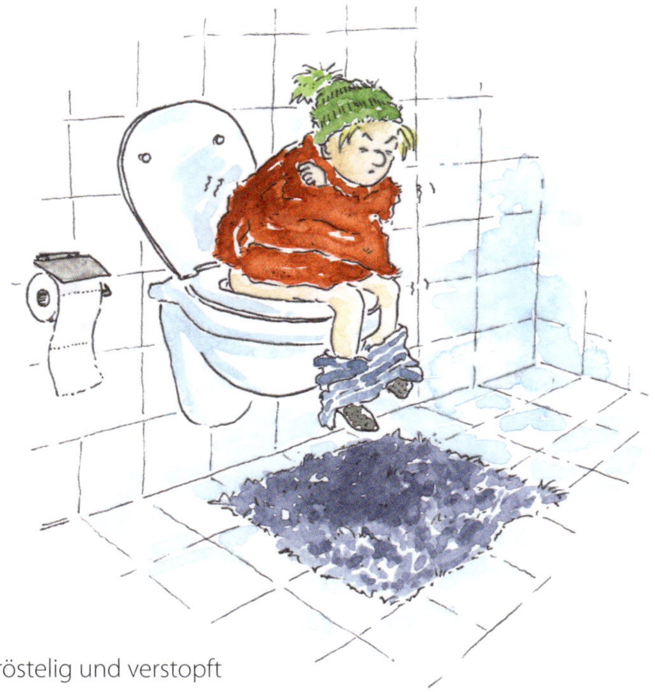

Fröstelig und verstopft

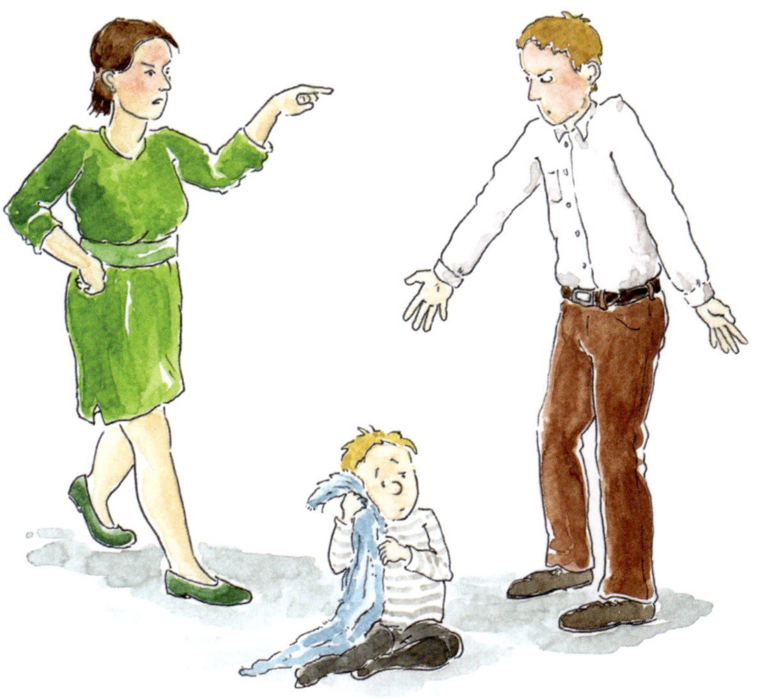

Sehr verunsichert und voller Kummer
(v. a. durch dauernde Streitigkeiten der Eltern)

Beschwerden:

- **Hauptbeschwerden:**
  Hautausschläge und Hautkrankheiten

- **Kopf:**
  Kopfschmerz (morgens beim Erwachen, durch Schnupfen), Leeregefühl im Kopf (wie betäubt), Konjunktivitis, Gesichtsekzem (v. a. **Ekzem um die Augen herum**), Otitis media, **Entzündung oder Ekzem des Gehörganges, feuchtes Ekzem hinter den Ohren**, Tinnitus, Schwerhörigkeit, chronischer Schnupfen, verstopfte Nase, Sinusitis

- **Hals/Brust:**
  Nächtlicher Husten, geschwollene Halslymphdrüsen, ständige Neigung zu schlucken, Asthma bronchiale

- **Magen/Darm:**
  Magenschmerzen (zusammenziehender Schmerz, besser durch warmes Essen), **Heißhunger** oder gesteigerter Appetit, Meteorismus, Flatulenz, Völlegefühl, Darmkoliken, selten Diarrhö, sehr oft **chronische Obstipation**, Hämorrhoiden, Rektum schmerzt

Modalitäten:

← nachts, Hunger, unterdrückte Hautausschläge

→ im Dunkeln, durch Einhüllen, Weinen, Essen, warme Getränke

- **Haut:**
  Milchschorf, **Hautausschläge (v. a. im Gesicht, besonders hinter den Ohren, auf der Kopfhaut, um die Augen herum), atopisches Ekzem mit Neigung zur Superinfektion, Ekzeme mit honiggelben Absonderungen, Impetigo**, Erysipel, **rissige, nässende, juckende, eiternde Hautausschläge**, Akne, Psoriasis, Rosacea, Herpes, Flechten, **Intertrigo** (Wundheit zwischen den Oberschenkeln, zwischen den Fingern oder in den Gelenkbeugen), bei Babys auch Wundheit zwischen den Hautfalten, schlechte Wundheilung, jede kleinste Verletzung beginnt zu eitern (ähnlich wie bei *Silicea*)

- **Urogenital:**
  Nierenschmerzen

- **Bewegungsapparat:**
  Rückenschmerzen (wie verstaucht), Überanstrengung der Muskeln und Sehnen, Überheben, verkürzte Sehnen, Taubheit der Extremitäten

- **Psyche/Verhalten:**
  Enuresis nocturna

- **Allgemeines:**
  Adipositas, sehr fröstelig, häufiges Gähnen und ständige Müdigkeit, **Hypothyreose**

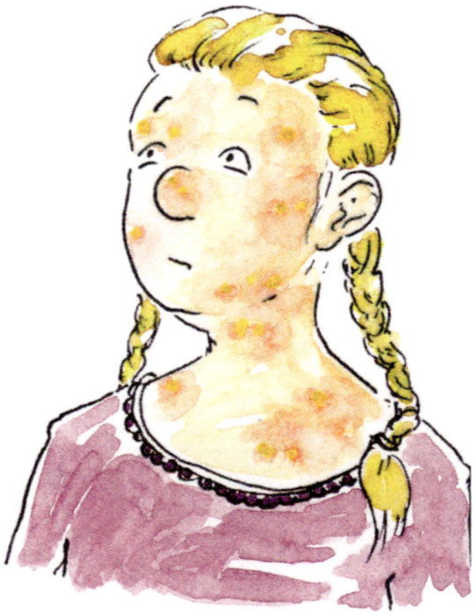

Hautausschläge mit honiggelben Absonderungen, z. B. Impetigo

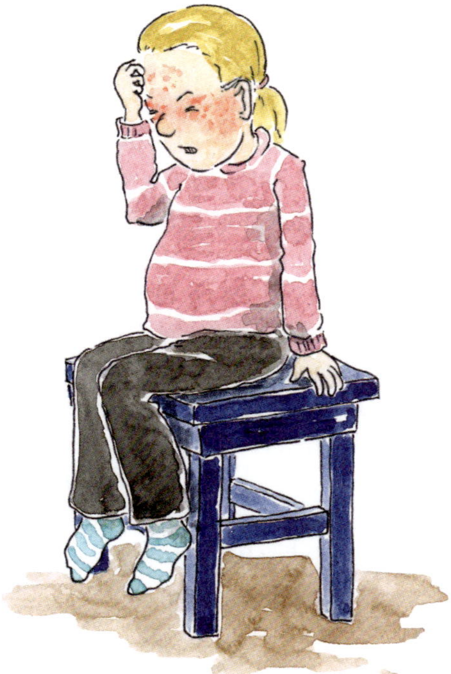

Hautausschläge mit Juckreiz, trocken, schuppig und entzündet (z. B. Neurodermitis, Schuppenflechte)

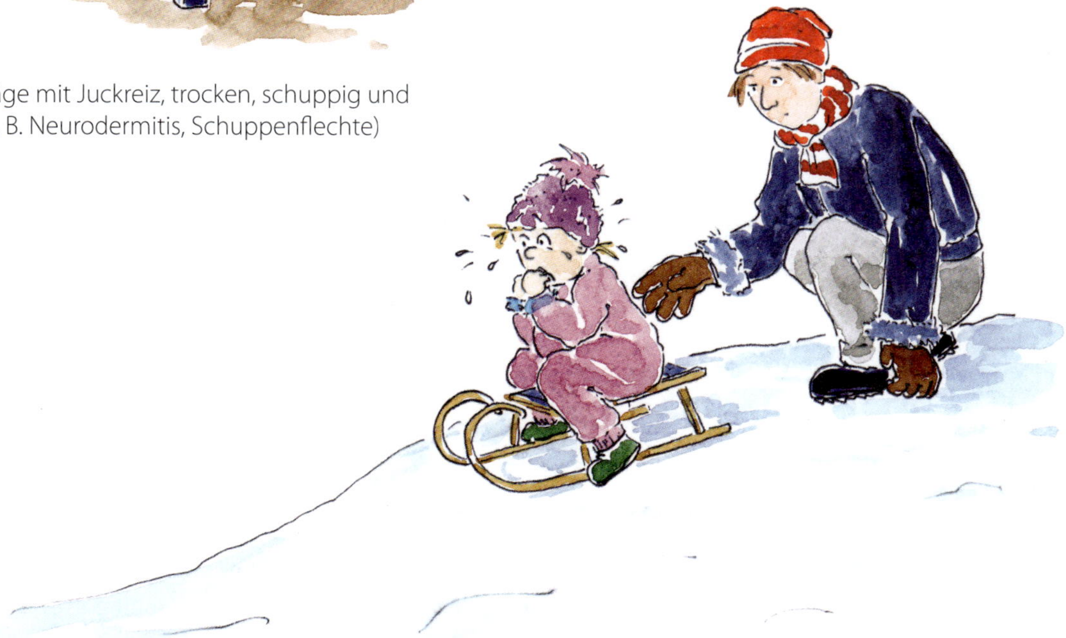

Sehr ängstlich vor allem, was neu ist (besser durch Weinen)

Hyoscyamus

Schwarzes Bilsenkraut, Hexenkraut
(Hyoscyamus niger)
Nachtschattengewächse (Solanaceae)
Pflanzenreich

Farbe: 1 C (zitronengelb)

Typus:

Hyoscyamus ist ein lustiges und fröhliches Kind, das aber sehr aufgedreht wirkt. Sein Lachen ist zu laut und albern, es quasselt ohne Ende, fasst alles an und hampelt ruhelos herum. Mimik und Gestik sind oft sehr extrem ausgeprägt. Im Kindergarten ärgert *Hyoscyamus* andere Kinder manchmal ganz schön gemein, und es kann in seinen Wutanfällen auch ordentlich zuhauen oder andere Kinder schütteln und würgen. In der Schule gibt es ebenfalls Probleme, denn *Hyoscyamus* stört die anderen nicht nur mit irgendwelchen Lächerlichkeiten, macht unangebrachte Scherze und spielt den Klassenkasper, nein, seine eigene Konzentration leidet natürlich auch sehr darunter.

Besonders typisch ist für *Hyoscyamus* das frühzeitig sexualisierte Verhalten: Schon das kleine Kind greift sich ständig an die Genitalien, zieht sich gerne nackt aus und masturbiert extrem oft, gelegentlich auch in der Öffentlichkeit. Natürlich lieben sie Doktorspiele! Die älteren Kinder verhalten sich frühreif und lüstern und bedienen sich ganz bewusst einer obszön-derben Sprache. Sie bekommen damit natürlich all die Aufmerksamkeit, die sie sich im Stillen erhoffen, denn *Hyoscyamus* fühlt sich schnell ungeliebt und abgewiesen. Allerdings erregen sie damit eine eher negative Aufmerksamkeit, nicht nur durch ihre alberne, distanzlose und aufdringliche Art, sondern auch durch Streitsucht, Neid, Klatsch und Tratsch.

Besonders auffällig ist ihre Eifersucht, die oftmals in der Geburt eines Geschwisterkindes ihren Anfang nimmt, sich später aber auch auf andere Kinder ausweitet: Freunde, Klassenkameraden, Sportkollegen. *Hyoscyamus* wird aus Eifersucht gemein, misstrauisch und hinterhältig, das Kind entwickelt Beschwerden durch Eifersucht (z. B. Bettnässen oder neurologische Tics).

Auffällig häufig ist ein gegengeschlechtliches Verhalten und Aussehen (burschikose Mädchen und weichliche Jungen). *Hyoscyamus* hat viel Durst, doch seine Furcht vor Wasser scheint, auch seine Abneigung zu trinken, zu bedingen. Beim Versuch, Getränke zu schlucken, würgen sie und schließlich kommt es aus der Nase wieder heraus. Babys haben einen heftigen Schluckauf nach dem Stillen.

Im Mittelpunkt steht bei *Hyoscyamus* ein überreiztes Nervensystem mit nervöser Unruhe und Hyperaktivität, neurologischen Beschwerden sowie einem nahezu manischen Verhalten. *Hyoscyamus*-Kinder schlafen schlecht und wachen nachts oft laut schreiend auf.

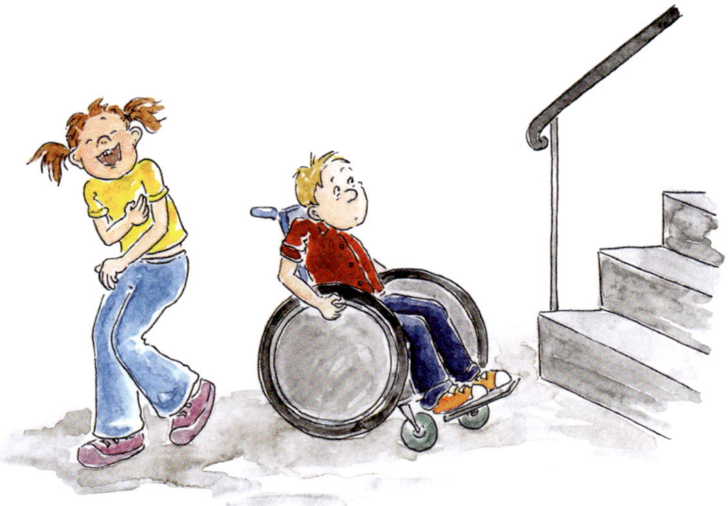

Lachen in absolut unpassenden Situationen

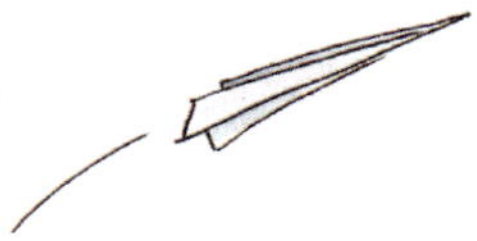

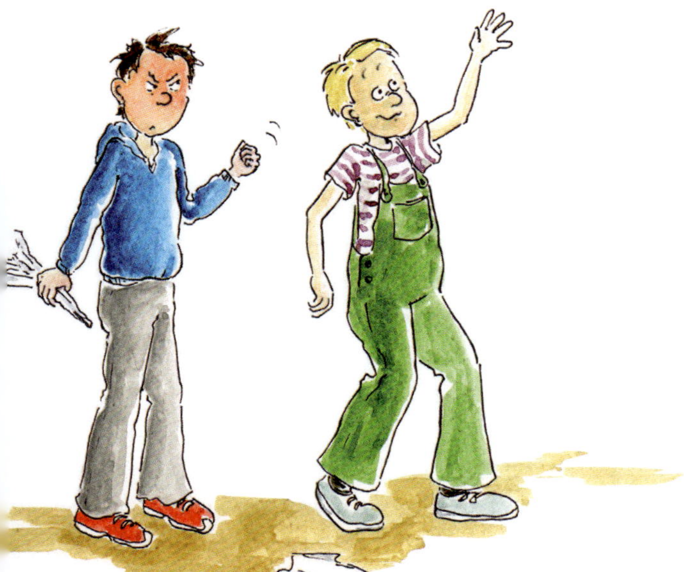

Extrem eifersüchtig und neidisch
auf andere Kinder

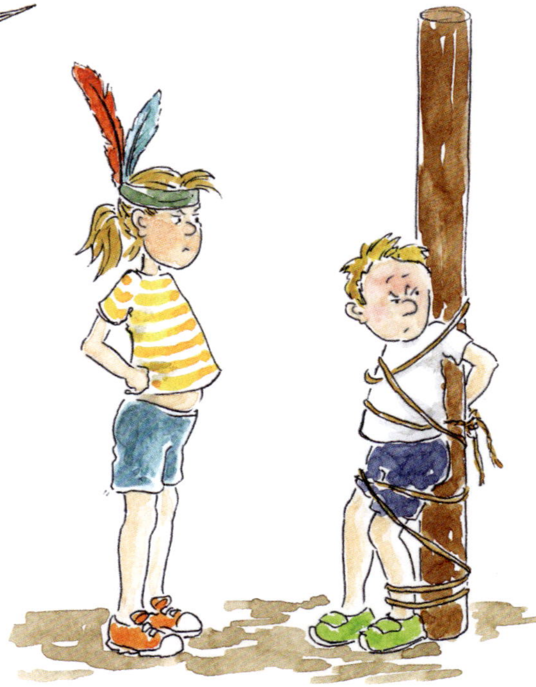

Gegengeschlechtliches Spielverhalten

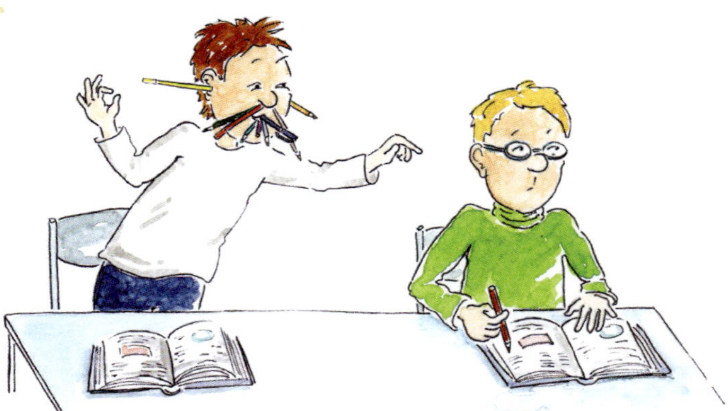

Albern und aufgedreht, der Klassenclown

Beschwerden:

- **Hauptbeschwerden:**
  Verhaltensauffälligkeit und neurologische Beschwerden

- **Kopf:**
  Kopfschmerzen (v. a. Stirn), Nystagmus, Strabismus, Sehstörungen (sieht Doppelbilder), Tinnitus (Klingeln), Schwindel, Otitis media, Schwerhörigkeit, Nasenbluten, neuralgische Zahnschmerzen

- **Hals/Brust:**
  Schwieriges Schlucken, heftiger Schluckauf nach dem Stillen, Kitzeln im Hals, Husten mit Würgen, **trockener krampfartiger Husten anfallsweise nachts** (im Liegen schlechter, Aufsitzen im Bett bessert), Aphonie nach Schock

- **Magen/Darm:**
  Empfindlicher Magen, Gastritis (v. a. durch Toxine), bitteres Aufstoßen, Übelkeit und Erbrechen, Schluckauf, Meteorismus, Flatulenz, Darmkoliken, Diarrhö (manchmal mit gleichzeitigem Urinieren)

- **Urogenital:**
  Unwillkürliches Urinieren

- **Bewegungsapparat:**
  Muskelkrämpfe, **Muskel- und Sehnenzuckungen**, Tremor (**Rucken und Zucken der Finger, Arme und Beine**), unwillkürliche Bewegungen, Koordinationsstörungen, Lähmungen

- **Nervensystem:**
  Meningitis, Enzephalitis, Commotio cerebri, **Konvulsionen** (durch das Hören fließenden Wassers ausgelöst), Konvulsionen (mit Zähneknirschen und unwillkürlichem Urinieren), Chorea, **Epilepsie, neurologische Tics (z. B. Rollen der Augen, „Flockenlesen")**, Beschwerden des zentralen Nervensystems

- **Psyche/Verhalten:**
  Verhaltensauffälligkeit (hyperaktiv, nervös, eifersüchtig, distanzlos, schamlos, frühzeitig sexualisiert), **ADHS**, Neigung zu gegengeschlechtlichem Verhalten (bis hin zur Identitätsstörung), Manie, **Enuresis nocturna, Enkopresis** (Einkoten), Zähneknirschen im Schlaf, Hydrophobie, Schreikinder (nächtliches Erwachen mit Schreien und Schluchzen)

- **Fieber:**
  Hohes Fieber beginnt abends und bleibt die ganze Nacht hoch, brennende Hitze wird im Kopf gefühlt, Fieber mit Delirium und Konvulsionen, Fieber mit unwillkürlichen Handbewegungen (z. B. Zupfen an der Bettdecke)

- **Allgemeines:**
  Schlafstörungen, extreme Neigung zur Masturbation schon bei kleinen Kindern

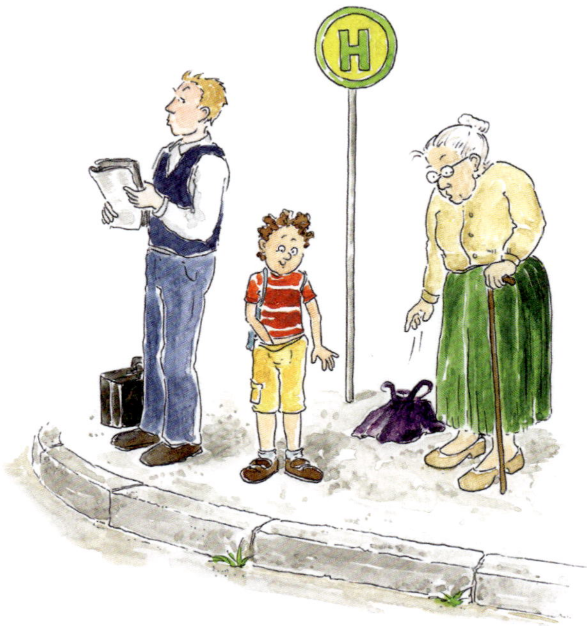

Schamlos-obszönes Verhalten, übermäßige
Masturbation bei Kindern (auch in der Öffentlichkeit)

Modalitäten:

- ← nachts, nach dem Essen, Hinlegen
- → Bücken

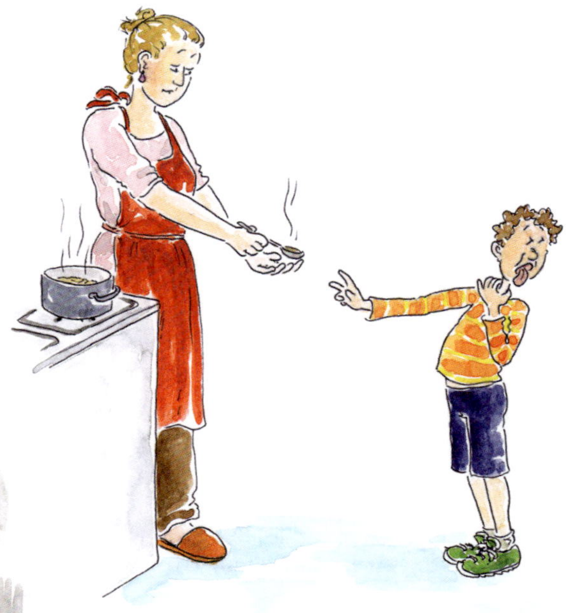

Übertriebene Gesten und
Gebärden, extreme Mimik

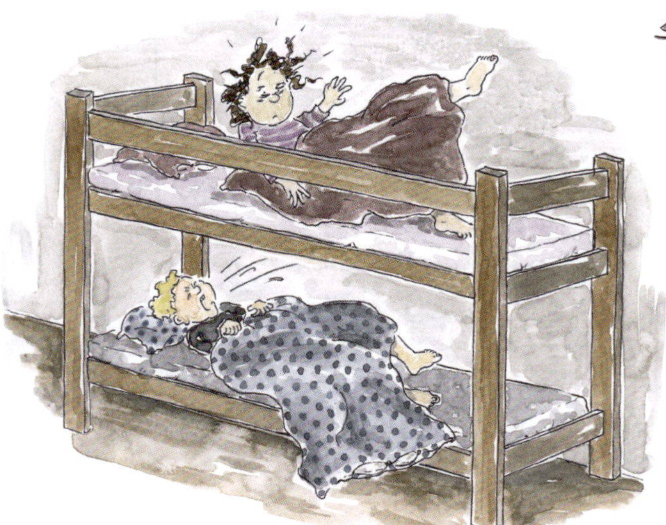

Nächtliches Erwachen
mit lautem Schreien und Schluchzen

Ignatia

(Ignatia amara)
Ignatiusbohne (Strychnos ignatii)
Brechnussgewächse (Loganiaceae)
Pflanzenreich

Farbe: 6-11 AB (helle Rottöne)

Typus:

Man möchte dieses Kind so gerne trösten und in den Arm nehmen, denn sein Kummer ist so sichtbar, aber das lässt das zurückhaltende *Ignatia* nicht zu. Es seufzt nur ständig vor sich hin und zieht sich verzweifelt zurück, um sich seinem Kummer im Verborgenen hinzugeben. Dort schluchzt und weint *Ignatia* herzzerreißend. Es ist die Trauer um ein Familienmitglied (oder auch ein Haustier), es sind Beschwerden durch Trennung der Eltern, Heimweh, Liebeskummer, Kränkung und Enttäuschung. All seine Beschwerden haben einen emotionalen Grund. Und das, obwohl *Ignatia* sowieso schon so gefühlsbetont ist, so himmelhoch jauchzend und zu Tode betrübt.

Freud und Leid liegen so nah beieinander, dass *Ignatia* manchmal tatsächlich abwechselnd weint und lacht. In akuten gefühlsbetonten Situationen kann sich *Ignatia* auch sehr hysterisch zeigen und zur Ohnmacht neigen. Meistens aber neigt es dazu, sich zurückzuziehen, Trost lässt es nicht zu. Es ist gefühlsbetont, sentimental und romantisch und liebt rührselige Filme und Geschichten. So kann man der Kummer machenden Realität entfliehen. Gedanklich verweilt *Ignatia* lange bei unangenehmen Ereignissen. Auch kann es Kritik überhaupt nicht vertragen, fürchtet sich ständig vor Zurückweisung und reagiert auf Widerspruch gereizt. *Ignatia* ist zuweilen zwanghaft gut gelaunt und anderen damit gegenüber eher reserviert, es lässt nicht tief blicken.

Ignatia-Kinder lassen sich auch nicht gern streicheln und liebkosen. Ein Gefühl wie ein Stein im Magen oder eines aufsteigenden Klumpens zeigt die tief in ihrem Inneren eingeschlossenen Emotionen. *Ignatia* hat sehr wechselhafte und widersprüchliche Symptome, z. B. kann es Festes besser schlucken als Flüssiges. Es besteht bei *Ignatia* die Neigung, aus Kummer zu essen. Während des Essens schwitzt das Kind auffallend im Gesicht. Sie lieben vor allem Obst, manchmal essen sie sogar nichts anderes mehr (Anorexie aus Kummer).

Ignatia ist „das" homöopathische Mittel in einer akuten Kummer- oder Trauersituation und hilft gut bei allen psychosomatischen Beschwerden. Kleinere Kinder bekommen Asthmaanfälle oder nässen wieder ein, bei älteren *Ignatia*-Kindern kommen eher Kopfschmerzen, nervöse Magenbeschwerden oder Essstörungen vor. *Ignatia*-Kinder reagieren auf emotionalen Stress mit Krankheit.

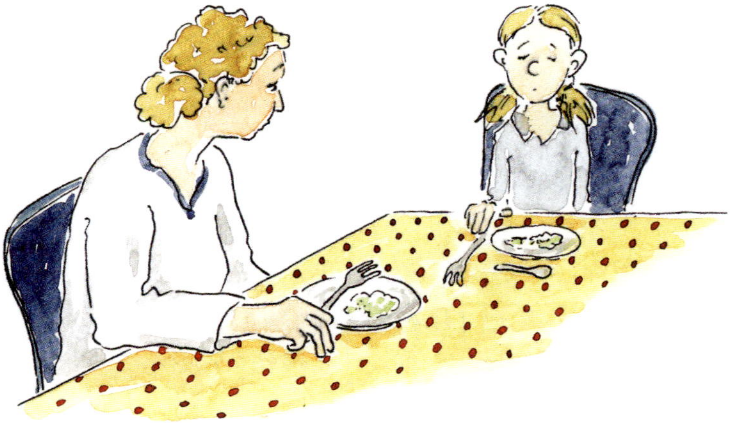

Essstörungen, Magersucht oder Bulimie aus Kummer

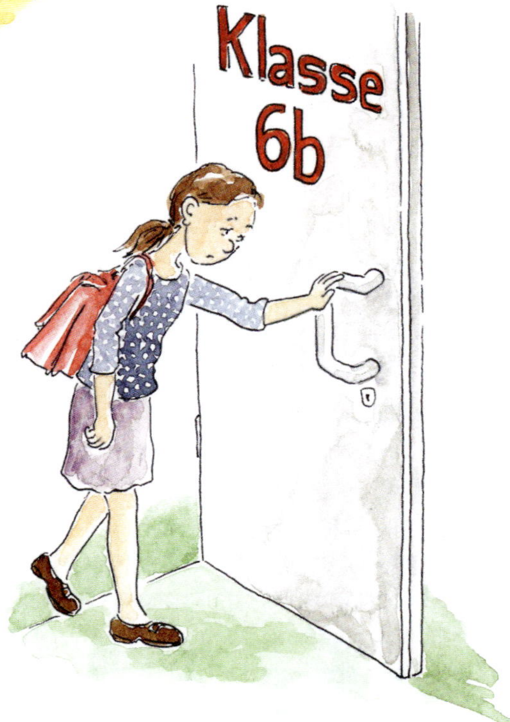

Versagensängste, setzt sich selbst sehr unter Druck

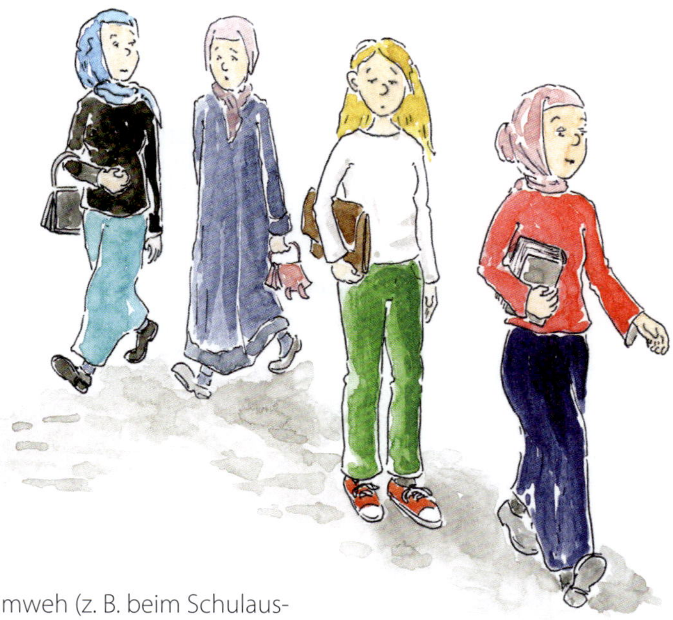

Heimweh (z. B. beim Schulaustausch, Klassenfahrten, Freizeiten)

Beschwerden:

Hauptbeschwerden:
Beschwerden durch Kummer

Kopf:
Bohrende **Kopfschmerzen oder Migräne durch Kummer** (schon morgens beim Erwachen), periodischer Kopfschmerz (wie von einem Nagel), Migräne mit Leeregefühl im Magen (Essen bessert nur vorübergehend), **ständiges Gähnen**, Sinusitis, Haarausfall nach emotionalem Stress, Zahnungsbeschwerden

Hals/Brust:
Akute Pharyngitis, Halsschmerzen (durch Schlucken besser), Laryngitis mit Laryngospasmus, krampfartiger Husten mit Würgen, **Asthma bronchiale (ausgelöst durch Emotionen)**, Otitis media, chronische Tonsillitis, Neigung, ständig zu schlucken, **Globus hystericus**, Gefühl der Brustbeklemmung, **hysterische Atembeschwerden mit Herzrasen, Hyperventilation und Ohnmacht**

Magen/Darm:
Nervöser Schluckauf, saures **Aufstoßen**, Übelkeit (durch Essen besser), Leeregefühl im Magen (durch Essen nicht besser), Gefühl wie ein Stein im Magen, **Magenschmerzen bei Kummer**, Erbrechen, Gastritis, Meteorismus, Flatulenz, Darmkoliken, **Säuglingskoliken (bei Stillkindern, deren Mütter unter Kummer leiden)**, nervöse Verdauungsstörungen, Colon irritabile, **Diarrhö durch Emotionen oder Obst**, Tenesmus, Schmerzen beim Stuhlgang

Herz/Kreislauf:
Unwillkürliches Urinieren

Urogenital:
Plötzlicher oder nervöser Harndrang, Harninkontinenz

Bewegungsapparat:
Muskelzucken, Muskelspasmen (v. a. der Rückenmuskeln), Konvulsionen oder Lähmungen durch emotionale Ursachen, juveniler Rheumatismus

Psyche/Verhalten:
Akuter Kummer, Trauersituation, Hysterie, Liebeskummer, Heimweh, **Anorexie, Bulimie, Enuresis nocturna**, depressive Verstimmung, Folgen von sexuellem Missbrauch, Deflorationsschock

Fieber:
Mäßiges Fieber mit Durstlosigkeit, oft durch Emotionen ausgelöst

Allgemeines:
Akutes Trauermittel, Mittel bei psychosomatische Beschwerden, widersprüchliche Symptome

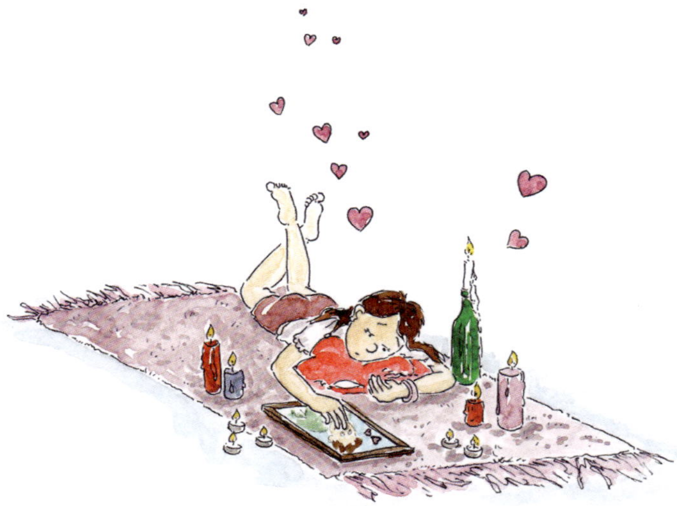

Liebeskummer, unerfüllte romantische Schwärmerei

Modalitäten:

⟵ abends, im Freien, Kummer, Trauer, heftige Emotionen, nach Mahlzeiten, Nikotinrauch, Kaffee, Denken an die Beschwerden

⟶ während des Essens, Bewegung, Lagewechsel

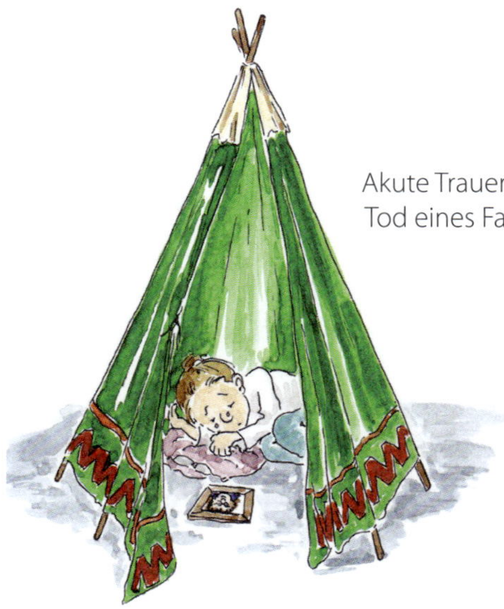

Akute Trauer, z. B. durch den Tod eines Familienmitglieds

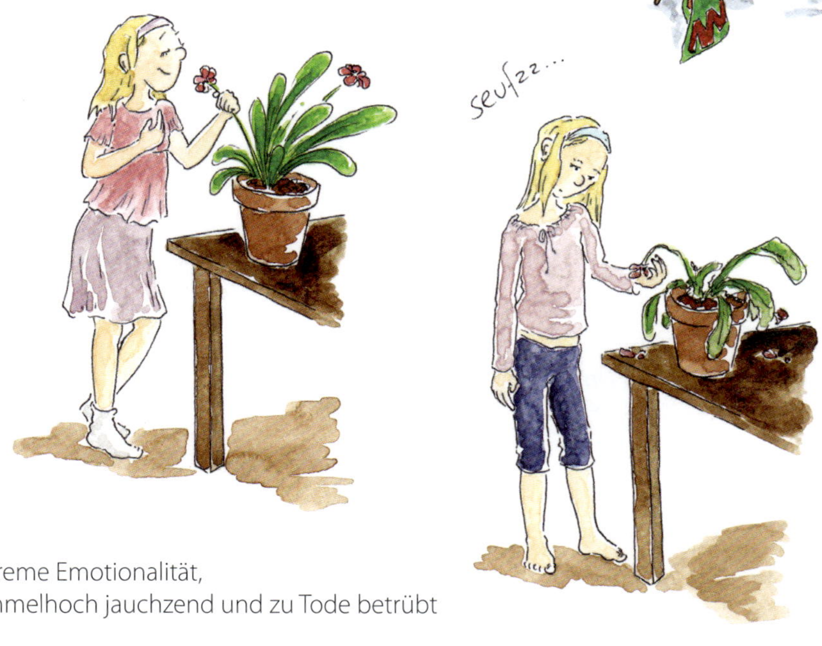

Extreme Emotionalität,
himmelhoch jauchzend und zu Tode betrübt

Kalium carbonicum

Kaliumkarbonat
Pottasche
Mineralreich

Periodensystem:
Stadium 1 Eisenserie (Kalium),
Stadium 10 Kohlenstoffserie (Kohlenstoff)

Farbe: 15-16 C (königsblau)

Typus:

Das *Kalium-carbonicum*-Kind ist höflich, wohlerzogen, ordentlich und hilfsbereit, weswegen es bei Erwachsenen gut ankommt!

Ältere *Kalium*-Kinder sind im Vergleich zu ihren Altersgenossen relativ angepasst und unaufgeregt, sehr verantwortungsbewusst und zeigen viel Pflichtgefühl (wollen trotz Krankheit zur Schule gehen!). Sie sind praktisch veranlagt und tun, was getan werden muss. Regeln sind dazu da, eingehalten zu werden! Wenn die Kinder einmal getadelt werden (was selten ist), brechen sie in Tränen aus. Veränderungen in ihrem Leben brauchen sie eigentlich nicht und Ungeplantes bringt sie schwer aus dem Konzept. *Kalium carbonicum* übernimmt ganz selbstverständlich die Werte, Normen und Gewohnheiten des Elternhauses und begehrt nicht auf. Nur die Eltern aber wissen, dass das die eine Kehrseite der Medaille ist. Sie ahnen, dass ein wenig mehr Spontanität, Phantasie und Emotionalität ihrem Kind ganz gut täten. *Kalium carbonicum* braucht wenig Körperkontakt und Kuscheleien und ist überempfindlich gegen Geräusche. *Kalium carbonicum* hat viele Ängste („Angst im Magen"). Die Kleineren wachen schreiend vor Angst auf (die typische Uhrzeit ist 2 bis 4 Uhr nachts) und klammern sich auch tagsüber sehr an ihre Bezugspersonen in der Familie, so wie man das sonst vor allem von *Pulsatilla* kennt (doch dort ist es immer die Mutter!). Auch gegenüber seinen Freunden ist *Kalium carbonicum* ähnlich besitzergreifend. *Kalium carbonicum* hat einen starken Vaterbezug und braucht das väterliche Vorbild unbedingt für sein Selbstbewusstsein und sein Weltbild. Fehlt der Vater oder die Vaterfigur (aufgrund von Arbeit, Trennung, Krankheit oder Tod), entstehen Probleme. Nur viel Selbstkontrolle und Routine kann ihnen dann Halt geben, nur Strenge und Starrheit im Denken und Fühlen.

Der geringste Anlass, v. a. Geräusche, lässt *Kalium carbonicum* heftig erschrecken. Obwohl vom Typ her eher ein Kopfmensch und begeistert für alles Vernünftige und Logische, haben diese Kinder oft eine Rechenschwäche. Wir sehen häufig geschwollene Oberlider sowie sehr empfindliche Fußsohlen. *Kalium carbonicum* ist sehr erschöpft und ständig erkältet (mit schmerzenden Gliedern und einem hartnäckigem Husten oder chronischem Asthma).

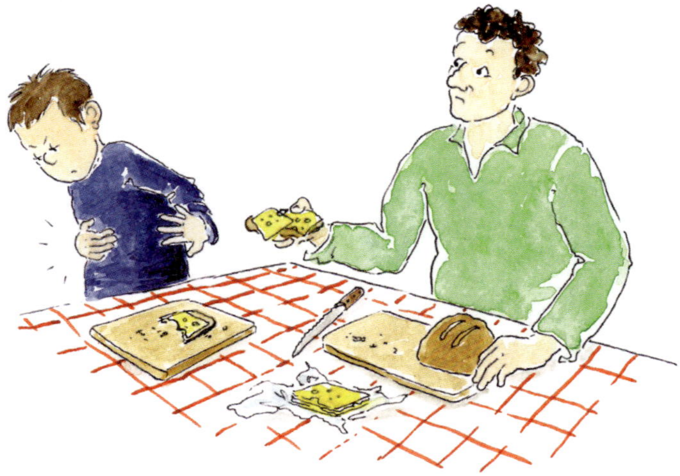

Abneigung gegen Brot, Brot macht Blähungen und Magenschmerzen

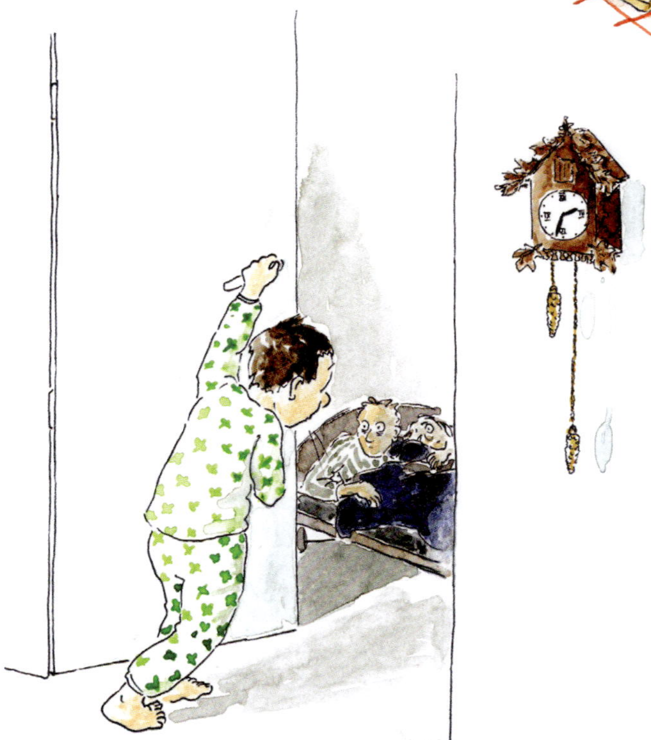

Erwachen nachts zwischen 2 und 4 Uhr (oft durch Husten oder Asthma)

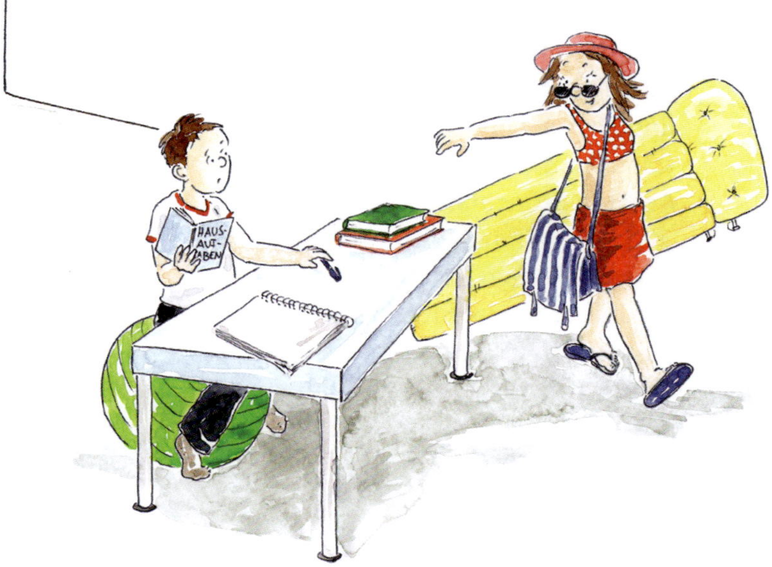

Verlangen nach Routine und einem geplanten Ablauf, wenig spontan

Beschwerden:

Hauptbeschwerden:

Bronchialbeschwerden und Gliederschmerzen

Kopf:

Kopfschmerzen (durch Zugluft, bei unterdrücktem Schnupfen durch Nasensprays), geschwollene Augenlider, Schnupfen (mit krustigen Nasenlöchern), verstopfte Nase (schlechter im warmen Zimmer), Sinusitis, Otitis media (v. a. rechts, nur dieses eine Ohr ist rot und warm), stechende Ohrenschmerzen, Geräuschüberempfindlichkeit, temperaturempfindliche Zähne

Hals/Brust:

Halsschmerzen, Schluckbeschwerden (v. a. bei Säuglingen, deswegen Stillprobleme), Reizung oder Kitzeln des Kehlkopfes, Zusammenschnürungsgefühl im Bereich des Kehlkopfes, **harter trockener Husten mit stechendem Brustschmerz, Husten mit Atemnot (wacht davon nachts gegen 2 bis 4 Uhr auf)**, Husten mit Giemen und Pfeifen, Kribbeln im Hals (muss sich ständig räuspern), Tonsillitis, **chronisches Asthma bronchiale** (Atemnot besser in „Kutscherhaltung"), Asthma abwechselnd mit nächtlichem Durchfall, **akute und chronische Bronchitis**, stechender Brustschmerz (tiefes Einatmen verschlimmert), Pleuritis, Pneumonie (meist des rechten unteren Lungenlappens), Schwellung der Halslymphknoten

Magen/Darm:

Magenschmerzen („Angst im Magen"), Übelkeit (Hinlegen bessert), schneidender Bauchschmerz, saures Aufstoßen, Blähungen (nach Brot), Meteorismus, Flatulenz, Rumoren und Kollern im Darm (vor dem Stuhlgang), Völlegefühl, Obstipation, Hämorrhoiden, Rektum juckt und schmerzt

Bewegungsapparat:

Stechende oder schneidende Gliederschmerzen, Rückenschmerzen (Umhergehen bessert), ziehender Schmerz vom unteren Rücken über die Hüfte bis in den Oberschenkel, Ischias, Steifheit oder Schmerzen im unteren Rücken, Lumbago, juvenile rheumatoide Arthritis, **Torticollis (v. a. rechts)**, Hüftgelenksentzündung, Knieschmerzen

Psyche/Verhalten:

Pavor nocturnus, Dyskalkulie

Fieber:

Fieber mit Rückenschmerzen, am schlimmsten mitten in der Nacht (3 bis 5 Uhr)

Allgemeines:

Erkältungsneigung, juveniler Diabetes, Tuberkulose, Ödeme (Wassereinlagerungen), allergische Konstitution (v. a. Hausstaubmilbenallergie), **Adipositas**

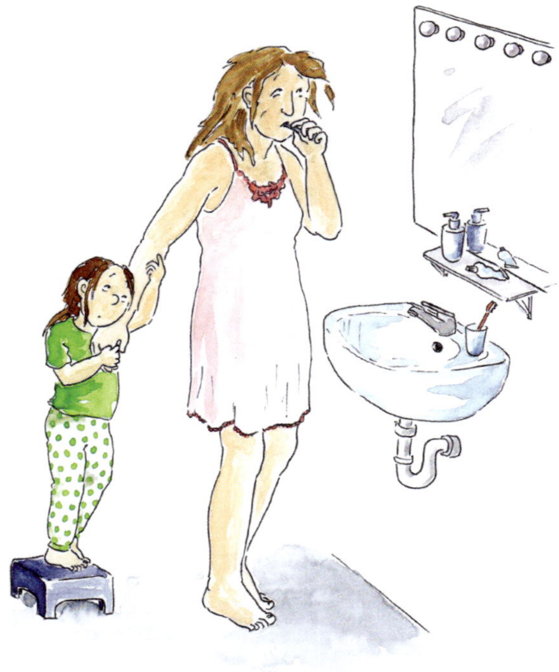

Besitzergreifend in Bezug auf die Familie,
ständiges Anklammern an Bezugspersonen

Modalitäten:

- ← zwischen 2 und 4 Uhr nachts, Kälte, Zugluft, Winter, Liegen auf der linken Seite
- → tagsüber, feuchtwarmes Wetter, beim Umhergehen

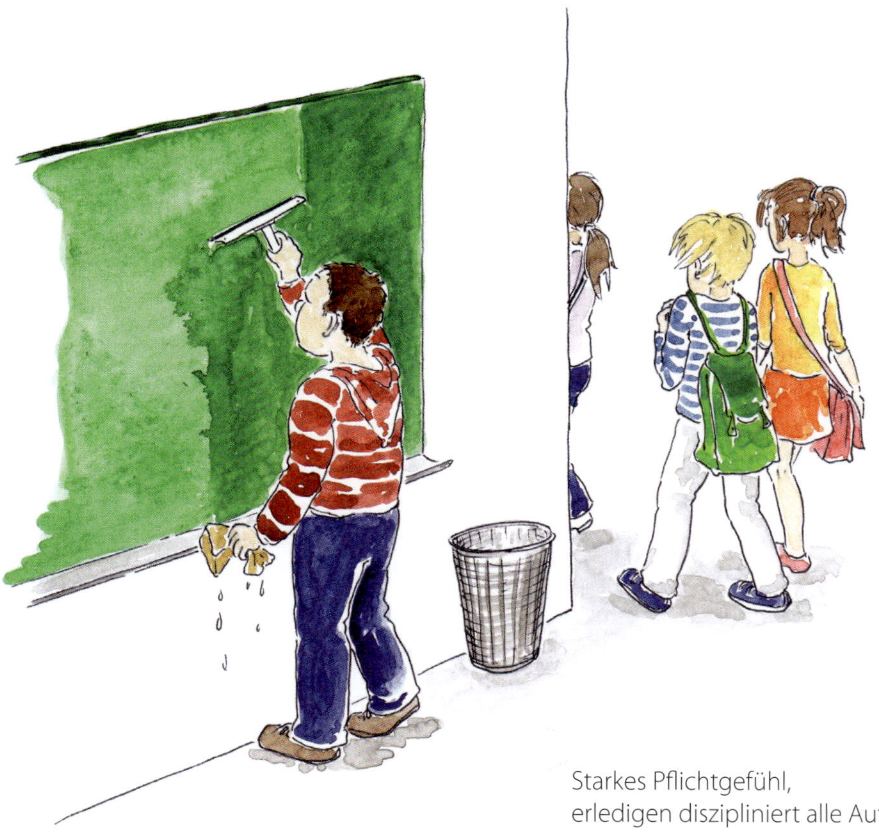

Starkes Pflichtgefühl,
erledigen diszipliniert alle Aufgaben und Arbeiten

Lac caninum

Hundemilch(Canidae)
Säugetiere (Mammalia)
Tierreich

Farbe: 8 C (feuerrot), 8-10 D (dunkelrot)

Typus:

So ein liebes, nachgiebiges Kind, dieses *Lac caninum*, denkt man sich und bemerkt doch schnell etwas sehr Unterwürfiges, das stutzig macht.

Lac caninum hat ein gänzlich negatives Selbstbild, unterstützt und hervorgerufen durch ständige verbale Herabsetzung seiner Eltern, manchmal auch durch körperliche Züchtigung oder schlimmstenfalls durch sexuellen Missbrauch (meistens durch die Eltern oder das familiäre Umfeld). Es fehlt die mütterliche Liebe und Fürsorge und damit das Urvertrauen: *Lac caninum* fühlt sich minderwertig wie ein Underdog, hässlich und dumm, eben wertlos und nicht liebenswert! *Lac caninum* ist das ideale „Opferkind" für andere, für ständige Schikanen und Mobbing. Wie ein Hund respektiert *Lac caninum* die Stärkeren und hat demzufolge Respekt vor Autoritäten, sie glauben, dass man zu Recht auf sie herabsieht. *Lac caninum* hält lange still, ist frustriert, unterdrückt seine Wut, weil die anderen Kinder stärker sind als dieses schreckhafte, scheue und weinerliche „Hündchen".

Doch irgendwann kann *Lac caninum* nicht mehr alles herunterschlucken (Schluckbeschwerden sind im Übrigen ganz typisch!), und dann beißt es zu! Dann muss die lange unterdrückte Wut heraus, bevorzugt auf sicherem Terrain (in der Familie). *Lac caninum* entwickelt so seine typische Unberechenbarkeit, wechselt schnell von nervöser Unruhe zu Lethargie und weiter zu heftigem Jähzorn. Wut und Ärger wechseln dann mit schneller Reue und Selbstvorwürfen. Dieses Hin und Her sehen wir auch auf körperlicher Ebene als Leitsymptom: die typisch abwechselnden Seiten ihrer Kopf- und Halsschmerzen. Das *Lac-caninum*-Kind hat manchmal Wahrnehmungsstörungen, es empfindet ein seltsames Gefühl zu schweben, liegt im Bett und meint, dieses nicht zu berühren. Schließlich verliert *Lac caninum* das letzte bisschen Selbstvertrauen und entwickelt neurotische Züge (Angst vor Berührung selbst der eigenen Körperteile, Händewaschzwang).

Die Kinder machen häufig Fehler beim Lesen, Schreiben und Sprechen und vertauschen Worte und Buchstaben (Dyslexie). Chronische Übelkeit macht Angst vor jedem Essen, dennoch haben sie gleich nach einer Mahlzeit schon wieder Hunger und schlingen ihr Essen herunter. *Lac caninum* hat oft eine kühle Nasenspitze, Kälte jedoch und leichte Bewegung bessern alle Beschwerden. Doch der eigentliche Angriffspunkt ist und bleibt ihr Hals, der empfindlich ist für Halsentzündung und chronische Mandelentzündungen (mit weißen Belägen), die typischerweise die Seite wechseln. *Lac caninum* hat einen heiseren, kruppartigen Husten. Dort, wo

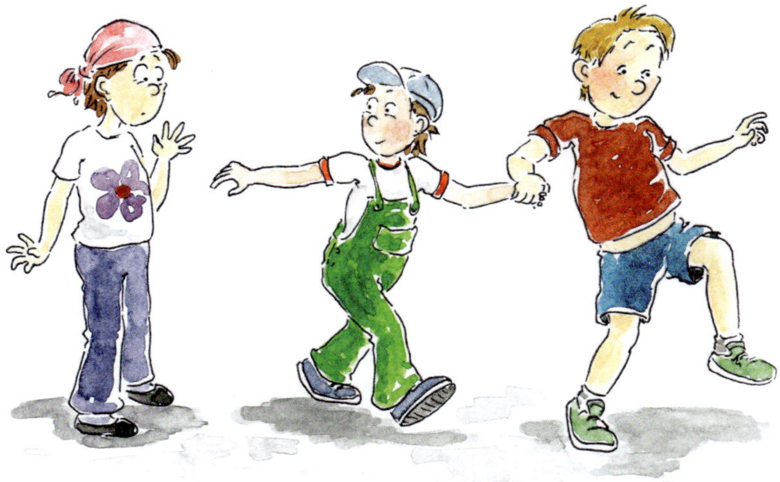

Ertragen nicht die kleinste Berührung (spreizen deshalb selbst oft ihre Finger)

das Halsband des Hundes sitzt, ist *Lac caninum* extrem empfindlich und erträgt weder enge Kleidungsstücke am Hals noch die geringste Berührung (wie die Schlangenmittel). Seltsam ist: *Lac caninum* hat Visionen von Schlangen oder träumt nachts von ihnen. Die Kinder wachen nachts oft laut schreiend und weinend auf. *Lac caninum* hat entweder ein starkes Verlangen nach Milch oder eine Abneigung, es verträgt sie meistens nicht. Das betrifft vor allem Babys nach dem Abstillen, die dann Flaschennahrung auf Kuhmilchbasis erhalten.

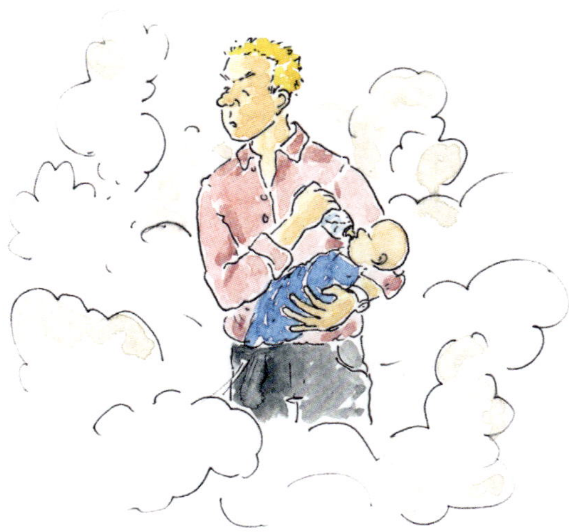

Verdauungsprobleme bei Flaschenkindern, Milchunverträglichkeit

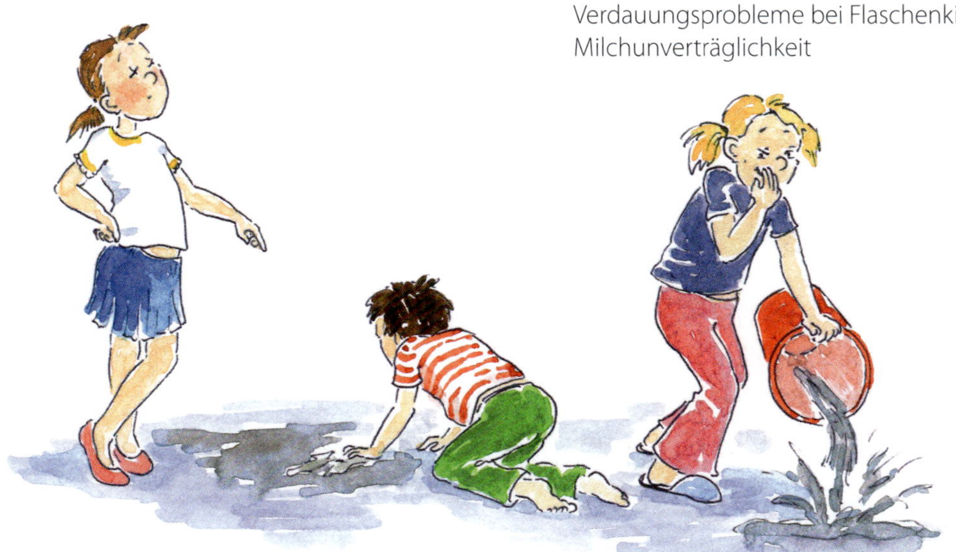

„Opferkinder", wehren sich nicht, unterwürfig, lassen sich schikanieren

Beschwerden:

Hauptbeschwerden:
Chronische Hals- und Mandelentzündung

Kopf:
Kopfschmerzen oder Migräne bei Schulkindern (abwechselnde Seiten), Schwindel mit Übelkeit und Gefühl zu schweben, Photophobie, Sehstörungen beim Lesen, **chronischer Schnupfen (oft grünlich), Schnupfen und verstopfte Nase wechselt die Seiten, chronisch rezidivierende Sinusitis**, ausgezeichneter Geruchssinn, Tinnitus, vermehrter Speichelfluss, **Nasenpolypen** (vergrößerte Rachenmandeln)

Hals/Brust:
Akute und chronische Pharyngitis, Halsschmerzen (Leerschlucken verschlechtert), Halsschmerzen mit Ausstrahlung bis zu den Ohren (die Seiten wechselnd), schmerzhaftes Schlucken, Laryngitis, **heiserer, kruppartiger Husten**, Pseudo-krupp, allergischer Kitzelhusten, **akute oder chronische und rezidivierende Tonsillitis (wechselnde Seiten**, Belag sieht aus wie „glasiert"), Bronchitis, geschwollene Halslymphdrüsen

Magen/Darm/Leber:
Magenschmerzen, Aufstoßen, Übelkeit und Erbrechen, chronische Übelkeit, Heißhunger, Meteorismus, Flatulenz, Diarrhö, Obstipation, **Kuhmilchunverträglichkeit** oder -allergie, **Laktoseintoleranz**

Haut:
Hautausschläge mit Juckreiz, **atopisches Ekzem**, Ichthyosis

Urogenital:
Häufiger Harndrang, unwillkürliches Wasserlassen, Überempfindlichkeit der weiblichen Geschlechtsorgane, Menstruationsbeschwerden junger Mädchen (Unterleibsschmerzen, Brustspannen vor den Menses), geschwollene Mammae bei Jungen (evtl. sogar mit Milchabsonderung)

Bewegungsapparat:
Nackensteifheit, Rückenschmerzen, Gliederschmerzen, Hüftschmerzen, ischiasähnliche Schmerzen, juveniler Rheumatismus (wandernde Gelenkschmerzen), Parästhesien, postdiphtherische Lähmungen

Psyche/Verhalten:
Enuresis nocturna, Bulimie, Dyslexie, Legasthenie, Stottern, **Schreikinder** (nächtliches Erwachen mit anhaltendem Schreien), Albträume

Fieber:
Fieber mit viel Schweiß (der die Wäsche gelb färbt), Hitze und Schüttelfrost abwechselnd, rheumatisches Fieber

Allgemeines:
Allergische Konstitution, Diphtherie, Scharlach

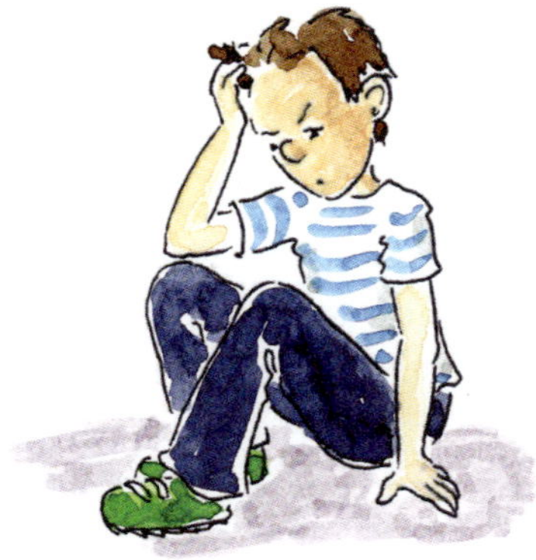

Modalitäten:

← nachts, nach dem Schlaf, Periodizität (am Morgen des einen Tages und am Abend des nächsten), Berührung, Bewegung (obwohl ein Verlangen danach besteht), kalter Wind, Milch

→ Ruhe, Liegen, leichte Bewegung, Lagewechsel, Rückwärtsbeugen

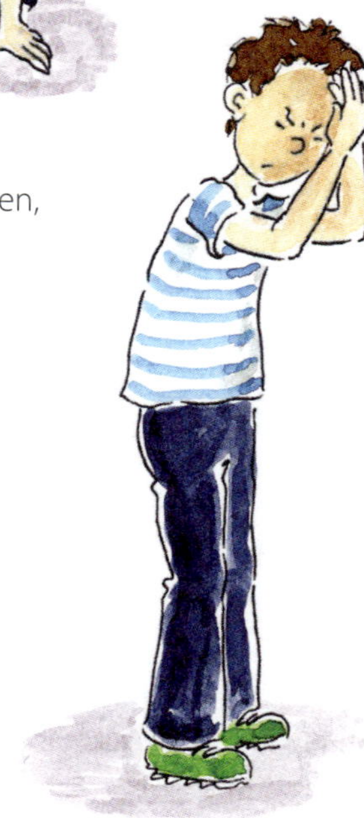

Wandernde Schmerzen, die Seite wechselnd (Halsschmerzen, Kopfschmerzen)

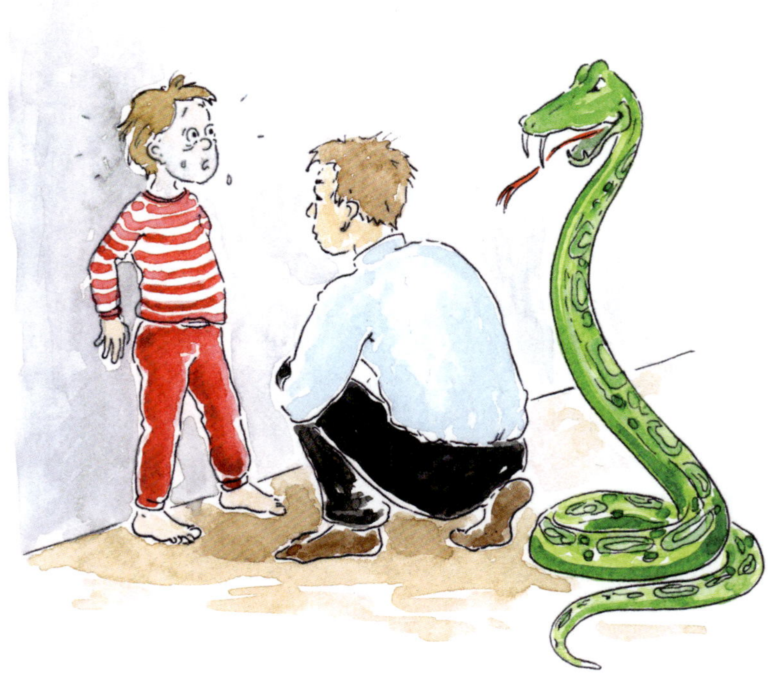

Albträume oder schreckliche Visionen von Schlangen

Lac delphinum

Delfinmilch
Atlantischer Flaschennasendelfin
Großer Tümmler (Tursiops truncatus)
Säugetiere (Mammalia)
Tierreich

Farbe: 3 C (eidottergelb)

Typus:

Was für ein fröhliches und heiteres Kind, dieses *Lac delphinum*! Es spielt, malt und bastelt mit Vergnügen und ist sehr kreativ.

Das Schulkind ist noch lange sehr verspielt und kann sich schlecht daran gewöhnen, dass es in der Schule nun ein paar Stunden sitzen bleiben muss und dass es dort um das ernsthafte Lernen geht. *Lac delphinum* scherzt und lacht gerne, über sich selbst und andere, dabei verbirgt es jedoch hinter der unbeschwerten Art seine Ängste und Sorgen. Angst oder Schockmomente der Mutter während der Schwangerschaft und Geburt können ebenso Auslöser für Beschwerden sein wie familiäre Probleme durch Alkohol- oder Drogensucht der Eltern. Manchmal mussten diese Kinder bereits früh Verantwortung übernehmen, was im Gegensatz zu ihrer heiteren Leichtigkeit steht, die sie ausstrahlen. In jedem Fall erahnen die oft auch hellsichtigen *Lac-delphinum*-Kinder eine drohende Gefahr und haben das Gefühl, besonders wachsam sein zu müssen. Sie versuchen aus diesem Grund, ihre Probleme vor anderen zu verbergen. Spiel und Spaß lenkt *Lac delphinum* für eine Weile von seinen Befürchtungen ab. Es sind Kinder mit großem Familiensinn, die alles für den Zusammenhalt ihrer Familie tun und sich sehr um das Wohlergehen aller Familienmitglieder ängstigen. Trotzdem fühlt sich *Lac delphinum* leicht verlassen, manchmal sogar isoliert und ausgegrenzt, deshalb mag es nicht gern allein sein. Besonders an die Mutter klammert sich *Lac delphinum* lange, eine Abnabelung (z. B. durch Kindergarten oder Schule) fällt dem Kind sehr schwer. Ansonsten aber ist es ausgelassen, offen und kommunikativ und hat viele Freunde. *Lac delphinum* hat ein großes Bedürfnis nach Liebe und körperlicher Zuwendung, es kuschelt und schmust gerne. Menschen wie Tieren gegenüber verhält es sich fürsorglich und beschützend. Natürlich liebt *Lac delphinum* das Meer, darin zu planschen, herumzuspielen und zu schwimmen. Das Kind ist sehr geräuschempfindlich beim Einschlafen und hört alles im Halbschlaf mit (*Lac delphinum*s Wachsamkeit!). Nachts schläft es sehr unruhig und wälzt sich hin und her. *Lac delphinum* hat sehr launenhafte Essgewohnheiten bis hin zu ernsthaften Essstörungen, besonders wenn es sich verlassen fühlt.

Wie das sehr ähnliche *Phosphorus*-Kind liebt es Eis, kalte Getränke und Schokolade. Typisch sind chronische, oft allergisch bedingte Nasennebenhöhlenentzündungen. Die Beschwerden wechseln oft die Seite, Schmerzen haben oft einen brennenden Charakter.

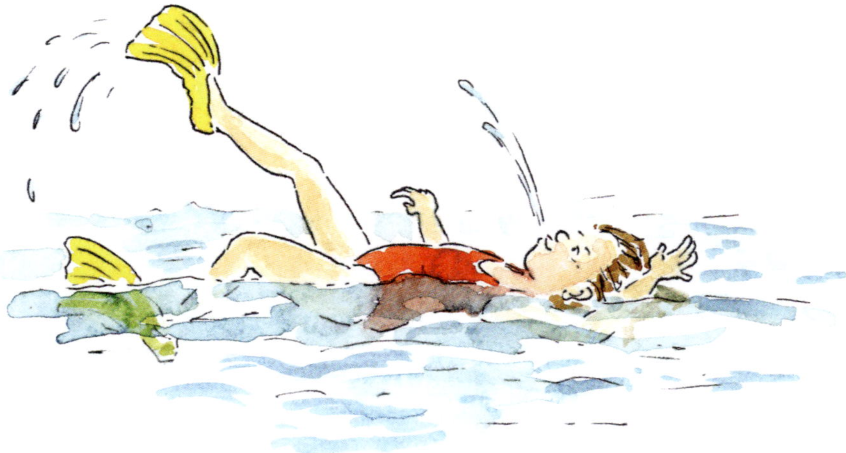

Liebt das Meer, im Meer zu schwimmen,
zu planschen und zu spielen

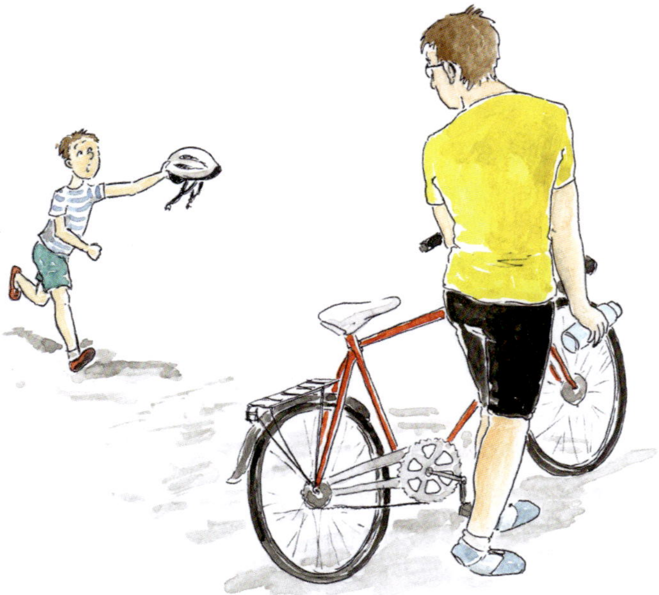

Angst und Sorge um das Wohlergehen
und die Sicherheit aller Familienmitglieder

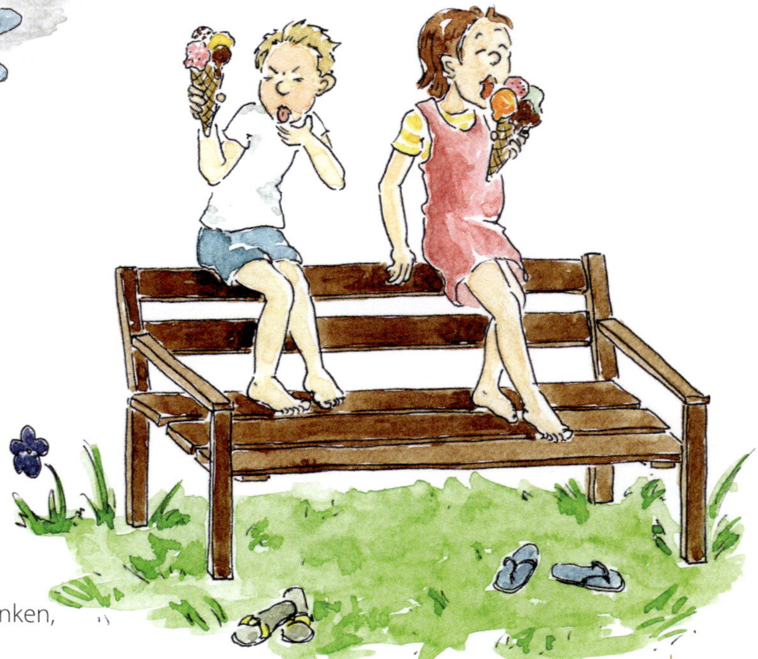

Verlangen nach Eiscreme und kalten Getränken,
bekommen aber Kitzelhusten davon

Beschwerden:

- **Hauptbeschwerden:**
  Rezidivierende Nasennebenhöhlenentzündung

- **Kopf:**
  Kopfschmerzen (v. a. Stirn, aber auch Hinterkopf, Schläfen), Schwindel (Dreh- und Schwankschwindel; schwankt zur linken Seite, mit Sehstörungen), Photophobie, empfindliche Augen (brennender Schmerz, z. B. durch Parfüm o. Ä.), Schnupfen (oft mit erhöhter Temperatur), verstopfte Nase (oft links), allergische Rhinitis, **rezidivierende Sinusitis** (oft durch Allergie gegen Hausstaubmilben), rezidivierende Aphthen, **überempfindliches Gehör, Geräuschempfindlichkeit**

- **Hals/Brust:**
  Akute Pharyngitis, Halstrockenheit und **Halsschmerzen** (v. a. morgens), schmerzhafter trockener Husten, **trockener Kitzelhusten, allergisches Asthma bronchiale** (durch Eis und kalte Getränke schlimmer), Bronchitis, Pneumonie

- **Magen/Darm/Leber:**
  Aufstoßen, Magenübersäuerung, Sodbrennen, Übelkeit, brennende Magenschmerzen bei Hunger oder dem Versuch zu essen, Meteorismus, Flatulenz, Diarrhö, Obstipation, Hämorrhoiden, Kuhmilchunverträglichkeit, Laktoseintoleranz

- **Haut:**
  Hautausschläge mit brennendem Juckreiz

- **Urogenital:**
  Häufiger Harndrang, Reizblase, brennende Schmerzen beim Wasserlassen, Menstruationsbeschwerden junger Mädchen

- **Bewegungsapparat:**
  Knieschmerzen, Ischias (links schlechter), krampfartige Schmerzen in Wade, Tibia und Zehen, Parästhesien

- **Psyche/Verhalten:**
  Anorexie, Bulimie, Enuresis nocturna, Stottern, Schlafstörungen (schlafen schlecht ein und erwachen leicht)

- **Allgemeines:**
  Allergische Konstitution

Modalitäten:

← Hitze, links

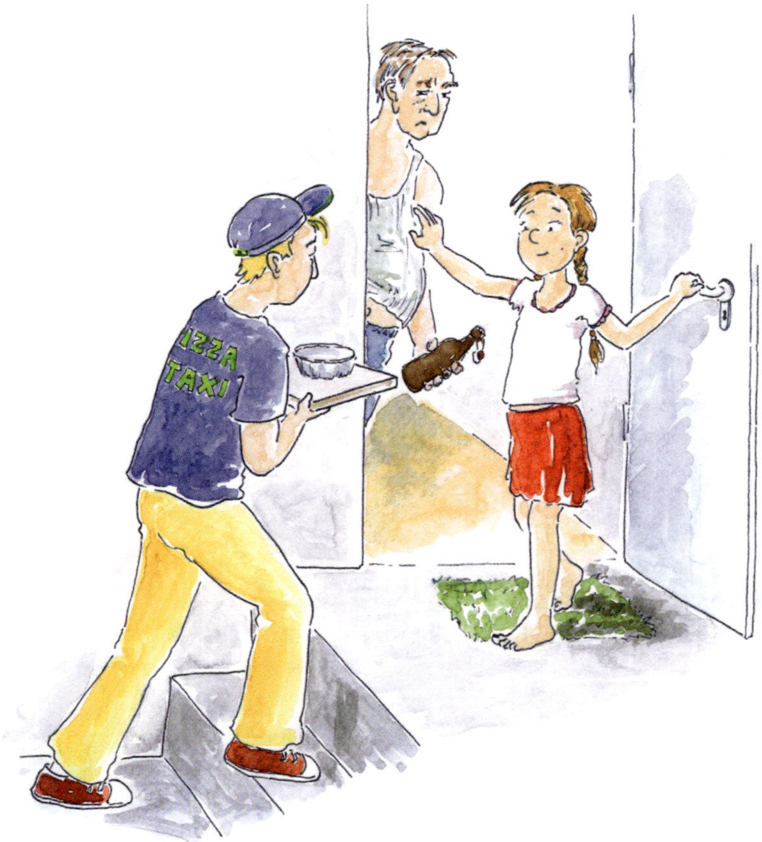

Pokerface, „alles ist gut", versuchen, schwierige Familienverhältnisse zu überspielen

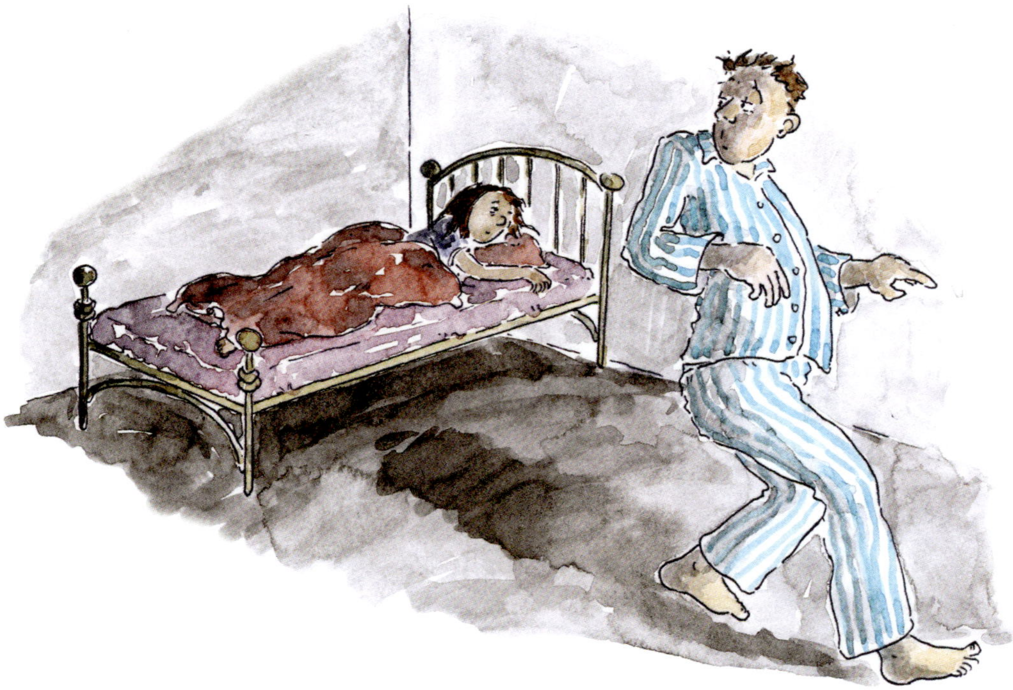

Sehr geräuschempfindlich beim Einschlafen, wachen nachts durch das kleinste Geräusch auf

Lac felinum

Katzenmilch (Felidae)
Säugetiere (Mammalia)
Tierreich

Farbe:
11 C (violett),
12-14 AB (fliederfarben und pastelllila),
18 C (aquamarin)

Typus:

Lac felinum ist wirklich ein kleines Kätzchen: lieb, sanft und verschmust, wachsam und vorsichtig, eigensinnig, launisch und temperamentvoll. Wenn sie aber einmal wütend werden, dann beißen und kratzen sie auch! Diese Katzenkinder sind die geborenen Einzelgänger und streifen gerne draußen durch die Natur, vor allem abends in der Dämmerung. *Lac felinum* liebt das Gefühl von Freiheit und Unabhängigkeit, geschlossene Räume mag das Kind nicht. Aber es hat oft einen Lieblingsplatz, der kuschelig und warm ist. *Lac felinum* liebt es grundsätzlich sehr, gestreichelt zu werden (in seltenen Fällen gibt es auch eine Abneigung gegen Berührung). Ihr Zimmer ist auffällig sauber und ordentlich, denn *Lac felinum* hat einen Reinlichkeitswahn (so wie sich auch Katzen ständig putzen). Sie sind außerordentlich tierlieb, vor allem Katzen lieben sie, vielleicht, weil sie sich in ihnen wiedererkennen. Vor Hunden hat *Lac felinum* eher etwas Angst. Der Tod eines Haustieres macht sie aber untröstlich. *Lac felinum* hat Angst, wenn etwas von ihm erwartet wird. Dann schaltet dieses Kind auf extrem stur und macht sein eigenes Ding. Auch wenn *Lac felinum* etwas unnahbar, reserviert und hochmütig wirkt (wie das nicht unähnliche *Sepia*), eigentlich fühlt es sich minderwertig, hässlich und dumm. Sie haben ausgeprägte Bindungsängste, schon in der Kindheit, und pflegen keine festen Freundschaften. Es kann auch eine Abneigung gegen bestimmte Familienmitglieder geben. All dies können Folge eines sexuellen Missbrauchs sein. Zumindest gibt es meistens ein deutliches Gefühl von Vernachlässigung und Verlassenheit, weshalb *Lac felinum* sich nach dem Motto „Jetzt erst recht“ völlig frei macht und nach absoluter Unabhängigkeit und Selbstbestimmung strebt. Auch so wird man unverletzbar. Doch es bleibt eine unterschwellige Aggression vorhanden. Diese Situation kann auch bei aus schwierigen Familienverhältnissen heraus adoptierten Kinder entstehen. Heranwachsende Mädchen zeigen oft eine Furcht vor dem anderen Geschlecht und vor Sexualität überhaupt. Wie immer gibt es auch das Gegenteil: Sie klammern außerordentlich, meistens an der Mutter, später am Freund. *Lac felinum* hat meistens wenig Appetit und ein besonderes Bedürfnis nach gesunden Speisen (außer das manchmal zu beobachtende seltsame Verlangen kleiner Kinder, Papier zu essen). Es besteht die Tendenz zur Magersucht. Auch Schlafstörungen sind nicht selten. Körperlich stehen vor allem Kopfschmerzen und Augenbeschwerden (Ermüdbarkeit, Lichtempfindlichkeit, Tränenfluss und Ziliarneuralgie mit scharfen Augenschmerzen) im Vordergrund, außerdem rezidivierende Bronchitis und Blasenentzündungen. Und eine Katzenhaarallergie!

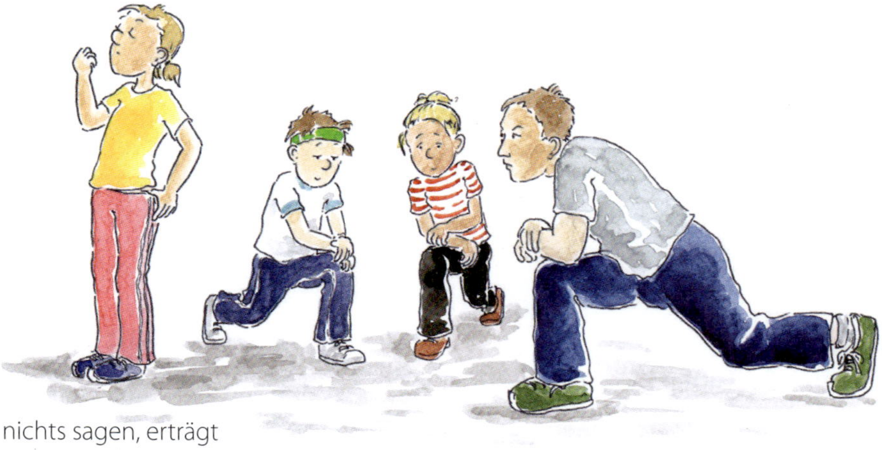

Eigensinn, lässt sich nichts sagen, erträgt
keine Fremdbestimmung, macht sein eigenes Ding

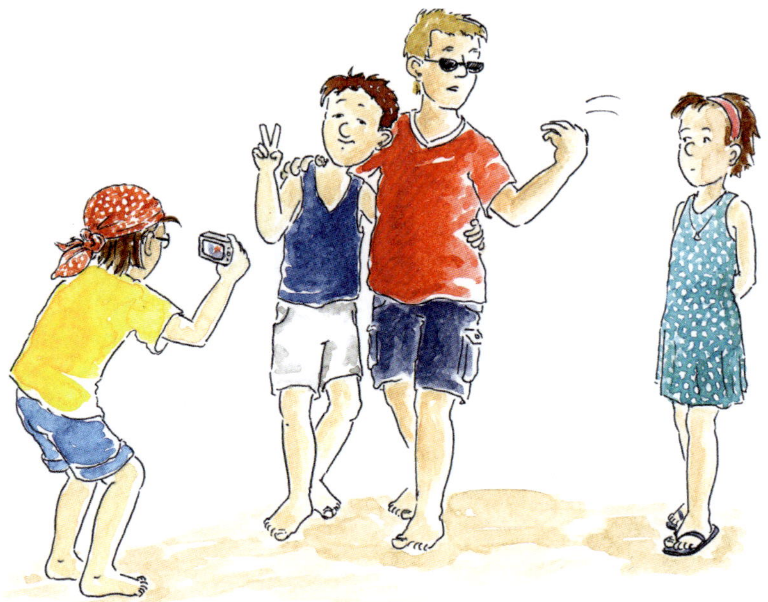

Ablehnung von körperlicher Nähe, vor allem durch
das stärkere Geschlecht, Angst vor Sexualität

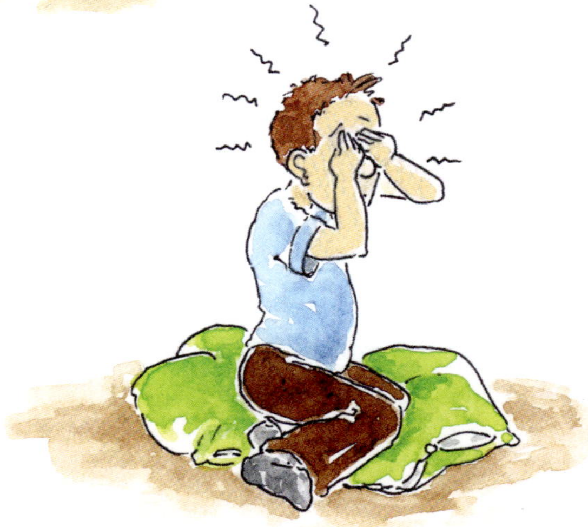

Stechende Augenschmerzen oder stechende
Kopfschmerzen hinter den Augen

Beschwerden:

- **Hauptbeschwerden:**
  Kopfschmerzen und Augenprobleme bei Kindern

- **Kopf:**
  Stechende Kopfschmerzen (v. a. hinter den Augen, durch Lesen oder Fernsehen schlimmer), Migräne (linksseitig), **stechende oder schneidende Augenschmerzen**, Ziliarneuralgie, **Photophobie**, Konjunktivitis, Iritis, Gerstenkörner, Asthenopie **(Sehschwäche bei Anstrengung der Augen)**, allergische Rhinitis (v. a. durch **Katzenhaarallergie**, auch Hausstaubmilbenallergie), chronische Sinusitis (links schlimmer)

- **Hals/Brust:**
  Rezidivierende Bronchitis, Tonsillitis, Asthma bronchiale, Pneumonie

- **Magen/Darm:**
  Magenübersäuerung, Übelkeit, Aufstoßen, Meteorismus (nach dem Essen), Kuhmilchunverträglichkeit, Laktoseintoleranz (eher Obstipation als Diarrhö)

- **Urogenital:**
  Rezidivierende Zystitis bei jungen Mädchen, Amenorrhö, Menstruationsbeschwerden (Unterleibskrämpfe)

- **Bewegungsapparat:**
  Krampfartige Rückenschmerzen

- **Nervensystem:**
  Neurologische Tics (v. a. Augenzucken, Augenzwinkern)

- **Psyche/Verhalten:**
  Anorexie, Folgen von sexuellem Missbrauch, Beschwerden nach Vergewaltigung, Beschwerden durch Adoption

- **Allgemeines:**
  Allergische Konstitution, Schlafstörungen

Modalitäten:

← Enge, Liegen auf der linken Seite, Milch, wenn etwas von ihnen erwartet wird

→ im Freien

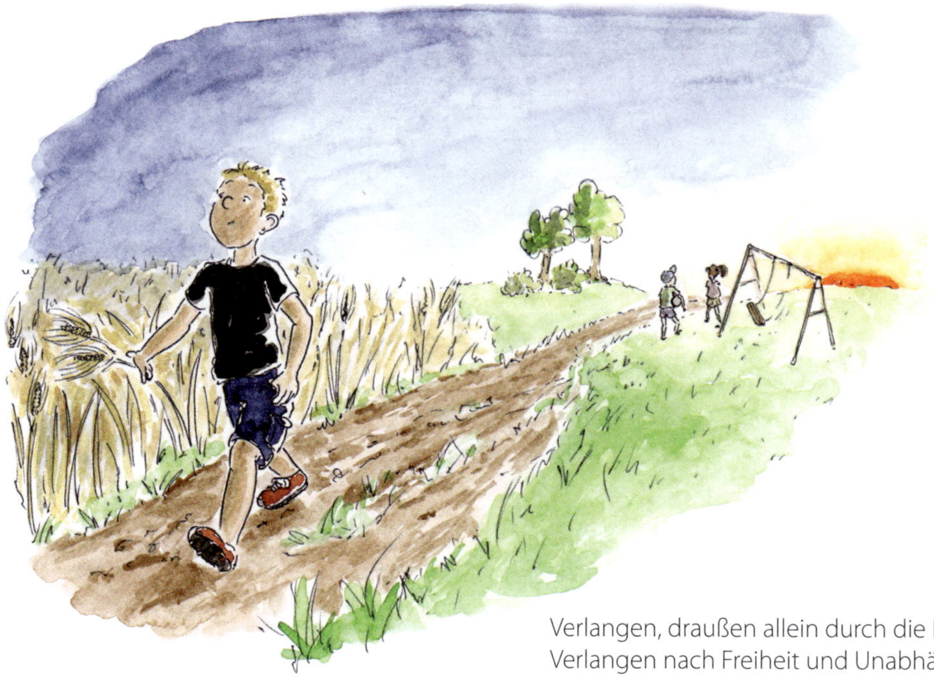

Verlangen, draußen allein durch die Natur zu streifen,
Verlangen nach Freiheit und Unabhängigkeit

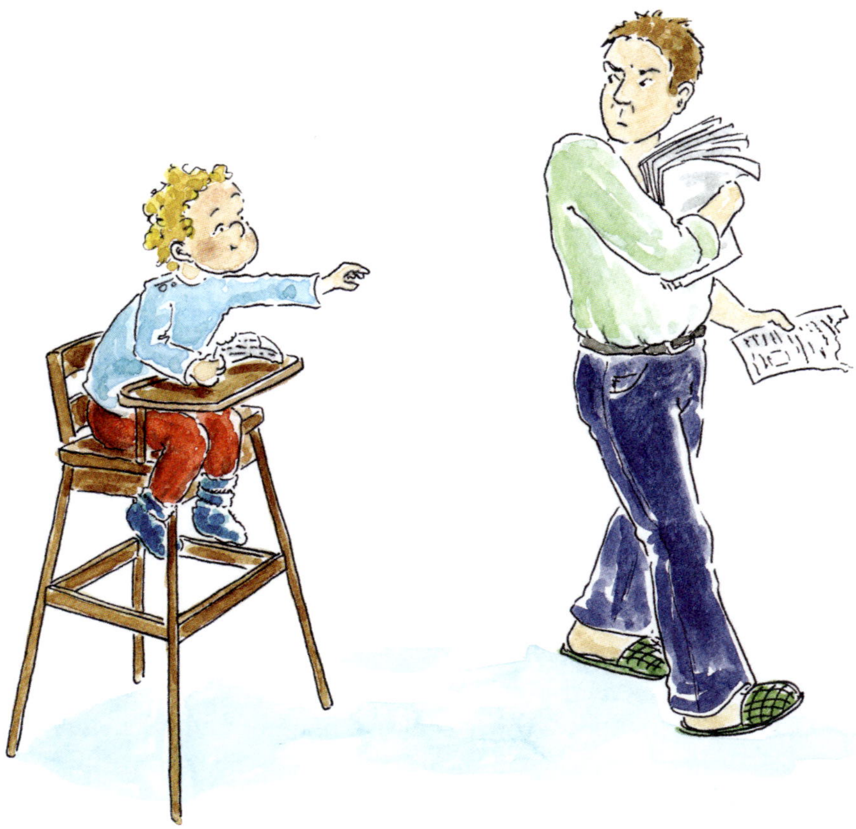

Verlangen, Papier zu essen

Lac humanum

Muttermilch

Farbe: 8-10 D (dunkelrot),
15-16 C (königsblau)

Typus:

Lac humanum ist die homöopathische Muttermilch, und wem könnte sie wohl helfen? Kindern, denen die Mutter fehlt! Vorübergehend durch Frühgeburt, durch Trennung der Eltern (alleinerziehender Vater) oder durch zu häufige Abwesenheit der Mutter, Krankheit oder Tod. Muttermilch bedeutet: Mama, Wärme, Schutz, Geborgenheit und Nahrung! Wenn das fehlt, fehlt auch das Urvertrauen, und die kleinen Kinder werden ängstlich, unsicher und fühlen sich einsam und verlassen. *Lac humanum* liebt es, etwas im Mund zu haben, z. B. Schnuller, Fläschchen, Bonbons, Kaugummi oder auch ganz andere Dinge, an denen sie ständig herumnuckeln oder lutschen. Es ist natürlich ein Ersatz für die nährende Mutterbrust und Mutterliebe und repräsentiert das zutiefst verinnerlichte Gefühl von „Es ist nie genug da für mich!". Da wundert es kaum, dass *Lac humanum* besonders bei Ernährungsstörungen, Nahrungsmittelallergien und vor allem Essstörungen hilfreich ist. Die Beschwerden können durch Nicht-Stillen oder zu frühes Abstillen ihren Anfang nehmen. Das tiefe Verlassenheitsgefühl und die besondere Empfindlichkeit im Hinblick auf Wärme, Liebe, Verständnis und Geborgenheit begleiten *Lac humanum* stetig und lassen sie in ihrem tiefen Wunsch nach einer symbioseähnlichen Beziehung an die Mutter, die Eltern oder Freunde stark anklammern. Andere versuchen, dem Verlassenheitszustand zu entfliehen, indem sie sich einfach wegträumen, die Kinder wirken oft schläfrig, geistesabwesend und „wie weggetreten". Konzentrationsprobleme in der Schule sind die Folge. Auch zwischenmenschlich zieht sich *Lac humanum* zurück und isoliert sich von den anderen. Als Jugendlicher kann dieser Wunsch nach Realitätsflucht und High-Sein in Drogensucht münden. So erscheinen ältere *Lac-humanum*-Kinder oft sehr distanziert und gleichgültig gegenüber allem, sie zeigen eine demonstrative Unabhängigkeit nach dem Motto „Was ich nicht haben kann, das will ich auch nicht!". In Wirklichkeit aber fühlen sie sich einfach nur einsam und verlassen. *Lac humanum* ist immer viel zu kalt (es fehlt die Mutterwärme!). Sie lieben warme Speisen, Süßigkeiten, Milch, Schokolade und ganz besonders Nougat (Nutella®!). Es gibt viel Durst auf große Mengen Wasser, vor allem nachts. Das Nicht-fühlen-Wollen ihres Verlassenheitsgefühls wird körperlich spürbar als Kribbeln und Taubheitsgefühl an verschiedenen Körperteilen oder als Neurodermitis mit starkem Juckreiz. *Lac humanum* ist auch motorisch ziemlich ungeschickt und unkoordiniert und lässt alles fallen oder stolpert ständig. Auf der anderen Seite können sie ein übermäßig großes Bedürfnis nach Liebe und Symbiose zeigen. *Lac humanum* will deshalb immer Baby bleiben und versorgt werden, ältere Kinder zeigen ein auffällig babyhaftes, nicht altersgerechtes Verhalten (manchmal

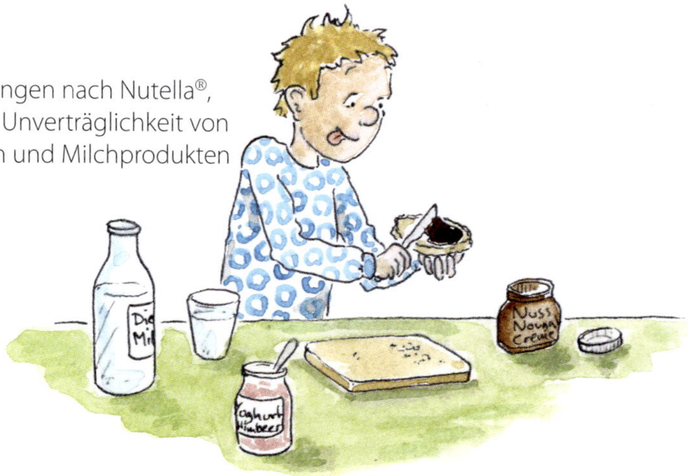

Verlangen nach Nutella®, aber Unverträglichkeit von Milch und Milchprodukten

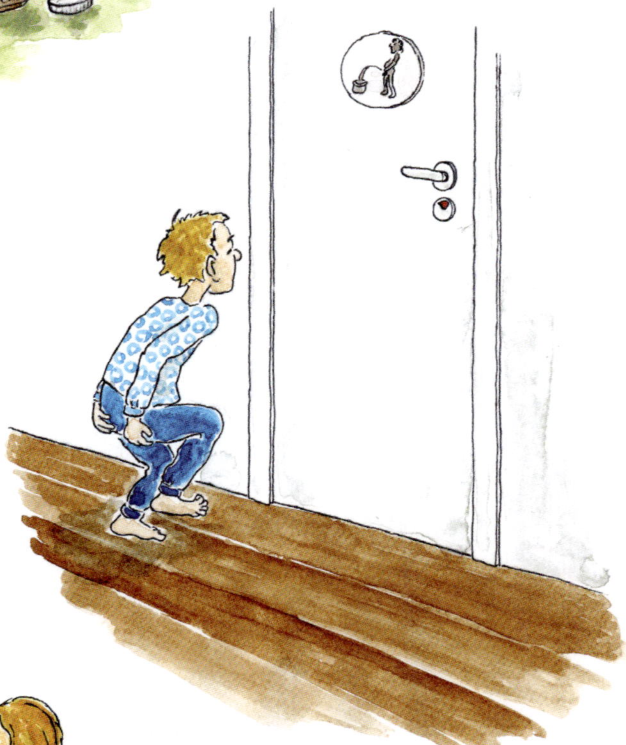

nach Geburt eines Geschwisterchens oder bei getrennten Eltern nach dem Wochenendbesuch beim Vater). *Lac humanum* fördert bei diesen Kindern die weitere Entwicklung und Eigenverantwortlichkeit, während es andererseits bei all jenen, denen das mütterlich Nährende fehlte, die Lücke füllt und Vertrauen und Wärme schenkt. *Lac humanum* ist ein besonders wichtiges Mittel für Säuglinge in der Stillzeit und Beschwerden, die in dieser Lebenssituation ihren Anfang nahmen.

Milchunverträglichkeit mit Durchfall (v. a. morgens)

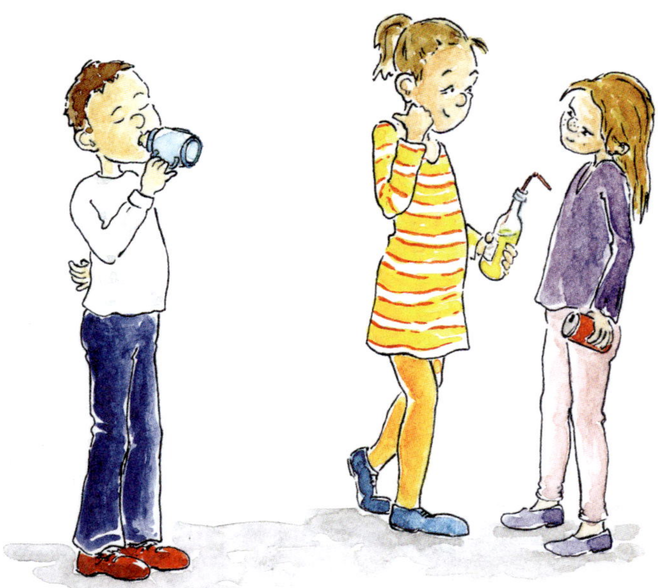

Babyhaftes Verhalten älterer Kinder, deutliches Verlangen, wieder zu nuckeln, Daumen zu lutschen u. Ä.

Beschwerden:

- **Hauptbeschwerden:**
  Ernährungsstörungen, Allergien und Neurodermitis

- **Kopf:**
  Kopfschmerzen (häufig dumpfer Stirnkopfschmerz), **chronischer Schnupfen**, einseitig verstopfte Nase (v. a. beim Erwachen morgens), allergische Rhinitis, **Sinusitis** (häufig durch Hausstaubmilben- oder Pollenallergie), wunder Schmerz im Mund

- **Hals/Brust:**
  Chronische Tonsillitis (wechselnde Seiten), chronische Bronchitis

- **Magen/Darm/Leber:**
  Magenschmerzen, **ständiges Aufstoßen, Übelkeit und Erbrechen**, Meteorismus, Flatulenz, Diarrhö **(chronisch oder nach Milch)**, Heißhunger, **Kuhmilchunverträglichkeit oder -allergie, Laktoseintoleranz**, Weizenunverträglichkeit, Zöliakie, Malassimilation

- **Haut:**
  Hautausschläge mit starkem Juckreiz, **atopisches Ekzem (Beginn meistens nach dem Abstillen oder durch Nicht-Stillen)**

- **Bewegungsapparat:**
  Parästhesien in verschiedenen Körperteilen

- **Psyche/Verhalten:**
  Regressive Verhaltensauffälligkeit, ADS („Träumsuse"), Anorexie, Bulimie, Schlafstörungen (schwieriges Einschlafen)

- **Allgemeines:**
  Beschwerden seit der Stillzeit, durch Nicht-Stillen oder zu frühes Abstillen, Mittel für Frühgeborene und Brutkastenkinder, Erkältungsneigung, allergische Konstitution, **Heuschnupfen**, Mukoviszidose, Suchtprobleme (Nikotin, Alkohol, Drogen)

Modalitäten:

← morgens beim Erwachen, nachmittags zwischen 13 und 15 Uhr, abends und nachts (aber vor Mitternacht), Periodizität (täglich), beim Fahren (Auto, Zug), Milch

→ Baden, Trinken

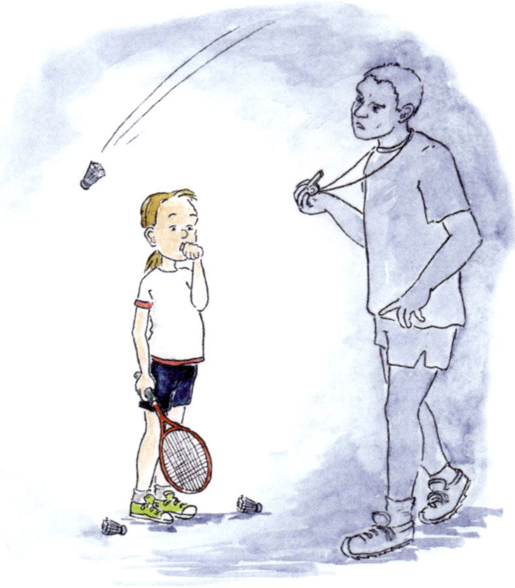

Verträumt, unkonzentriert, geistesabwesend, fühlt sich wie „weggetreten"

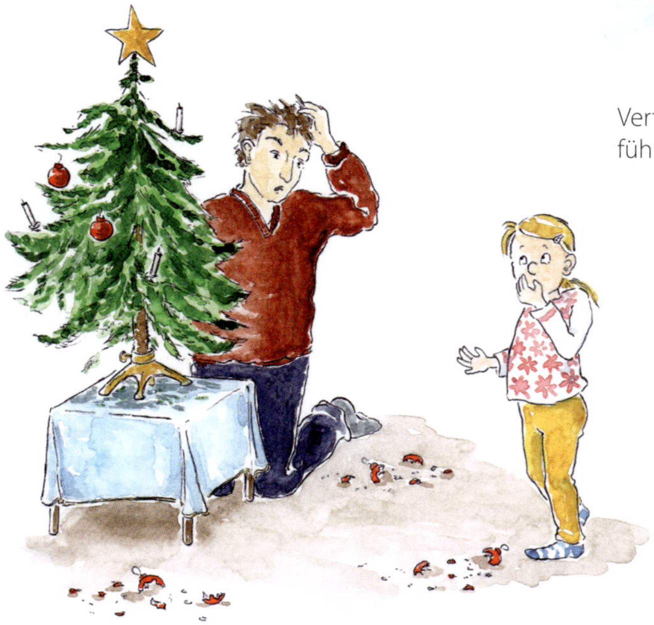

Händeringen, Ungeschicklichkeit der Hände, lässt ständig etwas fallen

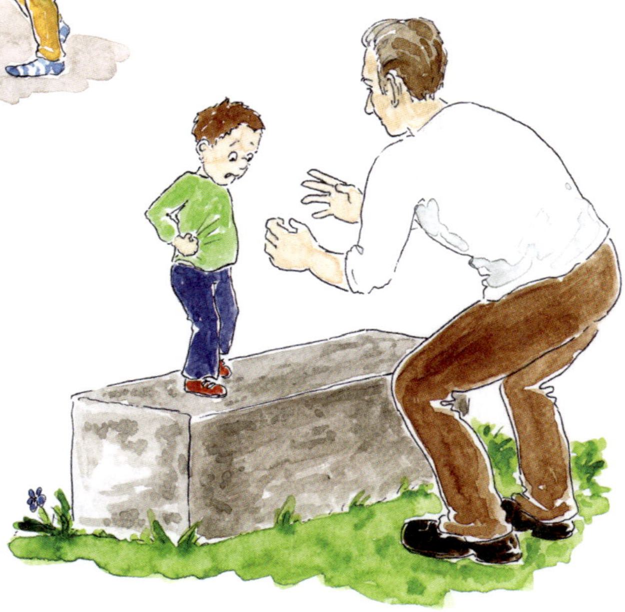

Fehlendes Urvertrauen durch „fehlende Mutter" (zu häufige Abwesenheit oder Tod der Mutter, alleinerziehender Vater, Waisen)

Lac leoninum

Löwenmilch (Panthera leo)
Säugetiere (Mammalia)
Tierreich

Farbe: 4-5 C (feuerrot), 18 C (aquamarin)

Typus:

Wenn man genau hinschaut, dann kann man den kleinen Löwen gut erkennen: *Lac leoninum* (oft mit vollem Haarschopf) ist voller Kraft und Energie, er weiß einfach nicht, wohin damit.

Meistens sind es Jungen, sehr liebenswert, aber reizbar, laut und ungeduldig. Sie lieben ihre Familie und andere Kinder (Geschwister, Cousins und Cousinen), die sie beschützen können. Häufig handelt es sich aber um Einzelkinder oder zumindest Erstgeborene, sehr ichbezogen, diktatorisch, eifersüchtig und dominant. Das Löwenkind hat unbestreitbar Führungsqualitäten! *Lac leoninum* besitzt einen großen Stolz und verteidigt sein Revier königlich und furchtlos. Die Jungs sind laut und streitsüchtig, aber sie sind nicht böse oder nachtragend. *Lac leoninum* fängt gerne mit anderen Jungs aus Spaß ein Kämpfchen an, brüllt und schreit dabei voller Wonne und haut aus Spaß auch schon mal zu! Allerdings vergisst *Lac leoninum* dabei schnell seine außerordentliche Kraft und Stärke. Auch seine Geduld- und Toleranzschwelle ist niedrig (ähnlich sind *Chamomilla* und *Mercurius*), er ist reizbar durch Kleinigkeiten und seine Impulsivität groß. Das gibt Probleme, obwohl die Wut schnell wieder verraucht ist. Beschwerden gibt es vor allem durch verletzte Ehre und Stolz. *Lac-leoninum*-Kinder fühlen sich schnell ausgelacht und nicht ernst genommen, das mögen sie gar nicht. Sie haben viel Hunger (typisch: Verlangen nach noch blutigen Steaks), sind aber auch schnell satt und danach auffällig träge und müde (das ist meistens nach dem Mittag zwischen 13 und 15 Uhr der Fall). Erst gegen 19 Uhr kehrt *Lac leoninums* Energie zurück, und deswegen kommt dieses Kind natürlich schlecht zur Ruhe und weint heftig, weil es nicht einschlafen kann. Nachts schläft *Lac leoninum* sehr unruhig, träumt von wilden Tieren und erwacht häufig (meist nach Mitternacht). Diese Kinder lieben den Film „König der Löwen"! Es gibt übrigens natürlich auch das eine oder andere kleine *Lac-leoninum*-Mädchen, keine Frage. Sie fallen möglicherweise nicht so sehr durch ihre Impulsivität auf (obwohl sie auch ganz gerne den Ton angeben), sondern interessieren sich oft auffällig für Pflanzen und Tiere und streifen gerne draußen durch die Natur. Sie zeigen einen gewissen Hochmut gepaart mit dem starken Ehrgeiz, in allem die Beste zu sein. Wenn *Lac leoninum* seine Energie nicht ausleben kann, gibt es zum Beispiel eine krampfhafte Neigung, mit den Augen zu zwinkern oder zu zucken, pulsierende Kopfschmerzen, krampfartigen Husten, Asthma bronchiale oder einen aufgetriebenen Bauch mit Blähungen. Ganz typisch sind Halsschmerzen „wie wund" morgens beim Erwachen und Schlafprobleme.

Der gutmütige Anführer,
spricht gern im Befehlston

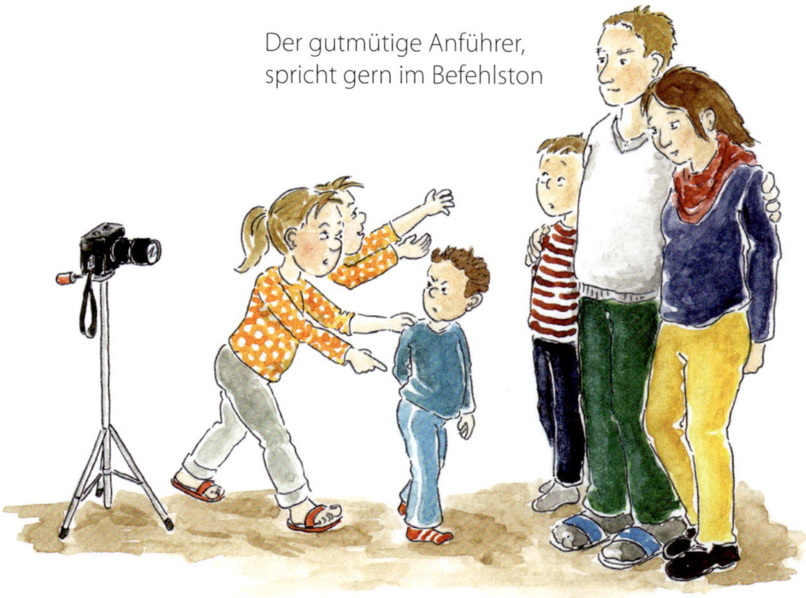

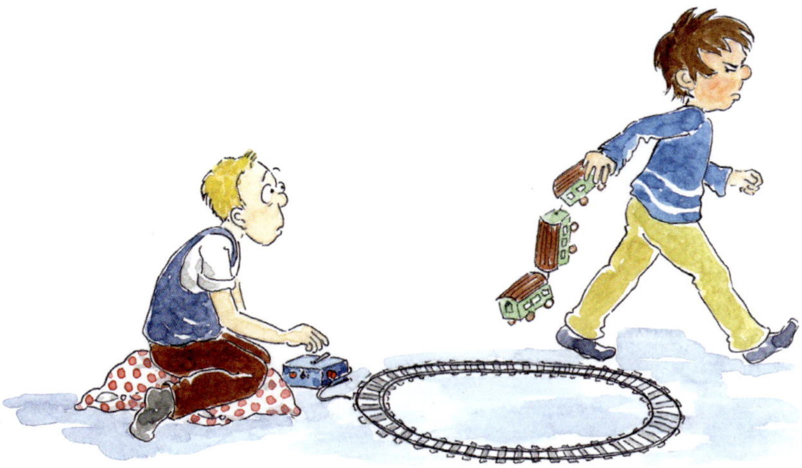

Impulsiv und schnell aufbrausend, geringe Toleranzschwelle mit fehlender Impulskontrolle

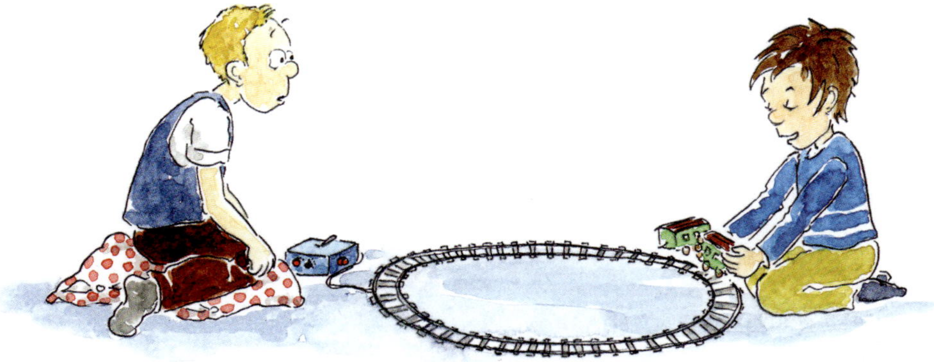

… aber dann ist schnell alles wieder gut, verträglich, nicht nachtragend

Beschwerden:

Hauptbeschwerden:
Aggressive Verhaltensauffälligkeit

Kopf:
Kopfschmerzen (pulsierend, besonders Stirnkopfschmerz oder linke Schläfe, v. a. abends), geschwollene Augenlider, Neigung zu zwinkern bzw. Zucken des linken Oberlides, Mundtrockenheit, wund schmerzende Zungenspitze

Hals/Brust:
Halsschmerzen „wie wund" (v. a. morgens beim Erwachen), heftiger krampfhafter, anfallsartiger Husten, Bronchitis, **Asthma bronchiale**, stechender Brustschmerz (Rippen)

Magen/Darm/Leber:
Völlegefühl, Aufstoßen, Meteorismus, Flatulenz, Neugeborenengelbsucht

Haut:
Hautausschläge mit Juckreiz und Brennen (v. a. an Armen und Oberschenkeln, Kratzen bessert), Ringelflechte, Urtikaria

Bewegungsapparat:
Rückenschmerzen, Schmerzen in den Beinen (beim Stehen), Parästhesien (v. a. der Hände)

Nervensystem:
Neurologische Tics (v. a. Augenzucken, Augenzwinkern)

Psyche/Verhalten:
Verhaltensauffälligkeit mit Aggressivität und fehlender Impulskontrolle

Allgemeines:
Schlafstörungen (das Kind kann schlecht einschlafen, schläft ruhelos und erwacht nach Mitternacht)

Modalitäten:

← beim Erwachen, warmes Wetter, warme Kleidung, Berührung, Erschütterung, leichter Druck, Milch

→ abends ab 19 Uhr, frische Luft, fester Druck, beim Entkleiden, kalte Auflagen

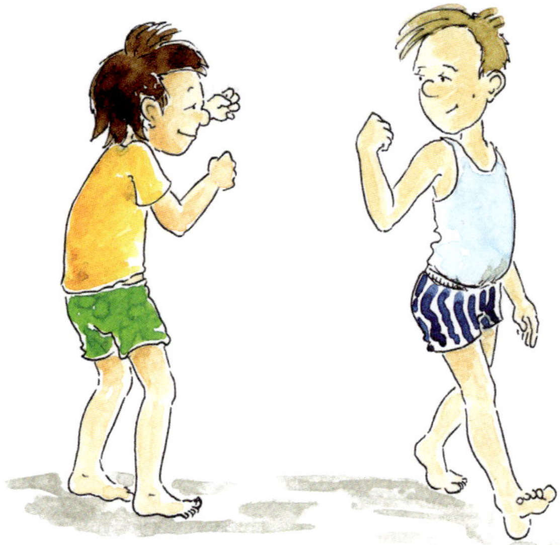

Liebt kleine Kämpfchen, streitet gerne und oft, meistens (aber nicht immer) nur so zum Spaß

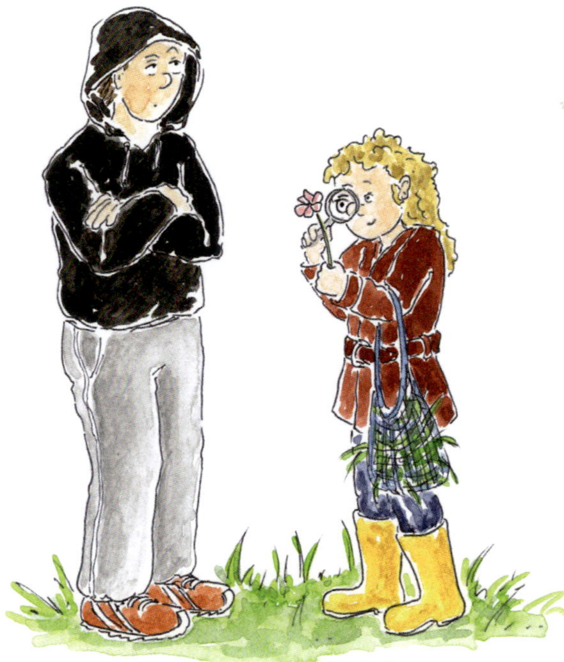

Kleine Naturforscher, liebt Tiere und die Natur, gerne draußen

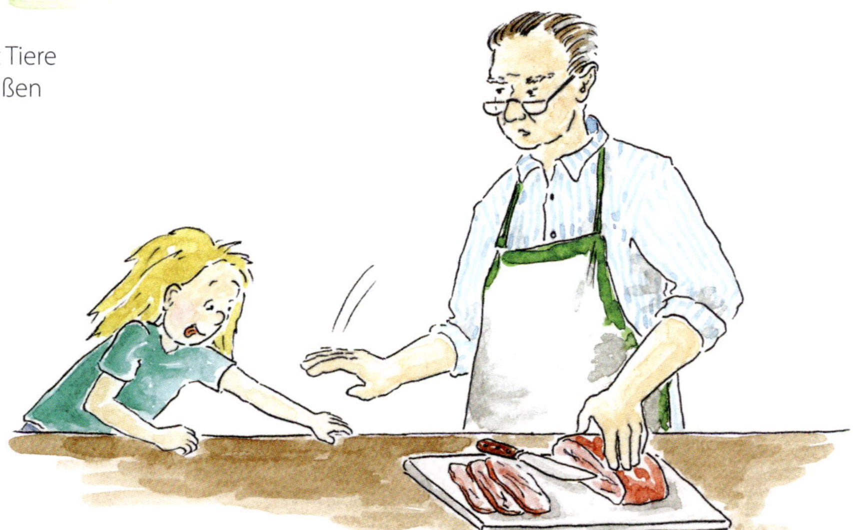

Verlangen nach Fleisch, auch „blutige" Steaks

Lachesis

Gift der Buschmeisterschlange
(Lachesis muta)
Reptilien (Reptilia)
Tierreich

Farbe: 19 C (aquamarin)

Typus:

Das *Lachesis*-Kind ist aufgeweckt und lebhaft, intelligent und neugierig, und es ist immer am Erzählen! Diese Geschwätzigkeit ist sehr auffällig und kann für Eltern und Lehrer ziemlich anstrengend sein.

Lachesis ist immer in Bewegung, das Kind sitzt selten ruhig in der Ecke. Es singt und tanzt sehr gern! Es ist sehr emotional und gefühlsbetont, doch auf die Gefühle anderer nimmt es wenig Rücksicht. Leider macht es sich selten beliebt, denn oft kehrt es seine negativen Charaktereigenschaften heraus. *Lachesis* ist extrem eifersüchtig, besitzergreifend und neidisch und gönnt anderen nichts! Die anderen Kinder sind eher Konkurrenten denn potenzielle Freunde. Nur *Lachesis* selbst soll im Mittelpunkt der Aufmerksamkeit stehen und dafür ist diesem Kind jedes Mittel recht. Niederträchtig nutzt *Lachesis* das Wissen um schwache Punkte der anderen Kinder aus und verspottet, hintergeht und beleidigt sie. Und da sie sehr schlagfertig und bissig sein können, gelingt ihnen das meistens gut. *Lachesis*, die doppelzüngige „falsche Schlange", manipuliert ihre Umwelt auf intrigante Art, sie lügt, betrügt und streitet gern, klatscht und lästert gerne über andere. Diese Kinder erreichen ihre Ziele mit Schmeicheleien oder Lug und Betrug, was sie aber eigentlich nicht nötig hätten, denn sie verfügen meist über ein hohes Maß an Intelligenz. Die eitle, frühreife *Lachesis* im Teenageralter ist recht charmant und kokett, sie kleidet und stylt sich gern mit farbfrohen, ausgefallenen Kleidungsstücken und Schmuck. *Lachesis* mag jedoch keine enge Kleidung, v. a. nichts Enges am Hals, und hat panikartige Ängste vorm Ersticken. Es ist aus diesem Grund ein bewährtes Mittel für Kinder, bei denen es im Laufe der Geburt zu einer Nabelschnurumschlingung kam. Der Hals ist tatsächlich sehr berührungsempfindlich. Oft gibt es ein Hitzegefühl, v. a. im Kopf, und alles ist schlimmer in der Nacht oder früh morgens (sie schlafen in die Verschlimmerung hinein!). *Lachesis* hat Probleme zu schlucken und die Zunge zittert beim Herausstrecken. Am auffälligsten aber sind bei *Lachesis* die bevorzugt linksseitigen Beschwerden (Ausnahme: Rückenschmerzen, die in das rechte Bein ziehen), vor allem bei den akuten Halsentzündungen. Der Schmerz strahlt oft bis zum linken Ohr aus, das Leerschlucken und Schlucken von Flüssigkeiten ist schmerzhafter als das Schlucken von Speisen. Kalte Getränke bessern die Halsschmerzen am ehesten.

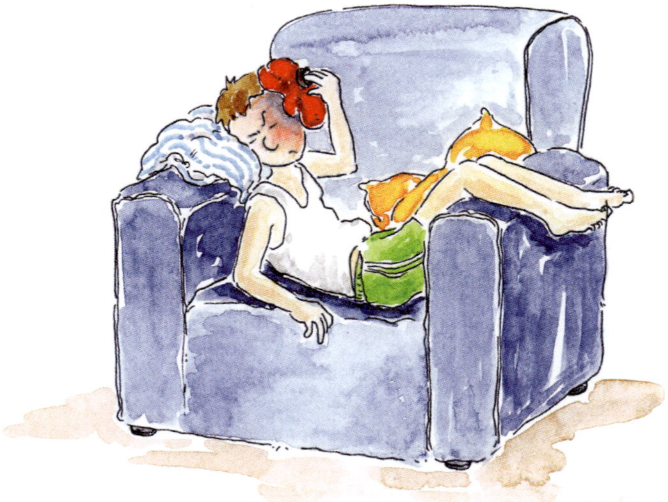

Alle Beschwerden immer linksseitig,
z. B. Ohrenschmerzen

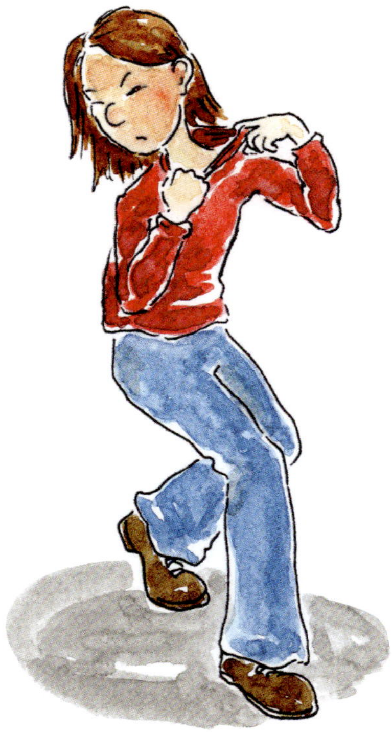

Erträgt keine enge Kleidung,
v. a. am Hals

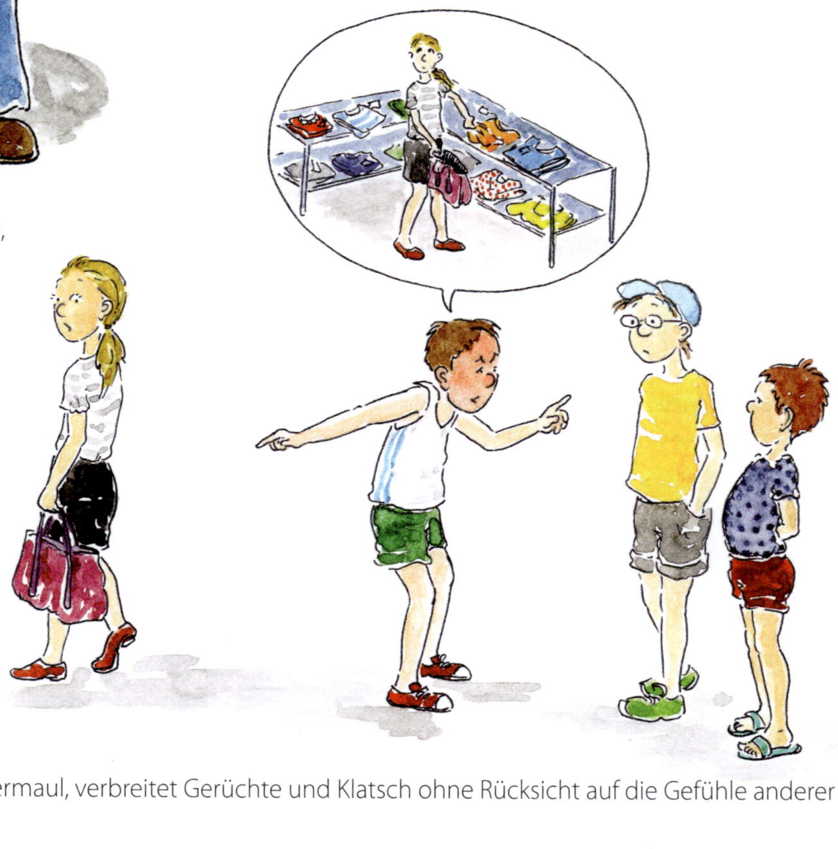

Lästermaul, verbreitet Gerüchte und Klatsch ohne Rücksicht auf die Gefühle anderer

Beschwerden:

- **Hauptbeschwerden:**
  Linksseitige Hals- und Mandelentzündung

- **Kopf:**
  Gehirnblutungen, **Kopfschmerzen (pochend, drückend)**, Migräne (begleitet von Verstopfung der Nase), Schwindel beim Erwachen, Blutandrang zum Kopf, Blutungen im Auge, **Otitis media mit pulsierenden Ohrenschmerzen (linksseitig)**, Ohren empfindlich gegen Wind, Nasenbluten (dunkelrotes Blut), pulsierende Zahnschmerzen, Zahnfleischbluten (nach Extraktion), Glossitis

- **Hals/Brust:**
  Akute Pharyngitis mit dunkelrotem Rachen (linksseitig oder zuerst links und dann rechts), Halsschmerzen „wie wund" (Leerschlucken verschlimmert), akute Tonsillitis (v. a. links, kalte Getränke bessern), schmerzhaftes Gefühl eines Klumpens im Hals (Globus hystericus), **Zusammenschnürungsgefühl im Hals, heftiger Kitzelhusten (ausgelöst durch leichteste Berührung des Kehlkopfes)**, Husten mit Atemnot, **Asthma bronchiale (durch Emotionen, besonders Eifersucht)**, allergisches Asthma (v. a. durch Pferdehaare), spastische Bronchitis, Pneumonie, Zyanose bei Säuglingen und Kleinkindern (Erstickungsanfälle z. B. durch Fremdkörper)

- **Magen/Darm:**
  Gastritis, Magenschmerzen, Übelkeit und Erbrechen, Diarrhö, Obstipation (Schafskotstuhl), Hämorrhoiden, Blutung aus dem Rektum, Appendizitis

- **Haut:**
  Erysipel, Rosacea

- **Bewegungsapparat:**
  Hitzegefühl, Schweregefühl oder Lähmung der Extremitäten, Ischias (rechtsseitig)

- **Herz/Kreislauf:**
  Herzerkrankungen, rheumatische Endokarditis, Herzgeräusche, Entzündung der Venen, Blutgerinnungsstörungen, hämorrhagische Diathese, Ödeme, Hypertonie, **Lymphangitis**, Toxämie, Sepsis

- **Urogenital:**
  Menstruationsbeschwerden junger Mädchen (v. a. links, das Einsetzen der Regelblutung bessert die Beschwerden), Metrorrhagie, sexuelle Frühreife, Unverträglichkeit von Hormonpräparaten („Pille")

- **Nervensystem:**
  Konvulsionen (unbemerkt im Schlaf), Epilepsie

- **Psyche/Verhalten:**
  Soziale Verhaltensauffälligkeit (lügt, betrügt, streitsüchtig), Anorexie, Hysterie

- **Fieber:**
  Fieber (oft früh morgens um 7 Uhr) mit Durstlosigkeit und ausgeprägter Geschwätzigkeit, Fieber abends gegen 22 Uhr mit Apathie

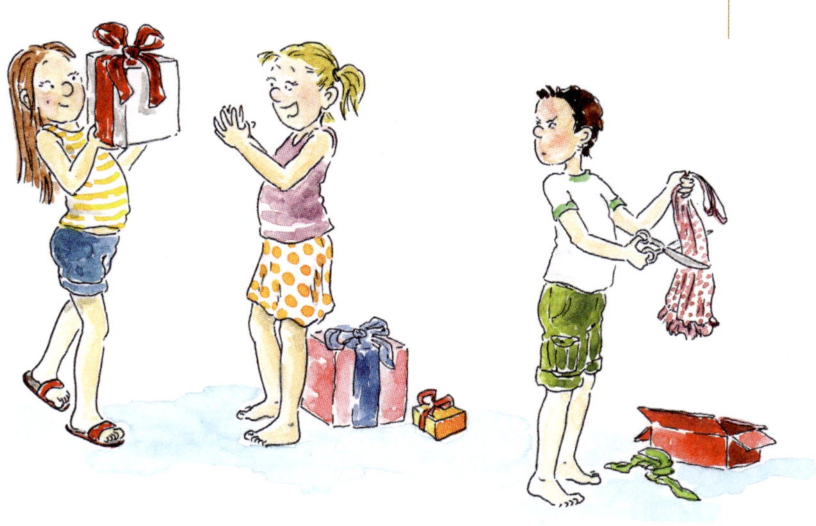

Sehr eifersüchtig und neidisch, werden dabei bösartig und gemein

Allgemeines:

Virale Infekte, Masern, Mumps, Scharlach, Diphtherie, Unverträglichkeit von Allergietestungen oder Desensibilisierung, Folgen von Nabelschnurumschlingung während der Geburt (pränatale „Furcht zu ersticken")

Modalitäten:

← im Frühling, während des Schlafens, nach dem Schlaf, Berührung, Druck oder Einschnürung (besonders am Hals), Sonne, Hitze, heiße Getränke, Augenschließen, linke Seite

→ Auftreten von Absonderungen

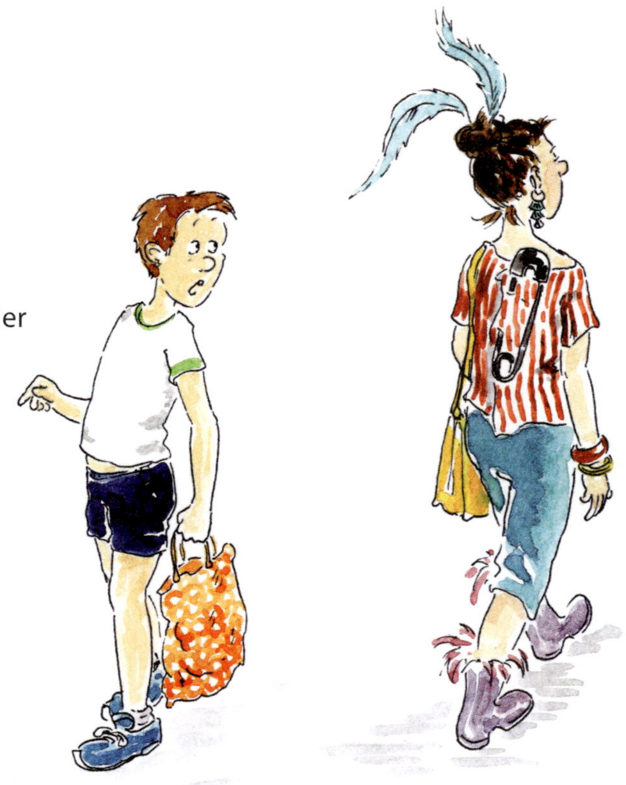

Extravagante Erscheinung, auffällige Kleidung, Schmuck, Frisur und Haarfarbe

Lithium phosphoricum

Lithiumphosphat
Mineralreich

Periodensystem:
Stadium 1 Kohlenstoffserie (Lithium),
Stadium 15 Siliziumserie (Phosphor)
Farbe: 17 C (türkisgrün)

Typus:

In diesem Kind tritt die vollkommene Wechselhaftigkeit in Erscheinung. Mit dem Element *Lithium* zeigt sich die dafür typische totale Abhängigkeit und Hilflosigkeit, in diesem Falle das auffällig babyhafte Verhalten von älteren Kleinkindern oder Schulkindern. Sie sind kaum dem Schnuller, Fläschchen oder Daumenlutschen zu entwöhnen. Auf der anderen Seite das Phosphorische, das Lebendige, Neugier, Offenheit und das stete Bedürfnis, Freundschaften zu schließen.

Aufgrund der Kombination dieser beiden Elemente kommt es bei *Lithium phosphoricum* zu einem Hin und Her, dem sie nicht entrinnen können. Ihr besonderes Schutzbedürfnis führt bei *Lithium phosphoricum* zu einer ständigen Suche nach Beziehungen. Die Kinder schließen spontan und begeistert neue Freundschaften, doch lassen sie ihre Freunde genauso schnell fallen, wenn andere interessantere Kinder in ihr Blickfeld geraten. Genauso ist es mit ihren Aktivitäten, *Lithium phosphoricum* fängt alles impulsiv und neugierig an, doch sie verlieren schnell das Interesse und halten nichts durch. Ihre Neugier und ihr Wunsch nach neuen Erlebnissen und Erfahrungen sind wunderbar, alles ist intensiv und toll, doch es bleibt auch alles sehr oberflächlich oder es wird schnell bereut und beendet. In der Schule hat *Lithium phosphoricum* aufgrund seiner enormen Ablenkbarkeit, Unkonzentriertheit und Zappeligkeit natürlich große Probleme. Ihre Wechselhaftigkeit kann im Extrem auf ein manisch-depressives Verhalten verweisen, doch meistens ist es einfach nur so, dass sie sich durch ihre fehlende Impulskontrolle und ihr unüberlegtes Verhalten auf die Dauer eben keine echten Freunde machen. Sie gelten als unbeständig und oberflächlich. Das spüren sie, und schließlich zieht sich *Lithium phosphoricum* traurig und enttäuscht zurück und sie verlieren dann ihre eigentlich sprühende Lebensfreude.

In der Praxis ist *Lithium phosphoricum* eines der homöopathischen Mittel, die bei Schulproblemen mit Konzentrationsstörungen und Hyperaktivität bis hin zu ADHS in Betracht zu ziehen sind. Es ist dann das richtige Mittel, wenn die Kinder nicht nur ziemlich zappelig und ablenkbar sind, sondern wenn damit eine nicht altersgerechte, frühkindliche Art der Kontaktaufnahme mit anderen Kindern einhergeht und Freundschaften nur oberflächlich und flüchtig bleiben.

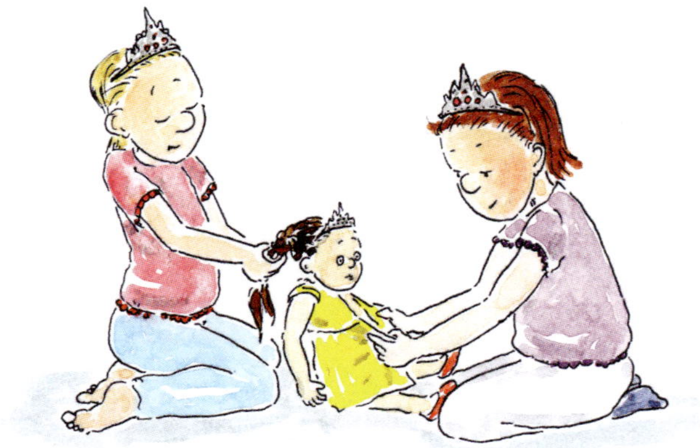

Schließt schnell Freundschaften, ist offen und kommunikativ

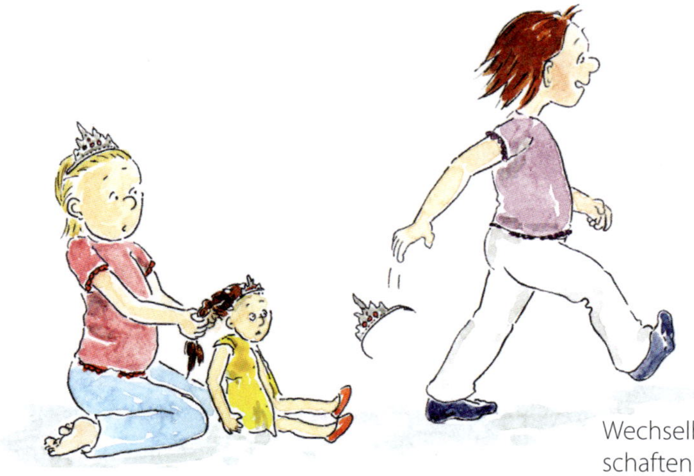

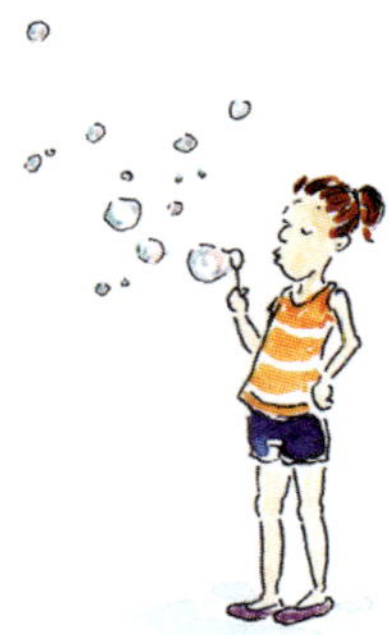

Wechselhaft und treulos, Freundschaften werden aber schnell beendet, wenn andere interessanter sind

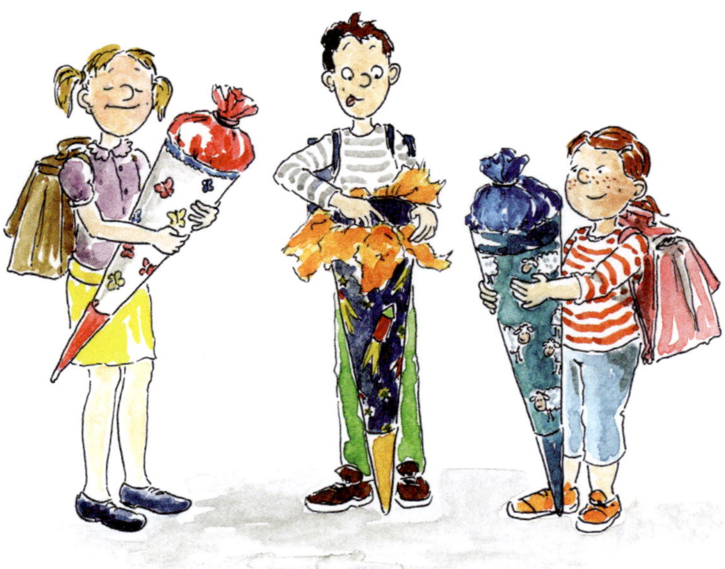

Wachstumsverzögerung (manchmal durch Schilddrüsenunterfunktion)

Beschwerden:

Hauptbeschwerden:
Verhaltensauffälligkeiten

Kopf:
Kopfschmerzen mit Schweregefühl, Kopfhautekzem, Katarakt, reißender Gesichtsschmerz, Tinnitus, Abszess im Gehörgang, Schnupfen mit Niesen (v. a. morgens), verstopfte Nase, Sinusitis, empfindliche Zähne, früh Karies, Zahnschmerzen, Beschwerden durch Heraustreten der Weisheitszähne, saurer Mundgeschmack

Hals/Brust:
Bronchitis, Asthma bronchiale

Magen/Darm:
Empfindlicher Magen, Magenschmerzen, Übelkeit (v. a. nachts), Erbrechen, Diarrhö

Bewegungsapparat:
Wachstumsschmerzen, prickelnde Fingerspitzen

Urogenital:
Blasensteine, **Nierenschmerzen**, Nierensteine

Psyche/Verhalten:
Konzentrationsstörungen, Hyperaktivität, **ADHS,** fehlende Impulskontrolle, **nicht altersgerechtes Verhalten bei Kindern** (wollen „Kind oder Baby" bleiben), manisch-depressive Störungen (evtl. familiäre Disposition), Schizophrenie

Allgemeines:
Hämorrhagische Diathese (häufig Nasenbluten, Zahnfleischbluten usw.), **Hypo- oder Hyperthyreose bei Kindern,** Wachstumsstörungen

Modalitäten:

← Bewegung, Gerüche, rechts

Das ewige Kleinkind, nicht altersadäquates
Verhalten, spielt nur mit kleineren Kindern

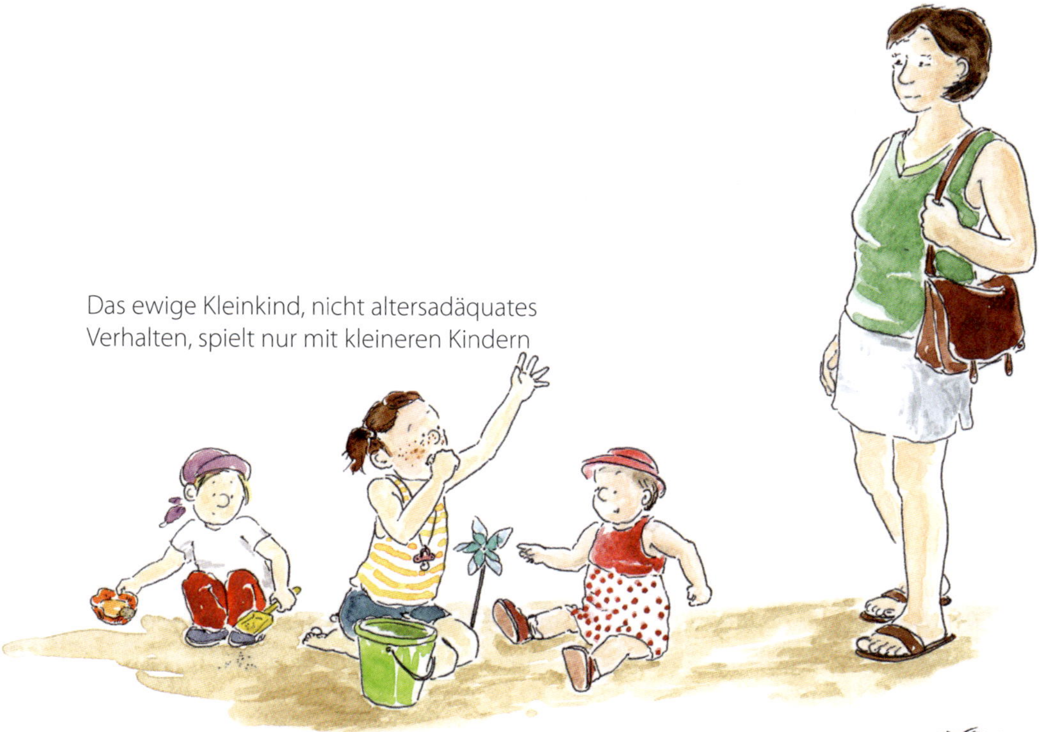

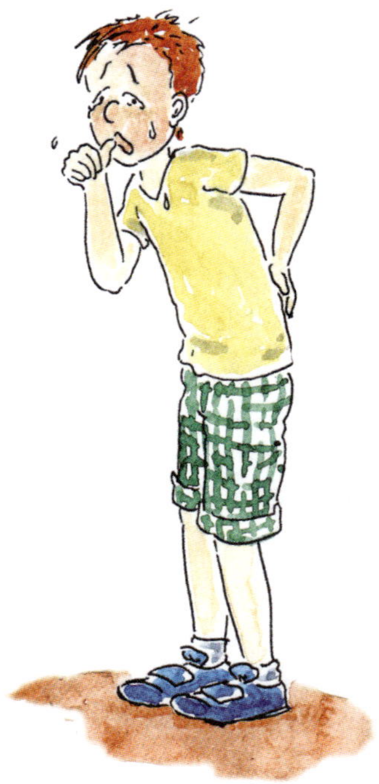

Nierenbeschwerden bei Kindern

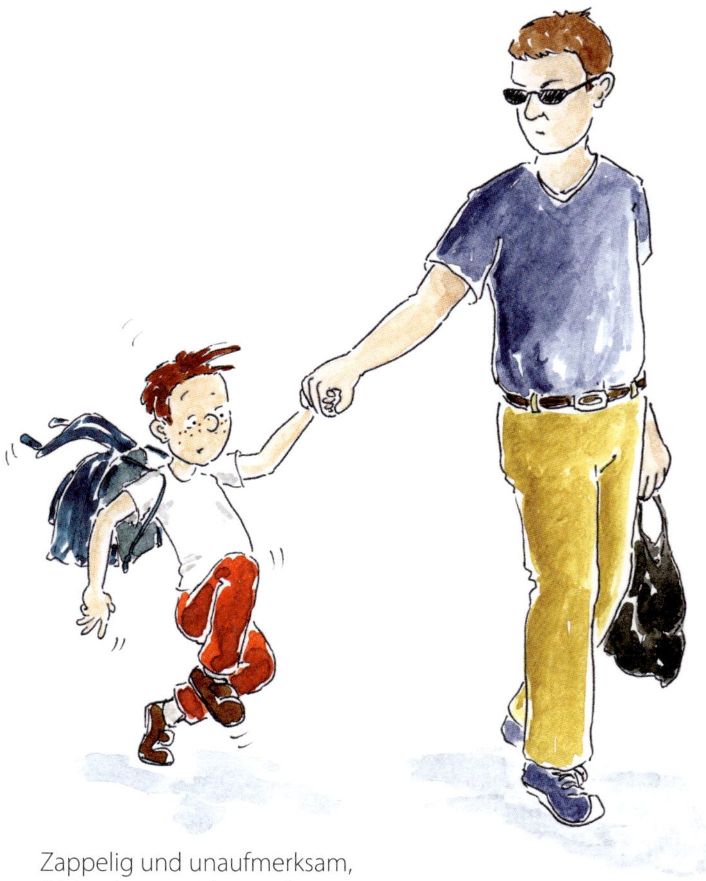

Zappelig und unaufmerksam,
fehlende Impulskontrolle, ADHS

Lycopodium

Keulen-Bärlapp (Lycopodium clavatum)
Bärlappgewächse (Lycopodiaceae)
Pflanzenreich

Farbe: 15-16 E (dunkelblau)

Typus:

Ein intelligentes Kind, dieses *Lycopodium*, das Wissen mühelos einsaugt wie Muttermilch. Es zeigt sich ehrgeizig in der Schule und lässt keinen Zweifel daran, wer der Beste ist (und meistens sind sie es auch).

Lycopodium ist durchaus geneigt, Schwächeren Nachhilfe zu geben, denn es belehrt gerne altklug und etwas von oben herab. Seine Selbstsicherheit ist aber nicht so stabil, wie es allgemein aussieht, und das *Lycopodium*-Kind überspielt seine große Angst vor dem Versagen daher gerne mit Überheblichkeit und Angeberei. Deshalb ist *Lycopodium* unter Gleichaltrigen nicht immer beliebt. Manchmal sieht man auch ein *Lycopodium*-Kind, das seine Unsicherheit nicht verbergen kann, das sich wahrlich klein fühlt und schüchtern und ängstlich wirkt. Häufiger begegnet uns aber das typische *Lycopodium*-Kind, über das die Lehrer Lobeshymnen singen und nicht verstehen können, warum die Eltern *Lycopodium* für ein schwierig zu führendes Kind halten. Zuhause nämlich lässt *Lycopodium* den kleinen Diktator heraus, hier befindet er sich ja auf sicherem Terrain! Sie sind oft missgelaunt, reizbar, widerspenstig und jähzornig, kommandieren Geschwister und Eltern herum (wenn diese es mit sich machen lassen) und wissen alles besser! Schwächere werden mit hochmütiger Gutmütigkeit behandelt, die, die ihnen in die Quere kommen, als Rivalen betrachtet und nur Autoritätspersonen mit echter Kompetenz anerkannt. Es sind seltener Mädchen, eher Jungen, die etwas zu mager sind und schwach, verweichlicht oder kränklich wirken. *Lycopodium* hat oft eine hohe, aber gerunzelte „Denkerstirn". Trotz ihres Intellekts können sie an Dyslexie und Legasthenie leiden, ihre Handschrift ist dann oft un-leserlich und krakelig. *Lycopodium* ist eher unsportlich und motorisch schwach (selbst Babys haben Probleme mit dem Krabbelnlernen), dafür sind sie geistig sehr rege. *Lycopodium*-Menschen sind typische Kopfmenschen, sie stellen keine großen emotionalen Forderungen und können ganz gut einschätzen, wann es auch für sie klüger ist, nachzugeben.

Lycopodium bläht sich gerne auf, nicht nur auf prahlerische Art, sondern es sind vor allem die wirklichen Blähungen, die ihm zu schaffen machen (*Lycopodium* ist das Hauptmittel bei Blähungen). Schon die kleinen *Lycopodium*-Babys stoßen ständig auf, haben einen Schluckauf während des Stillens und es rumort und kollert im Darm. Der Bauch ist aufgetrieben und hart wie eine Trommel und sie weinen vor Schmerzen. Enge Kleidung können sie deshalb nicht vertragen. Trotz eines guten und ständigen Appetits (der Säugling will andauernd gestillt werden, Kinder stehen nachts vor Heißhunger

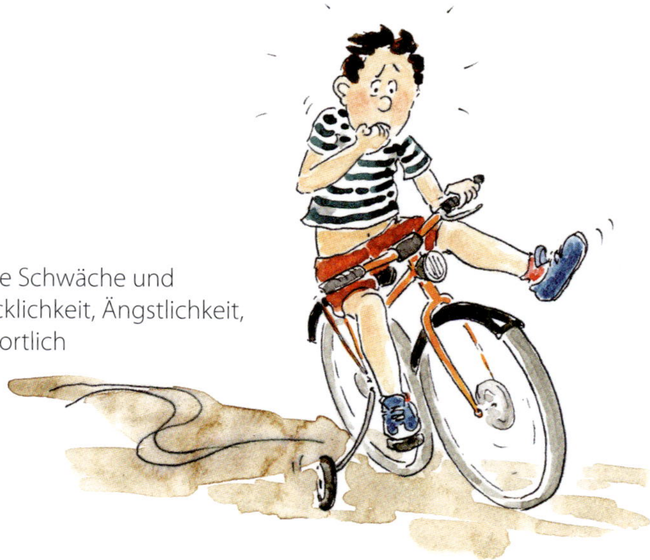

Motorische Schwäche und Ungeschicklichkeit, Ängstlichkeit, eher unsportlich

auf) magern sie stark ab. Oft ist eine plötzliche Appetitlosigkeit während der Mahlzeit zu beobachten (Appetit größer als der Magen!). Morgens wacht *Lycopodium* schon quengelig auf, aber typisch ist die Verschlechterung ihrer Befindlichkeit zwischen 16 und 20 Uhr. *Lycopodium* mag gern Süßes und stärkehaltige Speisen (Kartoffeln, Nudeln, Reis, Brot), das Kind isst gerne warm und hat eine Abneigung und Unverträglichkeit von Kohl und Zwiebeln. Ganz typisch ist die Rechtsseitigkeit der Beschwerden von *Lycopodium* und häufig sieht man den Kopf ganz leicht zu dieser Seite geneigt (Schiefhals durch geburtsbedingte Schädigung des Kopfgelenkes oder durch Zerebralparese).

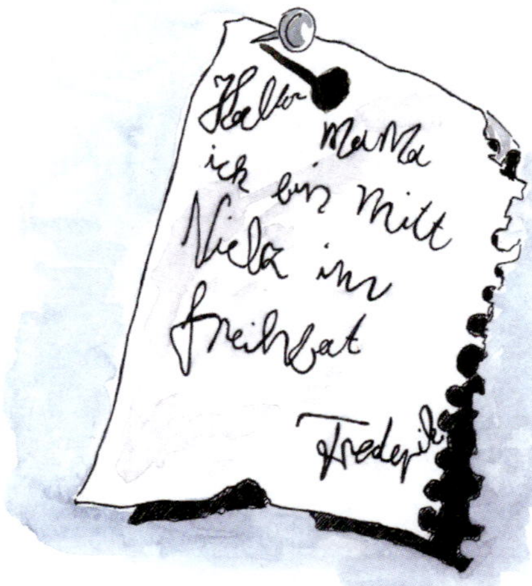

Legasthenie, machen Fehler beim Schreiben und Lesen, schlechte Noten im Diktat, dazu sehr unleserliche Handschrift

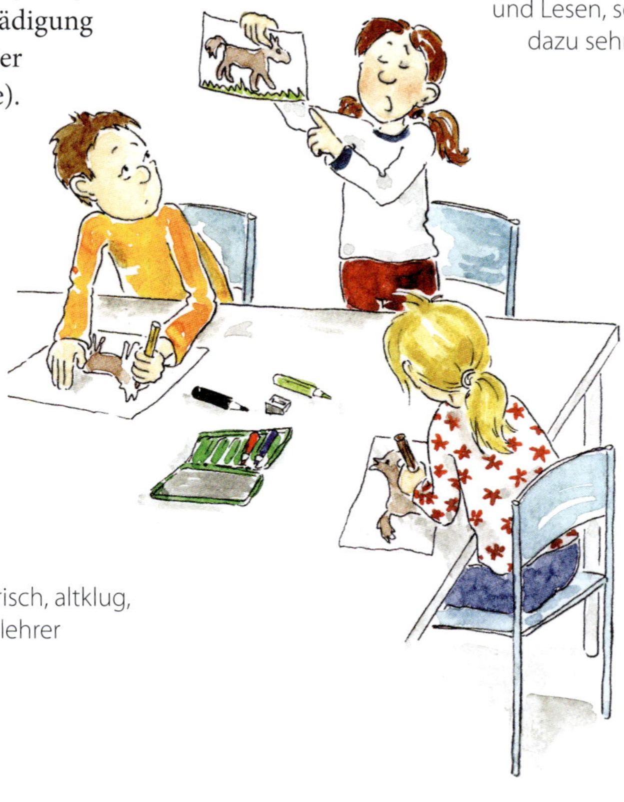

Belehrend, wichtigtuerisch, altklug, spielen gern den Oberlehrer

Beschwerden:

Hauptbeschwerden:
Verdauungsstörungen mit Blähungen

Kopf:
Kopfschmerzen (durch Hunger, zu langes Schlafen, nach Schokolade), Kopfekzem, Konjunktivitis, **Säuglingsschnupfen**, Schniefen bei Neugeborenen, verstopfte Nase bei Säuglingen, Schnupfen mit eitrigem Sekret, Sinusitis, **chronische Otitis media (rechts)**, Schwerhörigkeit nach Scharlach, Nasenpolypen (vergrößerte Rachenmandeln)

Hals/Brust:
Akute Pharyngitis (v. a. rechts), Halsschmerzen, Laryngitis, Husten beim Einschlafen (das Kind hustet sich in den Schlaf), **chronischer trockener Husten (schlechter von 16 bis 20 Uhr)**, chronische oder rezidivierende Tonsillitis, Pseudokrupp, Bronchitis, Bronchiolitis, Asthma bronchiale (durch Magenstörungen), Pneumonie (meistens rechter Lungenflügel), rezidivierende oder verschleppte Pneumonie

Magen/Darm/Leber:
Magenschmerzen (nach Süßigkeiten), Heißhunger, **saures Aufstoßen**, ständiger Schluckauf, **aufgetriebener Trommelbauch, schmerzhafte eingeklemmte Blähungen** (Meteorismus), Flatulenz, **Rumoren und Kollern im Darm,** Darmkoliken, Kolitis, Dyspepsie, **Säuglingskoliken, Dreimonatskoliken,** oft chronische Obstipation (nach Milch oder Süßigkeiten, auf Reisen), akute infektiöse Diarrhö (v. a. durch Clostridien oder Darmparasiten verursacht), Stuhl erst hart, dann flüssig, Peritonitis, **Abmagerung bei gutem Appetit**, Malassimilation, Weizenunverträglichkeit (Zöliakie), Leistenhernie (rechts), Leberbeschwerden

Herz/Kreislauf:
Herzklopfen durch eingeklemmte Blähungen (Roemheld-Syndrom)

Haut:
Hautausschläge, seborrhoisches Ekzem, Furunkel, Akne, Naevi, Schuppen, Warzen, rissige Ferse

Urogenital:
Dysurie (Schmerzen beim Wasserlassen), Harnverhaltung, **chronische rezidivierende Zystitis**, Nierensteine, Nierengrieß, harnsaure Diathese, Nierenbeckenentzündung, prämenstruelles Verlangen nach Süßigkeiten bei jungen Mädchen, Hypogonadismus, Orchitis, **Hodenhochstand**

Bewegungsapparat:
Torticollis (rechts/Hauptmittel), KISS-Syndrom, Skoliose (rechts), allgemeine **Muskelschwäche**, juvenile rheumatoide Arthritis (v. a. rechtsseitig), infantile Zerebralparese (ICP)

Nervensystem:
Konvulsionen, Epilepsie

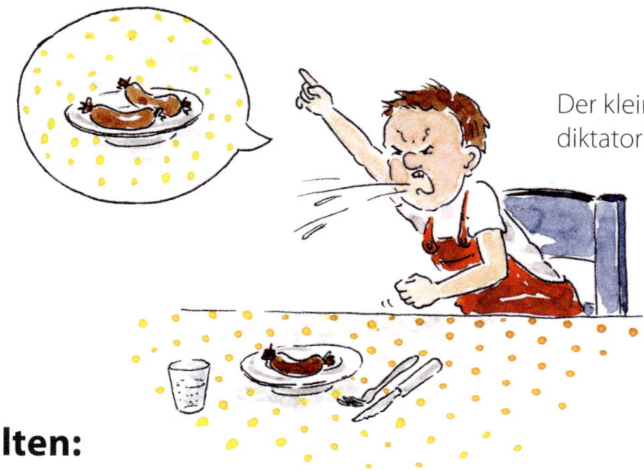

Der kleine Haustyrann, zuhause diktatorisch und gereizt

- **Psyche/Verhalten:**
  Pavor nocturnus, Dyskalkulie, Dyslexie, **Legasthenie**, Stottern, Schreikinder (nächtliches Erwachen mit anhaltendem Schreien)

- **Fieber:**
  Mäßiges Fieber von 16 Uhr bis 20 Uhr

- **Allgemeines:**
  Erkältungsneigung, Abmagerung mit Heißhunger, Gicht, Mononukleose (v. a. rechts)

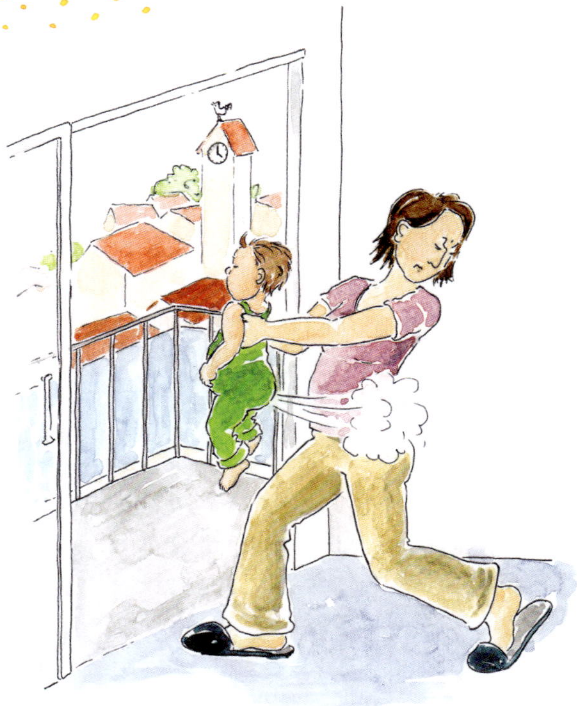

Verdauungsbeschwerden mit viel Blähungen, schlimmer von 16 bis 20 Uhr

Modalitäten:

← nachmittags von 16 bis 20 Uhr, Wärme, auf der rechten Seite, von rechts nach links, im Bett

→ nach Mitternacht, Bewegung, Kaltwerden, Abdecken, warmes Essen und warme Getränke

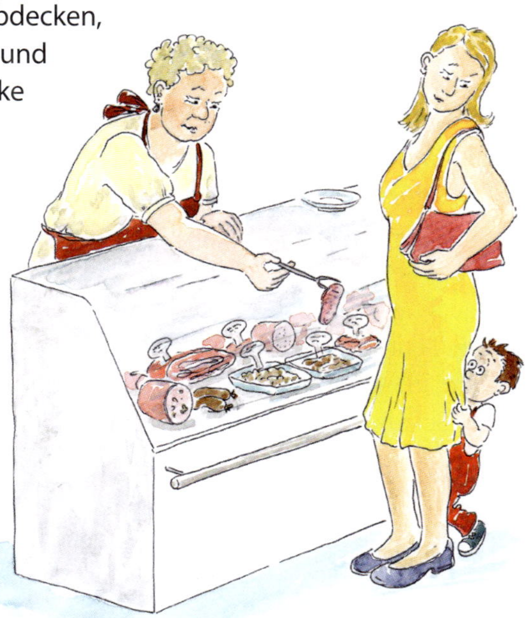

Angst vor Fremden, feige und mutlos

Magnesium carbonicum

Magnesiumkarbonat
Mineralreich

Periodensystem:
Stadium 2 Siliziumserie (Magnesium),
Stadium 10 Kohlenstoffserie (Kohlenstoff)
Farbe: 20-22 E (dunkelgrün)

Typus:

Magnesium carbonicum sind die schwierigen, streitsüchtigen und aggressiven Kinder mit finsterem Gesichtsausdruck. Aber wo kommt das her? Beim genaueren Hinschauen ist es ein zu strenger, aggressiver oder gar gewalttätiger Vater, der das Territorium des Kindes verletzt und sein Selbstwertgefühl beschädigt hat. Der unterdrückte Zorn des Kindes einerseits und der hoffnungslose Wunsch nach Liebe und Anerkennung durch den Vater andererseits zeigt sich fortan durch ein kopiertes, aggressives und rüdes Verhaltensmuster.

In Mark Twains Lausbubengeschichte von Tom Saywer und Huckleberry Finn findet man ein oft zitiertes Pendant zu dem *Magnesium-carbonicum*-Thema. Seltener versucht *Magnesium carbonicum* (das manchmal auch als Friedensstifter beschrieben wird) durch besondere Milde und Anpassung sowie ein gesteigertes Bedürfnis nach Harmonie den inneren Konflikt zu lösen, es kann dann auch den kleinsten Streit in seiner Umgebung nicht ertragen (ständige Streitereien der Eltern oder Freunde). Das Gefühl, verlassen und ungeliebt zu sein, passt natürlich auch auf nicht anwesende Väter oder Eltern, wie es heute nicht nur bei Waisenkindern, Adoptiv- und Pflegekindern, sondern vor allem auch bei Scheidungs- oder Schlüsselkindern oft der Fall ist. *Magnesium carbonicum* ist schweigsam und hat Probleme, Kontakte zu knüpfen. Es ist sehr empfindlich und schrickt bei kleinsten Geräuschen oder unerwarteten Berührungen zusammen.

Sehr empfindlich sind auch die Zähne, ein Zahnarztbesuch ist ein Drama schlechthin. *Magnesium carbonicum* wacht morgens müder auf, als es abends war, und ist ein rechter Morgenmuffel. Sie haben viel Appetit, auch nach der Mahlzeit (Säuglinge weinen nach dem Stillen vor Hunger), und nehmen dennoch nicht genug zu. Milch vertragen sie gar nicht, auch nicht in Form von Flaschennahrung. Zuweilen kommt die Muttermilch bei gestillten Kindern unverdaut wieder hinten heraus. Fleisch dagegen mögen sie als ältere Kinder sehr! Alles an *Magnesium carbonicum* ist sauer, ihr Gesichtsausdruck ebenso wie ihr Körpergeruch und alle Körperabsonderungen (Schweiß, Erbrochenes, Stuhl usw.). Ihre Beschwerden haben meistens einen krampfartigen Charakter und *Magnesium carbonicum* wirkt lindernd und entspannend besonders bei Bauch- und Muskelkärmpfen.

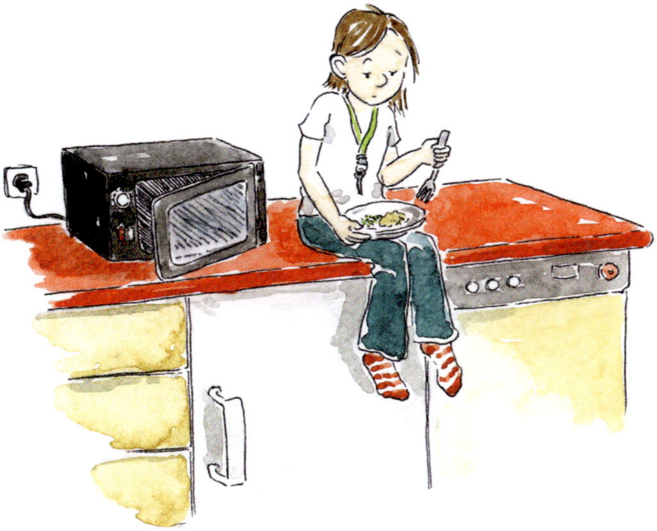

Gefühl von Verlassenheit (Waisenkinder, Adoptivkinder, Pflegekinder, uneheliche Kinder, Scheidungskinder, „Schlüsselkinder")

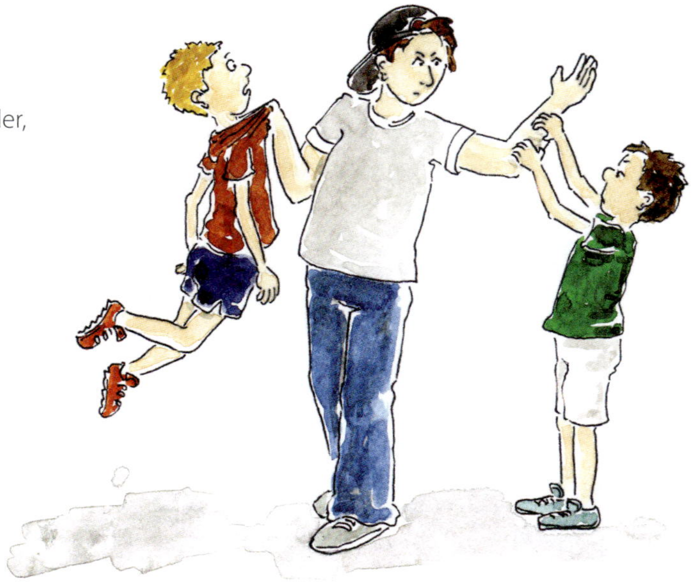

Sehr harmoniebedürftig, Abneigung gegen Streit

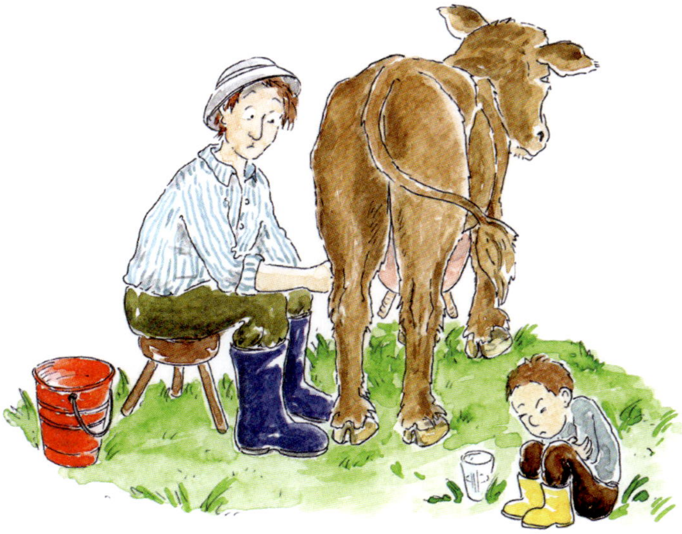

Kolikartige Bauchschmerzen und Durchfall nach dem Trinken von Kuhmilch, besser durch Zusammenkrümmen

Beschwerden:

- **Hauptbeschwerden:**
  Krampfartige Verdauungsbeschwerden

- **Kopf:**
  Stechend-ziehende Kopfschmerzen (direkt nach der Schule, durch Erschöpfung), Kopfhautekzem, Katarakt, **reißender Gesichtsschmerz,** saurer Mundgeschmack, Tinnitus, Abszess im Gehörgang, Schnupfen, verstopfte Nase, Sinusitis, Schnupfen mit Niesen (v. a. morgens), **empfindliche Zähne,** frühe Karies, **Zahnschmerzen**, Beschwerden durch Heraustreten der Weisheitszähne

- **Hals/Brust:**
  Halsschmerzen, Kratzen im Hals, trockener, rauer Hals, trockener, krampfartiger Husten, Bronchitis

- **Magen/Darm/Leber:**
  Saures Aufstoßen, **Sodbrennen**, saures Erbrechen, Übelkeit, Meteorismus, Flatulenz, **Rumoren und Kollern im Darm** (vor dem Stuhlgang), **Blähungen bei Säuglingen**, Bauchschmerzen um den Nabel herum, **akute Gastroenteritis mit heftigen krampfartigen Bauchschmerzen**/Koliken, Säuglingskoliken, **Dreimonatskoliken**, Diarrhö (während der Zahnung, während Bronchitis, nach Milch), chronische **Diarrhö** mit unverdautem oder grünlichem schaumigem Stuhl (wie Froschlaich), Obstipation nach seelischem Schock, Heißhunger mit Abmagerung, Kuhmilchunverträglichkeit

- **Haut:**
  Bläschenartige Hautausschläge, trockene Haut mit Juckreiz , saurer Schweiß, Windeldermatitis

- **Urogenital:**
  Krampfartige Menstruationsbeschwerden bei jungen Mädchen

- **Bewegungsapparat:**
  Muskelkrämpfe (v. a. Wadenkrämpfe), steifer Rücken, schwere Füße, reißende oder brennende Gliederschmerzen, Parästhesien mit Taubheit und Kribbeln

- **Nervensystem:**
  Trigeminusneuralgie

- **Psyche/Verhalten:**
  Aggressive Verhaltensstörung, Folgen von körperlicher Gewalt oder seelischem Schock, Kontaktschwierigkeiten

- **Allgemeines:**
  Säuerlich riechende Körperabsonderungen (Schweiß, Erbrochenes, Stuhl)

Modalitäten:

← Periodizität (alle drei Wochen), kaltes Wetter, kalter Wind, Temperaturwechsel, Bettwärme, Ruhe, Milch

→ warme Luft, Gehen im Freien

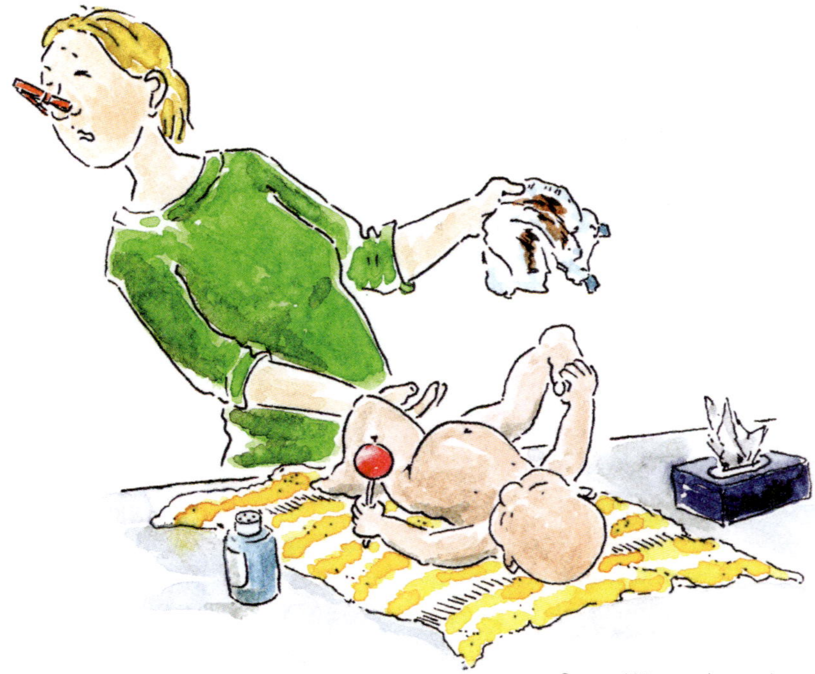

Saure Körperabsonderungen wie Schweiß,
Stuhl, Erbrochenes, Mundgeruch, Körpergeruch

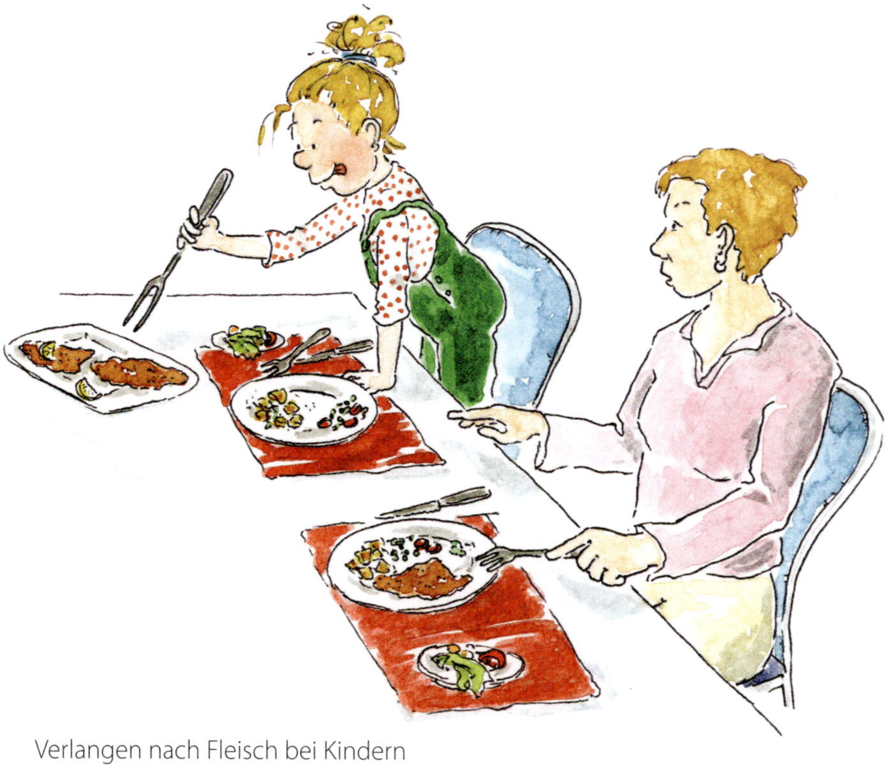

Verlangen nach Fleisch bei Kindern

Medorrhinum

Gonorrhö/Tripper-Nosode aus dem eitrigen Sekret von Erkrankten
Neisseria gonorrhoeae (Neisseriaceae)
Nosode

Farbe: 15-16 C (mittelblau)

Typus:

Medorrhinum ist sehr lebendig, launisch und unberechenbar, es sind sehr liebe und fröhliche Kinder, deren Stimmung aber ganz plötzlich umschlagen kann. Von einem Extrem ins andere!

Typisch ist, dass sie ein Tier erst begeistert und liebevoll streicheln, um es dann ganz plötzlich heftig am Schwanz zu ziehen. Obwohl sie auch sanft und scheu wirken können, schlummert tief in ihnen eine aggressive und bösartige Seite, die ab und zu zum Vorschein kommt. *Medorrhinum* kann sehr heftig sein und provozieren, es ist beinahe, als wollten sie bestraft werden! Ihre innere Unruhe und Angespanntheit zeigt sich in Nägelkauen, ständiger Hast und Eile sowie Ungeduld. Sie fangen vieles an und bringen nichts zu Ende, verschieben gern ihre Pflichten auf den nächsten Tag. *Medorrhinum* ist enthusiastisch und leidenschaftlich und voller Neugier. Es will voller Abenteuerlust und mit grenzenloser Energie die Welt erkunden! *Medorrhinum*-Kleinkinder krabbeln übrigens lieber, als dass sie laufen. So richtig aktiv allerdings sind *Medorrhinum*-Kinder vor allem nachts, zum Leidwesen ihrer Eltern.

Allerdings muss man *Medorrhinum* nicht stundenlang herumtragen, sie spielen einfach begeistert und zufrieden in ihrem Zimmer oder im Bett, wenn andere schlafen. Dafür sind sie tagsüber die reinsten Schlafmützen! Ihre Beschwerden sind von Sonnenaufgang an schlimmer und bessern sich deutlich zum Abend hin. Das Konzentrationsvermögen ist nicht besonders gut, *Medorrhinum*-Kinder schweifen beim Erzählen gerne ab und können sich nur schwer auf eine einzige Sache oder ein Thema konzentrieren. Sie sind zappelig und vergesslich und haben oftmals Schulprobleme (Legasthenie, ADHS). *Medorrhinum* ist eitel, entweder lieben sie Markenmode oder sie kleiden sich besonders cool und lässig.

Medorrhinum hat eine sehr intensive Ausstrahlung und lebt ein Leben in Extremen: Sie fressen und sie fasten (häufig: Bulimie), dazwischen gibt es nichts. Schon das *Medorrhinum*-Kind zeigt ein sexualisiertes Verhaltensmuster (ähnlich *Hyoscyamus*), ist als Teenager sexuell frühreif und Alkohol, Drogen und Nikotin nicht abgeneigt. Sie wollen halt alles einmal ausprobieren! Typisch ist die Furcht vor eingebildeten Dingen, vor allem, es sei jemand hinter ihnen. *Medorrhinum* hat ein besonderes Verlangen nach Orangen oder Orangensaft. All seine Beschwerden sind am Meer deutlich besser, ein Wetterwechsel verschlimmert die oft chronische Erkältung. *Medorrhinum* ist ein bekanntes Mittel bei frühkindlichen Blasenentzündungen und bei einem entzündeten, wunden Haut-

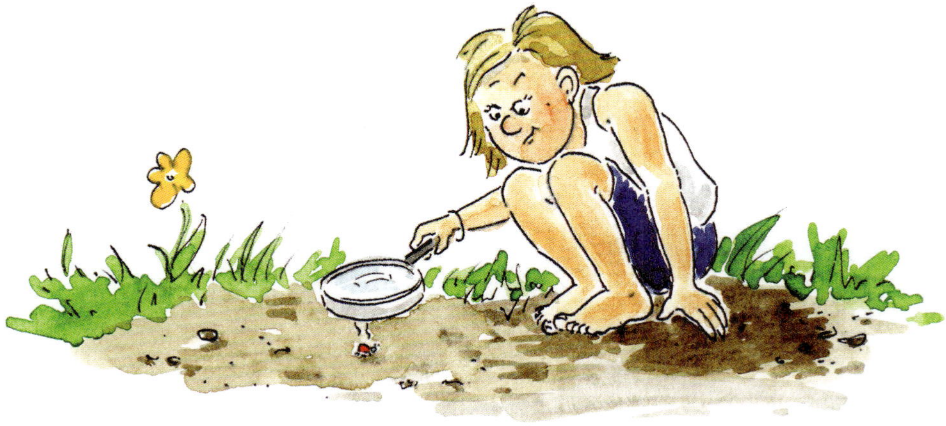

Grausamkeit gegenüber Tieren

ausschlag im Analbereich von Wickelkindern, besonders dort, wo der rote Hautausschlag eine scharfe Abgrenzung zur gesunden Haut zeigt (so ähnlich wie beim Pavian). *Medorrhinum*-Kinder schlafen oft auf dem Bauch und in Knie-Brust-Stellung. Körperabsonderungen (z. B. Stuhl und Urin) haben manchmal einen etwas fischigen Geruch.

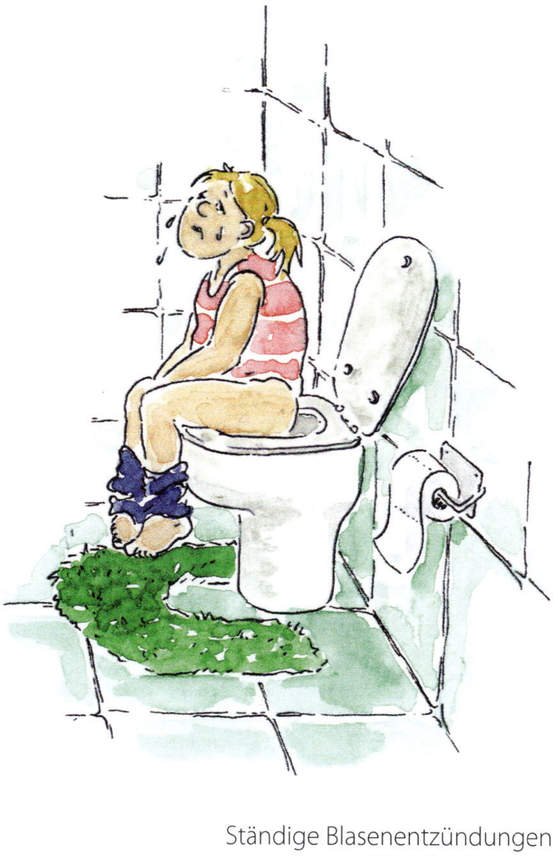

Ständige Blasenentzündungen vom Kleinkindalter an

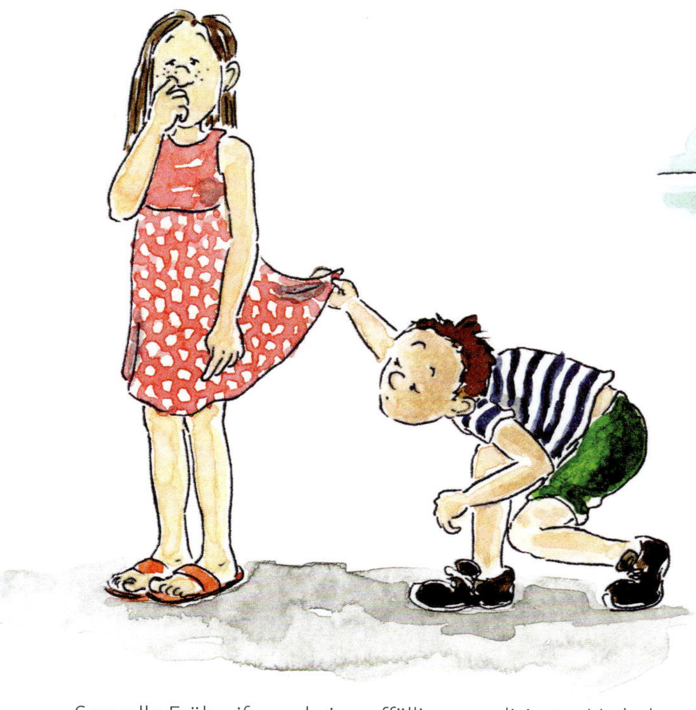

Sexuelle Frühreife und ein auffällig sexualisiertes Verhaltensmuster

Beschwerden:

- **Hauptbeschwerden:**
  Blasenentzündung, Asthma bronchiale und juveniler Rheumatismus

- **Kopf:**
  Kopfschmerzen (nur tagsüber), Konjunktivitis, chronischer Schnupfen, chronische rezidivierende Sinusitis, verstopfte Nase, Nasenbluten

- **Hals/Brust:**
  Asthma bronchiale (besser in Knie-Brust-Lage oder Bauchlage und bei Hervorstrecken der Zunge), Asthma bronchiale begleitet von oder abwechselnd mit Hautausschlag

- **Magen/Darm:**
  Magenschmerzen (v. a. nachts), Aufstoßen, Meteorismus, Säuglingskoliken (besser in Knie-Brust-Lage oder Bauchlage), Obstipation (v. a. auch in den ersten Lebenstagen), Schmerzen beim Stuhlgang

- **Herz/Kreislauf:**
  Herzkrankheit in früher Kindheit

- **Haut:**
  Ekzeme mit Juckreiz, **atopisches Ekzem**, Psoriasis, Herpes, Warzen, Urtikaria, Juckreiz der Haut ohne Hautausschlag (Wärme und Darandenken verschlimmern), **Windeldermatitis (feuerrot, stark abgegrenzt)**, Naevus occipitalis („Storchenbiss")

- **Urogenital:**
  Häufiger Harndrang, scharfer oder stark riechender Urin, **chronische rezidivierende Zystitis vom Kleinkindalter an**, Fluor vaginalis bei kleinen Mädchen, sexuelle Frühreife, Neigung zu Masturbation

- **Bewegungsapparat:**
  Juvenile rheumatoide Arthritis, rheumatische Glieder- und Gelenkschmerzen, brennendes Gefühl entlang des Rückgrats, **Kniebeschwerden (v. a. links)**, Knöchelödem

- **Psyche/Verhalten:**
  Enuresis nocturna, Anorexie, Bulimie, Legasthenie, ADHS, Selbstverletzung („Ritzen"), nachts wach und schläfrig am Tag

- **Allgemeines:**
  Erkältungsneigung, allergische Konstitution, Gonorrhö oder Herzinfarkt in der Familiengeschichte, **Schlafstörungen**, Adipositas

Modalitäten:

← bei Tageslicht bis zum Sonnenuntergang, Hitze, beim Denken an die Beschwerden

→ feuchtes Wetter, Liegen auf dem Bauch, an der Meeresküste

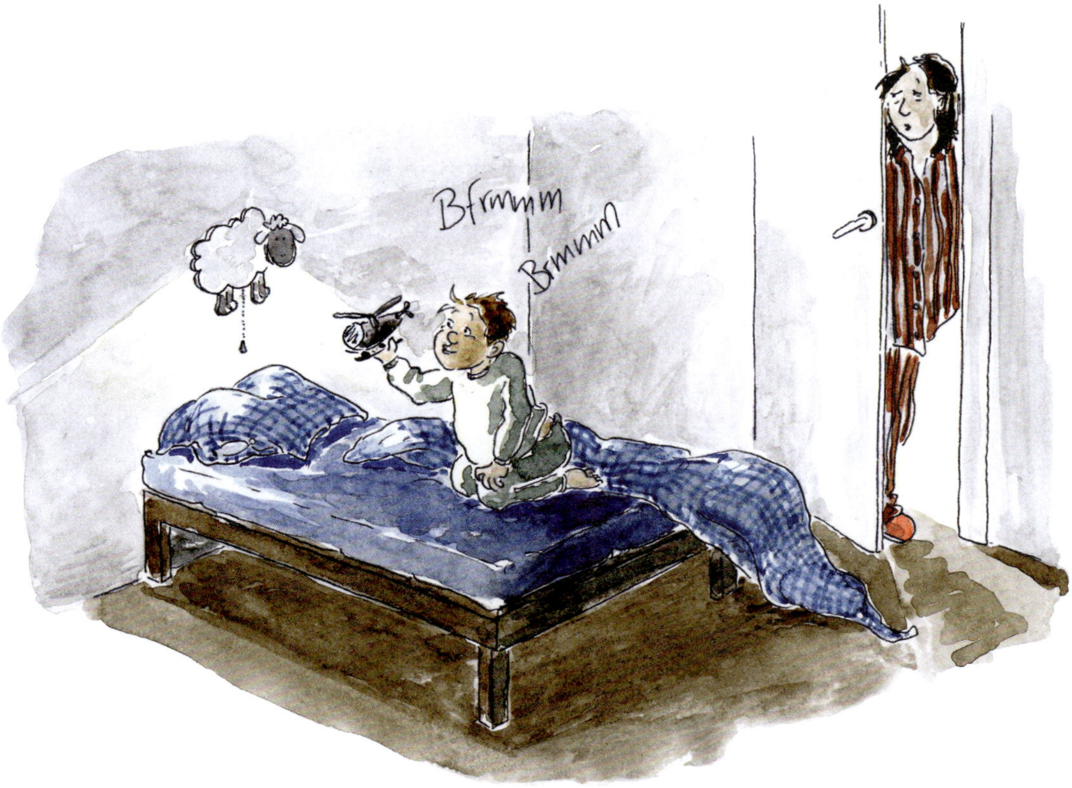

Nachtmensch, spielt nachts (zufrieden, ohne zu schreien), ist tagsüber schlapp und müde

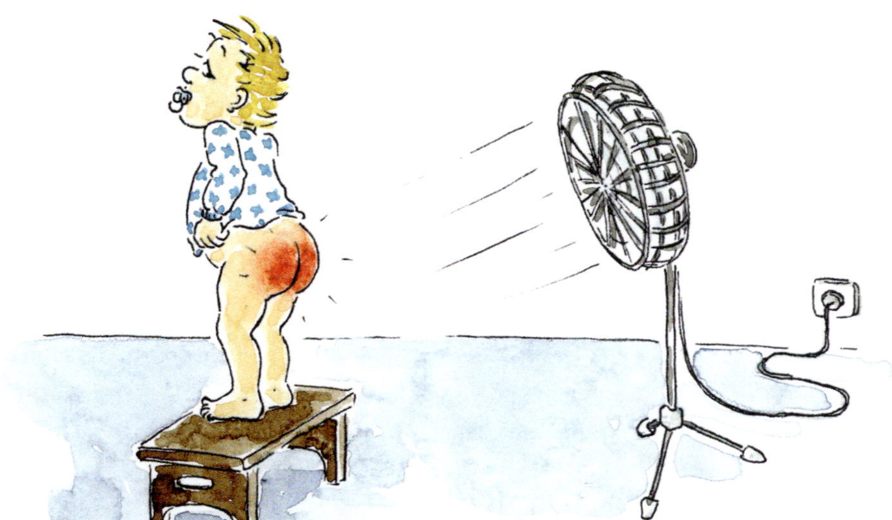

Windeldermatitis „Pavian-Po" bei Wickelkindern

Mercurius solubilis

Schwarzes Quecksilberoxyd, hergestellt nach den Vorgaben Dr. Hahnemanns (Mercurius solubilis Hahnemanni)
Mineralreich

Periodensystem:
Stadium 12 Goldserie (Quecksilber),
Stadium 16 Kohlenstoffserie (Oxygenium)
Farbe: 19 DE (dunkles Blaugrün)

Typus:

Ein Anführer und Revoluzzer, wie er im Buche steht! *Mercurius solubilis* ist heftig, stolz, ruhelos, aggressiv und widerspenstig und kann seine Impulse nicht kontrollieren. Bei seinen Wutanfällen sollten sich andere schnell in Sicherheit bringen, denn ein *Mercurius*-Kind spuckt und tritt und schlägt voll zu, es neigt zu Gewalt ohne jedes Schuldgefühl. Das misstrauische *Mercurius solubilis* fühlt sich schnell angegriffen und wie von Feinden umringt, trotz allem ist es oft *Mercurius* selbst, der mit den Prügeleien anfängt. Das Kind ist herrschsüchtig und aufbrausend und lässt sich absolut nichts sagen, von niemandem. Was im Positiven als gute Führungsnatur durchgehen könnte, führt bei *Mercurius solubilis* aber eher zu Zank, Schulverweisen und kriminellen Handlungen. Die Kinder lieben Horrorfilme mit viel Blut und Ballerspiele am Computer mit viel Gewalt und Schießereien. Wenn sie sich beleidigt und angegriffen fühlen, entwickeln diese Kinder starke Hassgefühle, die sie nur schwer kontrollieren können. Zuweilen spielt *Mercurius solubilis* auch den Clown, ein wenig prahlerisch, manisch, frivol und extravagant, wie er eben ist. Neben seiner auffälligen Aggressivität und Streitsucht fällt auch die Ruhelosigkeit ins Auge, *Mercurius* kann nicht still sitzen, rennt dauernd umher und turnt überall herum. Er ist immer in Eile und liebt Sportarten mit viel Bewegung und Geschwindigkeit (Skateboard, Inliner, Kart fahren). Trotzdem kann er seiner inneren Getriebenheit manchmal nicht recht folgen, *Mercurius solubilis* ist eher langsam im Denken, Antworten und Handeln. Seine innere abgrundtiefe Verzweiflung und Traurigkeit aber, die zeigt er keinem, doch sie kann *Mercurius solubilis* in den Alkohol- und Drogenmissbrauch und bis hin zur Suizidneigung treiben. Typisch ist seine Temperaturempfindlichkeit in beide Richtungen, ihm ist schnell zu heiß oder zu kalt. Angst vorm Einschlafen besteht, weil sich nachts alle Beschwerden deutlich verschlimmern und tief in seinem Inneren doch einige Ängste schlummern, vor Dunkelheit, Räubern und Geistern und dem Tod. Auffällig sind die Neigung zu chronischen, eitrigen Infektionen und Drüsenverhärtungen, ein auffälliger Körper- und Schweißgeruch sowie die grundsätzliche Schweißneigung (ein *Mercurius*-Kind hat niemals eine trockene Haut). Der Schweiß färbt die Wäsche gelb und ist sehr schwer auszuwaschen. So heftig wie dieses Kind ist, so heftig sind auch seine Beschwerden, die eine destruktive Tendenz besitzen (z. B. greifen die chronischen Mittelohrentzündungen schnell die knöchernen Strukturen des Ohres an). Man denke daran, dass eine Amalgambelastung der Mutter durch die Nabelschnur auf das Kind übertragen werden kann und bei diesem *Mercurius-solubilis*-Symptome auslösen kann.

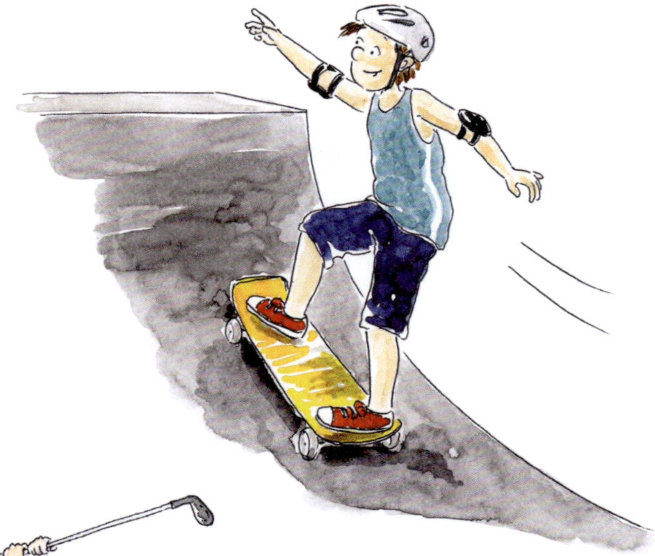

Voller Energie, liebt Spiele und Aktivitäten, bei denen übermäßige Energie in Geschwindigkeit umgesetzt werden kann (Skateboard, Inliner, Kart fahren!)

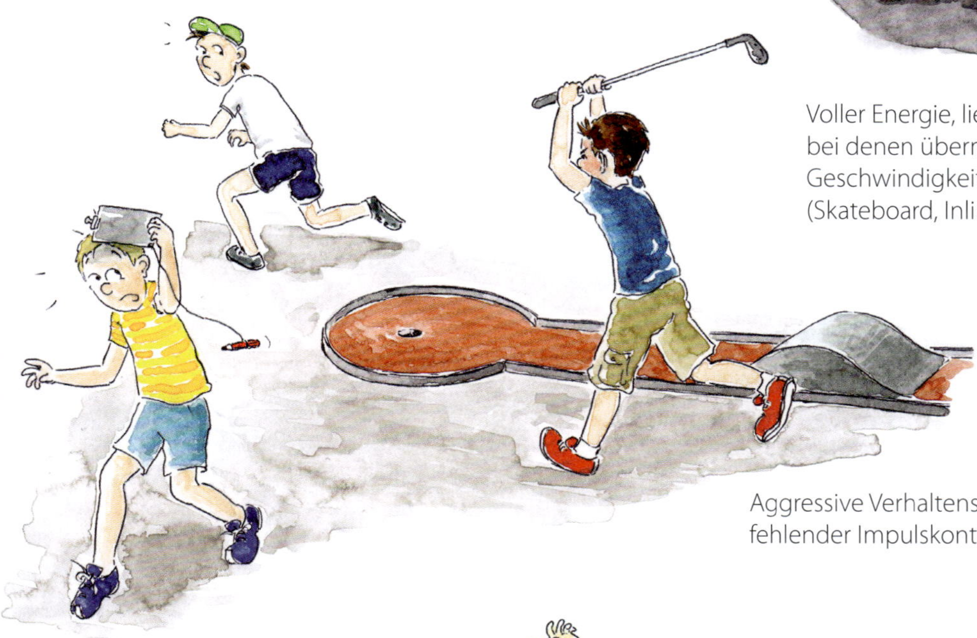

Aggressive Verhaltensstörung mit fehlender Impulskontrolle

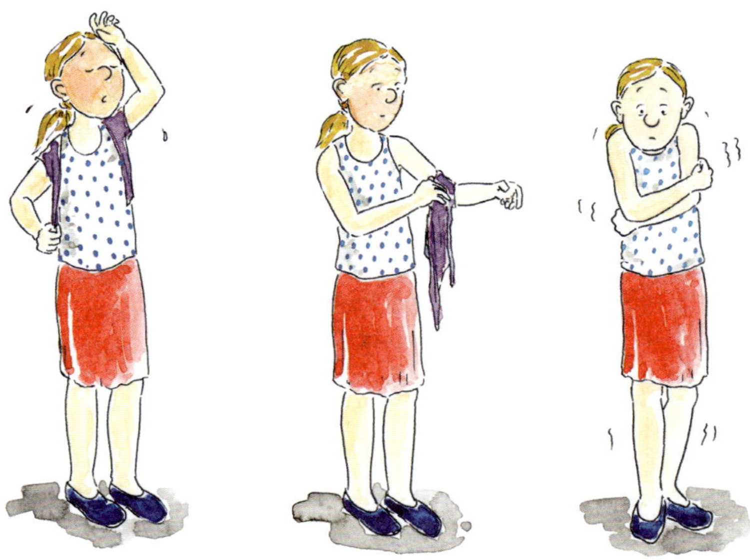

Sehr temperaturempfindlich, typisch: empfindlich gegen Hitze UND Kälte, schnell überhitzt oder verkühlt

Beschwerden:

Hauptbeschwerden:

Eitrige Mandelentzündungen und chronische Mittelohrentzündung

Kopf:

Eitrige Hautausschläge am Kopf (Abszesse, Furunkel, Akne, Erysipel, seborrhoische Dermatitis), Kopfschmerzen (v. a. an der Stirn, Zusammenschnürungsgefühl), sinugene Kopfschmerzen, eitrige Konjunktivitis (auch bei Neugeborenen), Iritis, Keratitis, eitriger Schnupfen, Niesen ohne Schnupfen, gelblich grüner Schnupfen, Schnupfen nach Tonsillitis, **akute und chronische Sinusitis, akute und chronische Otitis media** (mit gelblich eitrigem bis grünlichem stinkenden Sekret), chronische **Otorrhö**, Furunkel im Gehörgang, drohende Trommelfellperforation, Mastoiditis, Parotitis, Schwerhörigkeit nach Scharlach, nächtlicher Speichelfluss, vereiterte Halslymphknoten, Zahnungsbeschwerden, **vereiterte Zähne und Zahnwurzeln**, Aphthen, **Zahnfleischentzündungen, starker Mundgeruch**, geschwollene Zunge, Zahneindrücke auf der Zunge, metallischer Mundgeschmack

Hals/Brust:

Akute und chronische Pharyngitis, Laryngitis, bellender oder trockener krampfartiger Husten, **akute eitrige Tonsillitis, chronische oder rezidivierende Tonsillitis**, Bronchitis, Pneumonie (rechts), geschwollene und verhärtete Halslymphknoten

Magen/Darm/Leber:

Schluckauf, Aufstoßen, Sodbrennen, Übelkeit, Erbrechen, Gastritis, Diarrhö, Flatulenz, Tenesmus beim Stuhlgang, häufiger Stuhlgang, Leberbeschwerden, Pankreatitis, Hepatitis, Neugeborenengelbsucht, Analprolaps

Haut:

Eitrige Hautausschläge, **Abszesse, Furunkel,** Akne, Erysipel, Impetigo, seborrhoische Dermatitis, vesikuläre und pustulöse Ausschläge, Hautausschläge mit Juckreiz (Bettwärme verschlechtert), atopisches Ekzem, Haarausfall

Urogenital:

Häufiger Harndrang, Brennen beim Wasserlassen, **Genitalbeschwerden**, Geschwüre am Penis, Balanitis, schmerzhafte Erektionen, Phimose, Vaginitis, Fluor bei jungen Mädchen mit Jucken und Brennen, geschwollene Mammae bei Jungen (evtl. sogar mit Milchabsonderung), sexuelle Frühreife

Bewegungsapparat:

Periostitis tibialis, Skoliose, Knochenschmerzen, juvenile rheumatoide Arthritis

Nervensystem:

Neuralgische Gesichtsschmerzen, Trigeminusneuralgie

Psyche/Verhalten:

Aggressive Verhaltensstörung mit Neigung zu gewalttätigen Angriffen, Enuresis nocturna, Bulimie, ADHS, Dyslexie, Dyskalkulie, Stottern, Neigung zu Drogenmissbrauch

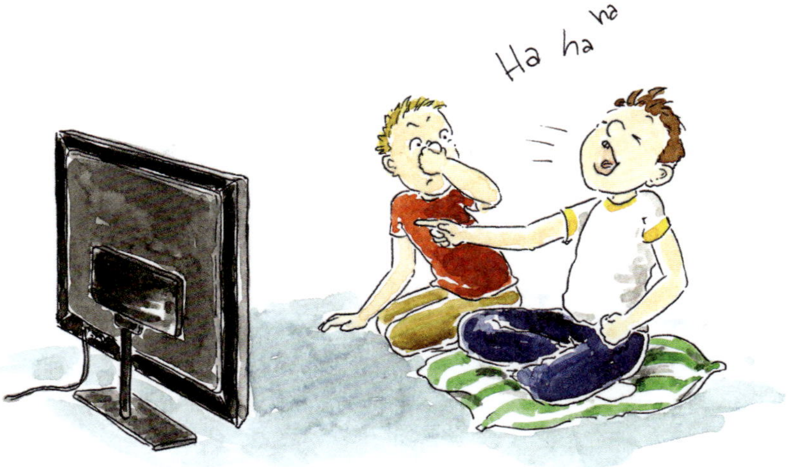

Starker fauliger Mundgeruch

- **Fieber:**
  Hektisches Fieber mit viel Schweiß und großen Tagesschwankungen

- **Allgemeines:**
  Erkältungsneigung, **Folgen von Amalgambelastung** (oft über die Nabelschnur und Plazenta von der Mutter), starke Schweißneigung **(Schweiß, der die Wäsche gelb färbt und schwer auszuwaschen ist),** Drüsenverhärtungen, Mononukleose, kindliche Krebserkrankungen (z. B. Leukämie)

Modalitäten:

← nachts, bei feuchtem Wetter, Schwitzen, Liegen auf der rechten Seite, überhitzte Räume, Bettwärme, Temperaturextreme

→ Lagewechsel

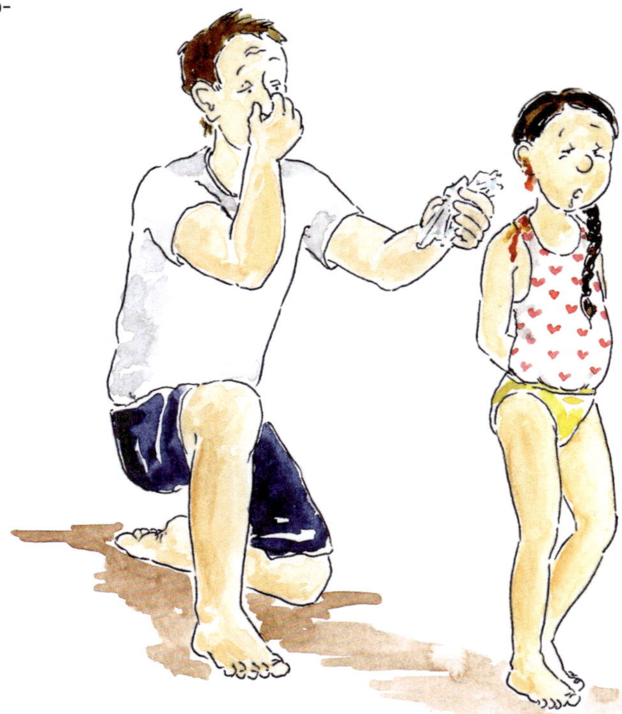

Immer wiederkehrende eitrige Mittelohrentzündung mit stinkendem Sekret (v. a. rechts)

Natrium muriaticum

Kochsalz (Natrium chloratum)
Mineralreich

Periodensystem:
Stadium 1 Siliziumserie (Natrium),
Stadium 17 Siliziumserie (Chlor)
Farbe: 17 C (azurblau)

Typus:

Das introvertierte *Natrium-muriaticum*-Kind ist meist klein und dünn mit schlankem Hals, es ist ordentlich, aber unauffällig gekleidet und verhält sich höflich, zurückhaltend und scheu.

Dem Blickkontakt mit Fremden weicht es aus. Warum? Aus Sorge, seine wahren Gefühle zu offenbaren! Darüber will *Natrium muriaticum* mit niemandem reden. Ganz tief drinnen gibt es einen langanhaltenden Kummer, einen Groll, eine Enttäuschung, eine Zurückweisung oder Verletzung. Sie fühlen sich ungeliebt und abgeschoben. Oft ist es tatsächlich ein Mangel an elterlicher Liebe (häufig durch den gegengeschlechtlichen Elternteil), ein Todesfall in der Familie oder die Trennung der Eltern, die *Natrium muriaticum* tief traurig macht und trauern lässt. Es genügen manchmal aber auch schon kleinere seelische Verletzungen, die von *Natrium* aufgrund seiner Überempfindlichkeit als starkes Trauma empfunden werden. Wie auch immer, das *Natrium-muriaticum*-Kind hat einen Schutzwall aufgebaut, hinter dem es sich aus Angst vor weiteren Verletzungen zurückzieht. *Natrium* weint nur im stillen Kämmerlein und Kuscheleien oder gar Trost lehnt es ganz ab. Es versucht fortan tapfer, seinen Kummer oder gar Wut und Hass nicht zu zeigen. Und wenn später einmal aus heiterem Himmel doch ein Wutausbruch hervorbricht, dann, weil lange verborgene Gefühle erinnert werden. *Natrium muriaticum* ist ernsthaft und bemüht, seinen Pflichten und Verantwortungen gerecht zu werden. Sein tiefes inneres Trauma nährt *Natrium muriaticum* aber weiter und vertraut sich nur seinen Tagebüchern an. *Natrium* liebt es, zu lesen und zu musizieren (gerne Geige o. Ä.) und bevorzugt dabei anspruchsvolle Literatur und klassische Musik. Das Kind versucht, durch sein gewissenhaftes und angepasstes Verhalten Liebe und Anerkennung zu finden, bleibt dabei aber steif, reserviert und wenig emotional, körperliche Zuwendung wird abgelehnt. Das erzeugt ein Märtyrer-Dasein, eine Art Selbstbestrafung, wovon sich *Natrium muriaticum* auch nicht befreien lassen will. Was auch immer die Eltern tun, um einen einmal gemachten Fehler auszubügeln (nicht umsonst sind *Natrium*-Kinder oft Erstgeborene), keine Chance. *Natrium* ist extrem nachtragend. Da es aus diesem Dilemma keinen Ausweg gibt, kann *Natrium muriaticum* depressive Neigungen entwickeln. Durch die nicht geäußerten Emotionen gibt es häufig Kopfschmerzen, Hautausschläge und Bettnässen (das Weinen der Seele).

Natrium-Mädchen im Teenageralter können nur schwer ihre Weiblichkeit annehmen und entwickeln sich eher verzögert zur Frau. Sie zeigen sich verschlossen und kontaktscheu. So wie

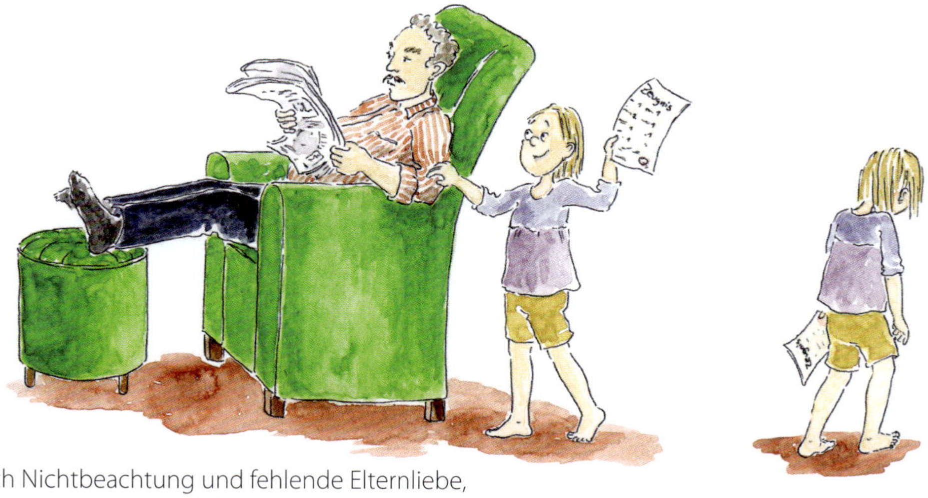

Kummer durch Nichtbeachtung und fehlende Elternliebe, meist durch das gegengeschlechtliche Elternteil

Natrium untröstlich seinen Kummer festhält, hat dieses Kind auch chronische Verstopfung. Haut und Schleimhäute sind oft viel zu trocken, es gibt viel Durst! Die Lippen sind trocken und rissig, oft gibt es Herpesbläschen. Der Appetit ist nicht groß und sie neigen zu unregelmäßigen Essenszeiten, nicht selten sind sie untergewichtig oder neigen zu Magersucht. Bei Säuglingen kann es Probleme beim Füttern geben, denn die Nahrung repräsentiert Fürsorge, die bereits hier schon abgelehnt wird. Die Zahnung ist verspätet, ebenso das Sprechenlernen. Grundsätzlich mag *Natrium muriaticum* lieber Salziges (Chips statt Süßigkeiten) und Bitteres (sie mögen Bitterschokolade!). Sonne sowie Mitgefühl und Trost verschlechtern alle Beschwerden.

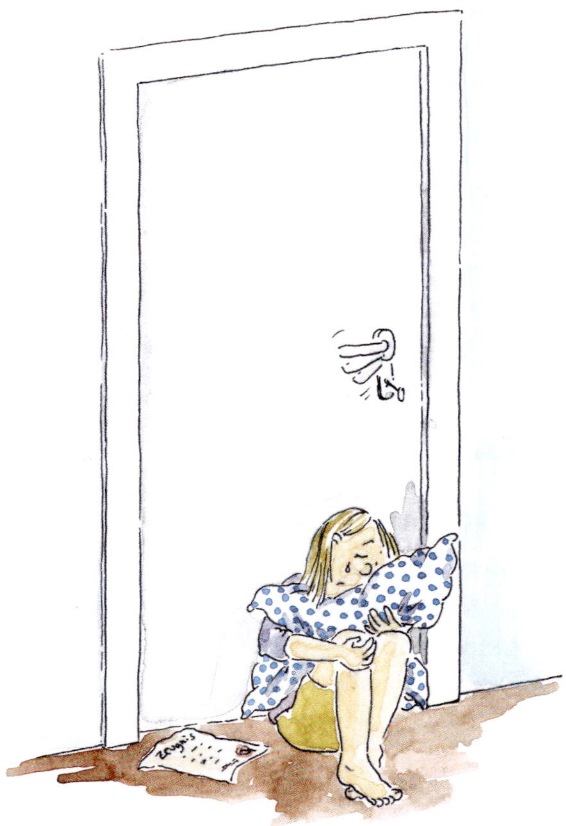

Stiller Kummer, wollen keinen Trost, weinen nur, wenn sie allein sind

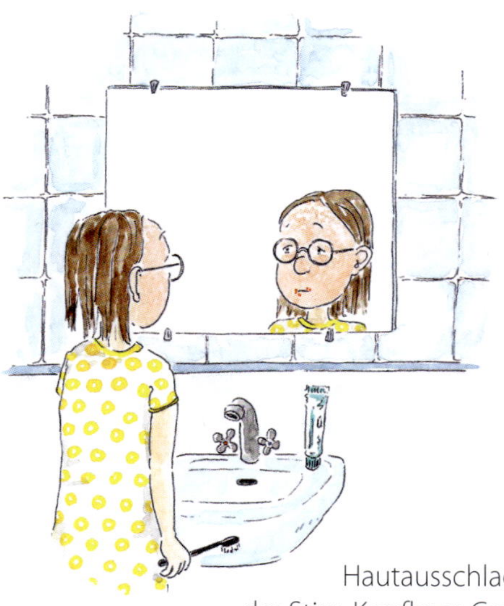

Hautausschlag an der Stirn-Kopfhaar-Grenze

Beschwerden:

Hauptbeschwerden:
Beschwerden durch Kummer und Kopfschmerzen

Kopf:
Hämmernde oder berstende Kopfschmerzen verbunden mit Nackenschmerzen, Kopfschmerzen durch langes Lesen, zu viel TV, PC oder Sonne (schlimmer mittags, durch Anstrengung oder Licht), **Schulkopfschmerzen** (schon ab 10 Uhr vormittags), **chronische Kopfschmerzen** (durch nicht geäußerte Emotionen, Kränkung oder Beleidigung), Kopfschmerzen vor der Menstruation, **Migräne**, Photophobie, gerötete Augen (durch Lesen, zu viel TV oder PC), Tränengangsstenose, allergische Rhinitis mit heftigem Niesen (v. a. am Morgen), **Fließschnupfen** (ein paar Tage, dann Stockschnupfen), **weißlich durchsichtiger Schnupfen** (wie Eiklar), Geschmacksverlust bei Schnupfen, Mundsoor, Aphthen, **Herpes labialis**

Hals/Brust:
Akute Pharyngitis, Hustenanfälle (durch Reizung oder Kitzeln im Kehlkopf oder Eintreten von draußen in ein warmes Zimmer), Laryngitis, chronische Tonsillitis, Bronchitis, Asthma bronchiale

Magen/Darm:
Heißhunger zwischen 10 und 12 Uhr vormittags, Magenschmerzen, heftiger Schluckauf, Meteorismus, Flatulenz, **chronische Obstipation**, selten Diarrhö (v. a. morgens, im Sommer), Analfissur

Haut:
Sehr trockene Haut, Hautausschläge (typisch z. B. an der Stirn-Haar-Grenze), **atopisches Ekzem** (meistens schlechter durch Aufenthalt am Meer, selten auch besser), herpetische Hautausschläge, Psoriasis, Erysipel, Rosacea, Urtikaria, **Akne**, Warzen (v. a. an den Händen), **Sonnenallergie**, Schuppen, fettige Haut und Haare

Urogenital:
Unwillkürliches Wasserlassen (z. B. beim Husten), krampfartige Menstruationsbeschwerden bei jungen Mädchen, Amenorrhö

Bewegungsapparat:
Nackenbeschwerden, ziehende **Nackenschmerzen** (v. a. links) mit Kopfschmerzen, verspannter Nacken, **Rückenschmerzen** (besser durch Liegen auf einer harten Unterlage)

Psyche/Verhalten:
Enuresis nocturna, Anorexie, Bulimie, Folgen von sexuellem Missbrauch

Fieber:
Fieber vormittags gegen 10 Uhr schlimmer mit Verlangen sich abzudecken, hohes Fieber mit Delirium

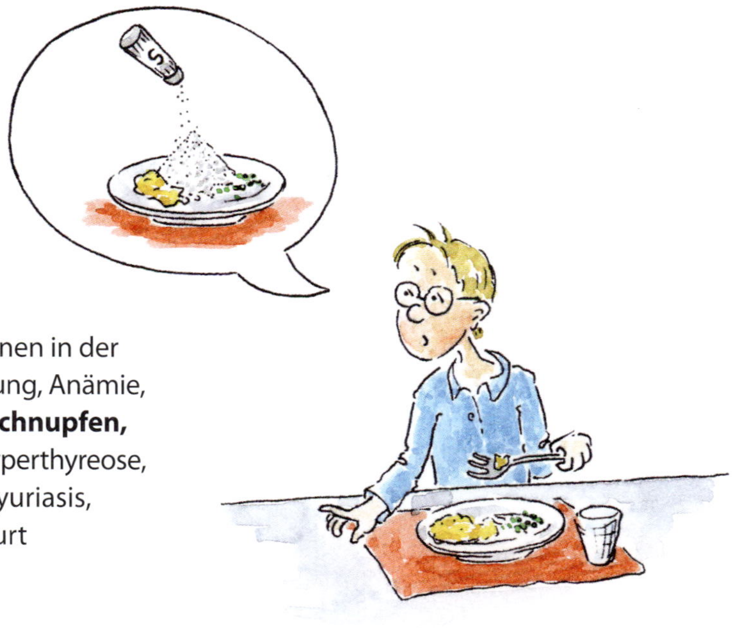

Verlangen nach Salz, salzigen Speisen

Allgemeines:

Erkältungsneigung, Depressionen in der Familiengeschichte, Abmagerung, Anämie, allergische Konstitution, **Heuschnupfen, Hausstaubmilbenallergie,** Hyperthyreose, Morbus Hodgkin, Ödeme, Oxyuriasis, Beschwerden durch Frühgeburt

Modalitäten:

← gegen 10 Uhr morgens, geistige Anstrengung, Trost, Hitze, Sprechen, Lärm, laute Musik, Sonne, überheiztes Zimmer, an der Meeresküste

→ im Freien, ohne regelmäßige Mahlzeiten, kaltes Baden, enge Kleidung, Druck auf dem Rücken, Liegen auf der rechten Seite

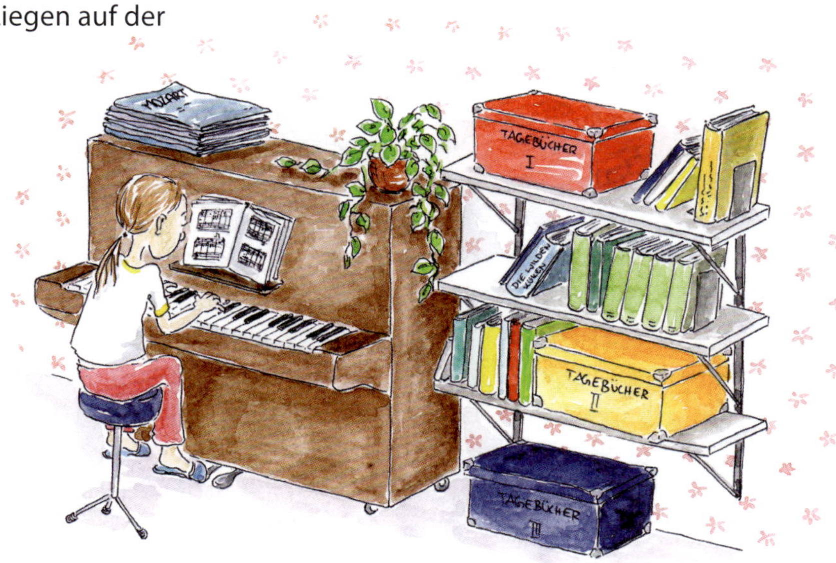

Leseratten, Mädchen sind eifrige Tagebuchschreiberinnen, lieben klassische Musik und Literatur

Nux vomica

Brechnuss (Strychnos nux-vomica)
Brechnussgewächse (Loganiaceae)
Pflanzenreich

Farbe: 3 C (eidottergelb)

Typus:

Dieses kleine Energiebündel ist ein Erfolgsmensch! *Nux vomica* kennt seine ehrgeizigen Ziele und die erreicht dieses Kind durch akribisches und zielgerichtetes Arbeiten. Störungen mag es deshalb überhaupt nicht, v. a. Geräusche und Musik lenken das Kind in seinem Eifer und seiner Konzentration ab.

Das cholerische *Nux vomica* reagiert schnell heftig und gereizt, Kleinigkeiten regen es auf und grundsätzlich ist das Kind sehr kritisch, streit- und tadelsüchtig. *Nux-vomica*-Kinder sind deshalb immer sehr angespannt und runzeln häufig die Stirn. Da sie sehr terminorientiert und zielgerichtet ihre Pflichten abarbeiten und gleichzeitig Pünktlichkeit sehr genau nehmen, stehen sie ständig unter Zeitdruck und sind schnell ungeduldig bei anderen, die langsamer sind als sie selbst. Sie sind sehr ordentlich und sorgfältig mit ihren Sachen, deshalb leihen sie auch ungern etwas aus. *Nux vomica* antwortet kurz angebunden und neigt sehr zum Widerspruch und zur Besserwisserei. Sie schenken sich selbst aber auch nichts, lernen pausenlos und gönnen sich wenig Ablenkung und Pausen. Die Eltern kann *Nux vomica* in seiner Heftigkeit schon mal beschimpfen (ein wenig so, wie das auch *Lycopodium* tut, das sich aber bei Fremden viel zurückhaltender gibt). Das *Nux-vomica*-Kind hat ein gesundes Selbstvertrauen und einen offenen, ehrlichen Charakter. Sie mögen keine Ungerechtigkeiten, vor allem natürlich, wenn andere dadurch Vorteile haben. Ihr übertriebener Ehrgeiz aber, immer und ewig der oder die Beste zu sein und damit vor allem auch Außenstehende beeindrucken zu wollen, macht *Nux-vomica*-Kinder schwierig, zumal sie auch sehr neidisch sein können, wenn sie eben doch einmal nicht die Nummer eins sind. Wenn sie es nicht zum Klassenbesten schaffen, nicht als Klassensprecher gewählt wurden oder sportlich die Nummer eins sind, dann entstehen Beschwerden, denn diese ständige innere Anspannung fordert auch körperlich ihren Tribut. Es sind vor allem durch Stress ausgelöste nervöse Magen-Darm-Beschwerden, unter denen *Nux vomica* leidet und die durch ihre Neigung zu fetten und würzigen Speisen wie Chips und Fastfood sowie später auch durch zu viel Kaffee und Alkohol noch verstärkt werden.

Nux-vomica-Kinder sind sehr fröstelig, erkälten sich schnell und bekommen mit dem Schnupfen oft krampfartige Niesanfälle. Sie schlafen durch ständigen Gedankenandrang schlecht ein oder wachen gegen 3 bis 4 Uhr nachts auf und können dann nicht mehr einschlafen. Ein kurzes Mittagsschläfchen tut ihnen jedoch ausnehmend gut.

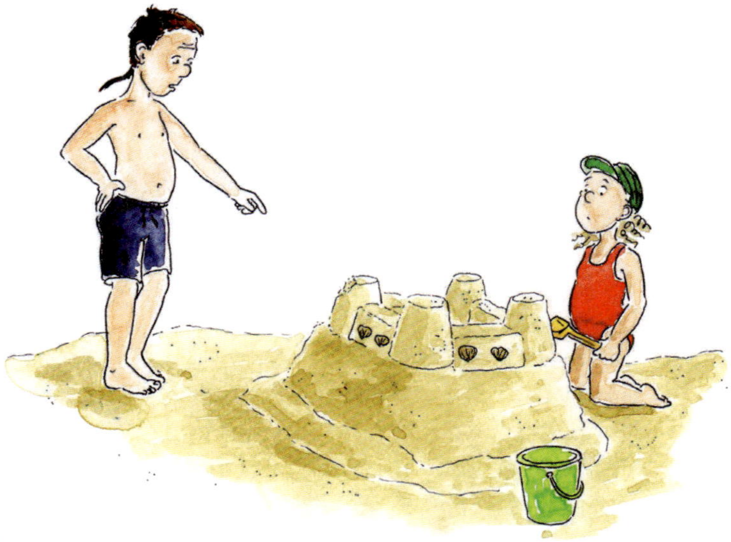

Kritisch, tadelsüchtig anderen gegenüber

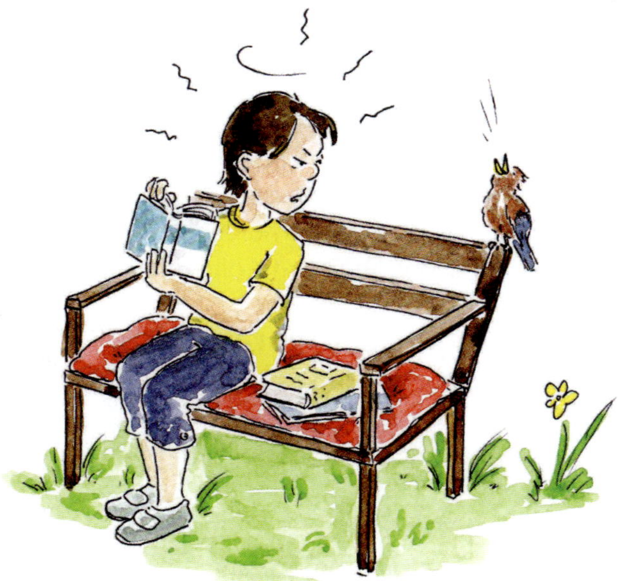

Sehr geräuschempfindlich, reagieren sehr gereizt auf Geräusche und Störung

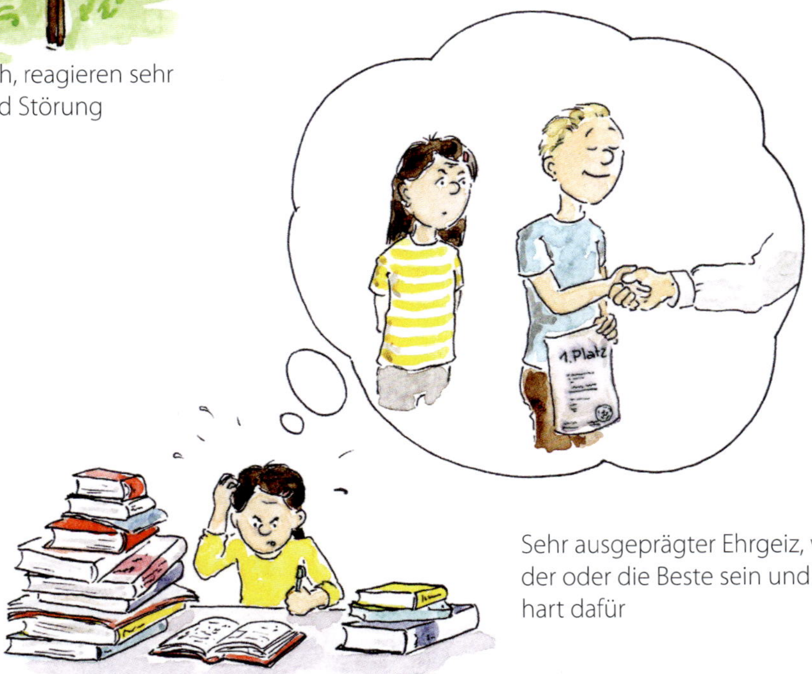

Sehr ausgeprägter Ehrgeiz, will immer der oder die Beste sein und arbeitet hart dafür

Beschwerden:

Hauptbeschwerden:

Nervöse Magen-Darm-Beschwerden

Kopf:

Gastrische Kopfschmerzen (begleitet von Magenbeschwerden oder Verstopfung), Kopfschmerzen (v. a. Hinterkopf, Augenschließen bessert), **Schulkopfschmerzen**, Kopfschmerz (durch Alkoholgenuss, geistige Anstrengung, Ärger oder Stress), Kopfschmerz nach dem Essen oder bei Verdauungsstörungen, sinugene Kopfschmerzen, Konjunktivitis bei Säuglingen und Kleinkindern, Photophobie, Sehstörungen, Tinnitus (Summen, Brausen), trockener Stockschnupfen, allergische Rhinitis, heftige Niesanfälle (v. a. morgens), **Säuglingsschnupfen** mit Schniefen bei Neugeborenen, bitterer Mundgeschmack, Mundgeruch

Hals/Brust:

Akute Pharyngitis, Laryngitis, **Halskratzen**, Halsschmerzen, ständiges Schlucken, Schluckauf bei Neugeborenen, trockener Kitzelhusten, quälender Husten (hält den Kopf mit den Händen), Husten mit Würgen, Keuchhusten, aufsteigendes Klumpengefühl, Bronchitis, Asthma bronchiale (durch Flatulenz)

Magen/Darm:

Aufstoßen, **Sodbrennen**, krampfartiger Schluckauf, Schluckauf bei Neugeborenen, Refluxösophagitis, **Magenübersäuerung**, Gefühl eines Steins im Magen, verdorbener Magen, **drückende oder zwickende Magenschmerzen (v. a. durch Stress oder Nervosität), akute und chronische Gastritis**, Völlegefühl, **Übelkeit und Erbrechen (v. a. durch Zorn oder Überessen)**, Pylorusstenose oder -spasmus, **Obstipation** (v. a. bei Neugeborenen), Diarrhö (v. a. nach Zorn oder Schreck), Schmerz in der Nabelgegend, Nabelhernie, Flatulenz, Rumoren und Kollern im Darm, **Darmkoliken (v. a. bei Säuglingen)**, Neugeborenengelbsucht, Hämorrhoiden, Schmerz im Rektum, Morbus Crohn, Colitis ulcerosa

Bewegungsapparat:

Rückenschmerzen (durch Zugluft oder Zorn), steifer Nacken, rheumatische Gelenkbeschwerden, Schwäche der Extremitäten

Urogenital:

Akute **Zystitis**, schmerzhafter Harndrang, schmerzhaftes Wasserlassen, unwillkürliches Wasserlassen durch Husten oder Lachen, Hodenhernie

Nervensystem:

Konvulsionen durch Wurmbefall oder Tadel, Epilepsie, neurologische Tics, Kiefersperre (Krampf der Kiefermuskeln)

Psyche/Verhalten:

Enuresis nocturna, Schlafstörungen (durch Gedankenandrang)

Fieber:

Gastrisches Fieber, Fieber mit Verlangen nach Wärme

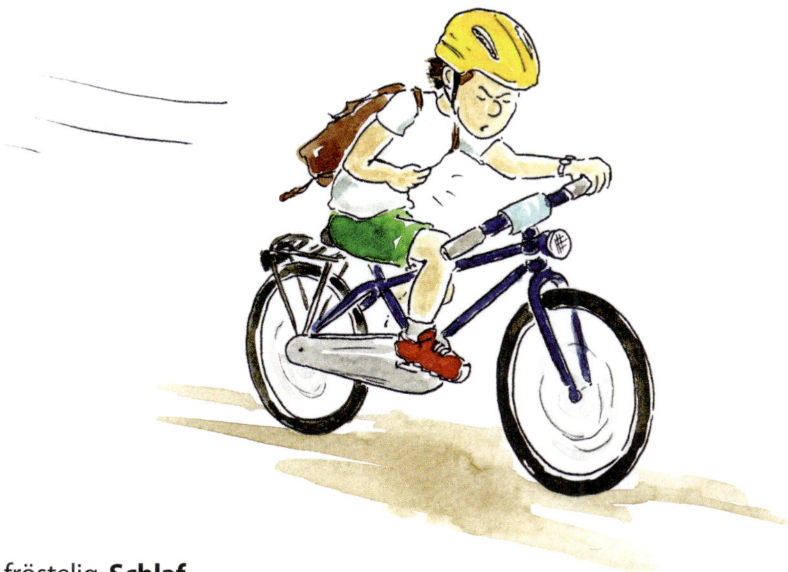

Häufig Magen-Darm-Beschwerden, drückende, zwickende Bauchschmerzen, v. a. durch Stress

Allgemeines:

Erkältungsneigung, immer fröstelig, **Schlafstörungen** (zu viele Gedanken im Kopf, kann nicht abschalten), Beschwerden durch Schlafmangel, allergische Konstitution, **Heuschnupfen**, Beschwerden durch zu viel TV und PC, **Folgen zu häufiger allopathischer Medikation** (Antibiotika, Paracetamol, Cortison und Psychopharmaka wie Ritalin)

Modalitäten:

← morgens, trockenkaltes Wetter, Zugluft, durch geistige Anstrengung, nach dem Essen, Berührung, scharfe Gewürze, Stimulanzien wie Kaffee, Alkohol und Medikamente (aber Verlangen danach)

→ abends, feuchtes Wetter (sie lieben Regen!), Ruhe, kurzer vollendeter Schlaf, starker Druck

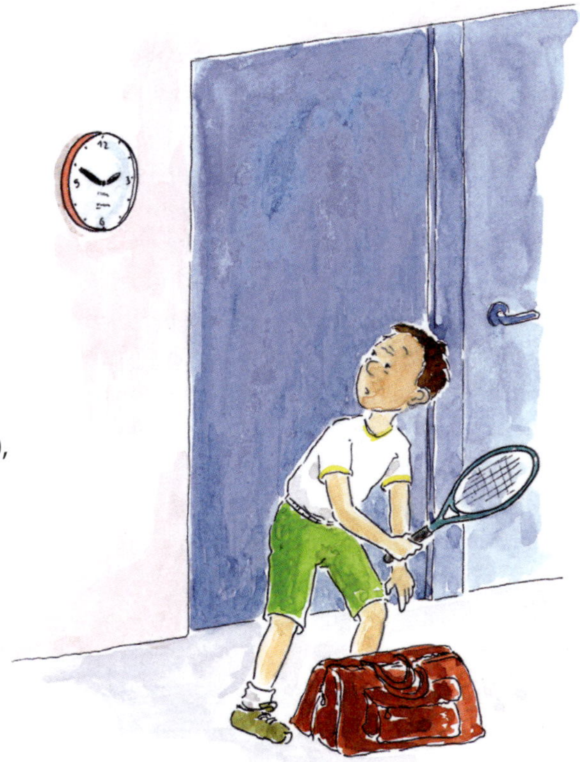

Extrem pünktlich, arbeitet seine Termine des Tages akribisch ab, ständig unter Zeitdruck.

Opium

Aus getrocknetem Milchsaft vom
Schlafmohn (Papaver somniferum)
Mohngewächse (Papaveraceae)
Pflanzenreich

Farbe: 2 C (gelb)

Typus:

Dramatische Ereignisse und ein schrecklicher Schock lassen *Opium* erstarren und führen zu Verhaltensauffälligkeiten.

Durch einen Unfall, Tod von Familienmitgliedern oder Gewalt in irgendeiner Form entfliehen diese Kinder traumatisiert in eine innere Welt. Sie fühlen sich apathisch, wirken wie benommen, wie betäubt, sie fühlen sich wie in einem schlechten Traum ... aber Hauptsache nicht in der harten Realität. Der Rückzug in eine innere Welt rettet *Opium*, denn es leidet an einem anhaltenden Schockgefühl. Auf der anderen Seite können sich auch Verhaltensstörungen wie Aggressionsneigung, extreme Furchtlosigkeit, Kleptomanie und Lügen zeigen. *Opium*-Kinder lügen allerdings nicht aus Berechnung (wie es *Tuberculinum* tut), sondern weil ihnen der Sinn für die Realität fehlt. *Opium* hat zu empfindliche oder aber abgestumpfte Sinne. Das zeigt sich zum Beispiel in Schmerzlosigkeit gewöhnlich schmerzhafter Beschwerden.

Bei Krankheit sagt *Opium*, es gehe ihm gut, und ist auffällig heiter und aktiv bei Fieber. Andererseits erschrickt *Opium* leicht und zuckt bei jeder Kleinigkeit heftig zusammen. Es kann in seinem Hochgefühl viel Phantasie haben und gigantische Pläne schmieden und es hat ein gutes Gedächtnis und Auffassungsvermögen. Manchmal erscheint *Opium* allerdings seltsam starr und unbeteiligt, distanziert und gedanklich abwesend. Ihr Blick ist wie ins Leere gerichtet. Und dann kann es wiederum total ausflippen vor Wut und Aggressionen. Typisch sind verengte oder ungleich große Pupillen. Im Mittelpunkt stehen die erwähnten Verhaltensauffälligkeiten sowie weitere Beschwerden durch Schock: eine komatöse Schläfrigkeit, auffällige Schmerzunempfindlichkeit, Harnverhalt, Verstopfung oder Einkoten, ein Mangel an Reaktion auf indizierte Medikamente oder aber Beschwerden durch bestimmte Medikamente (v. a. Paracetamol und Psychopharmaka). *Opium* kommt auch bei Kindern in Betracht, deren Geburt sehr schwierig und traumatisch war (Geburtsstillstand, Versagen der Herztöne, Zangengeburt oder Geburt mit der Saugglocke, Atemstillstand Neugeborener) und die danach auffällige Beschwerden entwickeln, z. B. eine Neigung zu epileptischen Anfällen. *Opium*-Neugeborene haben eine Trinkschwäche durch die ihnen eigene extreme Schläfrigkeit.

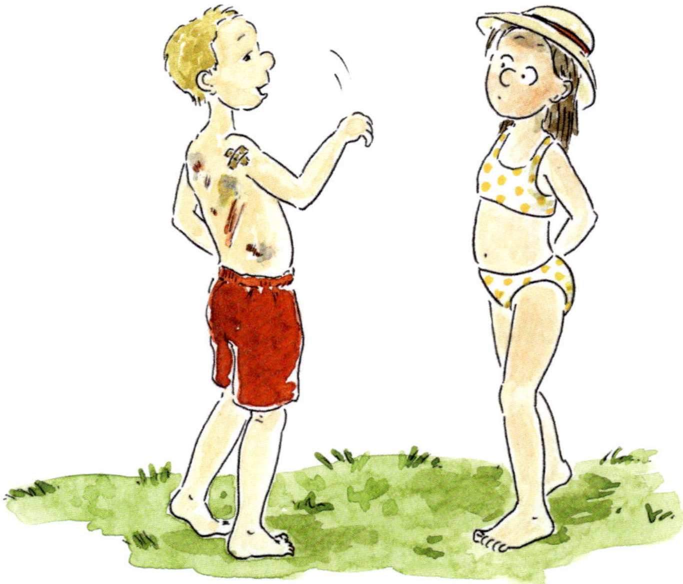

Schmerzunempfindlichkeit bei Verletzungen, die normalerweise schmerzhaft sind

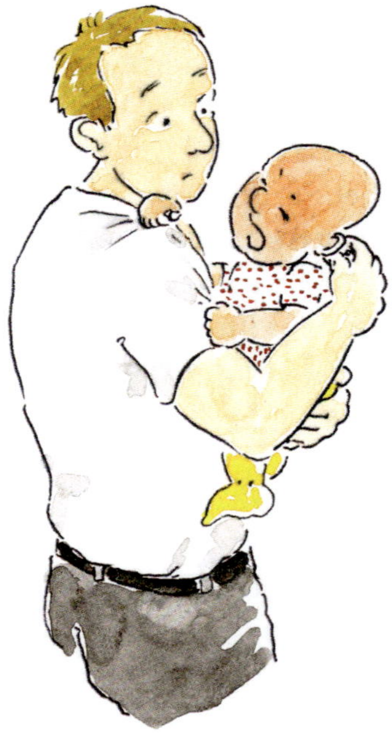

Folgen von Kopfverletzungen (z. B. Saugglockengeburt)

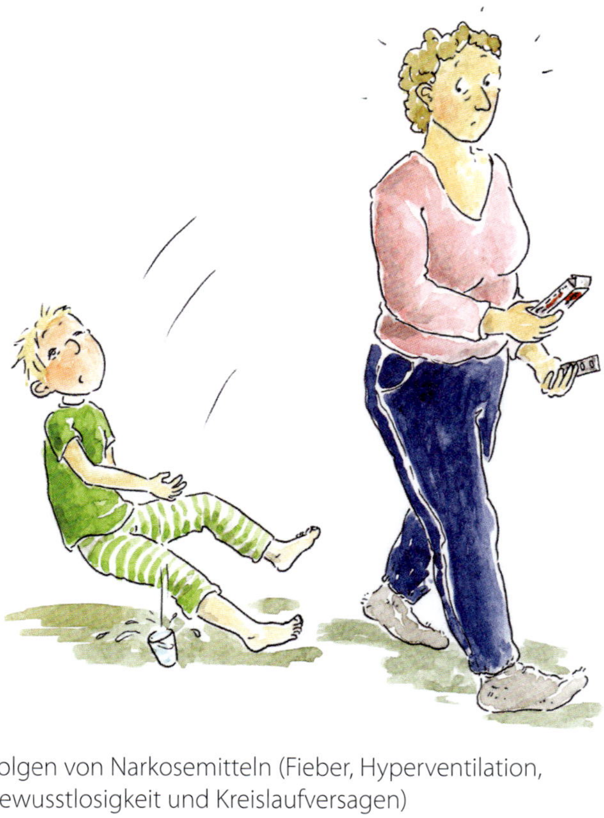

Folgen von Narkosemitteln (Fieber, Hyperventilation, Bewusstlosigkeit und Kreislaufversagen)

Beschwerden:

- **Hauptbeschwerden:**
  Verhaltensauffälligkeiten nach einem Schock

- **Kopf:**
  Dumpfe Kopfschmerzen, Schwindel, **Miosis** (selten Mydriasis), hängende Augenlider (kann die Augen nicht richtig schließen)

- **Hals/Brust:**
  Röchelnde oder schnarchende Atmung, **Atemaussetzer** (v. a. während des Schlafs), **krampfartiger Husten mit Atemnot**, Asthma bronchiale, Neugeborenenasphyxie, Zyanose, Hyperventilation (durch Schreck)

- **Magen/Darm:**
  Magenschmerzen, Darmkoliken, Übelkeit und Erbrechen, Diarrhö (durch Furcht), Flatulenz, extreme **Obstipation** durch Inaktivität des Darms (v. a. bei Neugeborenen), Stuhl sieht aus wie runde schwarze harte Bälle, Ileus, Invagination des Darms, Erbrechen von Fäzes, unwillkürliches Stuhlen, Leistenbruch

- **Urogenital:**
  Vergeblicher Harndrang oder **Harnverhalt** (nach Schreck)

- **Bewegungsapparat:**
  Muskelschwäche, Muskelkrämpfe, Zittern und Zucken oder Lähmung der Extremitäten, steife Glieder (tetanische Starre)

- **Nervensystem:**
  Gehirnblutung, Hydrozephalus, Meningitis, Enzephalitis, Konvulsionen, **Epilepsie** (oft als Folge schwerer Geburten), Opisthotonus

- **Psyche/Verhalten:**
  Verhaltensauffälligkeiten wie Aggressionsneigung, Lügen, Stottern, extreme Furchtlosigkeit, Kleptomanie, Schlafwandeln **nach einem Schock** (Trauma, Unfall, Operation, Tod von Familienangehörigen), Folgen von sexuellem Missbrauch, Schlafwandeln, Autismus, **Enkopresis**

- **Fieber:**
  Hohes Fieber mit Delirium, Fieber mit Apathie, Verlangen sich abzudecken

- **Allgemeines:**
  Bewusstlosigkeit, Beschwerden durch Kopfverletzung (Trauma, schwierige Geburt mit Zange oder Saugglocke), relative Schmerzunempfindlichkeit, **Beschwerden durch Medikamente wie Anästhetika und Psychopharmaka** (z. B. Ritalin) oder Paracetamol mit Hyperventilation bis zum Kreislaufversagen, **Beschwerden durch Nahtoderfahrung** (anaphylaktischer oder kardiogener oder neurogener Schock, Koma, dramatische Geburt)

Modalitäten:

← während und nach dem Schlaf, Hitze, Sonne

→ Kaltes, Entkleiden, ständiges Umhergehen

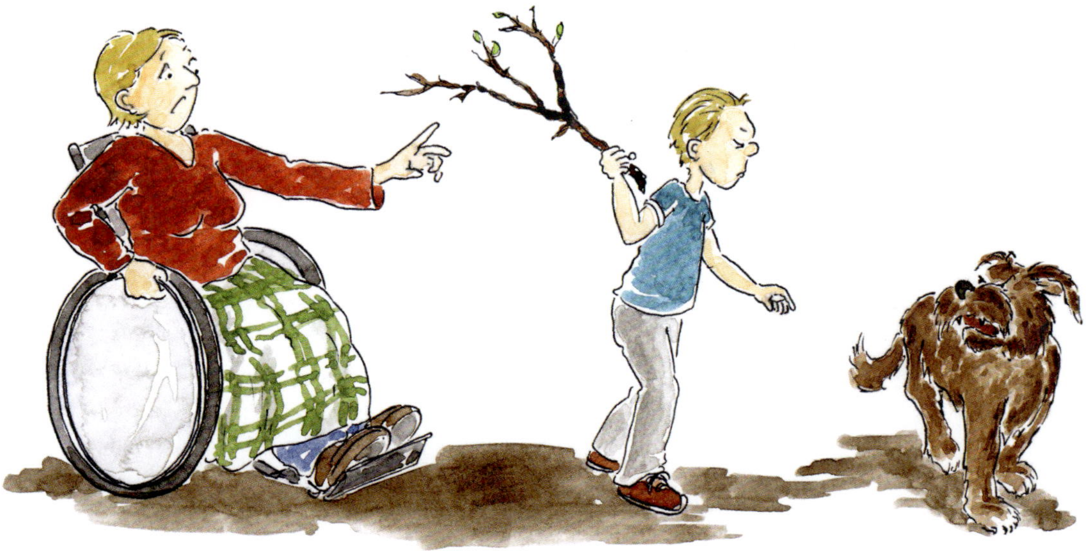

Beschwerden durch Schock (Nahtoderlebnisse, Unfall, Gewalt, Todesfall in der Familie, Kriegserlebnisse u. Ä.), z. B. Verhaltensauffälligkeit mit Aggression

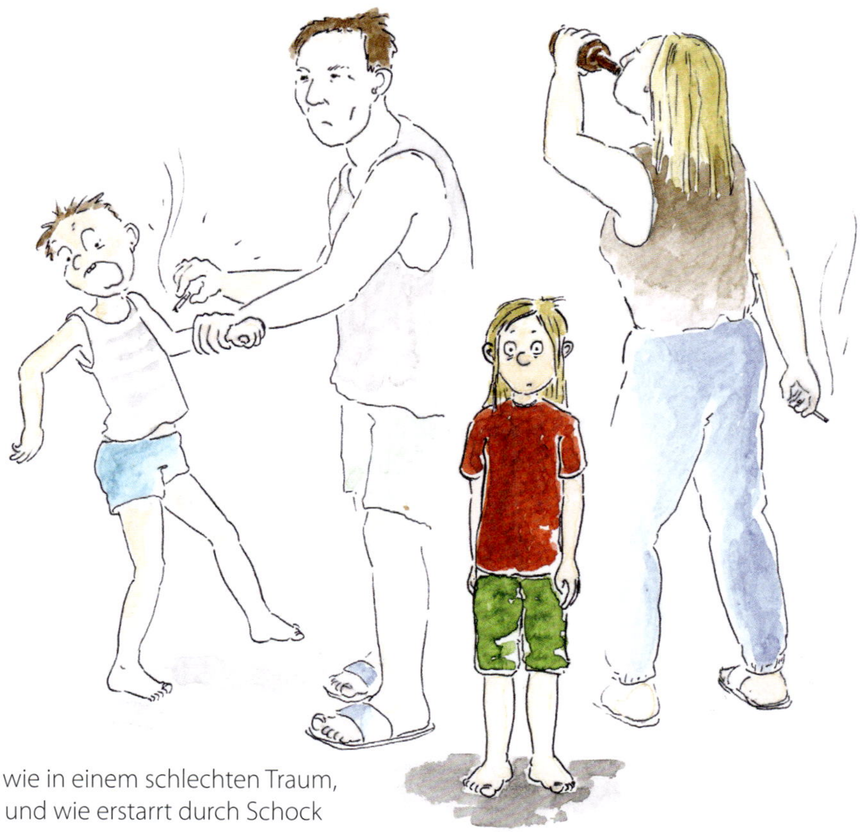

Fühlt sich wie in einem schlechten Traum, apathisch und wie erstarrt durch Schock

Phosphoricum acidum

Phosphorsäure
(Acidum phosphoricum)
Mineralreich

Periodensystem:
Stadium 1 Wasserstoffserie (Wasserstoff),
Stadium 15 Siliziumserie (Phosphor)
Farbe: 4-5 C (orange),
20-22 D (dunkelgrün)

Typus:

Phosphoricum acidum ist der klassische Teenager mit Null-Bock-Mentalität und Lasst-mich-alle-doch-mal-einfach-in-Ruhe-Stimmung, aber auch kleinere Kinder können in einen *Phosphoricum-acidum*-Zustand geraten.

Wichtig ist zu wissen: *Phosphoricum acidum* ist nicht von Grund auf so: so gleichgültig gegenüber Dingen, die ihm mal Spaß gemacht haben, so schläfrig, teilnahmslos, gleichgültig, abweisend und erschöpft. Eigentlich sind es frische und aufgeweckte Kinder, neugierig auf das Leben und aktiv im Handeln. Aber da gibt es irgendetwas, das ihnen die Energie geraubt hat: eine schwere Krankheit, ein Wachstumsschub oder ein stiller Kummer. Oft sehen wir *Phosphoricum acidum* enttäuscht durch fehlende Anerkennung oder Liebe durch die Eltern oder gekränkt durch falsche Vorwürfe. Oder sie leiden unter Liebeskummer oder Heimweh. Dann reden sie nicht mehr, antworten langsam oder gar nicht, werden einsilbig und kurz angebunden und ziehen sich zurück. Pubertierende Kinder geraten in eine nervös-melancholische Stimmungslage. Konzentrationsprobleme in der Schule kommen hinzu sowie eine große Schwäche, die bei diesem Arzneimittelbild im Vordergrund steht.

Ein Gefühl von Benommenheit! *Phosphoricum acidum* ist körperlich und geistig erschöpft bis hin zum wirklichen Burn-out. Manchmal sind sie auch wirklich überfordert, z. B. schulisch, so dass über einen Schulwechsel nachzudenken wäre. Interessanterweise haben sie oft ein Verlangen nach Obst und Fruchtsäften, nach Erfrischendem und Prickelndem! Als wenn es sie erfrischen und anregen könnte! *Phosphoricum acidum* ist ein gutes Mittel für erschöpfte Kinder, die zu Tagesschlaf neigen und sehr unter Schulkopfschmerz leiden. Sie können den Lärm im Klassenzimmer nicht ertragen, jede Aktivität, geistig oder körperlich, verschlimmert die Kopfschmerzen noch.

Phosphoricum acidum hilft auch gut bei Wachstumsschmerzen, die bei Kindern vom Kindergartenalter an bis zum Ende des Wachstums hin auftreten können, bevorzugt in den Beinen. Durch einen plötzlichen massiven Wachstumsschub ist *Phosphoricum acidum* energielos und geschwächt. Auch das fortgeschrittene Beschwerdebild junger Mädchen bei Magersucht durch Kummer (mit Abmagerung, extremer Schwäche, Müdigkeit und Rückzug) kann mit *Phosphoricum acidum* behandelt werden.

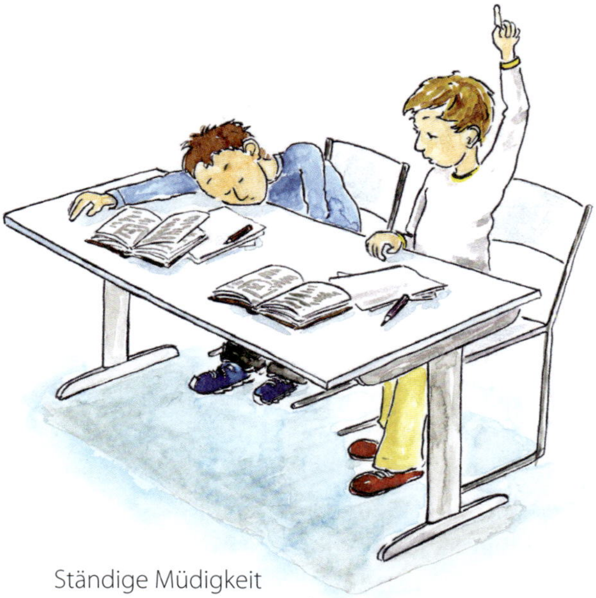

Ständige Müdigkeit
mit Neigung zu Tagesschlaf

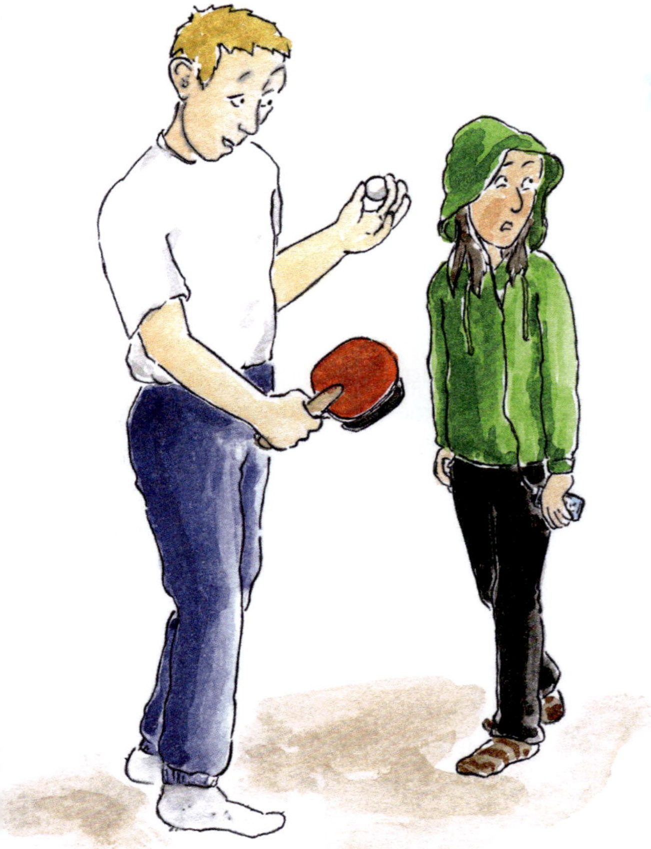

„Null Bock", mürrisch und gleichgültig
(v. a. gegenüber Erwachsenen)

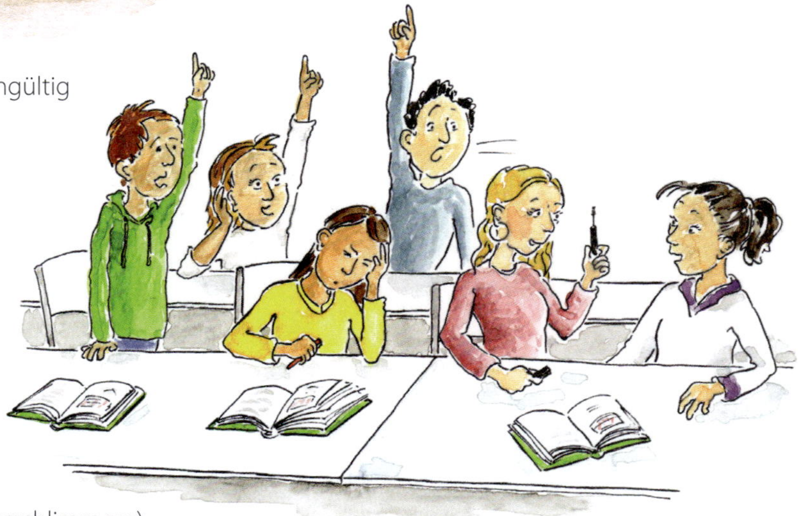

Schulkopfschmerz
(jede Aktivität und v. a. Lärm verschlimmern)

Beschwerden:

Hauptbeschwerden:
Schulkopfschmerzen, Wachstumsbeschwerden und Burn-out

Kopf:
Schulkopfschmerzen (schlimmer durch geistige Anstrengung, durch Lärm), Kopfschmerzen wie von einem schweren Gewicht auf dem Scheitel, Migräne, **Schwindel (durch geistige Anstrengung),** Photophobie, Otitis media, Tinnitus, Schwerhörigkeit, Haarausfall (nach Kummer), Mundtrockenheit

Hals/Brust:
Kitzelhusten, Asthma bronchiale

Magen/Darm:
Blähungen, **chronische Diarrhö bei Kleinkindern**, Darmkoliken, Enkopresis

Urogenital:
Harninkontinenz (auch tagsüber), Glykosurie, Nephritis, Amenorrhö junger Mädchen

Bewegungsapparat:
Wachstumsschmerzen, Knochenschmerzen, Skoliose, Osteomyelitis, Rückenschmerzen (v. a. der Halswirbelsäule), lähmungsartige Schwäche

Psyche/Verhalten:
Enuresis nocturna (bis ins Jugendalter), **Anorexie**, Heimweh, **Schläfrigkeit**, Neigung zu Tagesschlaf, depressive Verstimmung, soziale Rückzugstendenzen, **Konzentrationsstörungen**

Fieber:
Mäßiges aber zehrendes Fieber, oft durch Emotionen ausgelöst

Allgemeines:
Akute Erschöpfung, **chronisches Müdigkeitssyndrom**, Ohnmachtsneigung, Mononukleose, juveniler Diabetes mellitus, Pubertätsmittel

Modalitäten:

← Anstrengung, angesprochen werden, Säfteverlust, enge Kleidung

→ Warmhalten

Wachstumsprobleme (wachsen zu früh und/oder zu schnell), Wachstumsschmerzen

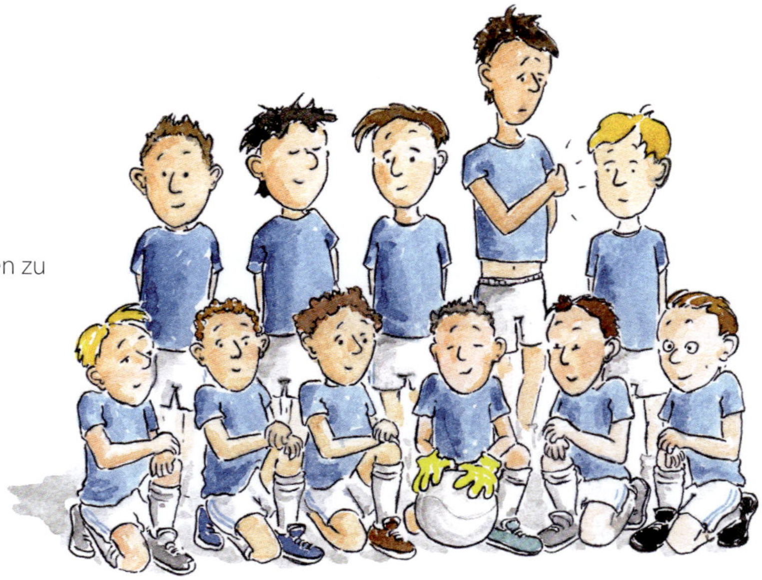

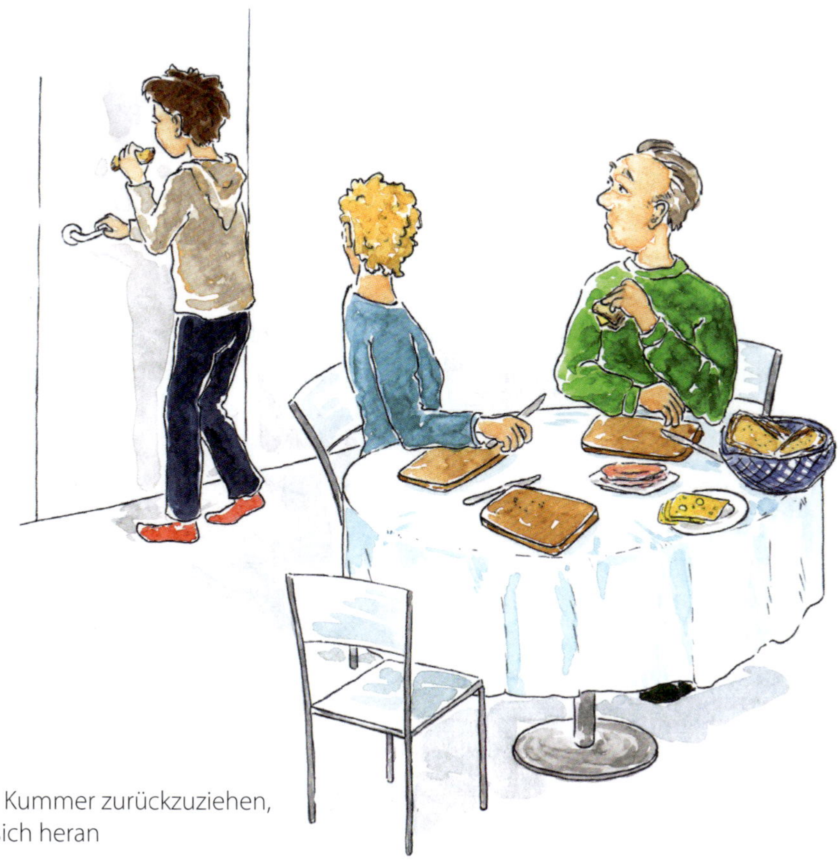

Neigung, sich aus Kummer zurückzuziehen, lassen keinen an sich heran

Phosphorus

Gelber Phosphor
Mineralreich

Periodensystem: Stadium 15 Siliziumserie
Farbe: 20-22 C (mintgrün bis grasgrün)

Typus:

Das extrovertierte herzliche *Phosphorus* ist einfach ein positiv denkender Mensch! Es liebt die Menschen, Freundschaften und die Liebe! In der Pubertät sehen wir den *Phosphorus*-Typus par excellence: Die Heranwachsenden fließen über vor Emotionen (sinnbildlich zu ihrer Blutungsneigung), sie verlieben und entlieben sich schnell, sind gesellig und kommunikativ, leicht beeindruckbar und aufgeschlossen für Neues, und natürlich lieben sie Partys und Vergnügungen. Die Schule ist ein Platz, um Freunde zu treffen! Wirklicher Arbeit und Verpflichtungen gehen sie gern unauffällig aus dem Weg, doch wenn jemand Hilfe braucht, ist *Phosphorus* großzügig und hilfsbereit zur Stelle. *Phosphorus* ist eine Lichtgestalt von auffälliger Anmut und Ausstrahlung, hochgewachsen und schlank, mit rotem, blondem oder rötlich braunem Haar, oft sommersprossig, mit großen leuchtenden Augen, umrahmt von langen seidigen Wimpern. Wer könnte diesem vor Charme und Lebensfreude sprühenden Geschöpf jemals böse sein?
Schon das kleine *Phosphorus*-Kind verschwindet, wenn es getadelt wird, fröhlich pfeifend in seinem Zimmer und malt ein Bild, das es nur wenig später demjenigen, der es getadelt hat, begeistert zeigt. Es ist niemals lange traurig, beleidigt oder gar wütend. Ein entzückendes Kind ist dieses *Phosphorus*, gut gelaunt, aktiv, kreativ und fröhlich, und da verwundert es nicht, dass es viele Freunde und einen großen Bekanntenkreis hat. Die außerordentliche Sensibilität von *Phosphorus* zeigt sich in ihrer Hellsichtigkeit und einer Empfindlichkeit für Energien und Spannungen (Gewitter, Erdstrahlen, Elektrosmog). Aber das bringt auch mit sich, dass sich *Phosphorus* nicht gut abgrenzen kann! In der Schule lässt sich das Kind schnell ablenken, kann sich nicht konzentrieren und träumt vor sich hin. Auslöser für Beschwerden ist in der Pubertät ein heftiger Wachstumsschub, der *Phosphorus* ziemlich erschöpft. Auch Wetterwechsel machen ihnen sehr zu schaffen. *Phosphorus* hat vor allem brennende Schmerzen (z. B. Halsschmerzen, Magenschmerzen), die es nach kalten Getränken verlangen lässt, die das Kind aber nicht verträgt und erbricht. Von klein auf hat *Phosphorus* mit den Bronchien zu tun, es neigt zu Pseudokrupp, bekommt eine Bronchitis nach der anderen und schließlich Asthma oder eine Kehlkopfentzündung. *Phosphorus* hüstelt ständig, hat einen chronischen trockenen Reizhusten oder Heiserkeit. *Phosphorus*-Kinder lieben Tomaten, Schokolade und oft auch Fisch. Sie können nicht gut allein sein und haben viele Ängste, vor allem um ihre Gesundheit und dass ihnen etwas zustößt. Auch Gewitter machen ihnen Angst. Viele Beschwerden sind linksseitig, auf dieser Seite können sie auch nicht schlafen! *Phosphorus*-Kinder lieben Körperkontakt, sie sind auffällig kitzelig, kuscheln gern und lassen sich mit Vorliebe streicheln und massieren.

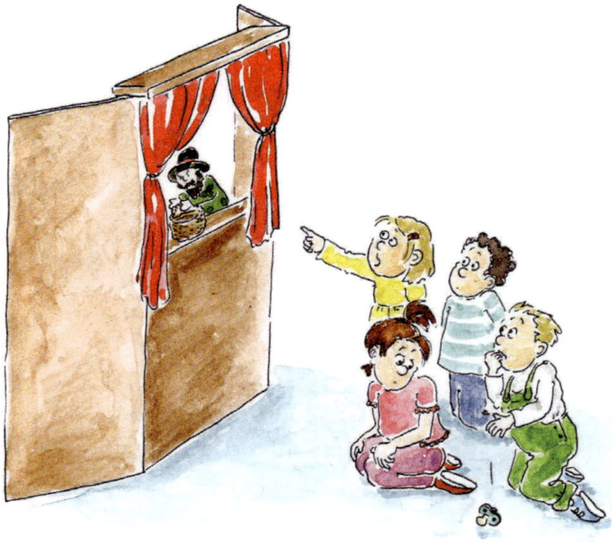

Konzentrationsschwäche durch starke Ablenkbarkeit

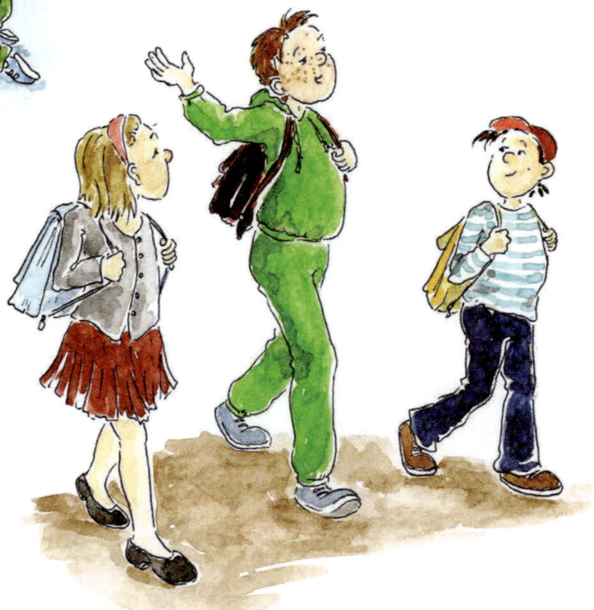

Fühlen sich wohl in Gesellschaft
und reden viel, wenn sie im Mittelpunkt stehen

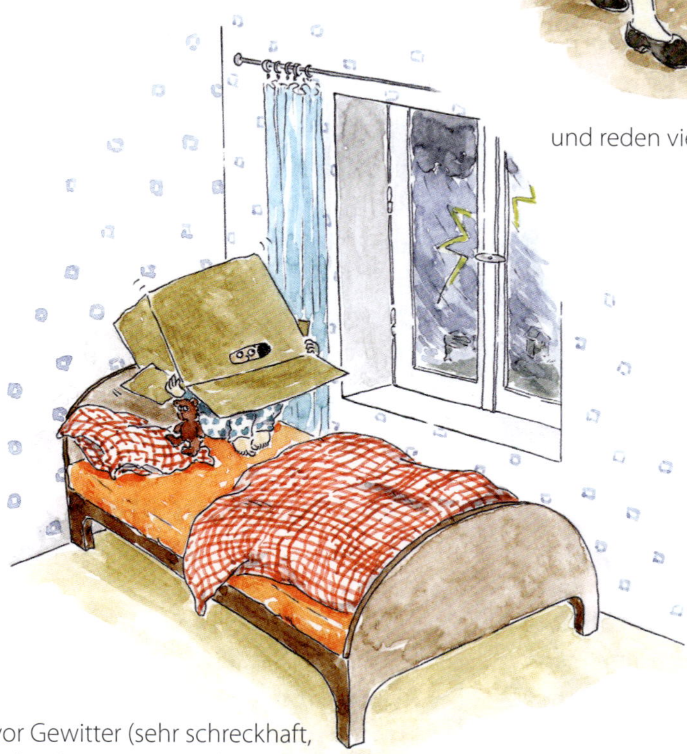

Angst vor Gewitter (sehr schreckhaft,
v. a. vor den Donnergeräuschen)

Beschwerden:

Hauptbeschwerden:

Kehlkopfentzündung, Bronchitis und trockener Reizhusten

Kopf:

Kopfschmerzen (durch Hunger, begleitet von Heißhunger, Sehstörungen und Geruchsempfindlichkeit, oft vor einem Gewitter), periodische Schulkopfschmerzen, Schwindel (durch Blumengeruch oder Parfüm), Konjunktivitis, Retinitis, Atrophie der Sehnerven, Lähmung der äußeren Augenmuskeln, Photophobie, Schnupfen (mit tränenden Augen), blutig tingierter Schnupfen, verstopfte Nase (im warmem Zimmer, abwechselnde Seiten), **Neigung zu Nasen- und Zahnfleischbluten**

Hals/Brust:

Akute und chronische Pharyngitis, **Halsschmerzen** (kalte Getränke bessern), **trockener Husten** (v. a. abends im Bett beim Einschlafen, schlimmer, wenn das Kind auf der linken Seite liegt), Kitzelhusten, hackender Husten, ständiges Räuspern, Hustenreiz bei jedem Temperaturwechsel, **akute Laryngitis, Heiserkeit, Pseudokrupp, akute und chronische Bronchitis,** Asthma bronchiale, Bronchiolitis, **Pneumonie** (v. a. linker Unterlappen), Keuchhusten

Magen/Darm/Leber:

Gastritis, Gastroenteritis, Übelkeit, **Magenschmerzen**, akutes Erbrechen, **chronische Neigung zum Erbrechen, Erbrechen von kalten Getränken und nach Essen von Eis (sobald diese sich im Magen erwärmen)**, Meteorismus, Flatulenz, rezidivierende Diarrhö bei Säuglingen, wässrige schwächende Diarrhö, Pankreatitis, Diabetes mellitus, Gelbsucht, Neugeborenengelbsucht, kupferbedingte frühkindliche Leberzirrhose, Morbus Meulengracht, Intussuszeption/Invagination, Pylorusstenose oder -spasmus, Hepatitis (v. a. Hepatitis A), Morbus Crohn

Herz/Kreislauf:

Hämorrhagische Diathese, Anämie, Leukämie, Herzklopfen (durch die geringste Bewegung oder Emotion, Liegen auf der linken Seite verschlechtert), Myokarditis

Haut:

Petechien, Ekchymosen, Purpura harmorrhagica, Purpura Schoenlein-Henoch, Hämatome (**Neigung zu blauen Flecken** durch kleinstes Anstoßen), Hämangiome, Psoriasis, Urtikaria, partieller Haarausfall (kahle Stellen)

Urogenital:

Chronische Nephritis, Albuminurie, Menstruationsbeschwerden junger Mädchen, Dysmenorrhö begleitet von Schwäche

Bewegungsapparat:

Torticollis (Schiefhals, v. a. links), Wachstumsschmerzen

Psyche/Verhalten:

ADHS mit Hyperaktivität oder ADS-Typ „Träumsuse"

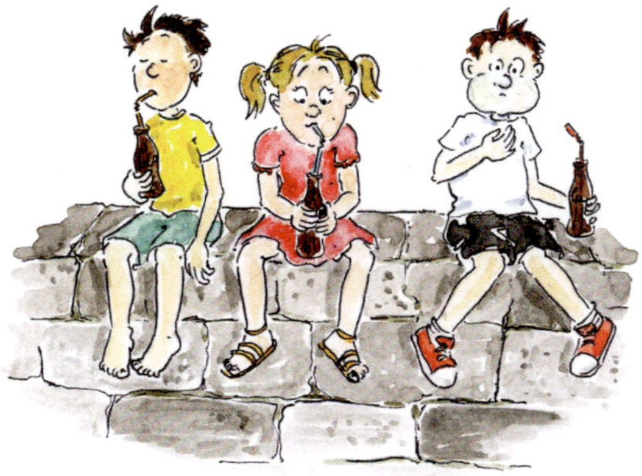

Verlangen nach kalten Getränken, vertragen sie aber nicht; Erbrechen kalter Getränke

Allgemeines:

Neigung zu Bronchitis von Geburt an, allergische Konstitution, Schwäche, Hypotonie, Anämie, **Beschwerden nach Narkose** (Anästhetika), nach Einnahme von Psychopharmaka (z. B. Ritalin) und Cortisontherapie, Beschwerden durch Frühgeburt (nach Schwangerschaftsvergiftung)

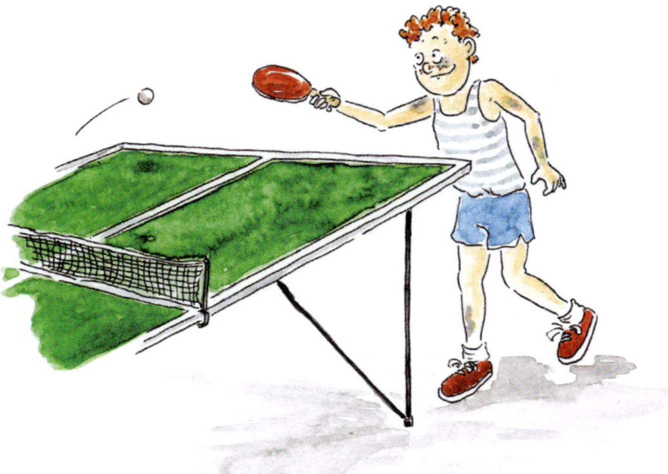

Neigung zu Blutungen (Nasenbluten, sehr schnell blaue Flecke, Zahnfleischbluten)

Modalitäten:

← abends, Dämmerung, Wetterwechsel, während Gewitter, Nasswerden bei heißem Wetter, Liegen auf der linken Seite, Treppen hinaufsteigen, kalte Getränke, warmes Essen, körperliche und geistige Anstrengung

→ im Dunkeln, im Freien, Kälte, Schlafen, Liegen auf der rechten Seite, Waschen mit kaltem Wasser, kalte Speisen

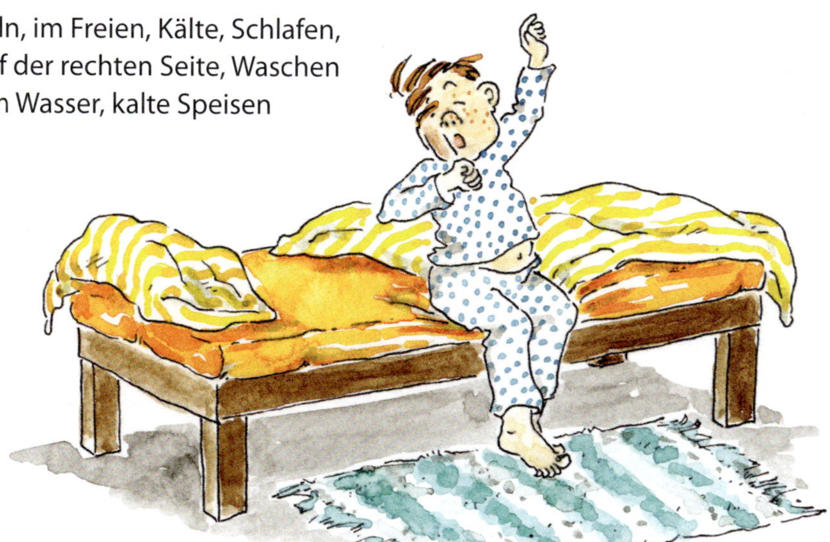

Können nicht auf der linken Seite schlafen

Psorinum

Krätze (Scabies)-Nosode aus dem Inhalt eines Krätzebläschens beim Menschen
Krätzmilbe (Sarcoptes scabiei)
Milben (Acari)
Tierreich

Farbe: 3 C (eidottergelb), 20-22 E (dunkelgrün)

Typus:

Psorinum-Kinder besitzen einen Mangel an Lebensenergie, der sich sowohl in ihrem Wesen als auch in der schlechten Reaktionsfähigkeit ihres Immunsystems zeigt.

Sie sehen blass, kränklich und abgemagert aus und wirken verzweifelt, deprimiert und ängstlich. Ihre Haut sieht ungesund und ungewaschen aus (ohne es unbedingt zu sein, obwohl sie tatsächlich eine große Abneigung gegen das Baden und Duschen haben!) und riecht nach Mäusekot. *Psorinum* hat generell Hautprobleme, neben einer schlecht heilenden und grundsätzlich viel zu trockenen Haut zeigen sich Hautausschläge aller Art, immer mit Ruhelosigkeit gepaart und einem derart starken Juckreiz, der sie zur Verzweiflung treiben kann. Geht es *Psorinum* einmal eine Zeitlang besonders gut, folgt darauf ganz sicher eine dramatische Verschlechterung. Allein das macht sie zum geborenen Pessimisten mit vielen Ängsten, besonders vor Unglück, Versagen und vor der Zukunft. Sie glauben nicht, dass alles gut wird, sind permanent entmutigt und fühlen sich vernachlässigt und verlassen. Sie sind es häufig auch! *Psorinum* stammt oft aus einer sehr kinderreichen Familie oder aber steht als Einzelkind häufig alleine da (z. B. wenn die Eltern oft abwesend sind). Sie haben ein verinnerlichtes Gefühl von Armut, nicht nur dass sie manchmal tatsächlich an der Existenzgrenze leben, sondern *Psorinum*-Kinder empfinden vor allem ein Gefühl, arm zu sein an Versorgung und Zuwendung sowie Glück und Hoffnung. Es lässt ein Gefühl von extremer Hoffnungslosigkeit, Niedergeschlagenheit und Resignation entstehen, das besonders zu Kindern mit heftiger und langjährig bestehender Neurodermitis passt. *Psorinum*-Kinder leiden besonders nachts unter dem durch die Bettwärme verschlimmerten, unerträglichen Juckreiz, der sich durch Kratzen nicht bessert (wie bei *Sepia*) und der sie sich blutig kratzen lässt. Tagsüber schämen sie sich dann vor den anderen Kindern wegen ihrer zerkratzten Haut und den krustigen, nässenden und blutigen Hautausschlägen. Durch die nächtlichen Wachphasen ist *Psorinum* tagsüber so kaputt und energielos, dass die Kinder Heißhunger entwickeln, vor allem nachts. Das trotzdem meist zu kleine und magere *Psorinum* ist äußerst fröstelig und liebt warme Kleidung (auch im Sommer) und Mützen (allerdings keine aus Wolle, die verträgt es nicht auf der Haut). *Psorinum*-Kinder haben eine starke Erkältungsneigung, sind immer krank und besitzen sehr wenig Widerstandskraft, um chronische Erkrankungen zu überwinden. Das Mittel *Psorinum* kann, wo es angezeigt ist, den bestehenden Mangel an Reaktion auch auf gut ausgewählte homöopathische Arzneien wieder verstärken (ähnlich *Sulphur*).

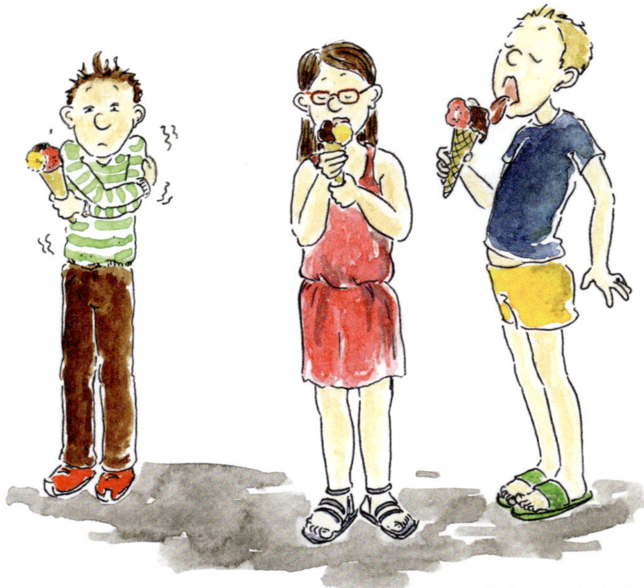

Extreme Frösteligkeit, braucht
warme Kleidung auch im Sommer

Hautausschläge von Geburt an mit extremem
Juckreiz, der die Kinder rasend macht

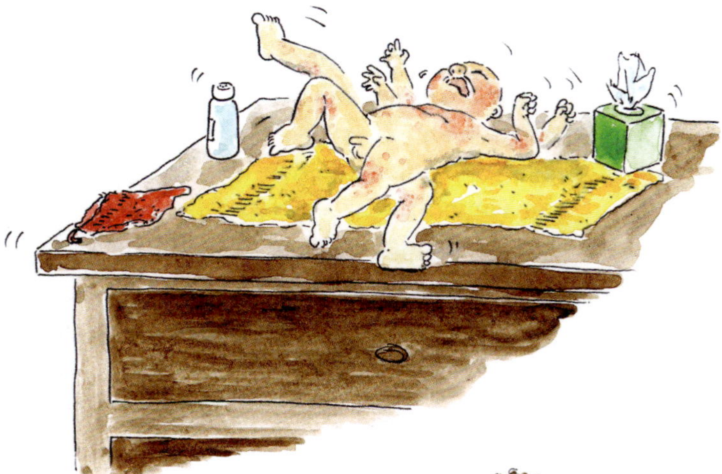

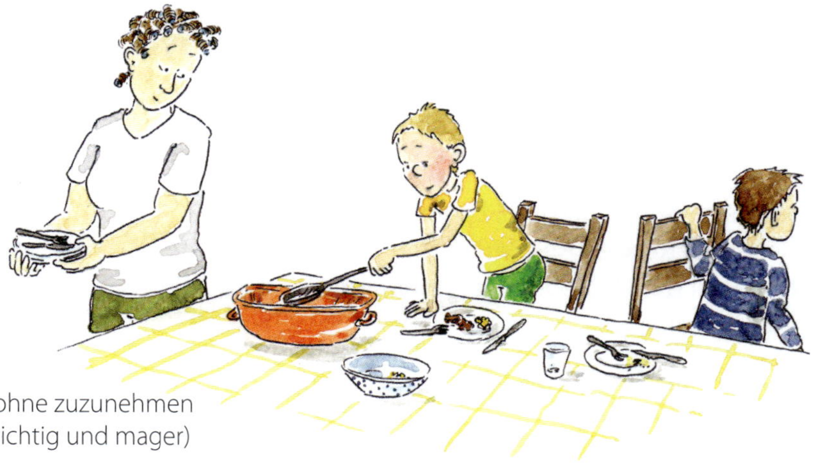

Großer Appetit, essen viel, ohne zuzunehmen
(bleiben zu klein, untergewichtig und mager)

Beschwerden:

- **Hauptbeschwerden:**
  Chronische Hautausschläge mit starkem Juckreiz

- **Kopf:**
  Kopfschmerzen durch unterdrückte Hautausschläge (z. B. Cortisonsalben), **Schulkopfschmerzen**, Kopfschmerzen mit Hungergefühl oder Sehstörungen (Flackern), sehr trockene, raue Gesichtshaut, juckende und nässende Hautausschläge (v. a. hinter den Ohren), Konjunktivitis, Zahnfleischgeschwüre, Aphthen, fauliger Mundgeruch, Schnupfen mit übelriechendem Sekret, allergische Rhinitis, chronische Otitis media, stinkende Ohrsekrete, Juckreiz im Gehörgang, Tinnitus (Klingeln)

- **Hals/Brust:**
  Husten mit Atemnot (besonders nach dem Trinken kalter Getränke), chronische und rezidivierende Tonsillitis, Asthma bronchiale (abwechselnd mit atopischem Ekzem), Atemnot (schlimmer an der frischen Luft, im Freien!), Husten und Asthma nach Unterdrückung von Hautausschlägen, Bronchitis

- **Magen/Darm:**
  Heißhunger (besonders während Kopf-schmerzen oder nachts), Aufstoßen, Sodbrennen, Magenschmerzen, Magengeschwür, Meteorismus, Flatulenz, meist Obstipation, selten Diarrhö (dunkel und widerlich stinkend), Malassimilation

- **Haut:**
  Pruritus **(unerträglicher Juckreiz der Haut)**, sehr trockene, raue, rissige Haut, Milchschorf, **Hautausschläge und Ekzeme mit Ruhelosigkeit und starkem Juckreiz (oft von Geburt an), atopisches Ekzem** (mit den typischen Befallstellen wie Hautfalten und Gelenkbeugen sowie zwischen den Fingern), Rosacea, Herpes, Akne, brüchige Nägel, Hautausschlag um die Fingernägel, Schuppen

- **Bewegungsapparat:**
  Gelenkschwäche, Einwärtsdrehung der Beine

- **Psyche/Verhalten:**
  Schreikinder (nächtliches Erwachen mit anhaltendem Schreien)

- **Allgemeines:**
  Erkältungsneigung, schlechter Ernährungszustand, **allergische Konstitution**, Heuschnupfen, Krätze (Scabies, Acarodermatitis) akut, rezidivierend oder in der Familiengeschichte

Modalitäten:

← nachts gegen 1 Uhr, Kälte, Zugluft, kaltes Wetter, Wetterwechsel, Bettwärme, Kaffee, Wolle auf der Haut, direkte Sonneneinstrahlung

→ Essen, Hinlegen, Wärme, warme Kleidung (auch im Sommer)

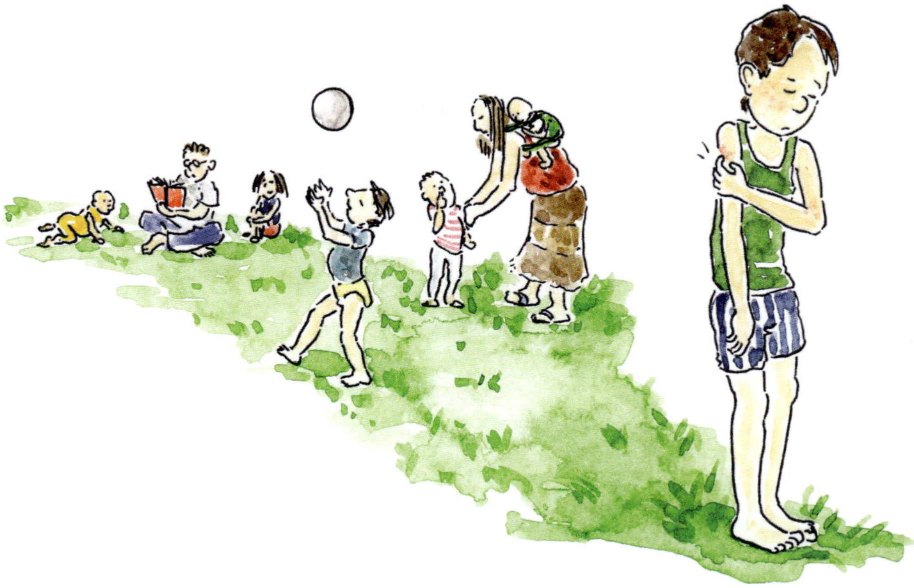

Fühlt sich vernachlässigt, arm an Aufmerksamkeit und Versorgung

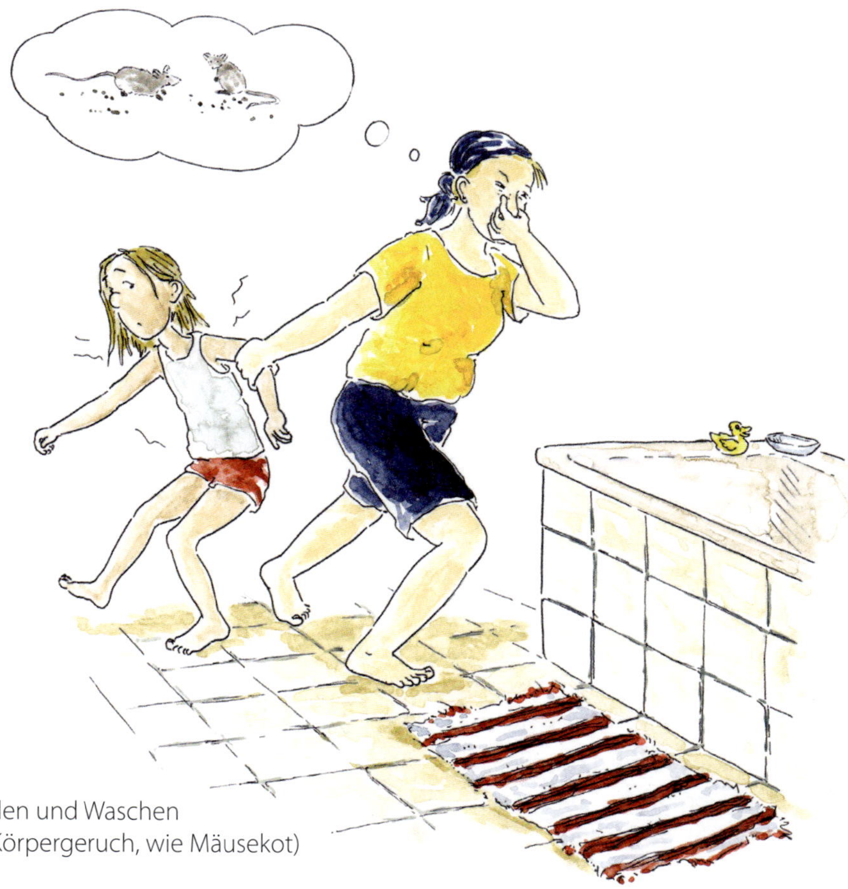

Abneigung gegen Baden und Waschen (neigt aber zu üblem Körpergeruch, wie Mäusekot)

Pulsatilla

Wiesen-Küchenschelle (Pulsatilla pratensis)
Hahnenfußgewächse (Ranunculaceae)
Pflanzenreich

Farbe: 2 C (sonnengelb),
selten auch 15-16 C (königsblau)

Typus:

Was für ein liebreizendes Mädchen! Besonders Mütter ständig raufender kleiner Jungen schauen ganz neidisch auf diese allerliebste *Pulsatilla*, die brav und lieb mit ihren Puppen in der Ecke spielt. Sie hilft ihrer Mutter gehorsam, wirkt sanftmütig und nachgiebig, ein wenig verlegen vielleicht und zögerlich. Diese Fürsorglichkeit und dieser Liebreiz machen *Pulsatilla* zur besten Puppenmutter! Auf der anderen Seite ist dieses Kind sehr weinerlich und klammert sich fest an Mamas Schürzenzipfel. Trennungsängste und vor allem die Angst, nicht geliebt und verlassen zu werden, sind bei *Pulsatilla* der Auslöser für ihre vielen wechselhaften Beschwerden. Ihr außergewöhnliches Bedürfnis nach Trost (der alle Beschwerden bessert) und nach Aufmerksamkeit sowie ihre Eifersucht, besonders wenn ein Geschwisterkind geboren ist, sind darauf zurückzuführen, dass *Pulsatilla* immerzu das Gefühl von Geliebtwerden spüren möchte, besonders von der Mutter. Die Kinder jammern auch ganz gerne, sind launisch und leicht beleidigt und möchten doch einfach nur lieb gehabt und getröstet werden und kuscheln! *Pulsatilla* ist mädchenhaft-weich und oft etwas pummelig, aber es könnte natürlich auch ein sensibler *Pulsatilla*-Junge sein. Der hat es, weil er als verweichlicht angesehen wird und lieber mit Mädchen und Puppen als Fußball spielt, natürlich nicht immer leicht. Wenn *Pulsatilla*-Kinder älter sind, verlassen sie sich gern auf andere und machen sich damit schnell abhängig. Auch ihre Unentschlossenheit, ein ständiger Drang nach Bestätigung (v. a. der Liebe anderer) und viel Selbstmitleid zeichnen *Pulsatilla* aus. Es ist ein wunderbares Mittel für die typische Launenhaftigkeit und das hormonell bedingte Wechselbad der Gefühle Pubertierender! Kleine *Pulsatilla*-Mädchen fürchten sich auffallend vor Männern. Die Kinder sind extrem durstlos (auch bei Fieber) und schlafen, wenn sie einmal liegen (was sie nicht gerne tun), bevorzugt in Rückenlage mit den Armen über dem Kopf. *Pulsatilla* ist für viele fieberhafte Kinderkrankheiten das passende Mittel, v. a. für Masern. Da diese aufgrund der hohen Durchimpfung nur noch selten vorkommen, wird *Pulsatilla* heute häufiger als akutes Mittel bei Erkältung mit eitrig-gelbem Schnupfen und Mittelohrentzündung eingesetzt. Der Husten von *Pulsatilla*-Kindern ist morgens locker, über den Tag trocken und wird nachts so heftig, dass sie davon aufwachen und nicht schlafen können. Auch bei einem verdorbenen Magen durch Überessen mit Eiscreme und Süßigkeiten (z. B. nach einem Kindergeburtstag) hilft *Pulsatilla* sehr gut. Man kann dieses Mittel auch Babys, die nach dem Stillen oder nachts während des Schlafens einen heftigen Schluckauf bekommen, verabreichen. Chronisch ist es vor allem angezeigt bei Beschwerden (besonders

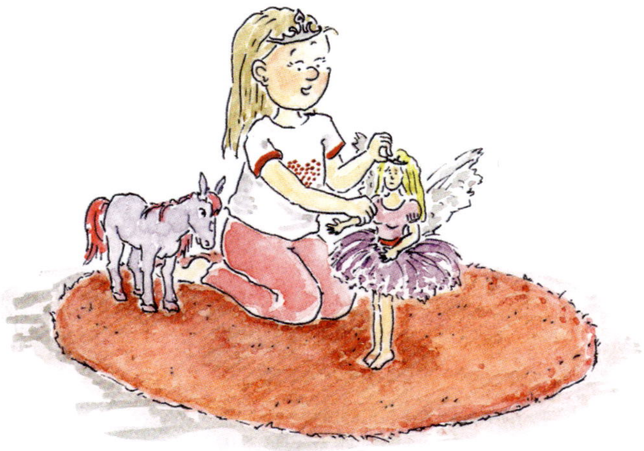

Lieben Puppen und Prinzessinen,
sie sind die besten Puppenmütter

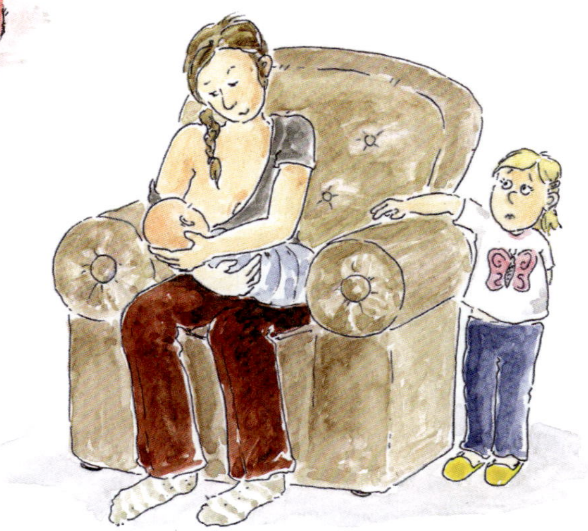

Eifersucht auf das neugeborene Geschwisterkind,
wollen für sich selbst ungeteilte Aufmerksamkeit

Schulkopfschmerzen oder Bauchschmerzen), die von quengeliger Weinerlichkeit und Anklammern begleitet werden und bei denen Trost auf der Stelle bessert! Dabei sind die Beschwerden der *Pulsatilla*-Kinder äußerst wechselhaft und ändern sich ständig. *Pulsatilla* wirkt unterstützend in der Phase des Abstillens und hilft Trennungsängste zu mildern, wenn das Kind in den Kindergarten oder die Schule kommt oder aus anderen Gründen zeitweise von der Mutter getrennt ist. Es ist auch angezeigt, wenn Verhaltensweisen vorheriger Entwicklungsstadien wieder auftauchen (z. B. wenn die Kinder wieder krabbeln statt laufen).

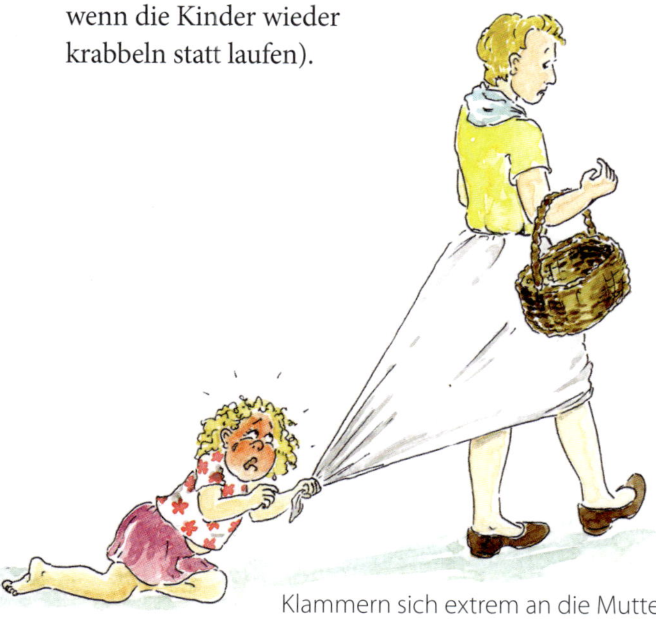

Klammern sich extrem an die Mutter,
hängen an ihrem Rockzipfel, „Mammitis"

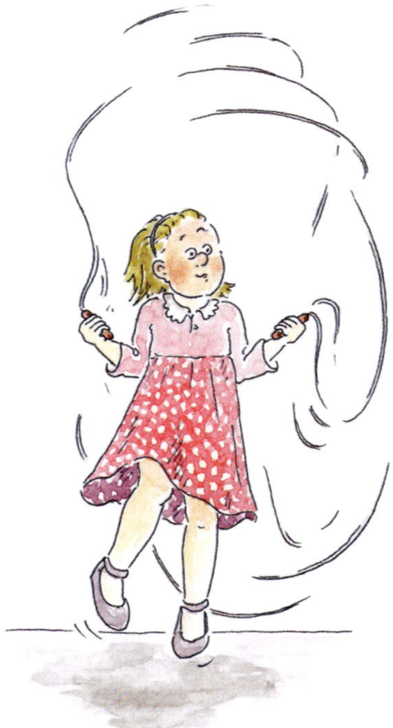

Sehr mädchenhafte Mädchen,
oft ein bisschen pummelig dabei

Beschwerden:

Hauptbeschwerden:

Wechselhafte Beschwerden und „Mammitis"

Kopf:

Kopfschmerzen (durch geistige Anstrengung, nach Überessen, bei Angst und Schreck, Spazierengehen in frischer Luft bessert), Kopfschmerzen in warmen Räumen mit verbrauchter Luft (Klassenzimmer), **Migräne** bei Klein- und Schulkindern, Striktur des Tränenkanals, **eitrige Konjunktivitis (v. a. bei Neugeborenen)**, Gerstenkörner, **akuter Schnupfen mit grünlich gelbem Sekret** (im Freien besser), **Säuglingsschnupfen**, allergische Rhinitis, Sinusitis, akute **Otitis media** (chronisch mit Schwerhörigkeit, oft nach Masern oder Scharlach), Tinnitus, Geschmacksverlust bei Schnupfen, bitterer Mundgeschmack

Hals/Brust:

Schluckauf nach dem Stillen, Halsschmerzen, **Husten (morgens locker, tagsüber und abends trocken)**, Husten (besser im Freien, schlechter in Zimmerwärme und nachts), **Asthma bronchiale** (nach unterdrückten Hautausschlägen, Erkältung oder MMR-Impfung), Bronchitis, Pneumonie, Keuchhusten

Magen/Darm:

Magenschmerzen, Übelkeit und Erbrechen (v. a. nach Überessen durch zu viel Süßigkeiten, Eis oder zu fettige Speisen), akute und chronische Gastritis, Diarrhö (bei emotionalem Stress, nach fettigem Essen, Obst oder Eisessen), Diarrhö im Wechsel mit Obstipation, Stuhl sehr wechselhaft in Farbe und Konsistenz

Herz/Kreislauf:

Anämie, nervöses Herzklopfen bei Mädchen in der Pubertät

Haut:

Hautausschläge mit Juckreiz, Urtikaria, Hautausschläge bei Kinderkrankheiten (Masern, Röteln, Windpocken), Akne

Urogenital:

Unwillkürlicher Harnabgang oder Harnverhaltung (v. a. bei Erkältung), Zystitis mit starkem Harndrang und Brennen beim Wasserlassen, chronische Zystitis, chronische Vaginitis, Fluor vaginalis, Menstruationsbeschwerden junger Mädchen, Hodenbeschwerden nach Mumps, Orchitis

Psyche/Verhalten:

Enuresis nocturna, Bulimie, „Mammitis" (extremes Fixieren auf und Anklammern an die Mutter), **Trennungsängste**, Beschwerden durch Abstillen, Schreikinder (sie schreien während des Schlafens, ohne zu erwachen), regressive Verhaltensauffälligkeit

Fieber:

Mäßiges bis hohes Fieber meist ab 14 Uhr nachmittags (nach dem Mittagsschlaf) oder früh morgens gegen 6 Uhr (im Laufe des Vormittags besser!), Fieber mit Schweiß, hohes Fieber mit Delirium, gastrisches Fieber, Verlangen sich abzudecken

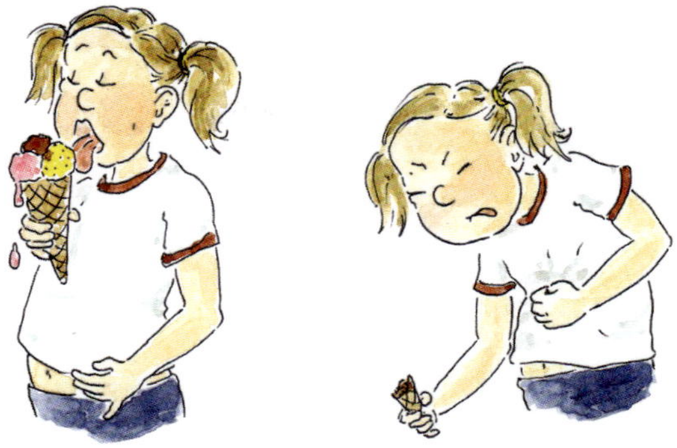

Bauchschmerzen und Übelkeit
durch zu viel Süßigkeiten und Eis

Allgemeines:

Fieberhafte Kinderkrankheiten (v. a. Masern, aber auch Mumps, Röteln, Windpocken, Scharlach), stark wechselnde Beschwerden, Adipositas, allergische Konstitution, Heuschnupfen, Pubertätsmittel

Modalitäten:

← gegen Abend, nach dem Essen, schweres fettes Essen, Überessen (v. a. mit Süßigkeiten), warmes Zimmer, Hitze

→ im Freien, frische Luft (Fenster öffnen), Bewegung, kalte Anwendungen, kaltes Essen und kalte Getränke (obwohl nicht durstig)

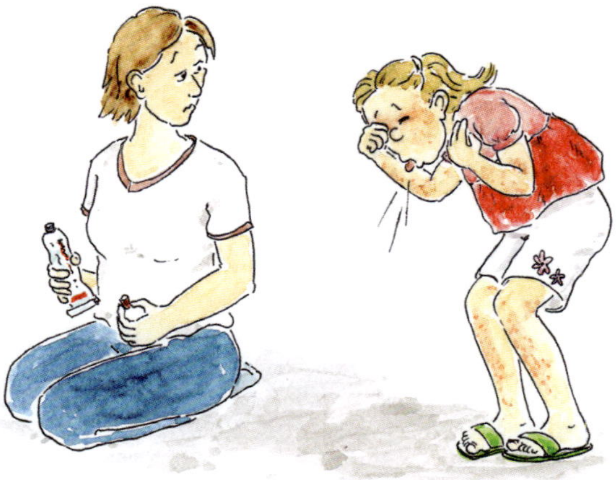

Asthma nach Unterdrückung
von Hautausschlägen

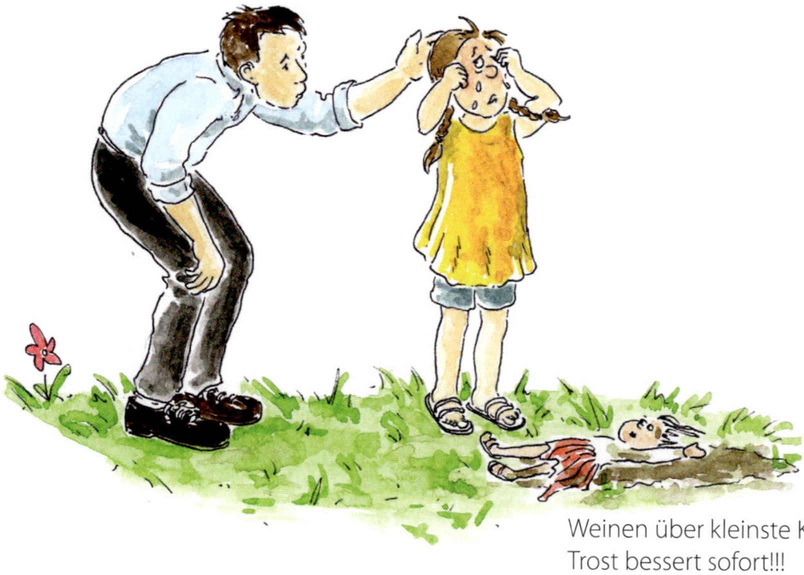

Weinen über kleinste Kleinigkeiten,
Trost bessert sofort!!!

Saccharum

(Saccharum officinale)
Zuckerrohr (Saccharum officinarum)
Süßgräser (Poaceae)
Pflanzenreich

Farbe: 20-22 C (grün), 3 C (gelb)

Typus:

Fast alle Kinder lieben wie *Saccharum* Zucker, Süßigkeiten und Schokolade, aber das *Saccharum*-Kind reagiert darauf mit Verhaltensauffälligkeiten, es wird dadurch sehr zappelig, unkonzentriert, gereizt bis aggressiv.

Überhaupt ist es schwierig, diese extrem nach Süßem verlangenden Kinder zu einer normalen Mahlzeit zu bewegen (wobei auch die Ablehnung von gekochtem Gemüse für Kinder heutzutage nicht allzu typisch ist). Die Kinder nehmen alles in den Mund, vor allem ihre Finger, sie nuckeln und lutschen daran. Natürlich lieben sie Schnuller und sind davon kaum zu entwöhnen. *Saccharum*-Kinder beißen Nägel, zuweilen sogar ihre Zehennägel. Nach der Geburt eines Geschwisterkindes reagieren sie extrem eifersüchtig, denn sie sind sich der Liebe ihrer Mutter nicht sicher. Im Mittelpunkt steht also die verzweifelte Suche nach Liebe, Zuneigung und Aufmerksamkeit, die durch die Sucht nach Süßem kompensiert wird. Auslöser kann ein zu frühes Abstillen oder Abnabeln von der Mutter (durch ihre Abwesenheit) sein oder einfach ein Mangel an liebevollem, körperlichem Kontakt mit den Eltern. *Saccharum* verlangt nach der Mutter (und dem Vater!), sie klammern, wollen kuscheln und sie lieben sehr innigen und engen Körperkontakt (es ist, als wolle das Kind wieder in die Mutter hineinkriechen). Gerne lässt sich das kleine *Saccharum*-Kind auch wiegen und schaukeln. Die Kinder sind launisch und von cholerischem Temperament, sie können auf der einen Seite lieb und kuschelig sein wie auch aufgekratzt, aufmüpfig und streitsüchtig, ebenso mürrisch, anmaßend und dreist oder aggressiv. Ihre Reizbarkeit nimmt mit ihrem Hunger stetig zu. Sie geraten in einen Teufelskreis: Je mehr Süßes sie essen, desto mehr gerät ihr Zuckerhaushalt durcheinander, und sie geraten häufig in hypoglykämische Zustände mit Schwäche, Zittern und Reizbarkeit. In jedem Fall sind sie total zappelig und hampeln ständig herum. *Saccharum* ist deshalb in der Schule sehr unkonzentriert, die Aufmerksamkeitsspanne ist sehr kurz und das Kind ist zappelig und kann nicht still sitzen bleiben (ADHS). Sie machen Fehler beim Schreiben und im Diktat (sie lassen Worte aus). Auffällig ist eine besondere Reizbarkeit am Morgen beim Frühstück. Das *Saccharum*-Kind, das seine innere Leere mit Süßigkeiten bekämpft, neigt natürlich zum Dickwerden. Laut dem Homöopathen Tinus Smits kommt aber das Gegenteil bei Kindern häufiger vor: Ihr innerer Kummer und die unerfüllte Suche nach Wärme, Liebe und Geborgenheit führen zu Appetitmangel und lassen die Kinder abmagern. Sie weisen jegliche Kontaktaufnahme zurück und entwickeln sich manchmal zu schwierigen Einzelgängern.

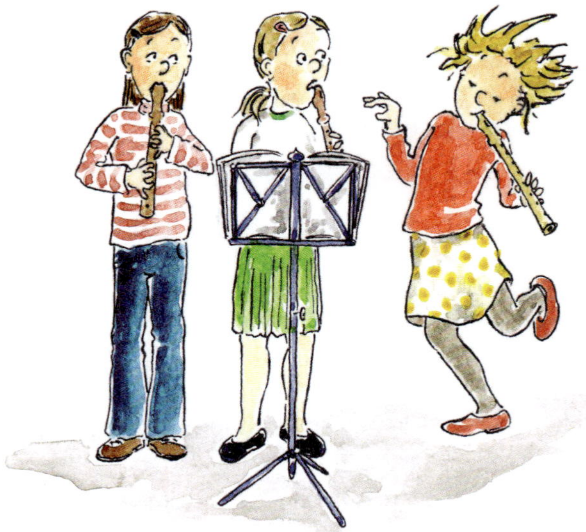

Hyperaktiv, nervös, ruhelos, zappelig nach dem Genuss von Süßigkeiten

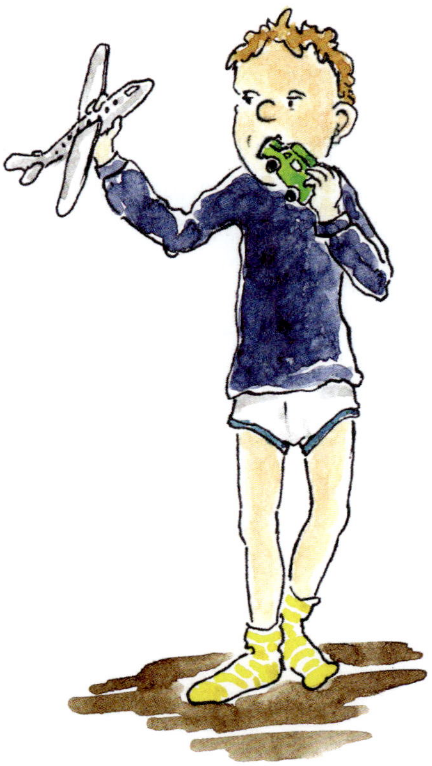

Muss alles Mögliche in den Mund nehmen und nuckelt daran (z. B. Spielzeug)

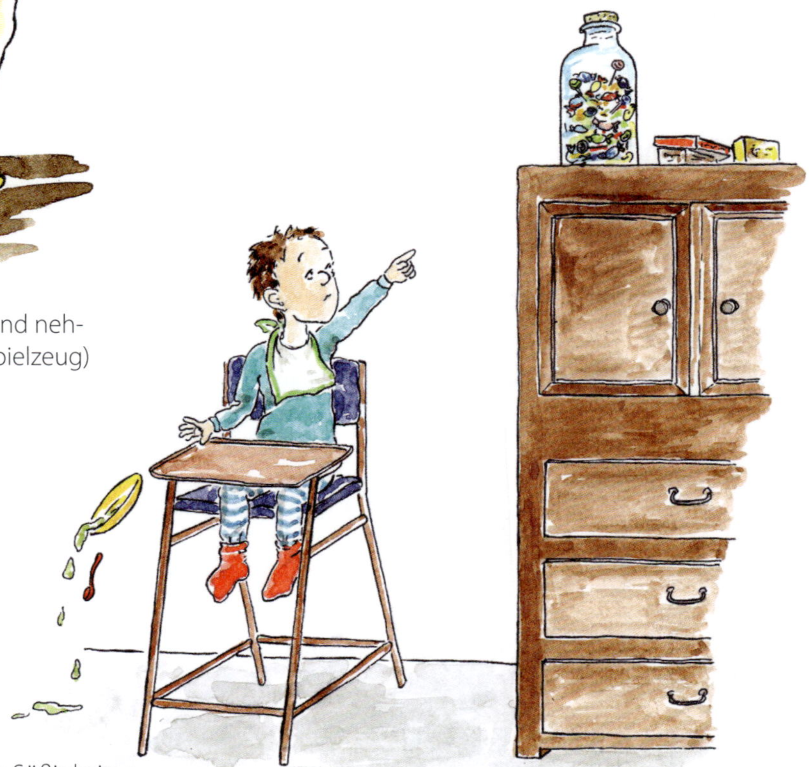

Extremes Verlangen nach Süßigkeiten, sie lehnen normale Mahlzeiten ab

Beschwerden:

- **Hauptbeschwerden:**
  Verhaltensauffälligkeiten und Beschwerden durch Zucker und Süßigkeiten

- **Kopf:**
  Periodische Kopfschmerzen (z. B. wöchentlich), trockene Schleimhäute (Augen, Nase, Mund) und dadurch verursachte Beschwerden, chronischer Schnupfen, allergische Rhinitis, Sinusitis, Otitis media, eitrige Otorrhö, dicker weißer Zungenbelag, Aphthen, Mundsoor

- **Hals/Brust:**
  Halstrockenheit, lockerer Husten, Heiserkeit, Aphonie

- **Magen/Darm:**
  Aufstoßen, Sodbrennen, **Magenübersäuerung**, Leeregefühl im Magen, unstillbarer Appetit (oder Appetitmangel), **Bauchschmerzen** um den Nabel herum, Übelkeit, Gastritis, eher Obstipation, Diarrhö, **starke Flatulenz, Darmmykose/ Soor** (Überwucherung der Darmflora mit Candida albicans), entzündeter roter After, Juckreiz am Anus, **Unverträglichkeit von Zucker**, Fruktoseintoleranz, Malassimilation

- **Haut:**
  Trockene Hautausschläge (besonders im Gesicht), atopisches Ekzem, Urtikaria

- **Bewegungsapparat:**
  Rheumatische Schmerzen, Knochenschmerzen, Parästhesien in den Armen und Fingern, Panaritium

- **Psyche/Verhalten:**
  Aggressive Verhaltensauffälligkeit, **ADHS**, Nägelbeißen, Anorexie, Bulimie

- **Allgemeines:**
  Familiengeschichte von Diabetes mellitus; Anämie, allergische Konstitution, Heuschnupfen, Adipositas oder Malassimilation mit Abmagerung

Modalitäten:

← vor dem Frühstück, Zucker, Süßigkeiten, Schokolade

→ abends, Essen

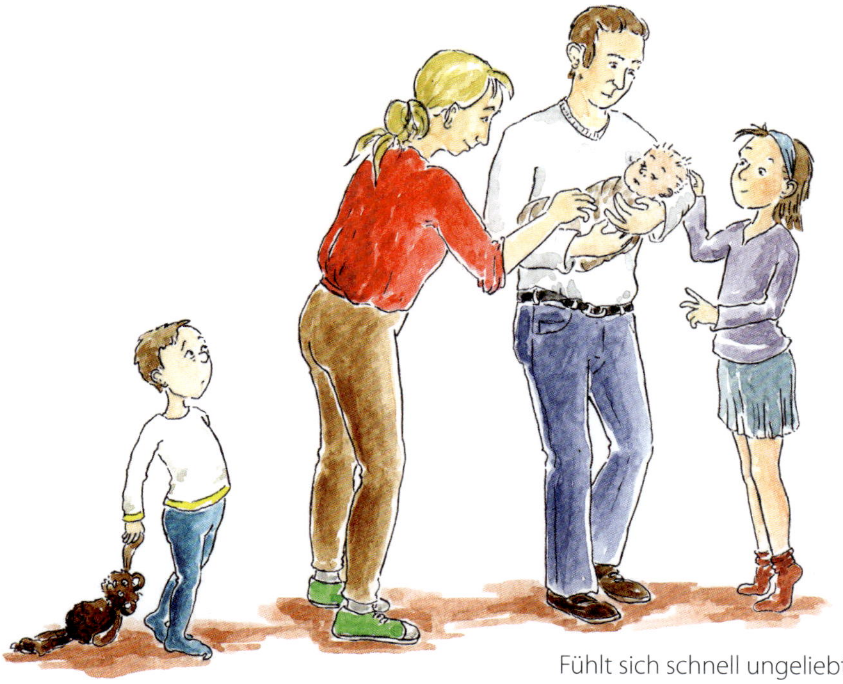

Fühlt sich schnell ungeliebt und ist eifersüchtig, wenn ein Geschwisterkind geboren wird

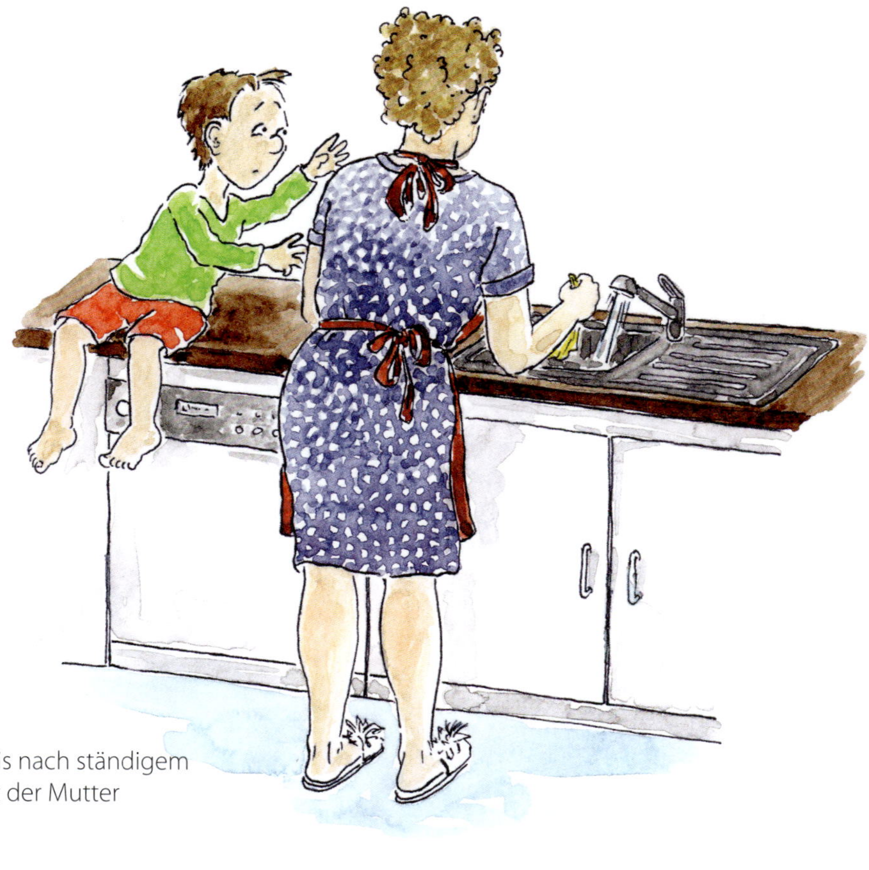

Extremes Bedürfnis nach ständigem Körperkontakt mit der Mutter

Sepia

Tinte des Gewöhnlichen Tintenfischs
(Sepia officinalis)
Weichtiere (Mollusca)
Tierreich

Farbe: 15-16 E (dunkelblau)

Typus:

Das kleine, meist dunkelhaarige *Sepia*-Mädchen ist selbstbewusst und früh selbstständig, es wirkt dabei ernst, reserviert und introvertiert. Seine Gefühle gibt es nicht so schnell preis, auch den Eltern vertraut es sich nicht an. *Sepia*-Kinder zeigen sich gleichgültig auch gegenüber Menschen, die sie lieben.

Eine Wolke der Melancholie scheint über *Sepia* zu hängen, es hat einen traurigen Blick, ist häufig schlecht gelaunt und hat eine negative Grundeinstellung. Was mag der Grund dafür sein? *Sepia* ist immer unzufrieden, mit sich selbst genauso wie mit allen anderen. Das Einzige, was *Sepia*s Laune zu bessern vermag, ist Bewegung. Sie lieben Sport und wenn *Sepia* als Heranwachsende einmal mit anderen ausgeht, dann lebt sie auf der Tanzfläche auf und ihre Augen leuchten. Alle Beschwerden bessern sich durch das Tanzen! Doch meistens zieht sie sich schnell zurück, wirkt anderen gegenüber schroff und schnippisch. Kuscheln und Küsserei mag *Sepia* gar nicht. Trost auch nicht. *Sepia* zieht eine deutliche Grenze zwischen sich und anderen, das macht sie zu Einzelgängern, doch ein grenzüberschreitendes Verhalten (im Extremfall sexueller Missbrauch) ist oft schuld gewesen an diesem Verhalten. Ein anderer Auslöser kann eine zu frühe Geburt gewesen sein oder Folgen postpartaler Depressionen der Mutter, die sich ihrem Baby deshalb nicht liebevoll genug zuwenden konnte. *Sepia* reagiert auf all dies mit Trotz oder Trauer. Häufig sind die kleinen *Sepia*-Mädchen ziemlich burschikos, *Sepia*-Jungen, die es natürlich auch gibt, wirken eher etwas weichlich. *Sepia*-Mädchen bekommen erst spät ihre erste Regelblutung und haben eher kleine Brüste. Sie sind manchmal sehr vaterorientiert und eifern diesem gern leistungsmäßig nach, z. B. in einem bestimmten Hobby (gerne Reiten) oder einer Sportart (z. B. Mädchenfußball). Auf der körperlichen Ebene gibt es viele urogenitale Symptome (Blasenentzündungen, Menstruationsbeschwerden junger Mädchen), Kopfschmerzen und Neurodermitis (v. a. auch an den Händen). *Sepia*s juckende Haut ist trocken und sehr rissig, was sich im Winter ganz deutlich verschlimmert. Wie bei *Psorinum* bessert das Kratzen nicht! Viele Beschwerden sind bevorzugt auf der linken Körperseite zu finden. *Sepia*-Kinder mögen gern Saures, Kuhmilch ist unverträglich. Auffällig ist eine eher dunkle Hauttönung, v. a. über dem Nasensattel (auch gelblich). Neben *Causticum* ist *Sepia* ein bewährtes Mittel bei Bettnässen im ersten Schlaf vor Mitternacht.

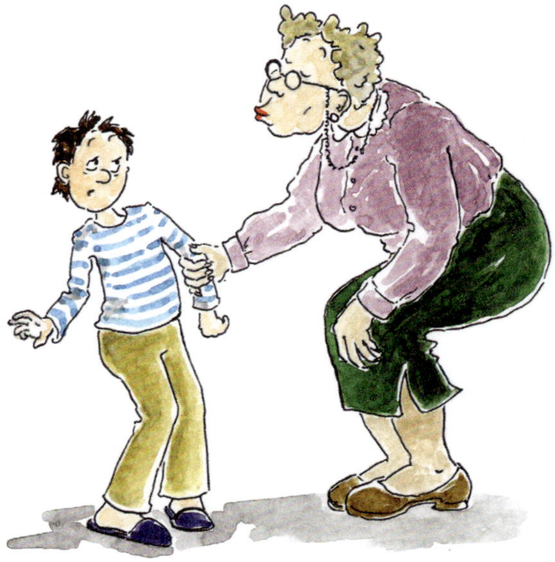

Mögen keine Kuschelei, Küsserei und keine plumpen körperlichen Annäherungen

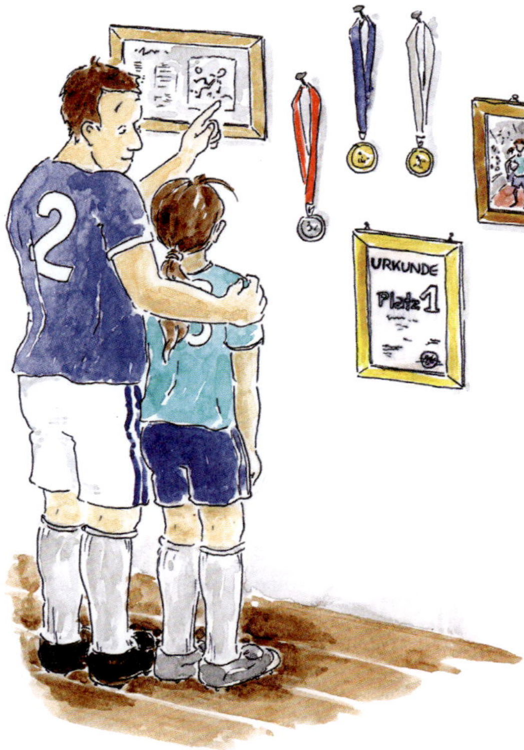

Sehr vaterorientiert (Töchter eifern dem Vater nach), jungenhafte Mädchen

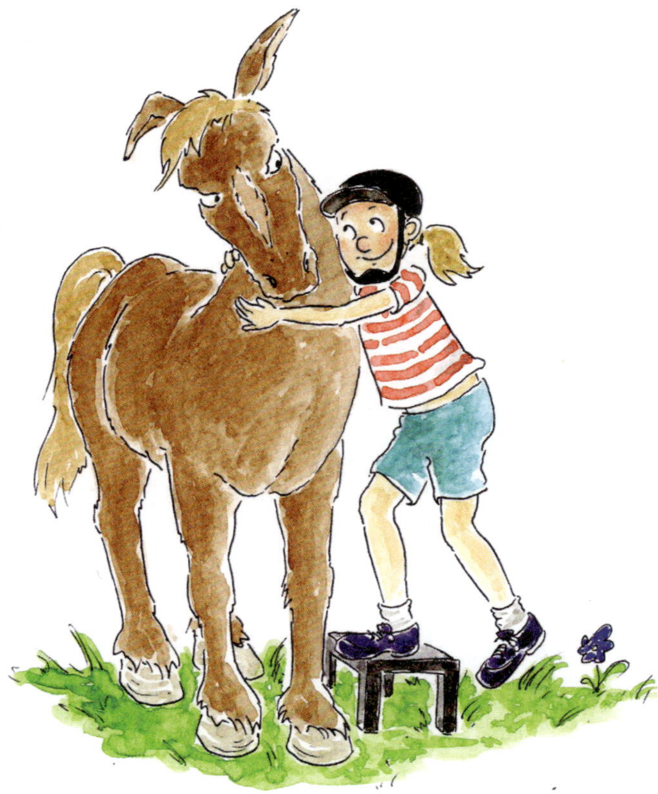

Verrückt nach Pferden, reiten gern

Beschwerden:

Hauptbeschwerden:
Urogenitalbeschwerden

Kopf:
Kopfschmerzen (v. a. hinter den Augen, körperliche Anstrengung bessert), Migräne (linksseitig, oft mit Sehstörungen), Ptosis (herabhängende Augenlider), katarrhalische Konjunktivitis, Sehschwäche beim Lesen und Schreiben, gelblich grüner Schnupfen, verstopfte Nase, Sinusitis (wird besser, wenn Kuhmilch weggelassen wird), Nasenpolypen (vergrößerte Rachenmandeln)

Hals/Brust:
Pharyngitis, aufsteigende Erkältung, Halsschmerzen, dunkelroter Rachen, Laryngitis, trockener, erschöpfender Husten (wie aus dem Bauch heraus, muss sich im Bett aufsetzen), chronische Tonsillitis (linksseitig)

Magen/Darm:
Schluckauf, bitteres Aufstoßen, Bauchschmerzen (morgens), Übelkeit (v. a. durch Gerüche), Meteorismus, Flatulenz, Diarrhö (v. a. während Zahnung, nach Milch), Obstipation, Rektumprolaps, Exkoriation am Anus, gesteigerter Appetit bei Kopfschmerzen, Neugeborenengelbsucht, cholestatische Gelbsucht (z. B. durch kupferbedingte Leberzirrhose oder Meulengracht-Syndrom), Kuhmilchunverträglichkeit, Laktoseintoleranz, Reiseübelkeit

Haut:
Milchschorf, Hautausschläge, **trockene, rissige Haut**, rissiges Handekzem, atopisches Ekzem (**im Winter schlimmer**, in den Knie- und Ellenbeugen schlimmer, Waschen verschlimmert), Impetigo, Psoriasis, herpetische Ausschläge (auf Augenlidern, Ohrläppchen), Ringelflechte, Akne, Dermatomykose, Vitiligo, Herpes labialis, Warzen, Naevi

Urogenital:
Akute oder rezidivierende Zystitis, unwillkürlicher Harnabgang durch Husten oder Lachen, chronische Nephritis, Phimose, Herpes genitalis, später Beginn der Menses, Vaginitis, Fluor vaginalis (brennend, wundmachend, mit Juckreiz), Amenorrhö, Dysmenorrhö, Menstruationsbeschwerden, PMS, Unverträglichkeit von Hormonpräparaten („Pille")

Bewegungsapparat:
Juveniler Rheumatismus, Knacken in den Gelenken

Psyche/Verhalten:
Depressive Verstimmung (besonders bei trübem Wetter), **Enuresis nocturna (im ersten Schlaf, vor Mitternacht)**, Folgen von sexuellem Missbrauch

Fieber:
Fieber mit Durstlosigkeit (oft ausgelöst durch Emotionen)

Allgemeines:
Erkältungsneigung, Ohnmachtsneigung (zu langes Stehen oder in geschlossenen Räumen), Beschwerden durch Frühgeburt oder postpartale Depression der Mutter

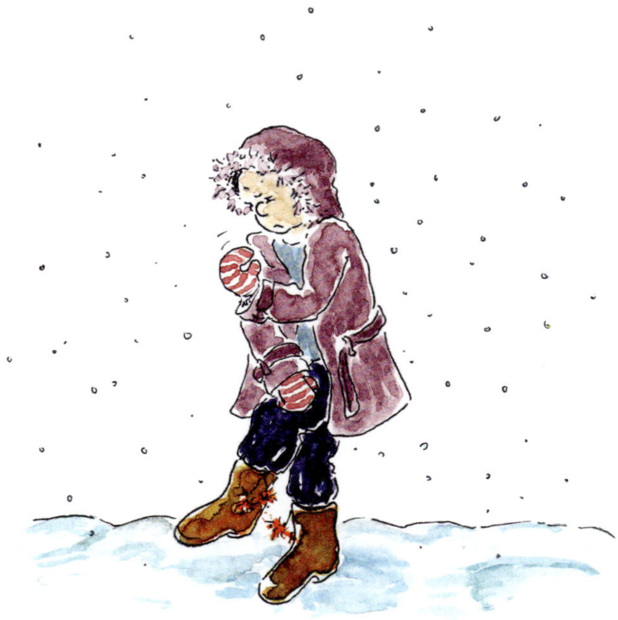

Sehr trockene, juckende Haut,
Hautausschlag schlechter im Winter

Modalitäten:

← vormittags und abends, kaltes Wetter, Winter, linke Seite, Waschen, nach dem Schwitzen, vor Gewitter

→ Bewegung (Tanzen, Sport), Bettwärme, warme Kleidung, Druck, warme Anwendungen, Druck

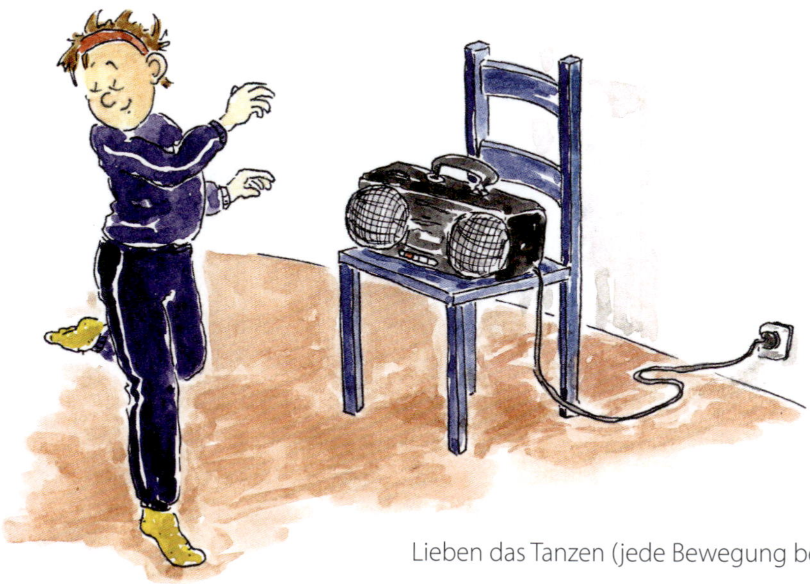

Lieben das Tanzen (jede Bewegung bessert)

Silicea

Kieselsäure, Kieselerde,
Bergkristall, Quarz
Mineralreich

Periodensystem:
Stadium 10 Siliziumserie (Silizium),
Stadium 16 Kohlenstoffserie (Oxygenium)
Farbe: 20-22 C/E (hellgrün, dunkelgrün)

Typus:

Dieses kleine, feingliedrige und wohlerzogene Kind mit den feinen blonden Haaren, der hellen Alabasterhaut und den zarten Gesichtszügen, das ist *Silicea*! Das Kind erscheint wie aus dem Ei gepellt, denn selbst die kleinen *Silicea*-Kinder legen schon großen Wert auf ihr Äußeres, sorgsam wird morgens die passende Kleidung ausgewählt. Ordnung und Sauberkeit sind ihnen überhaupt sehr wichtig, ihr Kinderzimmer gibt keinen Grund zur Klage, mehr noch: *Silicea* ist richtig pingelig in Kleinigkeiten (eine kleine Falte im Bettlaken lässt *Silicea* womöglich eine ganze Nacht nicht schlafen ähnlich der oft zitierten „Prinzessin auf der Erbse"). In der Praxis schaut das *Silicea*-Kind, wenn es etwas gefragt wird, schüchtern und zögerlich immer erst die Mutter oder den Vater an, es wagt nicht, selbst die Antwort zu geben. Aber es ist nicht so, dass es sie nicht wüsste! *Silicea* traut sich nur nicht, denn es hat Angst davor, Fehler zu machen (es fürchtet um sein Image)! Dabei schätzt es sich konsequent viel zu schlecht ein, denn *Silicea* ist intelligent und zugleich diszipliniert und gewissenhaft und deshalb immer gut vorbereitet (z. B. bei Klassenarbeiten oder Referaten). Sie sind ausgesprochene Leseratten und wissen viel. Doch angespannt durch seine Prüfungs- und Versagensangst fühlt sich *Silicea* oft wie gelähmt und bekommt manchmal tatsächlich einen sogenannten Blackout (obwohl es eigentlich alles wusste). Das brave und meist sehr behütete *Silicea*-Kind ist sehr empfindsam, doch gleichzeitig stur und eigensinnig. Obwohl es nicht lautstark seine Meinung vertritt, setzt es sie letztendlich auf eine stille, aber beharrliche Art durch und lässt sich nichts aufzwingen. *Silicea* hat zwar einen Mangel an Selbstvertrauen, aber grundsätzlich eine stabile Psyche. Es ist eher körperlich schwach und ausgelaugt, denn *Silicea* hat ein Ernährungsproblem (Malassimilation). Das fängt schon als Baby an (z. B. mit der Ablehnung oder dem Erbrechen von Muttermilch), das *Silicea*-Kind bleibt meistens zu schmächtig und klein und hat wenig Appetit. Im Winter ist es sehr anfällig für Erkältungen und eitrige Infektionen und Entzündungen der Augen, der Nasennebenhöhlen, des Mittelohres und der Bronchien. Die leiseste Kälte führt zu Beschwerden (v. a. Kälte am Kopf), die Füße sind oft eiskalt. Trotzdem mögen die Kinder lieber kalte Speisen, das Fläschchen für das *Silicea*-Baby darf nicht zu heiß sein. Es schwitzt besonders im Nacken, der Fußschweiß ist auffällig wundmachend. Oft hat *Silicea* von klein auf Verstopfung sowie Hautprobleme, als Schulkind kommen Beschwerden beim Zahnwechsel, Kopfschmerzen (Augenschließen bessert) und Beschwerden des Bewegungs- und Stützapparates hinzu. Sie haben eine ausgeprägte Angst vor spitzen Gegenständen und Spritzen. *Silicea* fördert die Austreibung von Fremdkörpern aus den Geweben (z. B. Splitter).

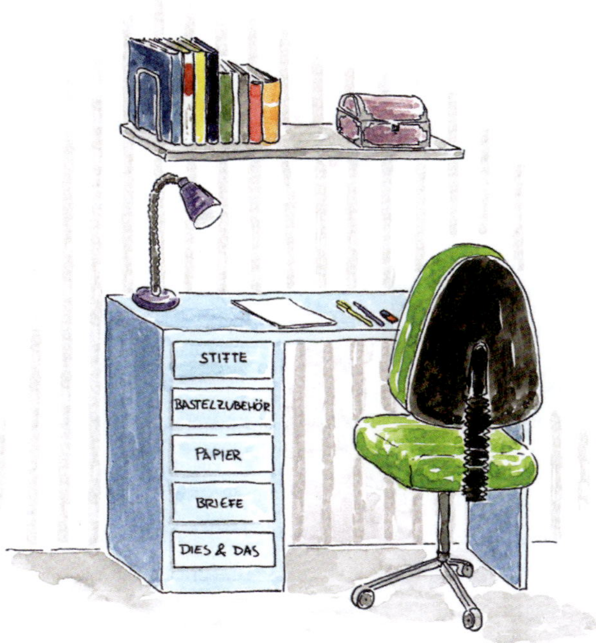

Pingelig in Kleinigkeiten („Prinzessin auf der Erbse"), sehr ordnungsliebend

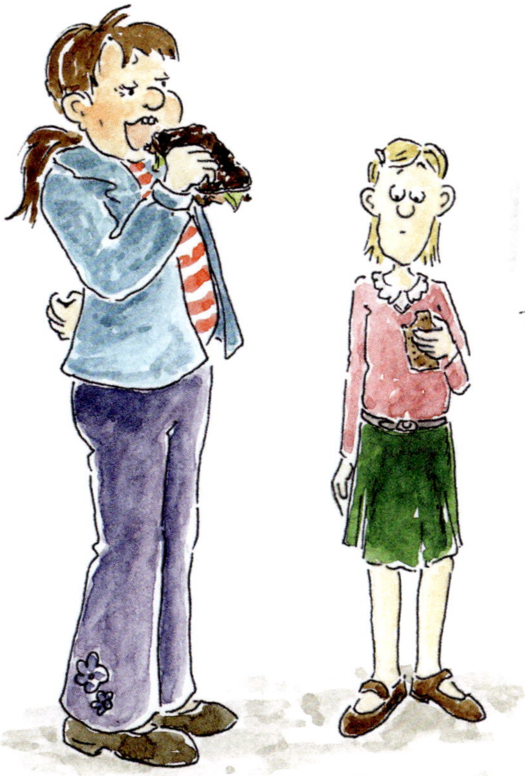

Ernährungsprobleme, schlechter Appetit, zu kleine und zu magere Kinder

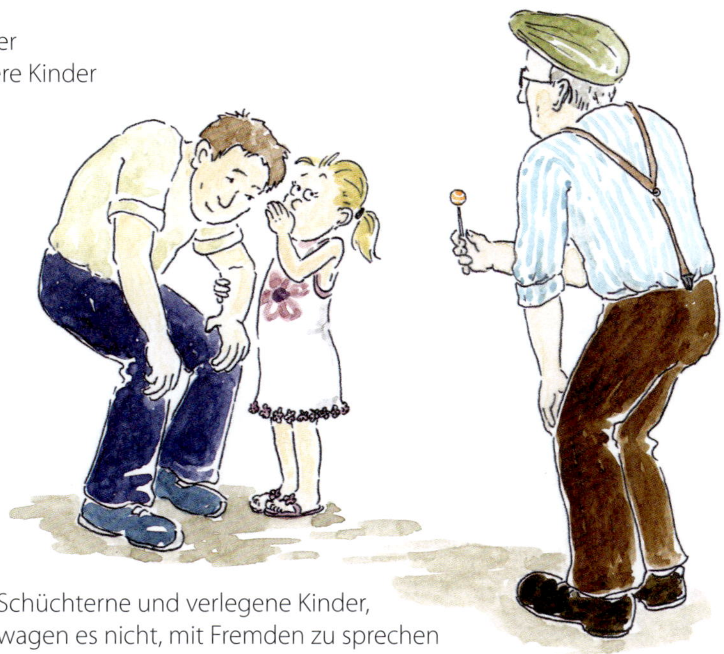

Schüchterne und verlegene Kinder, wagen es nicht, mit Fremden zu sprechen

Beschwerden:

Hauptbeschwerden:
Erkältungsneigung und eitrige Infektionen

Kopf:
Katarrhalische Kopfschmerzen (v. a. Stirn), chronische Kopfschmerzen (Kälte am Kopf und Luftzug verschlimmern, Warmhalten des Kopfes bessert), Kopfschmerzen durch Brilletragen, Kopfschmerzen begleitet von Nackenschmerzen, Kopfschmerzen (bei Autofahrten), **eitrige Konjunktivitis**, Sehschwäche, Trübung der rechten Hornhaut, rezidivierende Gerstenkörner, Hagelkorn, Entzündung der Tränendrüsen, Striktur des Tränenkanals (bei Neugeborenen), **Schnupfen mit eitrigem Sekret**, chronische Trockenheit der Nase (v. a. morgens), Nasenbluten, akute und chronische **Sinusitis**, Schmerzen in Stirn- und Kieferhöhlen, akute und chronische **Otitis media**, Otorrhö, Abszess im Gehörgang, **Zahnungsbeschwerden, Beschwerden beim Zahnwechsel, Zahnfleischentzündung, Zahnwurzelabszess**, schlechte Zähne (früh Karies, mangelhafter Zahnschmelz, Zähne brechen leicht ab), Schwellung der Halslymphknoten, eitrige Entzündung der Halslymphknoten

Hals/Brust:
Akute und chronische Pharyngitis, **splitterartige Halsschmerzen**, Laryngitis, Husten (bei Wetterwechsel, durch Kälte; besser durch warme Getränke), akute und chronische eitrige Tonsillitis, **Bronchitis (den ganzen Winter lang)**, Asthma bronchiale (v. a. durch kalte Luft, Staub oder Heu), verschleppte Pneumonie

Magen/Darm:
Abneigung gegen den Anblick und Geruch von Speisen, Übelkeit (v. a. nach Impfung), Erbrechen (auch von Muttermilch), Aufstoßen nach jedem Essen, krampfartige Bauchschmerzen (Flatus bessert), eingeklemmte Blähungen (v. a. nachts), Diarrhö (in der Stillzeit, bei Zahnung, nach Impfung), **chronische Obstipation**, erfolgloser Stuhldrang (Stuhl gleitet zurück), Rektumabszess, Milchunverträglichkeit, Appetitlosigkeit, **Malassimilation**, chronische Appendizitis, Leistenhernie

Haut:
Hautausschläge, **atopisches Ekzem mit Neigung zur Superinfektion**, Fußekzem, Akne, Furunkel, **Abszesse**, Abszess in den Achselhöhlen nach Impfung, Vitiligo, Hämangiom, **Nagelprobleme** (brüchige, deformierte oder atrophierte Nägel), eingewachsene und entzündete Nägel, Fingernägel mit weißen Flecken, Panaritium, Narben (v. a. wenn sie schmerzhaft sind oder wieder aufbrechen), Keloide, schlechte Wundheilung (jede Verletzung eitert), Neigung zu wundmachendem Fußschweiß, Fußpilz

Bewegungsapparat:
Muskelschwäche, Frakturen, brüchige Knochen, Knochenschmerzen, **Skoliose**, Osteomyelitis, Poliomyelitis, Hüftgelenksentzündung, Hüftdysplasie, Exostosen

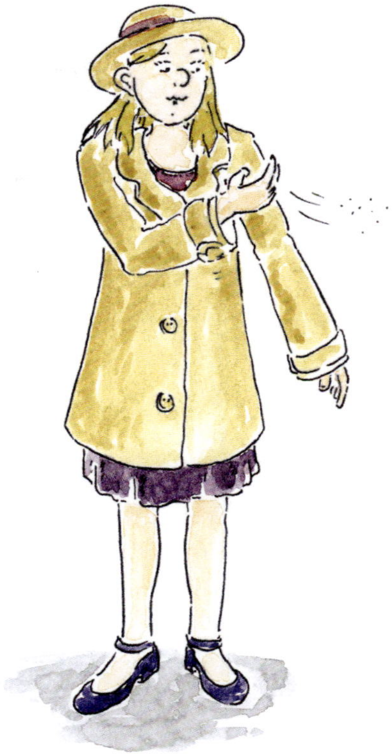

Wohlerzogene, gut behütete und gut angezogene Kinder, „wie aus dem Ei gepellt"

- **Urogenital:**
  Zystitis durch kalte Füße, Harninkontinenz (auch tagsüber)
- **Nervensystem:**
  Konvulsionen (durch Impfungen)
- **Psyche/Verhalten:**
  Enuresis nocturna (v. a. im ersten Schlaf)
- **Fieber:**
  Fieber nach Impfung
- **Allgemeines:**
  Erkältungsneigung, akute Streptokokkeninfektionen, Anämie, Würmer (während Zahnung), **Eiterungsneigung**, Folgen von Impfungen, später Fontanellenschluss, Zwergwuchs, Malassimilation, **Appetitmangel**, Beschwerden durch Frühgeburt, Stillprobleme durch Verweigerung von Muttermilch

Modalitäten:

← morgens, Kälte (v. a. am Kopf), kaltes Wetter, Nasswerden, Abdecken, Neumond, Hinlegen, durch Waschen, Milch, Muttermilch

→ im Sommer, Wärme, Einhüllen des Kopfes (Mütze)

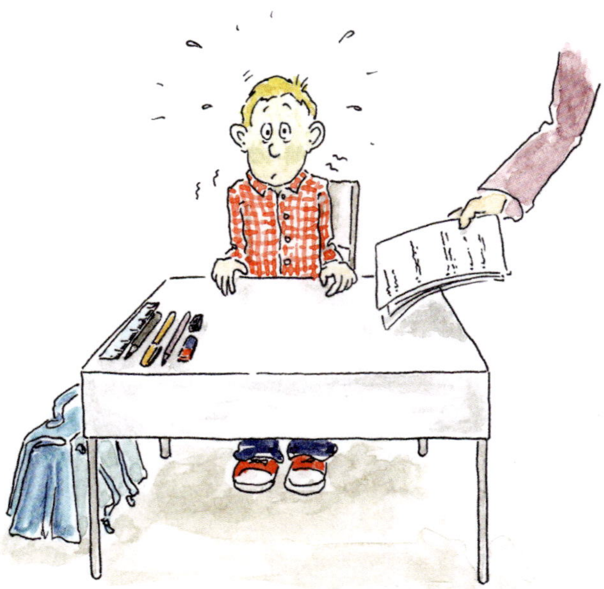

Prüfungsangst mit „Blackout", obwohl sie gut vorbereitet und intelligent sind

Staphisagria

Stephanskraut,
Giftiger Rittersporn
(Delphinium staphisagria)
Hahnenfußgewächse (Ranunculaceae)
Pflanzenreich

Farbe: 6 C (orangerot)

Typus:

Staphisagria-Kinder sind brav und wohlerzogen, sie wollen es allen recht machen und begehren niemals lautstark auf! Aus Schüchternheit und Artigkeit sagen *Staphisagria*-Kinder ja, obwohl sie eigentlich nein meinen. Deshalb sind sie so leicht zu unterdrücken und zu verletzen! Es sind sehr empfindsame Seelen und sie haben einen ausgeprägten Sinn für alles Schöne. Aber dieses feinsinnige Kind trägt ganz viel Kummer in sich! *Staphisagria* weint, wenn es angesprochen wird, es traut sich nicht, seine Meinung zu sagen, und sagt gar nichts mehr, wenn man es kränkt. Unter der scheinbar gleichgültigen Fassade schwelt aber ein unterdrückter Zorn der Entrüstung, *Staphisagria* ist zunächst oft mürrisch, gereizt, ständig am Jammern und am Klagen, leicht beleidigt und äußerst nachtragend. Alle Beschwerden entstehen durch Kränkung und Demütigung, häufig durch zu strenge autoritäre Eltern, die dem Kind nicht genug Liebe und Achtung zeigen, im Extremfall auch durch sexuellen Missbrauch. Besonders Eltern oder Familienmitglieder, die die Übergriffe dulden oder nicht recht glauben wollen, bewirken im Kind Scham, Schuldgefühle und eine tiefe Kränkung. Ein klassischer *Staphisagria*-Fall! Aber auch nicht ganz so dramatische Verletzungen der Kinderseele können ebenfalls entweder zu edelmütiger Resignation oder aber zu starker innerlicher Entrüstung führen. Dafür reicht es schon, dieses empfindsame und schüchterne Kind zu früh in den Hort oder Kindergarten zu schicken und es damit zu überfordern. *Staphisagria* braucht viel Zuwendung und fühlt sich permanent vernachlässigt, das beginnt schon im Kleinkindalter. Häufig flüchtet sich *Staphisagria* dann in Tagträumereien und wird noch schweigsamer. Sie schlucken ihren Ärger, Kummer, ihre Kränkung und Entrüstung so lange hinunter, bis sie sich zum Platzen fühlen. Dann kann es zu überraschenden, heftigsten Wutausbrüchen kommen, bei denen *Staphisagria* vor Zorn am ganzen Körper zittert. Manchmal wird die hervorbrechende Energie auch schamhaft in starker Neigung zu Masturbation ausgelebt. Es kann auch zu Bettnässen oder sogar Einkoten kommen. Oder die Kinder reagieren mit Essattacken und nachfolgendem Erbrechen (Bulimie). Das schwächliche *Staphisagria*-Kind wirkt blass und kränklich, es hat dunkle Schatten um die Augen und einen kummervollen Blick. Körperliche Beschwerden sind vor allem die Neigung zu Kopfschmerzen (später wird das dann die klassische Migräne), Bauchschmerzen und Blasenentzündungen. Für die homöopathische Behandlung von Gerstenkörnern und Beschwerden durch Mückenstiche ist *Staphisagria* ein bewährtes Heilmittel, ebenso bei allen Schnittverletzungen (auch nach Zahnbehandlungen und Operationen). *Staphisagria*-Kinder sind sehr empfindlich gegen Berührung und haben ebenso wie *Silicea* eine ausgeprägte Angst vor spitzen Gegenständen (Nadeln, Spritzen).

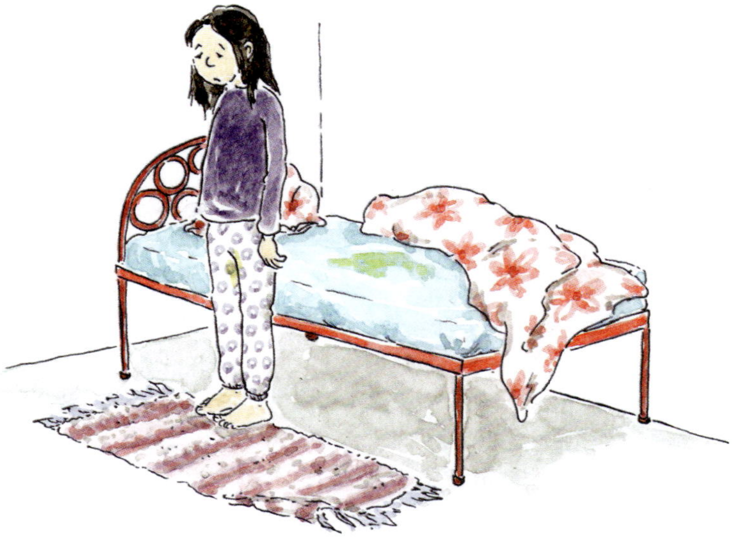

Folgen von sexuellem Missbrauch
(z. B. Bettnässen)

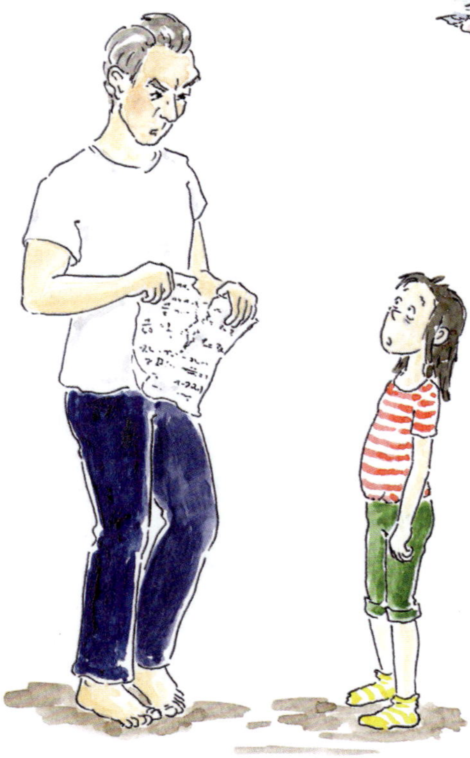

Beschwerden durch Kränkung,
v. a. durch strenge Eltern

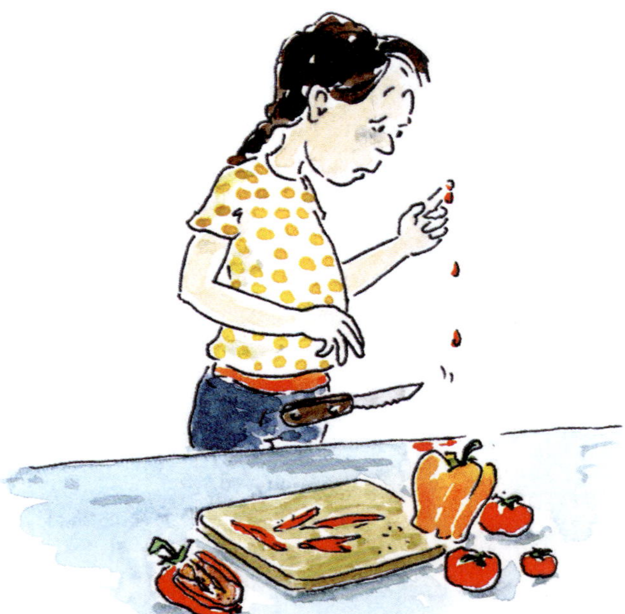

Verletzungen durch Schnittwunden

Beschwerden:

- **Hauptbeschwerden:**
  Chronische Reizblase und Blasenentzündung

- **Kopf:**
  Stirnkopfschmerz (nach Kränkung, Ärger und Kummer), **Migräne**, empfindliche Kopfhaut, Hautausschläge am Kopf und um die Augen, Konjunktivitis, **rezidivierende Gerstenkörner**, Hagelkörner, Hautausschläge hinter den Ohren, neuralgischer Gesichtsschmerz, frühe **Karies** bei Kindern, Zahnschmerzen, schlechte Zähne, sehr empfindliche Zähne, frühzeitig Karies, Zahnabszesse

- **Hals/Brust:**
  Kitzelhusten (nach Ärger und Zorn), Niesen und Husten gleichzeitig, Schwellung der Halslymphdrüsen, ständiges Schlucken beim Sprechen

- **Magen/Darm:**
  Chronische Magenschmerzen („Angst im Magen"), Magenschmerzen (Vornüberbeugen bessert), chronische Gastritis (durch ständigen Kummer), **Blähungskoliken** bei Säuglingen, Nabelkoliken, Meteorismus, Flatulenz, Darmkoliken, Diarrhö (durch Ärger und Zorn), Obstipation

- **Haut:**
  Beschwerden nach und Neigung zu Insektenstichen (v. a. Mückenstiche), Warzen (sehr empfindlich gegen Berührung), Juckreiz (kribbeliges, stechendes Gefühl auf der Haut), **Psoriasis**

- **Urogenital:**
  Starker Harndrang, **Reizblase, akute und chronische Zystitis**, unwillkürliches Wasserlassen, starkes Brennen beim Wasserlassen, **Reizung der Harnröhre**, empfindliche Vagina, häufige Erektionen

- **Bewegungsapparat:**
  Rheumatische Schmerzen, Knochenschmerzen, Parästhesien in den Armen und Fingern, Panaritium

- **Psyche/Verhalten:**
  Folgen von sexuellem Missbrauch und Vergewaltigung, Deflorationsschock, **Enuresis nocturna** (emotionalen Ursprungs), Bulimie, starke Neigung zu Masturbation, Enkopresis (Einkoten)

- **Allgemeines:**
  Schnittverletzungen (Schnittwunden, Operationen, Zahnbehandlungen), Neigung zu und **Beschwerden durch Insektenstiche (v. a. durch Mücken)**, Anämie

Modalitäten:

← Berührung, Kränkung, Kummer, unterdrückter Zorn, Mittagsschlaf

→ nach dem Frühstück, Nachtruhe, Wärme

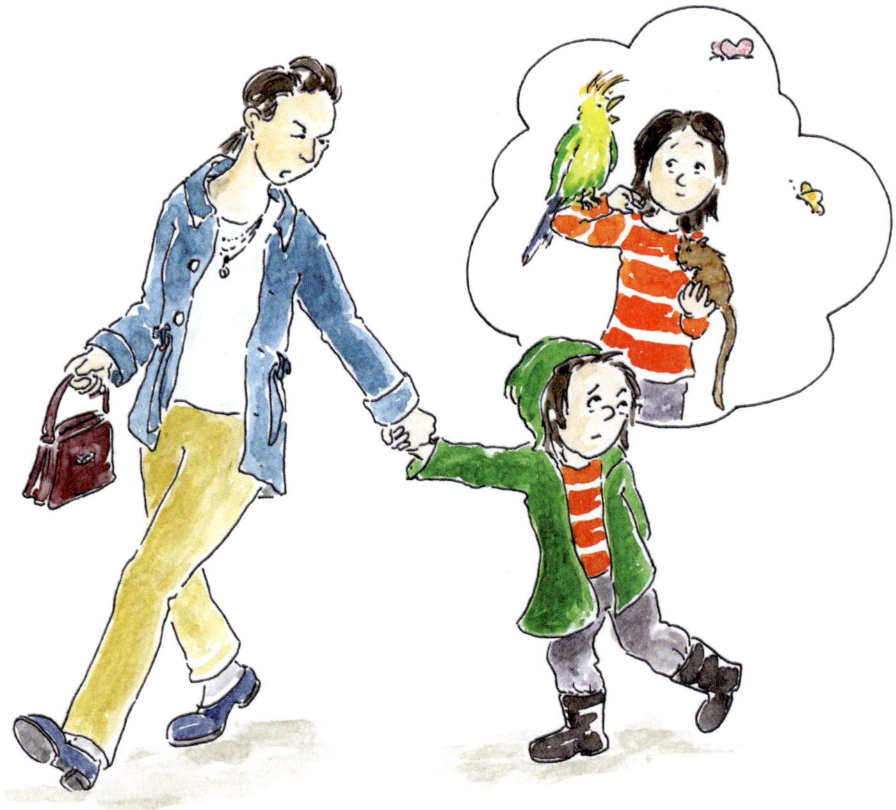

Neigung zu Tagträumereien

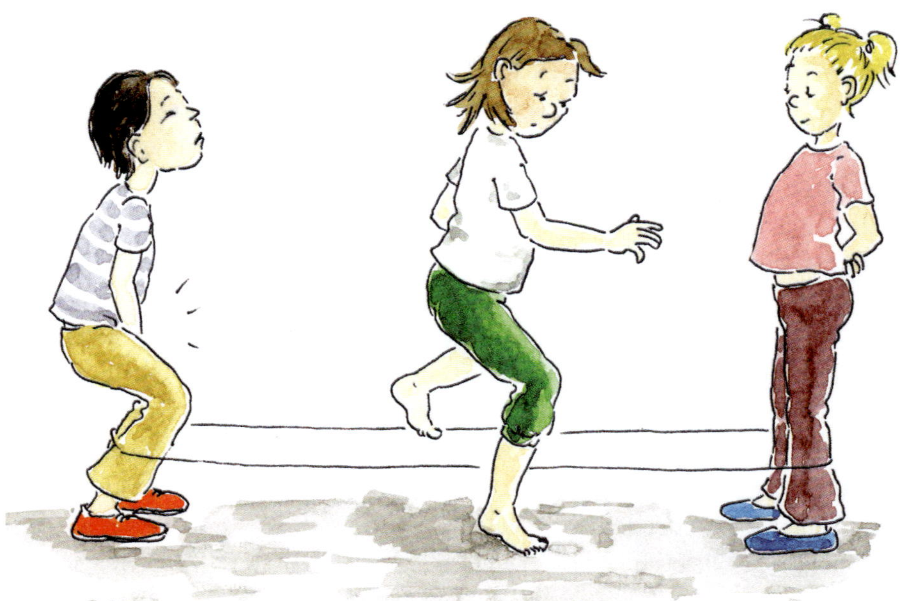

Reizblase oder Blasenentzündung mit starkem Harndrang und Brennen beim Wasserlassen

Stramonium

Weißer Stechapfel (Datura stramonium)
Nachtschattengewächse (Solanaceae)
Pflanzenreich

Farbe: 8-10 E (dunkelrot), 12-14 DE (violett)

Typus:

Was mag nur dieses Kind in so abgrundtiefe Panik versetzt haben? *Stramonium* erwacht des Nachts mit Schreien und starrendem Blick, klammert sich panisch an die Eltern und sieht wilde Tiere, die ihn beißen wollen. Es fürchtet sich vor Annäherung und vor so vielem, auch tagsüber. Plätscherndes Wasser versetzt *Stramonium* ebenso in panische Angst wie (schwarze) Hunde, Dunkelheit und Tunnels.

Die für *Stramonium*-Kinder so typischen psychischen oder neurologischen Beschwerden folgen auf einen gewaltigen Schreck, das kann Gewalterfahrung, Missbrauch, ein Unfall (auch während der Schwangerschaft) oder auch nur ein ungeeigneter Fernsehfilm gewesen sein. Auch ein Geburtstrauma kann langfristig zu einem derart übererregten Zustand des Nervensystems führen. *Stramonium* hat neben Panikattacken und Albträumen eine auffallend lebhafte Phantasie und greift manchmal sogar nach Dingen, die es sich eingebildet hat. Dazu passen eine ausgeprägte Mimik und Gestik bis hin zu unwillkürlichen Muskelzuckungen, Schielen und Stottern. Der innere Aufruhr zeigt sich nicht nur in Ruhelosigkeit und Unkonzentriertheit (z. B. in der Schule), sondern auch in Streitsucht und Wutanfällen ohne Impulskontrolle bis hin zur echten Gewalttätigkeit. *Stramonium* neigt dazu, andere Kinder im Streit zu kratzen und zu beißen. Dabei ist es eigentlich ein unheimlich liebes, nettes, gefühlvolles und großzügiges Kind. Doch *Stramonium* rastet immer wieder aus und sein wilder Blick verrät die eigentliche innere Panik, ihm könne etwas Schreckliches zustoßen. *Stramonium*-Kinder haben eine extreme Furcht vor fließendem Wasser, sie wollen nicht duschen und gebärden sich dabei in ihrer Angst wie ein wildes Tier, das in der Falle sitzt. Es sind die Kleinkinder, die nachts laut schreiend aufwachen und die in panischer Angst zu den Eltern ins Bett wollen (nicht aus Gewohnheit oder Langeweile und auch nicht, weil es dort kuscheliger ist). *Stramonium*-Kinder klammern sich sehr an ihre Eltern und suchen ständig deren Nähe und Schutz, obwohl sie anderen Kindern heftig und furchtlos erscheinen mögen. Um ihre Ängste zu verbergen, können sie sich auch betont gleichmütig oder prahlerisch geben oder den Klassenclown spielen. Sie sind schwatzhaft, distanzlos und brauchen ständig Gesellschaft.

Stramonium ist eines der Hauptmittel für kindliche Angststörungen und ein übererregtes Nervensystem mit Konvulsionen und Lähmungen. Es kommt auch bei hyperaktiven „wilden" Kindern mit Konzentrationsstörungen in Betracht.

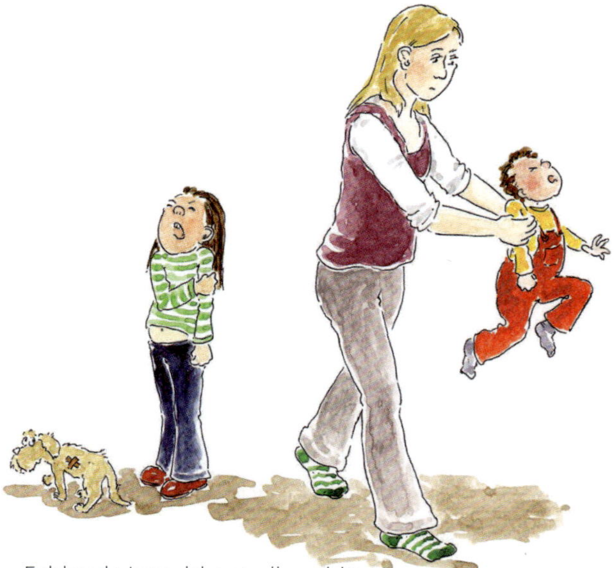

Fehlende Impulskontrolle, schlägt
und beißt andere Kinder

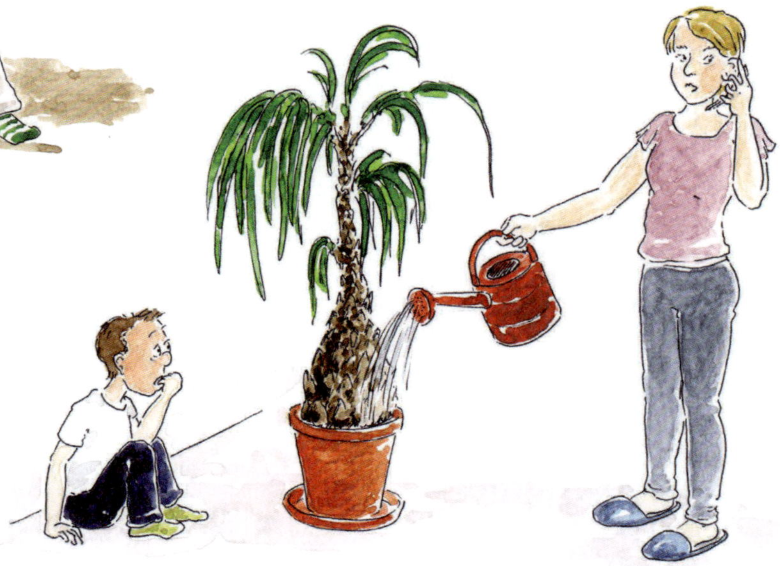

Panische Ängste und Phobien,
z. B. Angst vor fließendem Wasser

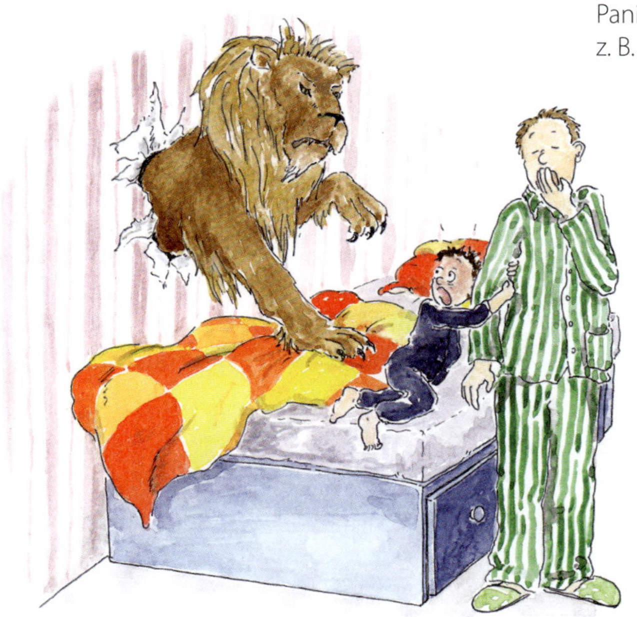

Nächtliche Angst und Erwachen mit Schreien
(sieht wilde Tiere, die ihn beißen wollen)

Beschwerden:

- **Hauptbeschwerden:**
  Psychische und neurologische Beschwerden nach Schreck

- **Kopf:**
  Heftige Kopfschmerzen (v. a. Hinterkopf), Sehstörungen, Strabismus (nach Schreck), Mydriasis, krampfhafter starrender Blick (kann die Augen nicht schließen), Otitis media, Mastoiditis

- **Hals/Brust:**
  Schluckbeschwerden (v. a. für Flüssiges), Halstrockenheit, Heiserkeit, Aphonie, bellender oder rasselnder **Husten**, hohl klingender, tief sitzender Husten, Bronchitis, Bronchiolitis, Asthma bronchiale

- **Magen/Darm:**
  Heftiger Schluckauf, Darmkoliken, Kolitis, Appendizitis

- **Haut:**
  Beschwerden nach und Neigung zu Insektenstichen (v. a. Mückenstiche), Warzen (sehr empfindlich gegen Berührung), Juckreiz (kribbeliges, stechendes Gefühl auf der Haut), Psoriasis

- **Urogenital:**
  Harnverhalt oder unwillkürlicher Harnabgang (nach Schreck)

- **Bewegungsapparat:**
  Hüftgelenksentzündung, Opisthotonus, Muskelzuckungen, Tremor

- **Nervensystem:**
  Meningitis, Chorea, spastische Lähmungen, Hemiplegie, **neurologische Beschwerden nach Schreck**, Epilepsie (Auslöser ist ein Schreck oder helles, spiegelndes Licht)

- **Psyche/Verhalten:**
  Kindliche Angststörungen, Phobien und Panikattacken, **Pavor nocturnus**, Albträume, **Schreikinder** (nächtliches Erwachen mit anhaltendem Schreien), Enuresis nocturna (nach Schreck), **ADHS**, Hydrophobie (besonders Furcht vor fließendem Wasser, z. B. Angst zu duschen), Stottern, Zähneknirschen im Schlaf

- **Fieber:**
  Fieber mit Delirium und Konvulsionen, Fieberkrämpfe, Fieber mit Harnverhalt

- **Allgemeines:**
  Schlafstörungen, Scharlach

Modalitäten:

← nach dem Schlaf, im dunklen Zimmer, Alleinsein, beim Schlucken, Blicken auf helle glänzende Gegenstände

→ Gesellschaft, Wärme, Tageslicht

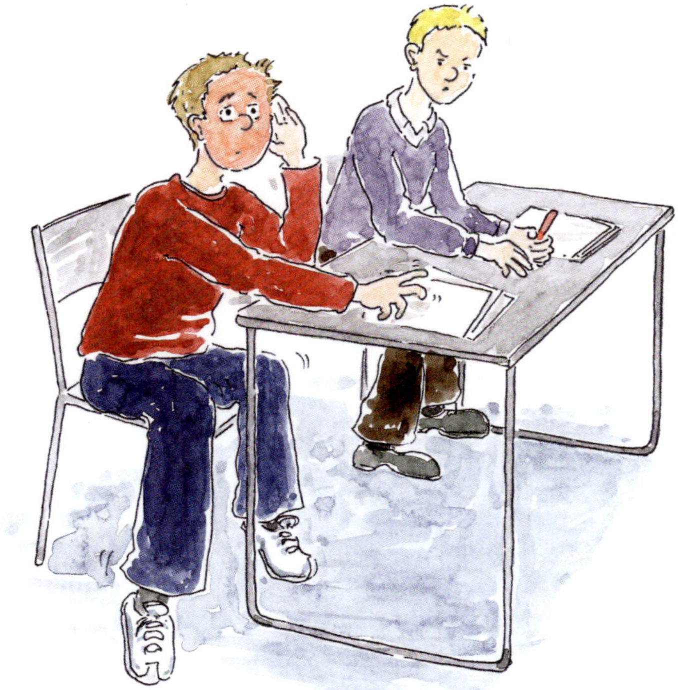

ADHS mit Ruhelosigkeit und Konzentrationsstörung

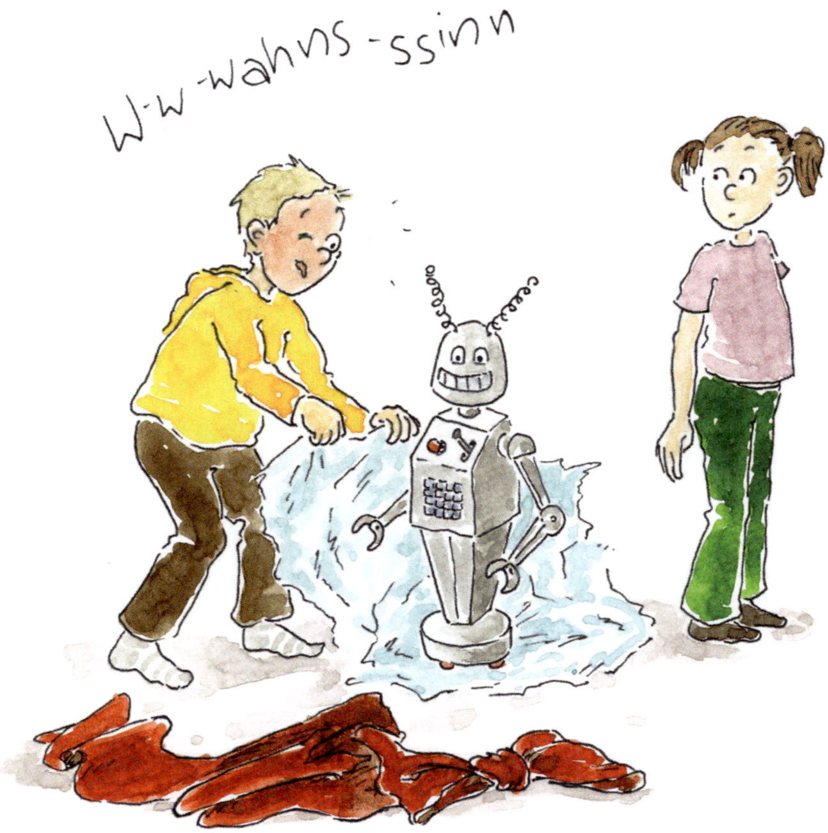

Stottern bei heftiger emotionaler Erregung (Freude oder Ärger)

Sulphur

Gelber Schwefel (Schwefelblüte)
Mineralreich

Periodensystem: Stadium 16 Siliziumserie
Farbe: 8 C (feuerrot)

Typus:

Dieses extrovertierte, offene und fröhliche Kind muss man einfach mögen! *Sulphur* ist voller Charme und Energie, neugierig, selbstbewusst und ein bisschen verspielt für sein Alter.

Es ist aber eben auch laut und muss in seiner Wissbegierde alles anfassen und überall drangehen. *Sulphur* mag es, im Mittelpunkt zu stehen, und neigt zur Selbstüberschätzung, aber seine Egozentrik richtet sich nicht gegen andere. Es sind sympathische und gutmütige Kinder, ewige Optimisten, immer als Anführer vorneweg, etwas ungeduldig vielleicht und vor allem chaotisch. Sie verstreuen ihre Sachen überall, behalten aber in ihrem kreativen Chaos durchaus den Überblick. Routine und geregelte Pflichten wie Schule und Hausaufgaben sind nichts für sie, *Sulphur* ist der Meister der phantasievollen Ausreden, fängt vieles an, macht aber nichts konsequent und tiefgehend weiter und verschiebt alles gerne auf morgen. In der Schule schreiben sie dann noch schnell ihre Hausaufgaben von Freunden ab. Es geht schon gut irgendwie! Doch sie sind einfach sehr zerstreut und vergesslich, es sind die Kinder, denen meistens ihr Buch im Unterricht fehlt, weil sie es zuhause liegengelassen haben. Dafür sind *Sulphur*-Kinder die geborenen Sammler und Techniker (sie lieben Sachbücher, Laborkästen, Lego-Technik und Modellflugzeuge) und nehmen alles auseinander. Überhaupt lieben sie ihre eigenen Sachen (meins ist das Beste!) und horten ihren Besitz. Ein Stadtausflug mit *Sulphur* kann sehr anstrengend sein, denn das Kind will alles haben, was es sieht. Sein Taschengeld gibt es impulsiv und schnell aus. Meistens achten sie nicht auf ihr Aussehen (weil sie in Gedanken immer schon woanders sind), sie wirken immer etwas schmuddelig und nachlässig gekleidet, kleine Kinder sind oft schokoladenverschmiert. Gegen Baden und Duschen haben sie eine natürliche Abneigung. Wasser und Bettwärme verschlechtern aber auch all ihre Beschwerden, vor allem die Haut. Ihr hitziges Temperament findet sich auch auf der körperlichen Ebene: ihnen ist immer zu warm, v. a. nachts im Bett strampeln sie sich gerne frei.

Schmerzen werden oft als brennend empfunden. Alle Haut-Schleimhaut-Übergänge wie Körperöffnungen neigen zu Röte und Entzündungen, sie haben auffallend rote Lippen, aber auch einen chronisch geröteten Anus. *Sulphur* leidet oft an einem aufgetriebenen Bauch und Blähungen sowie chronischem wundmachendem Durchfall, der sie aus dem Bett treibt. Oft ist bei *Sulphur* auch die Leber beteiligt, es ist ein bewährtes Mittel bei Neugeborenengelbsucht. Alle Körperabsonderungen sind übelriechend, der Schweiß hat manchmal einen zwiebel- bis

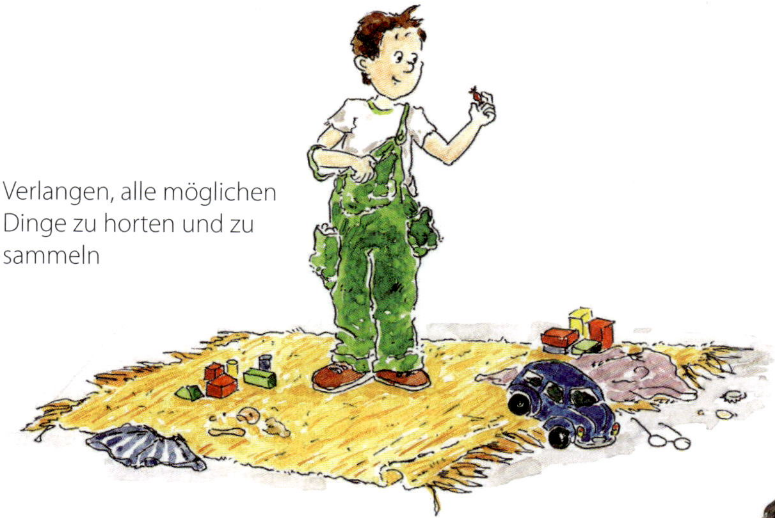

Verlangen, alle möglichen Dinge zu horten und zu sammeln

knoblauchähnlichen Geruch oder stinkt nach faulen Eiern. Ihr guter Appetit führt oft dazu, dass diese Kinder, meistens nicht sehr groß gewachsen, eher stämmig bis pummelig sind. Pünktlich um 11 Uhr vormittags haben sie einen schrecklichen Hunger! Aber wie immer gibt es auch das Gegenteil: den kleinen, quirligen, mageren *Sulphur*-Typ.

Kuhmilch ist für *Sulphur*-Kinder unverträglich und führt zur Verschlimmerung ihrer Hautbeschwerden. Wolle verträgt *Sulphur* überhaupt nicht auf der Haut, die überhaupt von Geburt an im Fokus ihrer Beschwerden steht (Neigung zu allerlei Ekzemen und Neurodermitis). Durch die Unterdrückung ihrer Hautausschläge (z. B. cortisonhaltige Salben) bekommen sie langfristig oft Bronchialasthma, das auch abwechselnd mit Ekzemen auftreten kann. Typischerweise hustet sich *Sulphur* in den Schlaf, erwacht nachts aber nicht von seinem asthmatischen Husten. *Sulphur*-Kinder erwachen gerne früh am Morgen, aber sie sind fröhlich dabei und fangen gleich zu spielen an. Das Mittel *Sulphur* ist mit Vorsicht anzuwenden, da es unterdrückte Erkrankungen und Symptomatiken wieder aktivieren und hervorbringen kann, somit jedoch weitere passende homöopathische Verschreibungen möglich macht und langfristig zu Heilung führt.

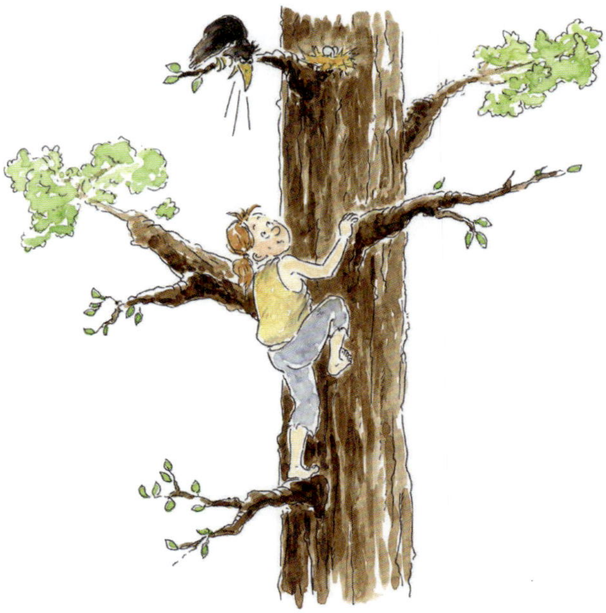

Wagemutig und furchtlos, ohne Sinn für Gefahren

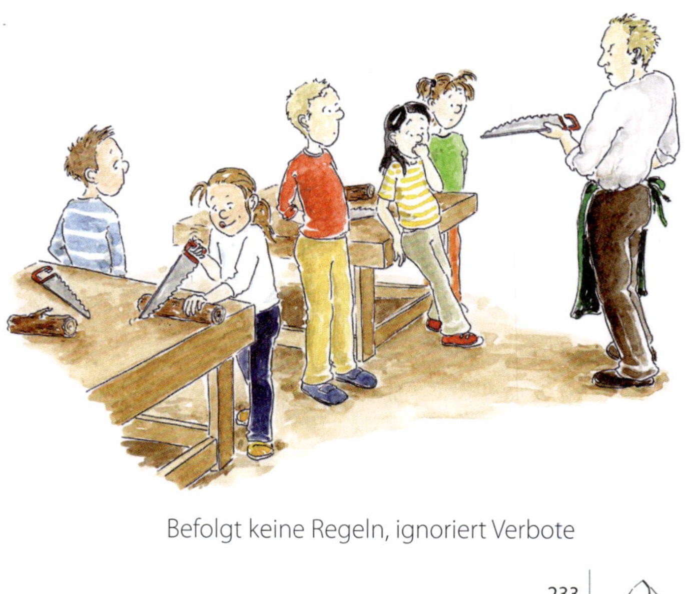

Befolgt keine Regeln, ignoriert Verbote

Beschwerden:

Hauptbeschwerden:
Chronische Hautausschläge

Kopf:
Gastrische Kopfschmerzen (durch Hunger), eitrige Konjunktivitis, gerötete Lidränder, Gerstenkörner, chronischer Schnupfen mit eitrig-gelbem Sekret, Sinusitis, Otitis media, eitrige Otorrhö, Aphthen, schlechter Mundgeruch

Hals/Brust:
Akute Pharyngitis, brennende Halsschmerzen, Husten (tagsüber locker, nachts trocken), Pseudokrupp, Bronchitis, Asthma bronchiale (durch unterdrückte Hautausschläge oder abwechselnd mit Hautausschlägen), Diphtherie, Pneumonie (v. a. rechter Oberlappen der Lunge)

Magen/Darm:
Saures Aufstoßen, Sodbrennen, Magenschmerzen (v. a. nach Milch), Erbrechen, Darmkoliken, Obstipation bei Säuglingen, sonst eher **Diarrhö (v. a. morgens, wundmachend)**, Durchfall abwechselnd mit Verstopfung, **Gurgeln und Rumpeln im Darm, Meteorismus, Flatulenz**, Heißhunger, Laktoseintoleranz, Kuhmilchproteinallergie und Milchunverträglichkeit, **brennender Schmerz und Juckreiz am Anus**, Analprolaps, Hepatitis, **Neugeborenengelbsucht**

Herz/Kreislauf:
Herzfehler von Geburt an, Endokarditis

Haut:
Milchschorf, **chronische Hautausschläge mit Juckreiz (Bettwärme verschlechtert)**, atopisches Ekzem, Ekzem (während der Zahnung), **Entzündung der Haut-Schleimhaut-Übergänge** (wie Körperöffnungen), Furunkel, Abszesse, Pruritus (Bettwärme verschlimmert den Juckreiz), Windeldermatitis, Wundwerden der Haut, Akne und entzündliche Pickel, Sonnenallergie, allergische Kontaktdermatitis gegen Kosmetika und Waschtenside

Bewegungsapparat:
Haltungsschwäche (gebeugte Haltung), Skoliose, Morbus Scheuermann, Hitze der Füße (v. a. nachts)

Urogenital:
Nephritis, Phimose

Psyche/Verhalten:
Enuresis nocturna, Zähneknirschen im Schlaf, Schreikinder (sie schreien während des Schlafens, ohne zu erwachen), Säugling will oft und lange gestillt werden

Fieber:
Fieber, v. a. nachts, mit Frösteln oder Schweiß

Allgemeines:
Allergische Konstitution, Folgen von Impfungen, Beschwerden durch Medikamenteneinnahme (v. a. Antibiotika), starkes Schwitzen, **übelriechende Körperabsonderungen**, Zwergwuchs, Adipositas, Beschwerden durch Frühgeburt (nach Schwangerschaftsvergiftung)

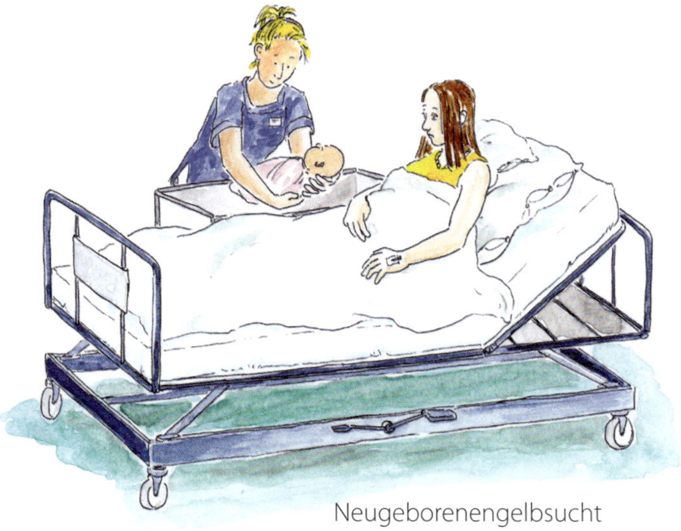

Neugeborenengelbsucht

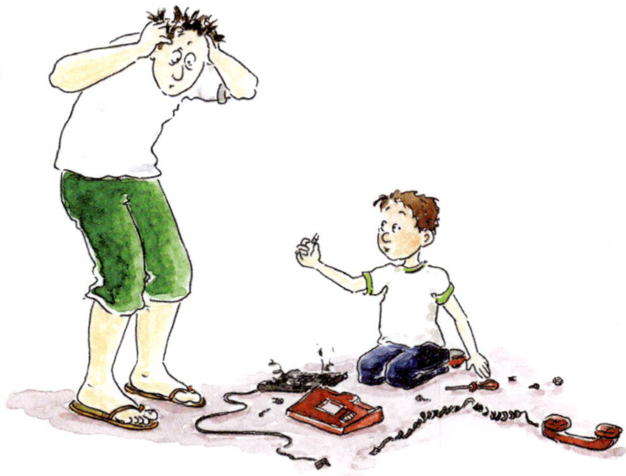

Neugierde und Wissensdurst,
kleine Bastler und Techniker

Modalitäten:

← nachts, morgens, um 11 Uhr, periodisch (alle 7 Tage), Waschen, Baden, langes Stehen, in Ruhe, Milch

→ trockenwarmes Wetter, Abdecken, Liegen auf der rechten Seite

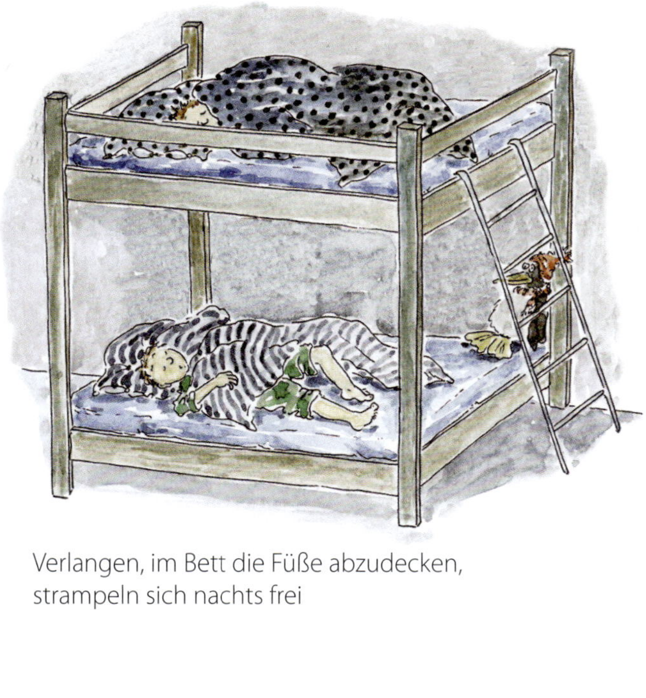

Verlangen, im Bett die Füße abzudecken,
strampeln sich nachts frei

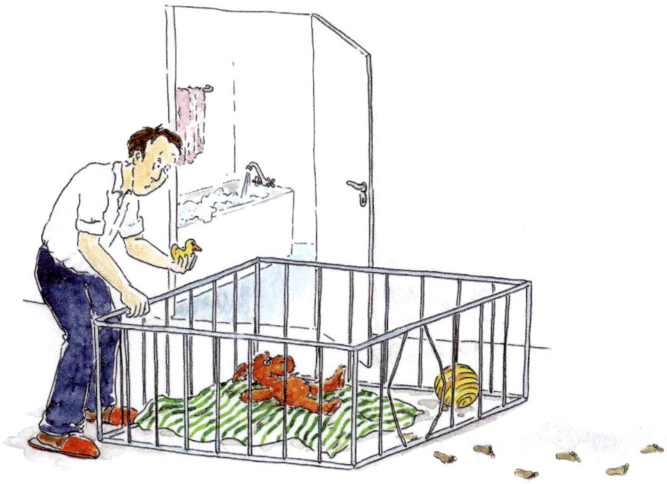

Abneigung, sich zu waschen und zu baden

Tarentula

Wolfsspinne (Tarentula hispanica)
Spinnentiere (Arachnida)
Gliederfüßer (Arthropoda)
Tierreich

Farbe: 4-5 C (orange),
23-24 E (dunkelgrün bis khakigrün)

Typus:

Tarentula-Kinder zeigen eine extreme Ruhelosigkeit! Sie lieben es, zu springen, zu klettern und zu tanzen, denn Bewegung bringt *Tarentula* in ihre Mitte zurück.

Die Kinder lieben auch Wolle, Fäden und Seile und handarbeiten gern, denn v. a. ihre Hände sind immer in Bewegung. Allerdings sieht es manchmal beinahe so aus, als hätten sie keine Kontrolle mehr über ihre Gliedmaßen. *Tarentula* ist von Natur aus energiegeladen, sehr impulsiv und widerspenstig, misstrauisch, streitsüchtig und eigensinnig, und nicht selten endet es in unkontrollierten, sehr plötzlichen und heftigen Wutausbrüchen oder hysterischen Weinanfällen. *Tarentula*-Kinder sind sehr ungeduldig, nichts kann schnell genug gehen! Man kann sich vorstellen, dass eine derart extreme Ruhelosigkeit in der Schule zu Problemen führt, und obwohl *Tarentula* meist klug und intelligent ist, ist es auch oberflächlich oder hört nicht richtig zu. Dann gesellen sich zu ihrer Hyperaktivität auch Konzentrationsprobleme und schnell ist die Diagnose ADHS gestellt. *Tarentula* ist dabei wohl das Mittel mit der höchsten motorischen Ruhelosigkeit, und es ist deutlich erkennbar, dass diese Kinder durch Musik zusehends ruhig werden. Sie sind einfach total überdreht, gestikulieren heftig und bekommen alberne Lachanfälle. Dieser raffinierte, listige Gauner „spinnt" gerne Geschichten, um andere hereinzulegen, oder mogelt sich durch, um der Erste oder Beste zu sein. *Tarentula* kann auch gut Krankheit simulieren, z. B. um nicht in die Schule gehen zu müssen. Die Kinder haben auch ein ausgeprägtes Mitgefühl und können andere nicht leiden sehen, aber sie manipulieren auch gerne und neigen manchmal zu Diebstahl. Wer sie beleidigt oder angreift, der erfährt ihre ganzen Hassgefühle und langanhaltende Rachsucht! Im Grunde aber, wie das oft so ist, fühlen sie sich nur verlassen und vernachlässigt. *Tarentula* ist übrigens fasziniert von Haaren, rauft sich die Haare, lässt sich gerne die Haare bürsten, fasst anderen gern in die Haare oder zieht daran und liebt langhaarige Kuscheltiere. Oft haben sie selbst auch einen starken Haarwuchs!

Typisch ist auch die Empfindlichkeit gegen Geräusche und die Abneigung, berührt zu werden. *Tarentula* mag kräftige leuchtende Farben und Schwarz, so wie es die Dunkelheit dem Licht vorzieht. Panische Angst hat *Tarentula* nur vor Spinnen (oder es liebt sie)! Klinisch gibt es trockene Schleimhäute und ein besonderes Gefühl von Enge, im Hals (bei Mandelentzündung) oder in der Brust (Herzangst). Enge Kleidung ertragen sie nicht (wie *Lachesis*). Alle Beschwerden kommen sehr plötzlich, Schmerzen sind oft brennend (bei Blasenentzündung) oder stechend (wie

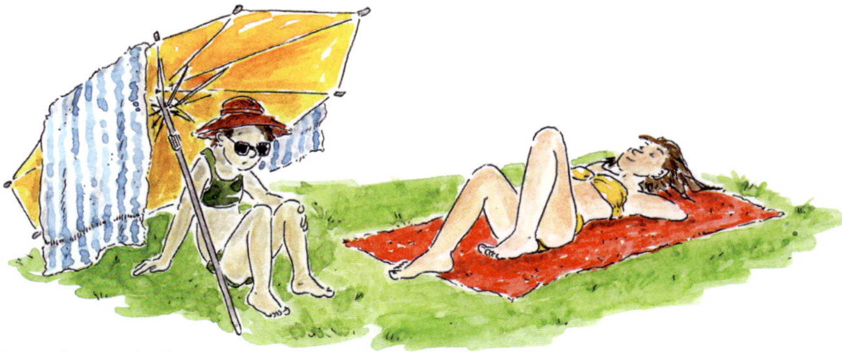

Lieben die Dunkelheit und
meiden die Sonne und helles Licht

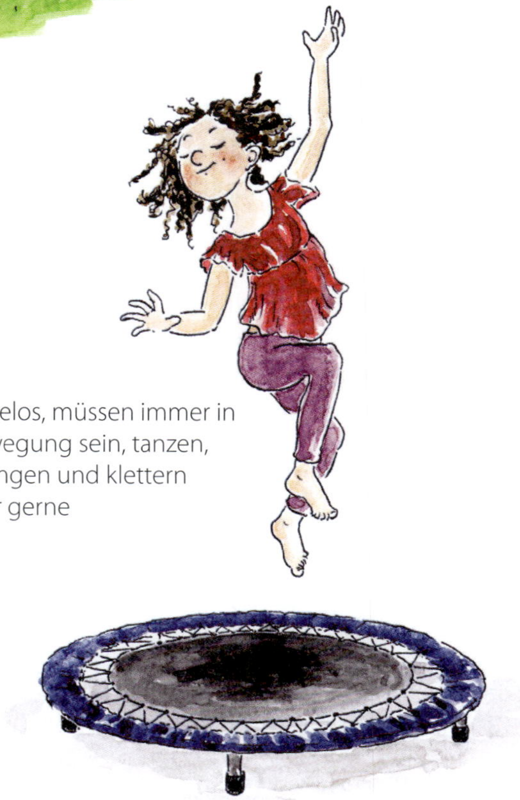

ihre Kopfschmerzen). *Tarentula* hat wenig Appetit und weist Essen oft vehement zurück, sogar Schokolade! Es besteht eine Neigung zu Magersucht und manchmal auch eine zwanghafte Sucht nach Sport (z. B. Laufen, Radfahren, Schwimmen, Leichtathletik) oder Tanzen, da Bewegung alle Beschwerden und ihren mentalen Zustand erheblich bessert.

Ruhelos, müssen immer in
Bewegung sein, tanzen,
springen und klettern
sehr gerne

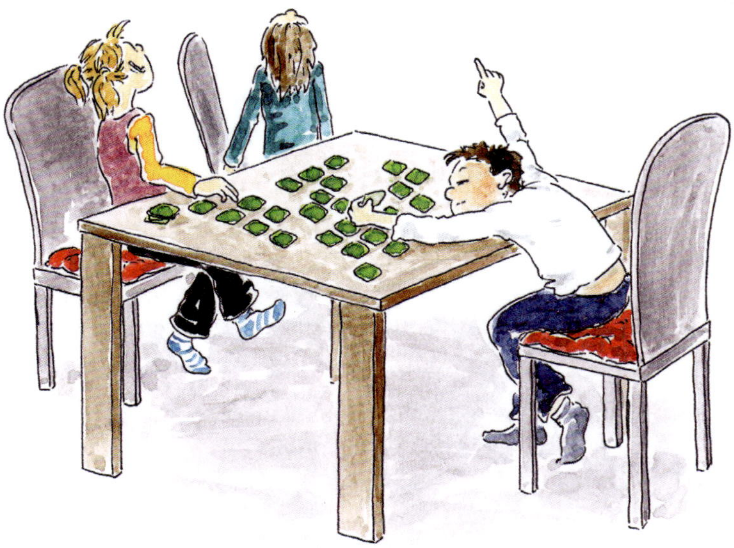

Sehr konkurrenzbetont, Neigung zu mogeln und zu betrügen

Beschwerden:

- **Hauptbeschwerden:**
  Nervöse Ruhelosigkeit und neurologische Beschwerden

- **Kopf:**
  Stechende Kopfschmerzen (v. a. durch Geräusche und helles Licht), stechendes Kribbeln im Kopf, Schwindel, Photophobie

- **Hals/Brust:**
  Halstrockenheit, **Gefühl von Enge im Hals**, akute Tonsillitis, Sprechen schmerzt im Kehlkopf, anfallsartiger krampfartiger Husten mit Atemnot (v. a. nachts), Atemnot mit tiefem Rasseln bei Neugeborenen, Neugeborenenasphyxie

- **Magen/Darm:**
  Ständiges Aufstoßen, Übelkeit und Erbrechen nach dem Essen, Darmkoliken, Flatulenz, Obstipation, Rektumprolaps

- **Herz/Kreislauf:**
  Rheumatische Endokarditis, Herzklopfen (durch kaltes Waschen), Herzangst, **Gefühl der Brustenge**

Modalitäten:

← abends, nachts, periodisch (alle 3 Wochen), Kälte, Wetterwechsel, Berührung, helles Licht, Lärm

→ im Freien, Dunkelheit, Bewegung, Tanzen, Musik hören, leuchtende Farben sehen, Reiben und Massieren der betroffenen Körperteile

- **Urogenital:**
  Zystitis mit brennendem Wasserlassen, schmerzhafter Harndrang, Harnverhaltung, Harninkontinenz, Dysmenorrhö, zu starke Regelblutung, Pruritus vulvae, frühe Sexualität

- **Bewegungsapparat:**
  Muskelkrämpfe, Parästhesien, **Ruhelosigkeit der Extremitäten**, schmerzhafte, empfindliche Wirbelsäule (Druck verschlimmert), Schwäche und Taubheit der Beine, Multiple Sklerose im Kindesalter

- **Nervensystem:**
  Meningitis, **neurologische Tics (Muskelzuckungen, Rollen des Kopfes oder der Augen)**, Tremor, Konvulsionen, Epilepsie, Chorea Huntington

- **Psyche/Verhalten:**
  ADHS, extreme Hyperaktivität und Ruhelosigkeit (v. a. der Hände und Finger), **Anorexie**, Hysterie (v. a. Mädchen in der Pubertät), Kleptomanie

- **Allgemeines:**
  Appetitverlust und Abmagerung, unstillbarer Durst, langsame Zahnung

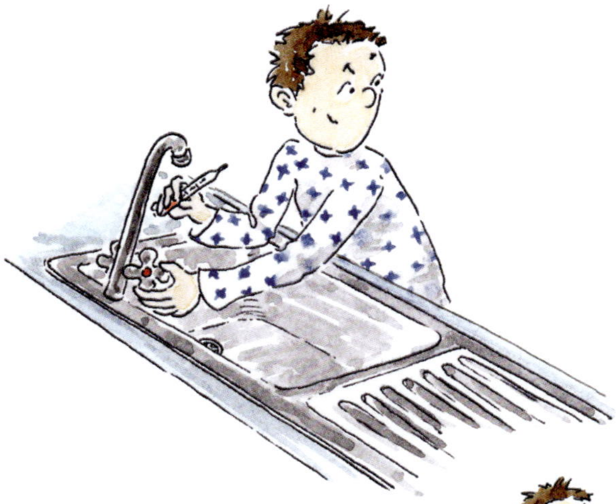

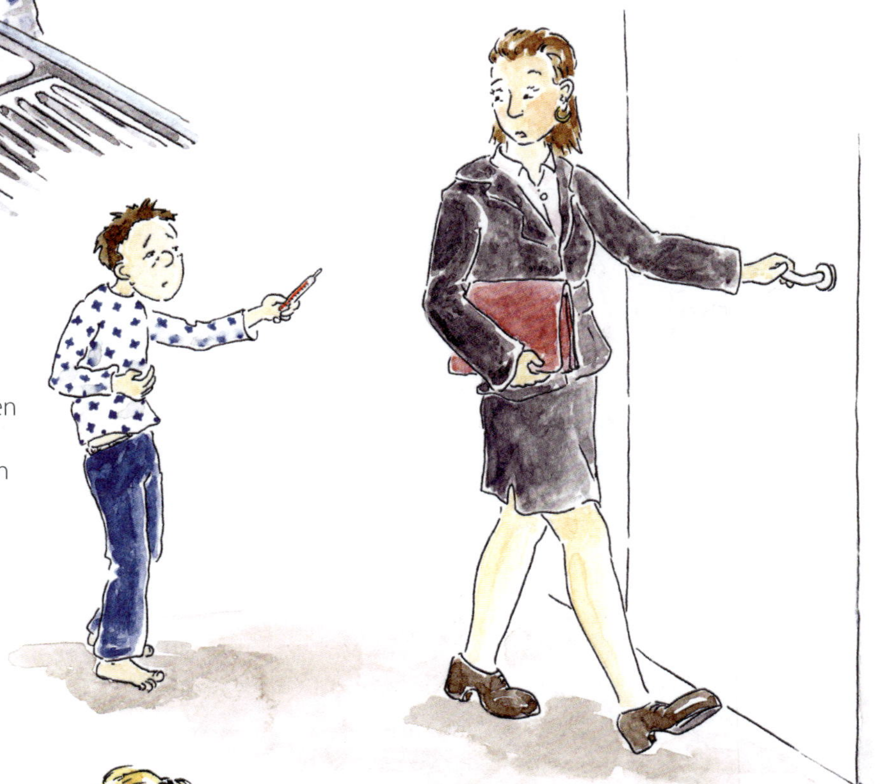

Simulieren Krankheiten,
um Aufmerksamkeit auf sich zu ziehen
(z. B. wenn sie häufig allein gelassen
werden), und übertreiben dabei gern

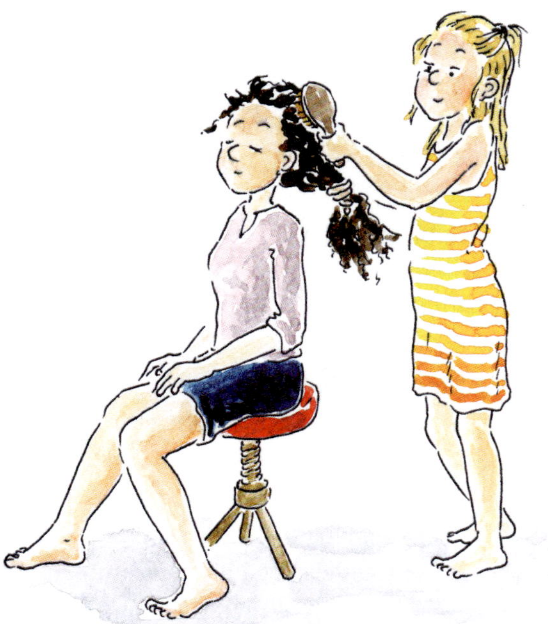

Fasziniert von Haaren, fassen Haare gerne an
und mögen es, die Haare gebürstet zu bekommen

Thuja

Lebensbaum (Thuja occidentalis)
Zypressengewächse (Cupressaceae)
Pflanzenreich

Farbe: Farbe: 15-16 C (königsblau)

Typus:

Thuja-Kinder sind freundlich, ruhig und schüchtern und schnell fällt auf, dass doch mehr dahinter verborgen ist. Sie verstecken nämlich verschämt ihre geheimen Ängste und ihr Gefühl von Schwäche, Schuld und Selbstmissachtung, das oft durch Probleme in der Familie entstanden ist.

Hierin begründet sich das für *Thuja* oft beschriebene Gefühl, sie seien durchsichtig und zerbrechlich wie Glas. Nicht nur ständiger Streit der Eltern, Drogen oder häusliche Gewalt können diese Art von Unterdrückung auslösen, auch erzieherische Strenge durch überbehütende Eltern kann dazu führen, dass *Thuja*-Kinder ihre Gefühle verbergen und sich zurückziehen. Sie hocken allein in ihrem Zimmer und hören Musik, die sie aber noch trauriger machen kann und *Thuja* oft zum Weinen bringt. Es sind sehr feinfühlige Kinder, empfänglich für Zuneigung, aber auch sehr verletzbar, sie neigen zum Grübeln und zu depressiver Traurigkeit. *Thuja*-Jungen wirken oft sehr weichlich (ähnlich den *Pulsatilla*-, *Lycopodium*- oder *Sepia*-Jungen). *Thuja* ist fasziniert von Sport (auch im Fernsehen), das Kind selbst liebt besonders das Radfahren, keine Mannschaftssportarten. Schulprobleme gibt es vor allem durch intellektuelle Trägheit und Schwierigkeiten beim Schreiben und Sprechen. *Thuja* hat grundsätzlich eine Abneigung zu sprechen, ist eher schweigsam, das Kind stammelt schnell und hat eine undeutliche Aussprache. Sie neigen ein wenig zum Lügen, Manipulieren und Vortäuschen, nicht aus Bösartigkeit, sondern um sich besser und liebenswerter zu machen, als sie meinen, dass sie sind. *Thuja* hat eben ein ganz schlechtes Selbstwertgefühl. Auffallend ist eine Affinität zu Zwiebeln, die sie entweder ganz ablehnen, schlecht vertragen oder sogar roh verzehren. Auch Tee wird von den älteren *Thuja*-Kindern selten vertragen. Äußerlich fallen die Neigung zu fettiger Haut und fettigen Haaren sowie ihre kalt-schwitzigen Hände („Froschhände“) auf. Sie neigen auch zu Fettleibigkeit und durch ihren chronischen Kummer manchmal zu Bulimie.

Bettnässen, chronischer starker Harndrang und auch unwillkürliches Wasserlassen tagsüber kommen häufig bei *Thuja*-Kindern vor, zumal viele Symptome im urogenitalen Bereich auftreten. *Thuja*-Kinder sind chronisch erkältet mit einem oft grünlichen Sekret, sie haben sehr oft Polypen und adenoide Wucherungen, die auch zu chronischer Nasennebenhöhlenentzündung oder zu Asthma bronchiale führen. Nasskaltes Wetter mit Nebel oder Regen verschlimmert all diese Beschwerden deutlich! Da kann es auch zusätzlich zu rheumaartigen Muskel- und Gelenkschmerzen kommen, schon bei Kindern!

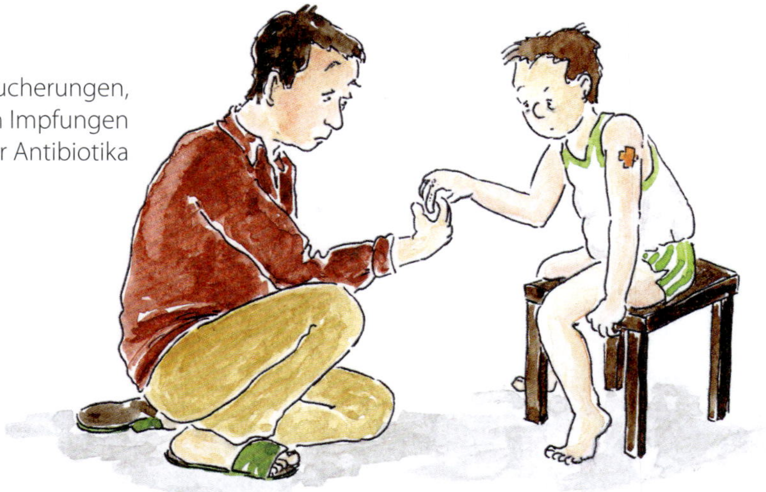

Neigung zu Hautwucherungen, z. B. Warzen, bevorzugt nach Impfungen oder Antibiotika

Thuja entwickelt nicht selten einen allergischen Schnupfen, der sowohl in einer Allergie gegen Gräserpollen als auch gegen Haustaubmilben oder Schimmelpilze begründet sein kann. Bekannt ist *Thuja* jedoch für seine allgemeine Neigung zu Hautwucherungen, hier vor allem die Neigung zu Warzen, sowie seine Unverträglichkeit von Impfungen. Ursprünglich entwickelt, um Beschwerden durch Polioimpfung zu lindern, wird *Thuja* heute oft als Hauptmittel nach Impfungen gegeben. Ich selbst ziehe die Gabe der genau gewählten Impfnosoden vor, doch ist *Thuja* tatsächlich oft hilfreich und lindert die vielfältigen Beschwerden der *Thuja*-Kinder nach Impfung: chronische Infektanfälligkeit, auffällige Reizbarkeit, Schlafprobleme, bronchitischer Husten und Asthma sowie Allergien und Bettnässen.

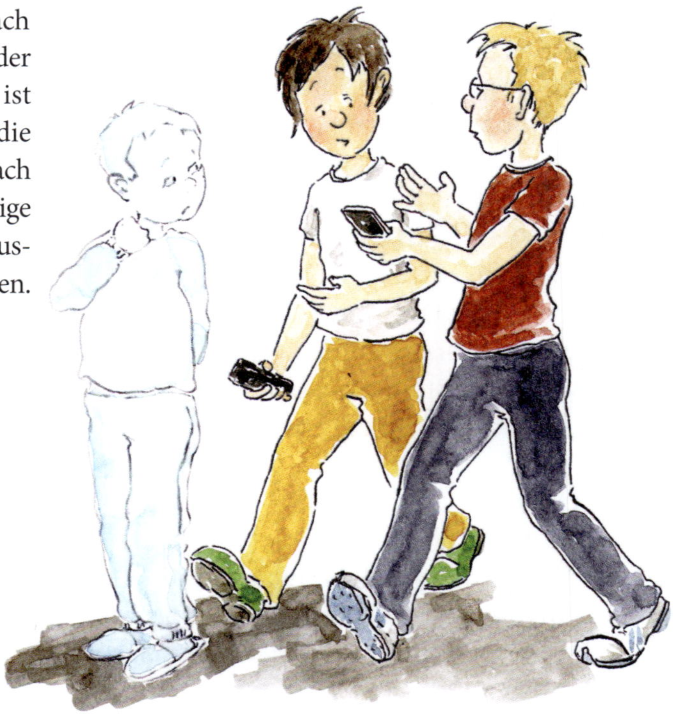

Furcht, andere könnten ihre geheimen Ängste und Schwächen sehen (fühlt sich durchsichtig wie Glas)

Beschwerden:

Hauptbeschwerden:
Chronischer Schnupfen und Hautwucherungen

Kopf:
Kopfschmerzen (wie von einem Nagel), Konjunktivitis, Gerstenkorn, Hagelkorn, Nasenpolypen (vergrößerte Rachenmandeln), **chronischer Schnupfen** mit eitrigem bis grünlichem Sekret (feuchte Kälte und Nebel verschlimmern), allergische Rhinitis (z. B. durch Pollen, Hausstaubmilben oder Schimmelpilzbelastung), Zahnfleischentzündung, Zahnschmerzen, **chronische Sinusitis** (oft durch adenoide Wucherungen), Otitis media, Mastoiditis

Hals/Brust:
Akute Pharyngitis, trockener hackender Husten, Husten nach Impfung, Bronchitis, chronische und rezidivierende Tonsillitis, **Asthma bronchiale** (nach Impfung, oft gleichzeitig mit Ekzemen), Pneumonie

Magen/Darm:
Bauchschmerzen, Meteorismus, Flatulenz, chronische Diarrhö, Obstipation, Appendizitis, Nahrungsmittelallergien, linksseitiger Leistenbruch, Darmpolypen, Warzen im Analbereich

Haut:
Hautausschläge, **Hautwucherungen (Warzen, Tumore, Naevi, Lipome, Polypen, Adenoide)** nach Impfung oder Antibiotikagaben, ölige Haut, schnell fettige Haare, Ichthyosis

Urogential:
Chronische Zystitis, häufiger Harndrang (auch emotional bedingt), Schmerz beim Wasserlassen (Dysurie), Harninkontinenz, Schmerzen am Penis, Kondylome am Penis und in der Vagina, Absonderungen aus der Harnröhre, schmerzhafte Erektionen (v. a. im Schlaf), Herpes genitalis, Genitalbeschwerden

Bewegungsapparat:
Rheumatische Muskelschmerzen, rheumatoide Arthritis, brüchige Knochen, Glasknochenkrankheit

Psyche/Verhalten:
Bulimie, **Enuresis nocturna**, Autismus (nach Impfung), **depressive Verstimmung**, soziale Rückzugstendenzen, Legasthenie, **Sprachstörungen**

Allgemeines:
Erkältungsneigung (nach Impfung), Gonorrhö oder Krebs in der Familiengeschichte, **Folgen von Impfungen** (v. a. Polioimpfung), Folgen von Infektionen während der Schwangerschaft (Toxoplasmose, Zytomegalie, Röteln), Entwicklungsretardie-rung, Adipositas, Schlafstörungen (nach Impfung), Beschwerden durch Medikamenteneinnahme (v. a. Antibiotika), allergische Konstitution, Heuschnupfen, Unverträglichkeit von Allergietestungen oder Desensibilisierung, spätes Sprechenlernen

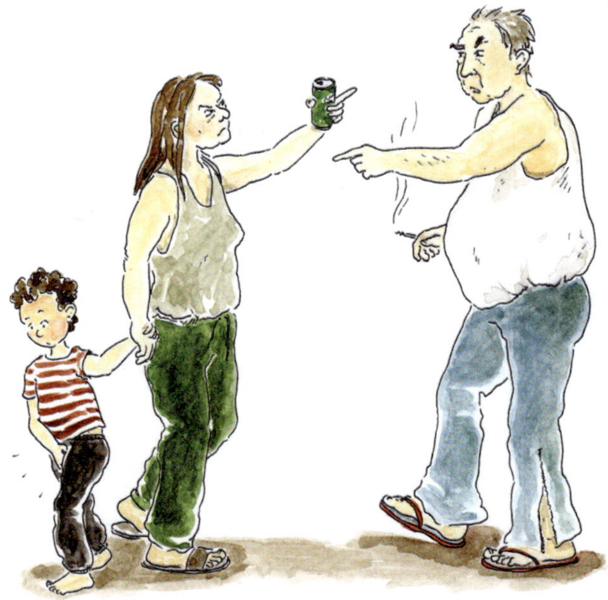

Beschwerden durch Selbstmissachtung (durch schwierige Familienverhältnisse), z. B. häufiger Harndrang

Modalitäten:

← nachts (von 3 bis 5 Uhr), Bettwärme, nasskaltes Wetter, Regen, Nebel, nach dem Frühstück, Zwiebeln, Impfung

→ linke Seite, Wärme, Bewegung, beim Anziehen

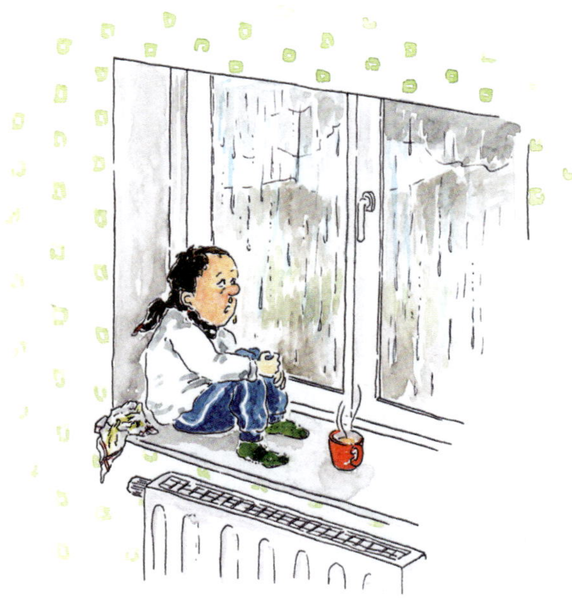

Chronisch erkältet, deutlich schlimmer bei feuchtkaltem Wetter mit Nebel oder Regen

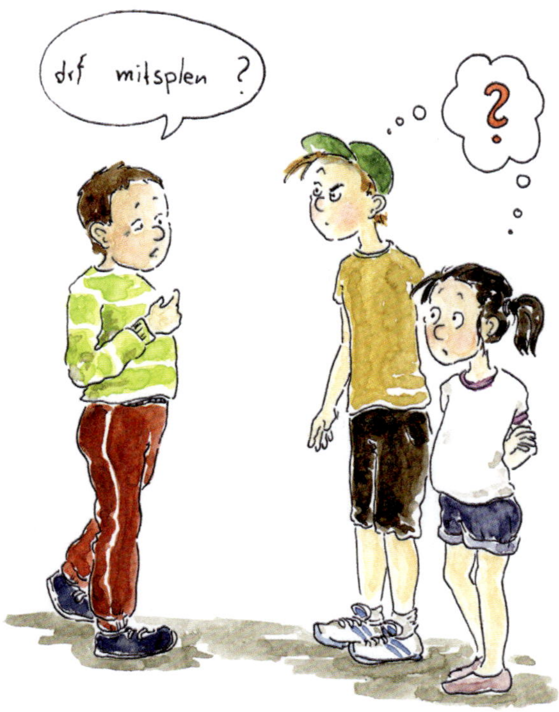

Schwierigkeiten beim Sprechen (Wortfindungsstörungen, Fehler beim Artikulieren, lässt Worte und Silben aus)

Tuberculinum

(Tuberculinum bovinum Kent [Tub-bov])
Tuberculinum-Nosode aus gereinigtem Tuberkulin vom geschlachteten erkrankten Rind, Mycobacterium tuberculosis (Mycobacteriaceae)

Nosode
Farbe: 15-16 D (dunkelblau)

Typus:

Tuberculinum sprüht vor Energie und Enthusiasmus! Es ist neugierig und wissbegierig und will die Welt entdecken. *Tuberculinum*-Kinder lieben es zu laufen und zu rennen, sie springen, klettern, wandern und sie reisen gern. Die auffällige Rastlosigkeit hat ihren Grund in *Tuberculinums* ausgeprägtem Unabhängigkeitsdrang und Wissensdurst.

Sie brauchen immer wieder neue Herausforderungen. Ihre liebenswerte Ruhelosigkeit ist jedoch gepaart mit Gereiztheit und die häufigen Wutanfälle haben eine destruktive Tendenz. *Tuberculinum*-Kinder schlagen auch mal zu, sie hauen und treten und werfen im Zorn mit Dingen um sich. Oder sie schlagen mit ihrem Kopf vor Wut auf den Boden oder an die Wand. Aber dann ist es wieder vorbei und das unberechenbare *Tuberculinum* ist dann schnell erschöpft. Eine larvierte Aggressivität ist jedoch immer vorhanden. *Tuberculinum* ist meist recht intelligent, doch sie sind, oft auch aus Unterforderung, nicht lange bei einer Sache. Zu groß ist der innere Drang, sich schon wieder dem Nächsten zuzuwenden, das nächste Buch zu lesen oder das nächste Spiel anzufangen. So ist *Tuberculinum* auch eines der am häufigsten benötigten Mittel bei Aufmerksamkeitsstörungen und Hyperaktivität. *Tuberculinum* ist künstlerisch begabt, sie malen sehr gut und sind auch oft sehr musikalisch, spielen selbst in einer Musikband und lieben es, Musik zu hören, auch während der Schularbeiten. Die Kinder sind wagemutig, haben keinerlei Ängste (außer vor Dunkelheit in der Nacht und vor Katzen) und sind zum Anführer geboren. Die elterliche Autorität und auch die ihrer Lehrer fordern sie stark heraus, denn sie machen genau das, was ihnen verboten wird. *Tuberculinum* ist unempfindlich gegen Strafen, sie halten das Kind nicht von seinem Tun ab. Doch weil *Tuberculinum* so offen und liebenswert ist, wird es gemocht und respektiert. Und wehe, man widerspricht diesem kleinen Trotzkopf … dann kann es die Eltern schon mal lautstark beleidigen und beschimpfen. Der Genuss von Milch (sie lieben kalte Milch aus dem Kühlschrank!) und Milchprodukten sowie Zucker scheint dieses widerspenstige Verhalten bei *Tuberculinum* noch zu verstärken, obwohl sie all dies gerne mögen. Fleisch wird nicht gern gegessen, aber Wurst (Geräuchertes) lieben sie. Das neugeborene *Tuberculinum* ist häufig erkennbar an einer feinen Behaarung entlang seiner Wirbelsäule, die später verschwindet. Bei unruhigen, unkonzentrierten Kindern mit fehlender Impulskontrolle und Neigung zu eigensinnigem und aggressivem Verhalten, die von Geburt an unter Bronchitis, trockenem Reizhusten oder Allergien leiden, ist *Tuberculinum* als Heilmittel die erste Wahl.

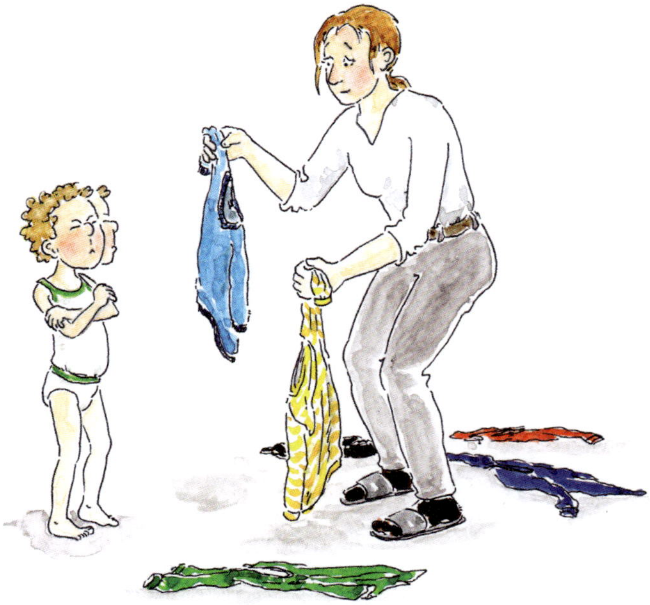

Trotzkopf mit Neigung zu widersprechen, der ewige Nein-Sager

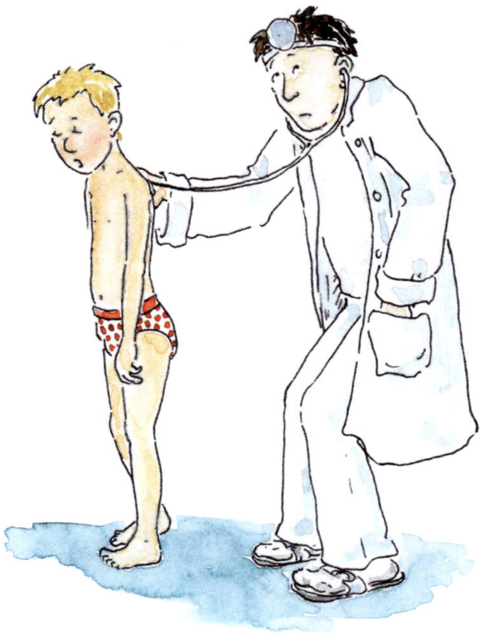

Lungenschwäche und chronische Bronchitis vom Säuglingsalter an, Asthma bronchiale

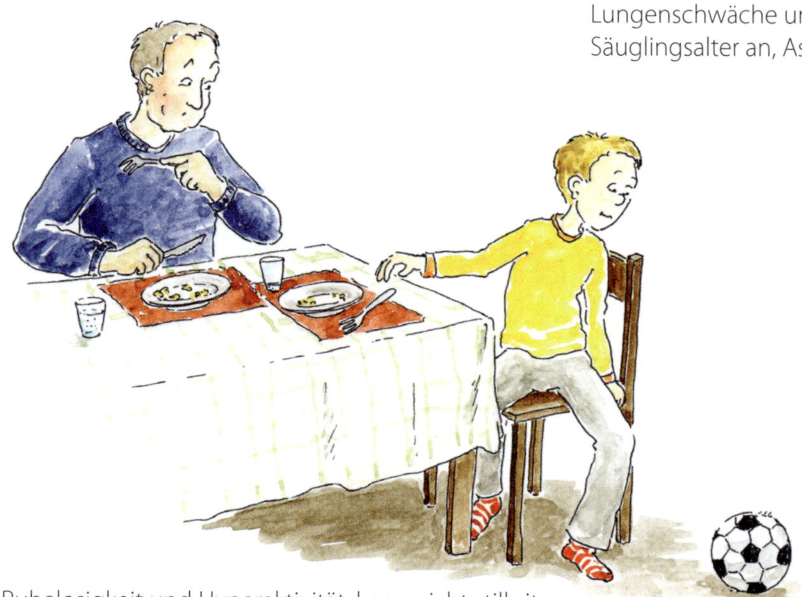

Ruhelosigkeit und Hyperaktivität, kann nicht still sitzen

Beschwerden:

- **Hauptbeschwerden:**
  Chronische Bronchitis, Allergien und ADHS

- **Kopf:**
  Schulkopfschmerzen, Nasenpolypen (vergrößerte Rachenmandeln), gelblich grüner Schnupfen, allergische Rhinitis, Sinusitis, chronische **Otitis media,** chronische Otorrhö, Trommelfellperforation, verspätete Zahnung, Zahnanomalien

- **Hals/Brust:**
  Trockener hackender oder bellender Husten, chronische Tonsillitis, **trockener Reizhusten** (abends schlimmer), Heiserkeit, muss sich ständig räuspern, **Asthma bronchiale**, Bronchiolitis, **chronische Bronchitis (von Geburt an)**, Pneumonie (v. a. des linken Oberlappens), **perlschnurartige zervikale Lymphknotenschwellungen**, Keuchhusten, Pleuritis

- **Magen/Darm:**
  Diarrhö (v. a. morgens), **chronische Diarrhö**, Milchunverträglichkeit, Lactoseintoleranz, Kuhmilchallergie

- **Haut:**
  Hautausschläge mit Juckreiz, **atopisches Ekzem**, ringförmige Flechten, knötchenartige Ekzeme, Naevus occipitalis („Storchenbiss"), Akne (v. a. Stirn), Furunkel (v. a. in der Nase), Vitiligo

- **Urogenital:**
  Chronische und rezidivierende Zystitis, Nephritis, frühzeitige Menses, Hodenhochstand

- **Bewegungsapparat:**
  Gelenkrheumatismus, Hüftgelenksentzündung, Skoliose, Trichterbrust

- **Psyche/Verhalten:**
  Nervosität, Hyperaktivität, **ADHS**, Enuresis nocturna, Selbstverletzung („Ritzen"), **Pavor nocturnus**, Zähneknirschen im Schlaf, Schreikinder (nächtliches Erwachen mit anhaltendem Schreien)

- **Allgemeines:**
  Erkältungsneigung, **allergische Konstitution, Heuschnupfen**, Tierhaarallergien (v. a. Katzenhaarallergie), Folgen von Impfungen (v. a. Tuberkuloseimpfung), Tuberkulose in der Familiengeschichte, „nie wieder gesund" seit Keuchhusten oder Masern, Ringelröteln

Modalitäten:

← früh morgens, nach dem Schlaf, vor einem Sturm oder Gewitter, nasskaltes Wetter, Bewegung, Musik, Zugluft

→ im Freien, trockenwarmes Wetter, in den Bergen

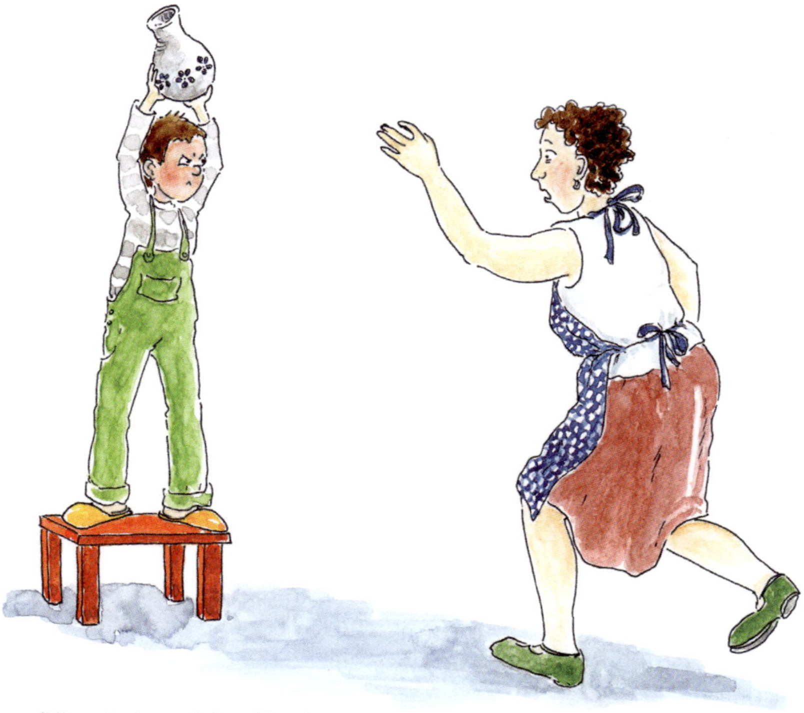

Wutanfälle mit destruktiver Tendenz

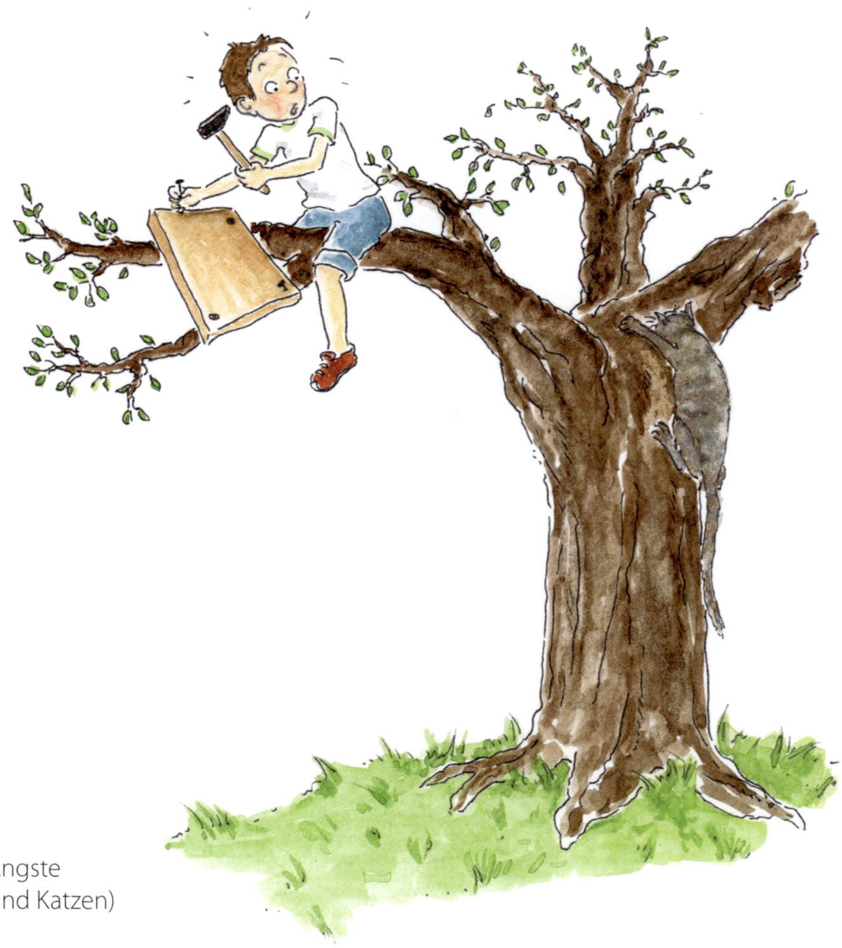

Wagemutig ohne alle Ängste
(außer vor Dunkelheit und Katzen)

Veratrum album

Nieswurz, Lauswurz
Weißer Germer (Veratrum album)
Germergewächse (Melanthiaceae)
Pflanzenreich

Farbe: 3 AB (warmes helles Gelb)

Typus:

Schon kleine *Veratrum-album*-Kinder haben einen ungeheuren Wissensdrang und löchern in ihrer Neugier die Erwachsenen mit ständigen Fragen. Sie wollen alles wissen!

Später sind sie mit ihrem Ehrgeiz und ihrer Besserwisserei nicht immer beliebt. *Veratrum-album*-Kinder sind intelligent, altklug und nicht selten hochbegabt, was ihnen jedoch zusammen mit ihrem gekünstelten und affektierten Gehabe viele zwischenmenschliche Probleme beschert. Sie sind sehr ehrgeizig (oft der oder die Klassenbeste) und können natürlich auch nicht verlieren. Die Ziele, die sie sich stecken, sind hochtrabend, aufgrund ihrer Begabung aber durchaus erreichbar. Für andere sind sie trotzdem Wesen von einem anderen Stern und deshalb oft seltsame Einzelgänger. *Veratrum*-Kinder verpetzen andere Kinder oder schmeicheln bestimmten Menschen (z. B. dem Lehrer), wenn sie sich davon einen Vorteil erhoffen. Dazu kommt noch eine Art von Distanzlosigkeit anderen gegenüber, die manchmal unverschämt sein kann, und dazu ihre Ruhelosigkeit und ihr Getriebensein, was anderen schnell auf die Nerven fällt. Als wäre es nicht genug, neigen *Veratrum-album*-Kinder dazu, andere zu verspotten oder zu belügen (nicht aus Berechnung, sie verlieren sich einfach in ihren hochfliegenden Plänen und Geschichten). Geraten sie in Wut, und das kommt häufiger vor, dann fangen sie laut an zu schreien oder bespucken andere Kinder. *Veratrum album* zerstört in seinem Zorn Dinge, z. B. das Spielzeug anderer Kinder oder Möbelstücke der Eltern. Sie haben vor allem eine Neigung zu schneiden, kleine Kinder können stundenlang etwas ausschneiden, in ihrer Wut zerschneiden sie aber auch Bücher, Briefe oder Kleidungsstücke. Es besteht auch eine Neigung zu beißen, *Veratrum*-Babys kauen gern auf dem Löffel herum, statt zu essen, ältere Kinder zerkauen nervös Bleistifte und Kugelschreiber. Auf ihrem Gesicht zeigt sich oft ein hochmütiges, etwas dümmliches Lächeln, *Veratrum*-Jungen wirken auch ein wenig dandyhaft. Zuhause jammern sie schnell, kauen Nägel und simulieren Krankheiten, denn ihre Situation, in die sie sich gebracht haben, ist ja nicht einfach und kann sie belasten und überfordern. Ihre Eltern kommandieren *Veratrum*-Kinder gerne herum und korrigieren sie vor anderen (wenn diese es zulassen).

Die Kinder haben paradoxerweise ein Verlangen nach Eis (obwohl ihnen immer eisig kalt ist), mögen gern Frisches wie Obst und Gurken und gerne Saures. Körperlich stehen akute und chronische Magen-Darm-Beschwerden im Vordergrund, schon bei Säuglingen. Das kann eine akute Magen-Darm-Grippe oder plötzliches

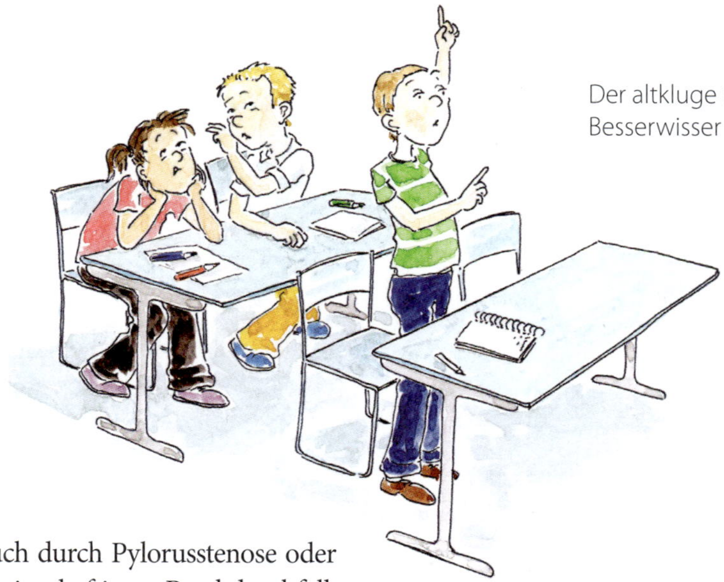

Der altkluge und affektierte Besserwisser

Erbrechen sein, auch durch Pylorusstenose oder Pylorusspasmus, ein heftiger Brechdurchfall, starke Blähungskoliken, Nabelkoliken oder sogar eine Blinddarmentzündung oder ein Darmverschluss. Typisch dabei sind immer eine stark ausgeprägte Schwäche bis hin zur Kollapsneigung, leichenartige Blässe des Gesichts und ein eisig kalter Kopfschweiß. Da denke man auch an Herzbeschwerden, die durchaus vorkommen können. Das Mittel passt aber auch für Heranwachsende, denen die erste Zigarette nicht bekommen ist.

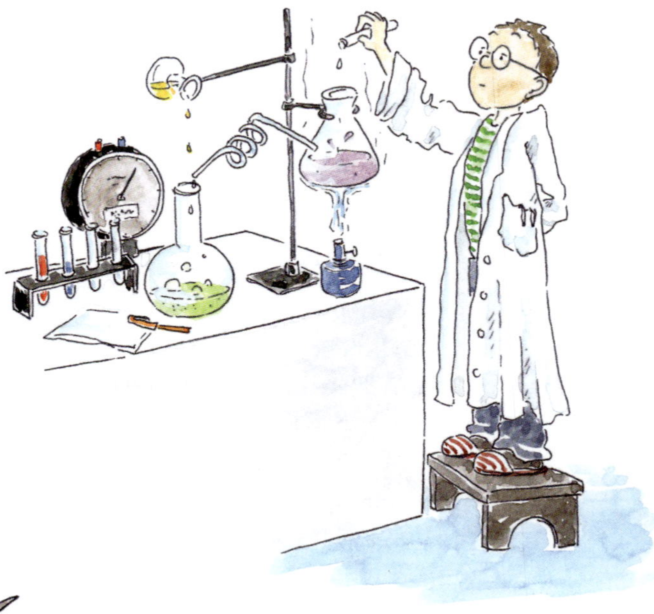

Hochbegabte Kinder mit ausgeprägtem Ehrgeiz

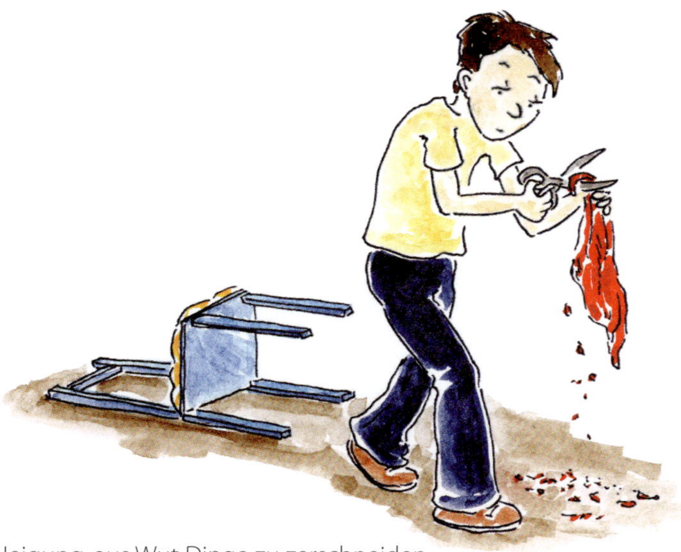

Neigung, aus Wut Dinge zu zerschneiden

Beschwerden:

- **Hauptbeschwerden:**
  Magen-Darm-Beschwerden mit kaltem Schweiß

- **Kopf:**
  Kalter Kopfschweiß (begleitet viele Beschwerden), Kopfschmerzen mit sehr blassem Gesicht und Kollapsneigung, Miosis, eisige Nasenspitze, Kiefersperre

- **Hals/Brust:**
  Hohl klingender, tief sitzender Husten, gastrischer Husten (Reiz vom Magen ausgehend), Asthma bronchiale (v. a. durch Blähungen ausgelöst), Bronchitis, Bronchiolitis, Keuchhusten, Pneumonie

- **Magen/Darm:**
  Heftiger Schluckauf (auch bei Neugeborenen), Aufstoßen, verdorbener Magen, Kältegefühl im Magen, **Übelkeit und Erbrechen** (mit heftigstem Würgen, Trinken und die kleinste Bewegung verschlimmern), Schluckauf nach Erbrechen, Gastritis, **akute fieberhafte Gastroenteritis mit Kreislaufschwäche**, Obstipation bei Kleinkindern, **Diarrhö (v. a. im Sommer, nach Obst)**, akuter Brechdurchfall, Flatulenz, **Darmkoliken**, Kolitis, Appendizit is, Peritonitis, Pylorusspasmus oder -stenose, Darmverschluss, Nabelkoliken, unwillkürliches Einkoten (z. B. durch Husten, Niesen, Springen oder Lachen)

- **Herz/Kreislauf:**
  Herzfehler, akute Herzbeschwerden mit **Schwäche, Blässe und Kollapsneigung**, Tachykardie, Herzstolpern, allgemeine Neigung zu Kreislaufkollaps mit kaltem Schweiß

- **Urogenital:**
  Unwillkürlicher Harnabgang beim Husten

- **Bewegungsapparat:**
  Muskelkrämpfe, extreme Kälte der Extremitäten

- **Nervensystem:**
  Meningitis, Epilepsie (vorwiegend bei warmem Wetter, im Sommer)

- **Psyche/Verhalten:**
  Bulimie, **ADHS, Hochbegabung mit Verhaltensauffälligkeit**, Anorexie, Enkopresis (Einkoten, v. a. durch emotionale Belastung)

- **Fieber:**
  Abends hohes Fieber, morgens Untertemperatur

- **Allgemeines:**
  Ohnmachtsneigung, Neigung zu Schüttelfrost und kaltem Schweiß, Beschwerden durch Nikotinmissbrauch in frühester Jugend, Typhus, Keuchhusten

Modalitäten:

← nachts, durch nasskaltes Wetter

→ Wärme, Gehen

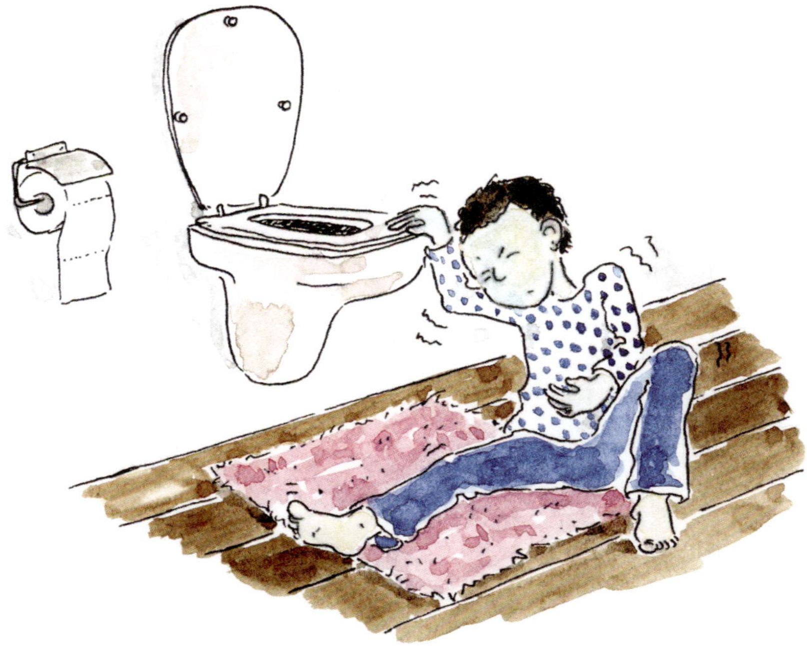

Erbrechen und Durchfall mit krampfartigen Bauchschmerzen und kaltem Schweiß auf der Stirn

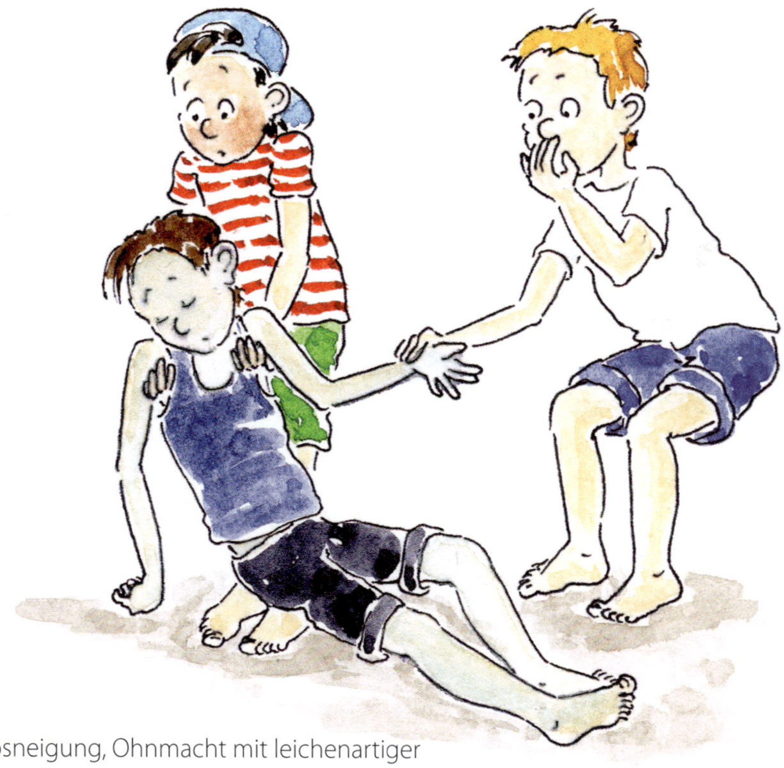

Kollapsneigung, Ohnmacht mit leichenartiger Blässe und kaltem Schweiß im Gesicht

Zincum

Elementares Zink
(Zincum metallicum)
Mineralreich

Periodensystem: Stadium 12 Eisenserie
Farbe: 23-24 C (grasgrün, apfelgrün)

Typus:

Zincum-Kinder sind extrem nervös und verkrampft und das zeigt sich auf vielen Ebenen: Sie haben Muskelkrämpfe in den Beinen durch längeres Stillhalten (meistens abends im Bett, im Klassenzimmer oder bei längeren Autofahrten), Fingerkrämpfe beim Schreiben, Wadenkrämpfe, Zuckungen im Schlaf, Nackenverspannungen und einen krampfartigen Husten. Ihre innere Anspannung macht *Zincum* unruhig, schreckhaft und reizbar. Kleine *Zincum*-Kinder sind besonders nach ihrem Mittagsschlaf sehr quengelig. Nachts haben sie Albträume, zucken unwillkürlich, fahren beim geringsten Geräusch oder der geringsten Erschütterung erschreckt aus dem Schlaf und kreischen laut beim Erwachen. In der Schule stört *Zincum* sogar Papierrascheln so sehr, dass sie sich nicht mehr konzentrieren können. Das verstärkt ihre Lernprobleme noch mehr, denn ihr Gedächtnis und ihre Konzentrationsfähigkeit sind sowieso nicht gut und sie sind langsam im Denken und begreifen. Und zappelig und hampelig sind sie auch, vor allem die Beine können nicht still gehalten werden. Besonders auffallend ist *Zincums* Leistungsabfall in der Schule etwa ab 11 Uhr. Dann geht nichts mehr und sie sind nur noch müde und unkonzentriert. Abends können *Zincum*-Kinder wegen ihrer innerern Anspannung nur schlecht einschlafen, v. a. ihre unangenehm ruhelosen Beine machen Ihnen Probleme. Eigentlich sind es schüchterne, ernsthafte, freundliche und nachgiebige Kinder mit viel Pflichtgefühl. Ein wenig träge sind sie vielleicht, *Zincum* braucht unglaublich lange, um sich zu entscheiden oder auch nur um zu antworten. Manchmal wiederholen sie eine Frage, nur um Zeit für ihre Antwort zu gewinnen. Dagegen essen und trinken sie sehr hastig. Typisch ist ihre Empfindlichkeit gegen Zugluft und ihre Abneigung gegen Süßigkeiten. Vor allem jedoch fällt *Zincums* große körperliche und auch geistige Schwäche ins Auge und die neurologischen Beschwerden, die sehr oft durch Unterdrückung von Hautausschlägen (z. B. durch Antibiotikabehandlung bei Scharlach) oder durch Impfungen entstehen. Man sieht häufig Zuckungen im Gesicht oder ticar-tiges Augenrollen, die Kinder zucken auch viel während des Schlafens zusammen. *Zincum* ist eines der Hauptmittel bei Epilepsie. Aber auch bei Neurodermitis von frühester Kindheit an ist *Zincum* ein hilfreiches Mittel, wenn das Ge-samtbild passt. Durch die Behandlung mit cortisonhaltigen Salben kann es zu einem besseren Hautbild, in der Folge aber zu Asthma kommen. Man muss bedenken, dass es diesen Kindern durch das Auftreten von Hautausschlägen in der Gesamtheit betrachtet besser geht. Vor allem hilft *Zincum* zappeligen und verkrampften Kindern, sich mehr zu entspannen … im Unterricht, in der Schule oder auch abends im Bett.

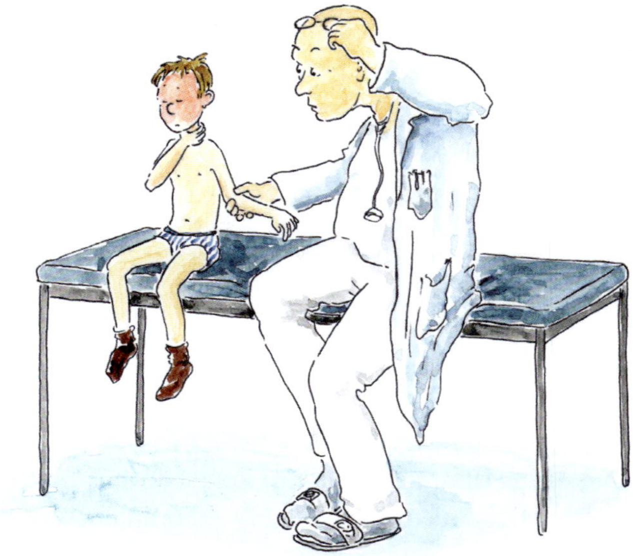

Große Schwäche, so dass Hautausschläge nicht richtig herauskommen (z. B. bei Scharlach)

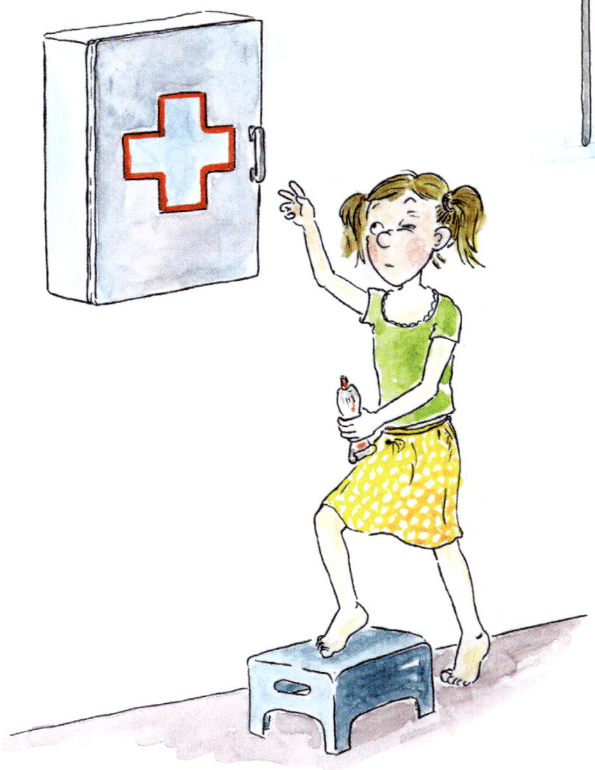

Neurologische Beschwerden nach unterdrückten Hautausschlägen (z. B. ticartiges Augenrollen und Gesichtszuckungen)

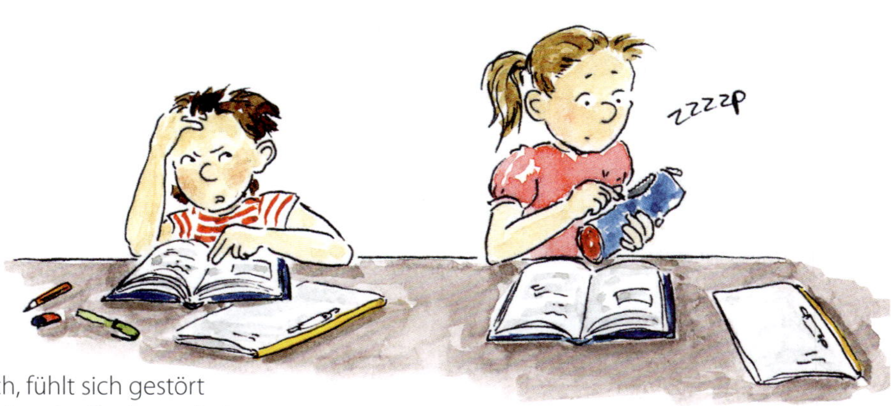

Sehr geräuschempfindlich, fühlt sich gestört durch das kleinste Tuscheln oder Papierrascheln

Beschwerden:

Hauptbeschwerden:

Neurologische Beschwerden, Krämpfe und ruhelose Beine

Kopf:

Beschwerden durch Kopfverletzungen, **Kopfschmerzen (durch Schwäche und geistige Überanstrengung)**, Konjunktivitis, schmerzende trockene Augen, Strabismus, Otitis media, Zahnschmerzen, Zahnungsbeschwerden

Hals/Brust:

Krampfartiger trockener Husten, greifen sich beim Husten an die Genitalien, Bronchitis, **Asthma bronchiale** (nach unterdrückten Hautausschlägen oder abwechselnd mit Ekzemen), Keuchhusten

Magen/Darm:

Heftiger Schluckauf, Übelkeit nach dem Essen, Getränke werden sofort wieder erbrochen, unwillkürlicher Abgang von Stuhl im Schlaf, Obstipation (schon bei Neugeborenen)

Haut:

Hautausschläge, die nicht richtig herauskommen (z. B. bei Kinderkrankheiten), atopisches Ekzem seit frühester Kindheit, rissige Haut, typisch: **Handekzem**, Akne

Urogenital:

Unwillkürlicher Harnabgang beim Husten, verspätete Pubertät

Bewegungsapparat:

Nackenverspannungen, Muskelkrämpfe, Rückenschmerzen im Sitzen (beim Schreiben in der Schule), Parästhesien, **extreme Ruhelosigkeit der Beine mit Zittern, Rucken und Zucken** (Restless-Legs-Syndrom), Wadenkrämpfe, Fingerkrämpfe (beim Schreiben), Nackenschmerzen durch langes Sitzen und Schreiben, Achillessehnenentzündung, Beschwerden durch Wirbelsäulenverletzungen

Nervensystem:

Meningitis, Enzephalitis, neurologische Beschwerden nach unterdrückten Hautausschlägen oder Absonderungen, **neurologische Tics wie Augenrollen, Augen- oder Gesichtszuckungen**, Chorea, **Epilepsie**, infantile Zerebralparese (ICP), Poliomyelitis

Psyche/Verhalten:

ADHS, Pavor nocturnus, Erwachen mit Schreck, Zähneknirschen im Schlaf, Lernprobleme durch große Ermüdbarkeit, langsam im Denken und Begreifen, wiederholt alles, was man ihm sagt

Allgemeines:

Restless-Legs-Syndrom, Schlafstörungen, Zahnungsbeschwerden (mit Schlafproblemen), verzögerte Entwicklung, extreme Schwäche, **Folgen von Impfung**, Beschwerden durch Unterdrückung von Hautausschlägen, Beschwerden durch Einnahme von Psychopharmaka (z. B. Ritalin), Beschwerden durch Scharlach

Modalitäten:

← 11 Uhr vormittags, nach dem Mittagessen, nach dem Mittagsschlaf, Berührung

→ beim Essen, durch Absonderungen und das Auftreten von Hautausschlägen

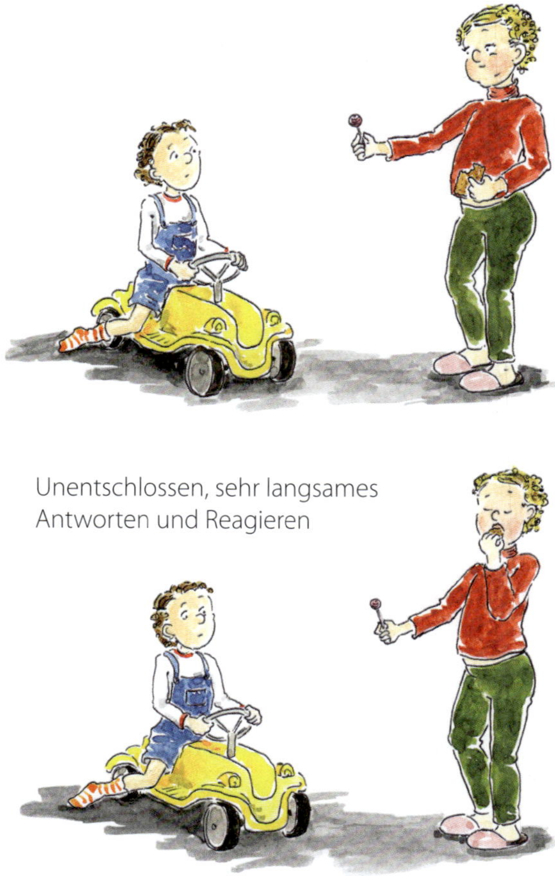

Unentschlossen, sehr langsames Antworten und Reagieren

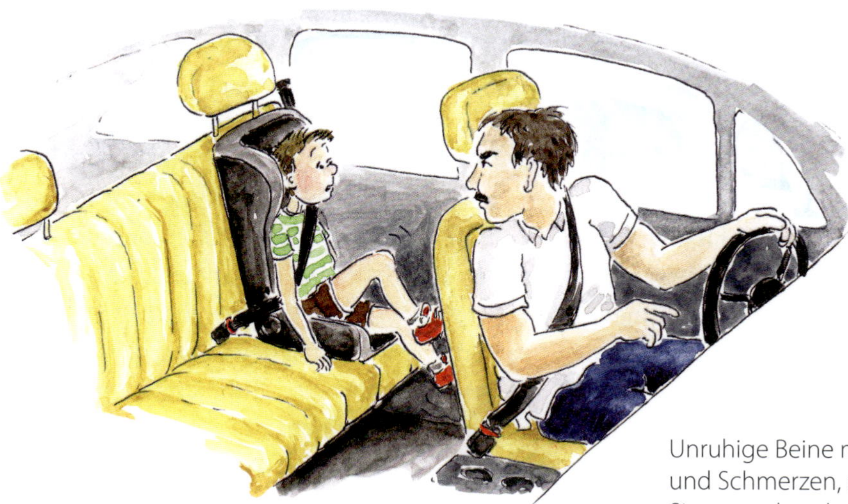

Unruhige Beine mit Krämpfen, Zuckungen und Schmerzen, schlimmer durch längeres Sitzen und nachts im Bett

6. Kurze Übersicht über die Naturreiche

Homöopathische Heilmittel können grundsätzlich aus dem gesamten Universum stammen. In diesem Buch werden Mittel beschrieben, deren Ausgangssubstanz pflanzlichen oder tierischen Ursprungs ist oder die als Metalle oder Halbmetalle dem Mineralreich zuzuordnen sind. Die Nosoden, also homöopathische Mittel, die aus pathologischem Zellmaterial hergestellt wurden, können tierischen oder menschlichen Ursprungs sein.

6.1 Das Mineralreich

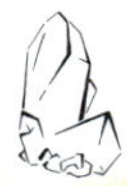

Das homöopathische Mineralreich besteht aus metallischen, halbmetallischen und nichtmetallischen Elementen. Die Einteilung dieser Elemente basiert auf der Grundstruktur des Periodensystems nach Mendelejew und Meyer sowie dem Atommodell nach Niels Bohr.

Minerale beziehen ihre Identität aus ihrer atomaren, molekularen und kristallinen Struktur und Struktur ist auch das hauptsächliche Thema für die Kinder, die diese Mittel benötigen.

Was bedeutet in diesem Zusammenhang Struktur? Es ist ja nun nicht jedes „mineralische" Kind so penibel und ordentlich wie *Arsenicum* oder *Silicea* (denken wir an *Sulphur*!). Es geht hier mehr um die Ich-Organisation und um die strukturellen Grundlagen für die Körperfunktionen und die Persönlichkeitsentwicklung. Hält diese Struktur den Erfordernissen des Lebens stand?

Angekommen auf dieser Welt muss sich das Kind als eigenes Individuum begreifen, sich vom mütterlichen Organismus abnabeln, um dann mit seinem Umfeld, mit Familie, Zuhause und Freunden in Beziehung treten zu können. Des Weiteren geht es um die Entwicklung des physischen und mentalen Körpers, um Fähigkeiten, Lernen, Leistung und schließlich auch um Verantwortung. Auf all diesen Ebenen kann es Blockaden und Brüche geben.

Das „mineralische Kind" ist nicht immer leicht zu erkennen, denn es ist unaufgeregt, sachlich, beständig und darum bemüht, den Anforderungen des Lebens gerecht zu werden. Bei Problemen sucht es Gründe dafür häufig bei sich selbst und in seiner Struktur, oft (wenngleich nicht immer) gibt es Mangel an Selbstvertrauen und Ängste. Die mineralischen Kinder lieben einfarbige Kleidung oder welche mit symmetrischen Mustern. Zahlen, Strukturen, Leistung und Sicherheit sind wichtig.

Die Beschwerden, die mineralische Mittel heilen können, sind Probleme in der Entwicklung des Kindes, Beschwerden durch Beziehungsprobleme in der Familie oder im Freundeskreis, Versagensängste oder ganz einfach rein strukturelle, sprich körperliche Symptome. Die Beschwerden beginnen langsam und nehmen meistens einen stetigen chronischen Verlauf.

Die Systematisierung der mineralischen homöopathischen Arzneimittel in Bezug zum Periodensystem wurde von Jan Scholten entwickelt. Es zeigen sich dabei analog zur Struktur des Periodensystems typische Gruppenthemen in den einzelnen Serien (analog den Zeilen bzw. Perioden des Periodensystems) und Stadien (analog den Spalten bzw. Gruppen des Periodensystems) auf.

Sie können nun unter den mineralischen Mittelbildern nach dem ähnlichsten Mittel für Ihren kleinen Patienten suchen. Eine fundierte weitere Differentialdiagnose nach Scholten berücksichtigt folgende Gruppenthemen der Serien und Stadien:

Im übertragenen Sinne sind Kinder der **Hydrogeniumserie** (mit zwei Mitteln: *Hydrogenium* und *Helium*) noch nicht wirklich in dieser Welt angekommen, es geht um Sein oder Nichtsein. Dies ist der Zustand vor oder während der Zeugung (*Hydrogenium*) und der Embryonalphase (*Helium*). Die gesamte Existenz kann zum Problem werden. Auch die Säuren wie *Phosphoricum acidum* gehören wegen ihres Wasserstoffanteils ebenfalls dazu. Sie zeichnen sich durch eine ruhelose dauernde Aktivität einerseits und totale Erschöpfung und Schwäche andererseits aus.

Die **Kohlenstoffserie** (von *Lithium* bis *Neon*) repräsentiert vornehmlich die Entwicklung der Vitalfunktionen und des kindlichen Ichs sowie das elementare Bedürfnis nach Schutz und Geborgenheit, verbunden mit vielen kindlichen Ängsten (z. B. bei *Lithium* und *Beryllium*). Da es vornehmlich die Haut ist, die uns schützt, ist es nicht verwunderlich, dass bei Neurodermitis häufig Salze der Mittel aus der Kohlenstoffserie zum Einsatz kommen.

In der **Siliziumserie** (von *Natrium* bis *Argon*) geht es um das Thema der Identität, d. h., das Kind muss erkennen, dass es mit der Mutter keinen gemeinsamen Organismus mehr bildet, sondern selbst eine eigene Identität besitzt. Es geht nicht mehr nur um das Ich, sondern um Ich und Du, um Eltern, Geschwister und Freunde. Man muss sich in der Familie, unter Freunden und in der Schule behaupten und da kann es um Kontakte, Beziehungen, Kommunikation, das Aussehen und Image gehen. Das sind typische Themen in der Pubertät, z. B. *Phosphorus*. Körperlich sind wie bei *Silicea* bevorzugt die Haut sowie Stütz- und Bindegewebe betroffen.

Die **Eisenserie** (von *Kalium* bis *Krypton*) gibt uns Mittel an die Hand für das Kind, bei dem es vor allem um das Thema Disziplin, Schule und Arbeit sowie die daraus entstehenden Probleme geht. Das Lernen und Schaffen steht im Vordergrund, manchmal auch der dadurch entstehende Druck. *Kalium* und *Arsenicum* sind zwei solche Mittel aus der Eisenserie, bei denen Regeln und Disziplin im Fokus stehen, oder das sich extrem unter Druck setzende *Ferrum*-Kind. Oft machen hier der Bewegungsapparat und besonders die Gelenke Beschwerden.

In der **Silberserie** (von *Rubidium* bis *Xenon*) geht es um Kreativität und Leistung, etwas Neues zu lernen und zu wagen und sich darzustellen. Das repräsentiert vielleicht ebenfalls die Situation in der Schulzeit und in der Ausbildung, aber es geht auch um persönliche Neigungen wie Sport, Kunst und Musik. Bei *Argentum nitricum* dreht sich alles um Ehrgeiz und Leistung,

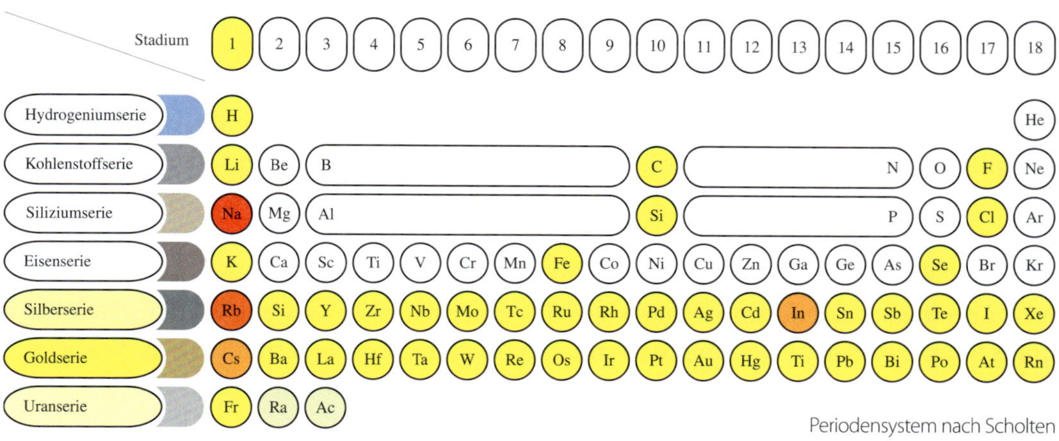

Periodensystem nach Scholten

was zu Beschwerden führt. Diese betreffen in der Silberserie vorwiegend das Nervensystem und das Gehör.

Bei den Mitteln der **Goldserie** (von *Caesium* bis *Radon*) steht schließlich das Thema Verantwortung im Fokus. Verantwortung übernehmen für sich selbst und für andere rückt vor allem beim Erwachsenwerden in den Vordergrund. Um dieses Thema geht es beispielsweise bei dem häufig in seiner Entwicklung retardierten *Barium*, das nicht altersgerecht Verantwortung für sich selbst übernehmen kann. Die Gehirnentwicklung spielt bei den Mitteln der Goldserie deshalb eine große Rolle, aber auch Beschwerden des Herzens, der Augen und der Genitalien (z. B. bei *Mercurius*).

18 Stadien

Welches Element aber nun genau aus der jeweiligen Serie das Simile darstellt, das wird noch genauer durch die 18 Stadien beschrieben.

Die Stadien nach Scholten (analog den Spalten des Periodensystems) scheinen ebenfalls Stufen der Individualentwicklung zu repräsentieren. Je höher das Stadium (bis Stadium 10 als Maximum), desto höher wird das Selbstvertrauen des Kindes sein, umso höher ist jedoch auch der Druck, unter den es sich selbst oder seine Umgebung stellt.

Stadium 1 steht für spontanes, unbedachtes Handeln, dem deshalb oft eine gegensätzliche Reaktion folgt (ein gutes Beispiel dafür sind *Lithium* und *Natrium*). Die Kinder, für die Mittel aus **Stadium 2** hilfreich sind, benötigen noch viel Unterstützung (*Beryllium*, *Magnesium*, *Calcium*, *Barium*)!

In **Stadium 3** herrscht viel Verwirrung und Unentschlossenheit (*Bor*, *Aluminum*), in **Stadium 4 und 5** überwiegen Zweifel und Zögerlichkeit. **Stadium 6** muss sich beweisen und **Stadium 7** lernen und üben.

Stadium 8 steht unter Druck und muss durchhalten (z. B. *Ferrum*), bei **Stadium 9** ist das angepeilte Ziel in Sichtweite und in **Stadium 10** ist man zwar angekommen, aber schwankt zwischen Labilität (*Graphites*) und Starrheit (*Silizium*), um auf dem schmalen Grat ganz oben die Kontrolle zu behalten.

Stadium 11 (mit *Cuprum* und *Argentum*) versucht krampfhaft seine Struktur und Position zu halten, was eine gewisse Anstrengung erfordert, in **Stadium 12** wird dieses schon als anstrengender Kampf empfunden (*Zincum*, *Mercurius*).

Stadium 13 kann nicht mehr richtig mithalten und wird zynisch und sarkastisch. **Stadium 14** will noch den Schein wahren, schiebt die Verantwortung aber auf andere.

In **Stadium 15** zeigt sich das vorherrschende Gefühl, nicht geliebt zu werden und alleine zu sein (bei *Antimonium crudum* beispielsweise), in **Stadium 16** tauchen erste Anzeichen eines Rückzugs auf, weil die Kinder den Anforderungen oder Problemen dauerhaft nicht standhalten können.

Stadium 17 hat das zentrale Gefühl, enttäuscht und verraten worden zu sein (die Halogene können mit einem Metall Salze bilden) und **Stadium 18** macht sich auf eine pathologische Art und Weise frei von allen Bindungen (*Helium* oder *Neon* als Edelgase sind bekannte Mittel bei Autismus).

Je weiter unten im Periodensystem das mineralische Mittel zu finden ist (analog zum steigenden Molekulargewicht der Elemente), desto älter könnte man meinen, müsse das Kind sein, hat es doch bereits anscheinend alle Themen der darüber stehenden Serien durchlaufen. Jedoch zeigt es sich, dass auch Erwachsene gelegentlich Mittel aus den ersten Serien benötigen können. Dagegen ist *Barium* aus der Goldserie ein häufig verschriebenes Kindermittel. Das Erwachsenenthema Verantwortung bedeutet im Falle von

Barium, dass die Kinder nicht altersgerecht Verantwortung übernehmen können oder wollen.

Es geht also nicht darum, wie hoch das wirkliche biologische Alter ist, sondern an welcher Stelle eine Blockade in der Persönlichkeitsentwicklung entstanden ist oder was ganz einfach die vorherrschende Emotion ist, die mit der Hauptbeschwerde in Verbindung steht. So sind manche Kinder mental noch gar nicht im Hier und Jetzt angekommen, für sie könnte *Hydrogenium* hilfreich sein. Und es gibt auch Kinder, die so viel Enge und Berührung fordern, dass man meinen könnte, sie seien im übertragenen Sinne noch im Mutterleib, hier könnte beispielsweise *Lithium* oder *Beryllium* das richtige zu verordnende Mittel sein.

Jan Scholten hat in der Kohlenstoffserie eine Analogie zu den Geburtserfahrungen des Kindes gesehen, die ebenfalls Hinweise auf ein geeignetes Mittel geben kann, wenn bestimmte Gemütssymptome des Kindes sich darin widerspiegeln.

So repräsentiert *Lithium* (Stadium 1) die totale Abhängigkeit des ungeborenen Kindes im Mutterleib, es empfindet große Trennungsängste und fühlt sich hilflos ohne körperlichen Kontakt mit der Mutter. Die Geburt hat noch nicht begonnen.

Beryllium (Stadium 2) ist geburtsbereit und hat Angst, Schutz und Sicherheit des Mutterleibs zu verlieren. Es steht am Beginn der Ausbildung einer eigenen Ich-Existenz.

Bei *Bor* (Stadien 3-9) beginnt die Geburt mit Senkungswehen, der Kopf des Ungeborenen wird nach unten gedrückt, es hat Angst vor der Abwärtsbewegung und spürt, die Trennung beginnt! Aber es ist verwirrt und unsicher, ob es ohne die Mutter existieren kann.

Bei *Carbon* (Stadium 10) ist die Trennung entschieden, der Kopf ist im Beckenboden angekommen, ein Zurück gibt es nicht. Es ist die erste Entscheidung für die eigene Vitalität und Existenz, für den Weg in Richtung Selbstständigkeit.

Nitrogenium (Stadien 11-15) empfindet eine klaustrophobische Bindung zur Mutter, die aber gelöst werden will. Kein Wunder, das Baby befindet sich nun im Geburtskanal und dort ist es eng.

Oxygenium (Stadium 16) ist der erste Atemzug nach erfolgter Geburt. Das Thema ist hier Geben und Nehmen, die im Leben untrennbar miteinander verbunden sind, so wie jedem Ausatmen ein Einatmen folgt.

Fluor (Stadium 17) ist die totale Trennung, die Nabelschnur ist jetzt durchtrennt. Es ist nun ein freies Individuum, aber zum ersten Mal ganz allein auf dieser Welt.

Neon (Stadium 18) ruht in sich selbst, auch ohne körperlichen Kontakt zur Mutter.

Die Kohlenstoffserie repräsentiert jedoch nicht nur Geburtssituationen, sondern kann thematisch auch für die typischen Themen und Bedürfnisse in der Kindheit stehen (vgl. Ulrich Welte: Das Periodensystem in der Homöopathie), denn es geht schlichtweg um Hunger und Durst, Freude und Schmerz, Zuwendung und Abwendung sowie den kindlichen Spieltrieb. Während *Lithium* mit seinem besonderen Schutzbedürfnis die Situation des Säuglings darstellt, steht *Beryllium* mit seiner noch nicht ausgeprägten Persönlichkeit für ein 2-3 Jahre altes Kind. Bor (*Borax*) markiert das Kindergartenalter (4-5 Jahre), Kohlenstoff (*Carbonium*-Salze, *Graphites*) den Beginn des Grundschulalters, *Nitrogenium*- (7-8 Jahre) und *Oxygenium*-Salze (9-10 Jahre) folgen. *Fluor*-Salze (11-12 Jahre) und *Neon* (12 Jahre) markieren den Wechsel in die höhere Schule und den Eintritt in die Pubertät, für die die nun folgende Siliziumserie passende mineralische Mittel bereithält.

6.2 Das Pflanzenreich

Pflanzen sind Lebewesen, die sich nicht fortbewegen können, weil sie in der Erde verwurzelt sind. Sie sind demzufolge sehr darauf angewiesen, sich optimal an ihren Standort anzupassen, sie haben nicht die Möglichkeit von Kampf oder Flucht, um ihr Terrain zu erobern und zu verteidigen. Ihre einzige Möglichkeit zur Selbstbehauptung sind größtmögliche Anpassungsfähigkeit, Wandelbarkeit und Vielfalt. Eine ganz besondere emotionale Empfindlichkeit und Sensibilität, Verletzlichkeit und Zartheit zeichnen alle pflanzlichen Mittel aus, aber auch Nervosität und Reizbarkeit kommen vor (z. B. *Nux vomica*).

Von besonderer Bedeutung ist im Pflanzenreich die Zugehörigkeit zu den einzelnen Pflanzenfamilien (die im Mittelsteckbrief angegeben ist). Aus diesem Grund sind homöopathische Mittel wie *Belladonna*, *Hyoscyamus* und *Stramonium*, die alle zur Familie der Nachtschattengewächse gehören, nicht nur vom Grundthema, sondern auch von den Symptomen her ziemlich ähnlich und deshalb sorgfältig zu differenzieren. Manchmal führt diese systematische Fallanalyse auch hin zu kleineren, noch wenig geprüften Mitteln, wie in diesem Fall vielleicht zu dem von mir schon häufiger verschriebenen Kindermittel *Solanum lycopersicum* (die Tomate, ebenfalls ein Nachtschattengewächs), einem etwas sanfteren „*Belladonna*-Kind“.

Auslöser von Beschwerden, die pflanzliche Mittel heilen können, sind vor allem psychische Probleme wie Kränkung (*Staphisagria!*), Kummer (*Ignatia!*) oder Schock (*Arnica!*). Die Symptome unterliegen oft starken Schwankungen und sind veränderlich (man denke an *Pulsatilla*). Sehr häufig beobachten wir eine überaus große Sensibilität und Ängste, vor allem die Angst, verletzt zu werden (Verletzung ist ein großes Thema bei den Korbblütlern wie *Arnica*). Nach außen hin erkennt man bei Pflanzenkindern eine Liebe zur Natur, zu Blumenmustern, nichts ist geradlinig, alles „organisch“ unregelmäßig (Verhalten, Handschrift, Muster der Kleidung usw.). Durch die auffallende Empfindlichkeit der „Pflanzenkinder“ ist ein besonderes Augenmerk auf die Modalitäten zu legen.

6.3 Das Tierreich

Die Themen des Tierreichs basieren auf dem Kampf ums Dasein, also sich als Opfer „schnell angegriffen“ zu fühlen oder auf der anderen Seite sich aggressiv wie ein „Raubtier“ aufzuführen.

Hierarchien spielen eine Rolle, die Frage, wer ist stark oder schwach, überlegen oder unterlegen und wer dominiert wen. Missbrauch im Sinne von sich missbraucht, gezwungen oder überwältigt zu fühlen kann ein Thema sein. Auch das Bedürfnis, Teil einer Gruppe zu sein, gehört hierher, es repräsentiert häufig ein Mittel aus der Gruppe der Säugetiere. Im Gegensatz dazu gibt es auch Entfremdungsgefühle und das Gefühl, isoliert zu sein (z. B. bei den Vögeln). Als Folge des ständigen „tierischen“ Kampfes ums Dasein rücken Themen wie Anstrengung um Attraktivität und Sexualität oder Ehrgeiz und Eifersucht als Ausdruck des Konkurrenzdenkens in den Mittelpunkt. Reaktionen sind meist sehr heftig und das Tempo ist schnell! Tierkinder sind sehr ausdrucksstark und haben einen wachen Blick, sie können sehr herzlich, aber ebenso boshaft sein und sind meistens lebhaft und lebendig! Sie lieben oft kräftige Farben, die Aufmerksamkeit erregen, aber manche „Tierkinder" mögen auch Tarnfarben sehr gern („Spinnenkinder" wie *Tarentula* zum Beispiel). Auslöser für Beschwerden, die ein tierisches Mittel heilen kann, sind Zurückweisung, Ablehnung oder Vernachlässigung, ein Versagen im Vergleich mit anderen, enttäuschte Liebe oder Beschwerden durch Gewalt oder Aggression.

6.4 Die Nosoden

Als Nosoden werden homöopathische Mittel bezeichnet, die aus pathologischem Material infektiöser Krankheiten oder aus Krebszellen (z. B. *Carcinosinum*) hergestellt werden. Es handelt sich um pathologische Absonderungen wie Blut, Harn, Stuhl, Sekret oder Eiter, die die abgetöteten Krankheitserreger enthalten, z. B. das Sputum eines an Lungentuberkulose erkrankten Patienten (*Bacillinum*), den Inhalt eines Krätzebläschens (*Psorinum*) oder das Trippersekret (*Medorrhinum*). Das Ausgangsmaterial kann vom Menschen, aber auch von tierischen pathologischen Sekreten oder Zellen stammen, wie im Falle von *Tuberculinum bovinum*, das aus tuberkulösem Zellmaterial geschlachteter Rinder hergestellt wird.

Die oben genannten Mittel werden auch als Erbnosoden bezeichnet, da die Neigung zu bestimmten Erkrankungen sowie die Nichtüberwindung darin begründet sein können, dass diese in einer vorherigen Generation akut aufgetreten sind. Obwohl dieses natürlich nicht genetisch vererbt werden kann und eine wissenschaftlich anerkannte Erklärung dafür aussteht, haben Generationen von Homöopathen diese Beobachtung verifizieren können.

Erbnosoden kommen vor allem dann zum Einsatz, wenn eine chronische Krankheit nicht mit Hilfe der Gabe eines homöopathischen Simile überwunden werden kann. War an dieser Krankheit eine oder mehrere Generationen zuvor ein Familienmitglied erkrankt oder besteht eine familiäre Dispostion zu einer Krankheit oder der Schwäche eines Organs (im Falle von *Tuberculinum* z. B. die Lunge), dann kommen Erbnosoden bevorzugt zum Einsatz.

Im weiteren Sinne werden auch nichtpathologische Produkte aus körpereigenen Bestandteilen wie Zellen aus Organen oder vom Körper hergestellte Substanzen wie etwa Hormone zu dem Oberbegriff Nosoden gezählt (Organmittel). Als Nosoden werden auch potenzierte abgetötete Krankheitserreger bezeichnet (z. B. *Streptococcinum*, das sehr wirksam bei chronischer Neigung zu Streptokokkeninfektionen ist), potenzierte Impfstoffe oder allopathische Medikamente (wie *Cortisonum*) und potenzierte Toxine und Umweltgifte. Ihnen allen ist gemeinsam, dass ihre Wirkung weniger homöopathisch denn isopathisch zu nennen ist, was ihrer Wirksamkeit in dem einen oder anderen Fall jedoch keinen Abbruch tut. Besonders auf eine konsequente Nachbehandlung mit den entsprechenden Impfnosoden sprechen Kinder mit chronischen Beschwerden, die mit einer Impfung ihren Anfang nahmen, meiner Erfahrung nach sehr gut an. Dabei ist darauf zu achten, dass aufgrund der sehr speziellen Zusammensetzung jedes Impfstoffes und seiner Begleitsubstanzen (z. B. Schwermetalle, Fremdeiweiße) die korrekte Impfnosode nach dem jeweiligen Handelsnamen des Impfstoffes einzusetzen ist.

7. Gemüts-Repertorium

Das Repertorium der Gemütssymptome basiert auf den vorangestellten Beschreibungen der einzelnen homöopathischen Typenbilder und diese wiederum auf eigenen Fällen sowie vor allem auf folgenden Literaturquellen: hochwertige Radar-Rubriken, Pennekamp Kinderrepertorium, Arzneimittellehren von Master, Le Roux, Petrucci, Herscu, Kusse, Coulter, Jus, Hirte, Achtzehn, Grandgeorge sowie Boericke und Scholten.

Beachten Sie bitte auch die Querverweise auf ähnliche Rubriken und beziehen Sie sie in ihre Differentialdiagnose mit ein.

Abenteuerlustig: Med., Sulph., Tub.

Abhängig von anderen: Bar-c., Beryl., Calc., Lith-p., Puls.

Ablenkbar (→ unkonzentriert, verträumt): Calc., Calc-p., Lith-p, Med., Ph-ac., Phos., Sulph., Zinc.

Abweisend (→ reserviert): Androc., Arn., Cina, Lyc., Nux-v., Ph-ac.

Affektiert (→angeberisch, hochmütig): Lach., Verat

Aggressiv (→ gewaltbereit): Androc., Arn., Calc-s., Cham., Chin., Cina, Cupr., Falco-p., Mag-c., Med., Merc., Op., Sacch., Stram., Tarent., Tub.

Akribisch (→ ordentlich, pingelig): Ars., Nux-v., Sil.

Aktiv (→ lebendig): Apis, Bac., Calc-p., Carc., Choc., Cupr., Lach., Med., Nux-v., Phos., Stram., Sulph., Tub., Verat.

Albern: Agar., Bar-c., Graph., Hyos., Stram., Tarent., Verat.

Albträume (→ Angst nachts): Acon., Bell., Calc., Carc., Hyos., Stram., Tub., Zinc.

Alleinsein, Abn.: Arg-n., Ars., Hyos., Lac-del., Lyc., Phos., Puls.

Altklug (→ besserwisserisch): Carc., Lach., Lyc., Merc., Sep., Sulph., Verat.

Anerkennung, starkes Verlangen nach: Calc-s., Lyc., Phos.

Angeberisch (→ affektiert, hochmütig): Lac-leo., Lyc., Sulph.

Angefasst werden, Abn. (→ Berührung, Abn.; Kuscheln, Abn.): Ant-c., Arn., Cham., Kali-c., Tarent.

Angegriffen, fühlt sich: Androc., Cupr., Falco-p., Merc., Sacch., Tarent.

Angepasst (→brav, wohlerzogen): Alum., Ars., Beryl., Carc., Kali-c., Nat-m., Puls., Sil., Staph.

Angesehen werden, Abn.: Ant-c., Ars., Cina, Cupr., Lyc.

Angespannt: Arg-n., Ars., Carc., Cupr., Med., Nux-v., Sil., Zinc.

Angesprochen werden, Abn.: Nat-m.

Angst:
- *Blamage, vor:* Bar-c., Calc., Ign., Lyc., Med., Nux-v., Sep.
- *Clowns und Grimassen, vor:* Bell., Calc.
- *Dunkelheit, vor:* Calc., Calc-p., Caust., Cupr., Lyc., Phos., Puls., Stram., Tub.
- *Einbrechern, vor:* Ars., Nat-m., Phos.,
- *Ersticken, vor dem:* Acon.
- *Fallen, vor dem:* Borx.
- *Fehler zu machen:* Ars., Carc., Lac-c., Lyc., Nat-m., Sil.
- *Fremden, vor:* Bar-c., Beryl., Graph., Lyc., Sep.
- *Geräuschen/Lärm, vor* (→ schreckhaft): Acon., Ant-c., Ars., Bell., Borx., Caust., Ferr., Ign., Phos., Sil.
- *Gespenstern, vor:* Agar., Bell., Calc., Phos., Puls., Stram.
- *Gewittern, vor:* Bell., Borx., Calc., Calc-p., Carc., Caust., Graph., Lac-c., Lach., Lyc., Med., Merc., Nat-m., Phos., Psor., Sep., Sil., Staph., Sulph.
- *Grausamkeiten in Filmen, vor* (→ schreckliche Dinge, empfindlich auf): Calc., Caust., Phos.

Höhe, vor: Arg-n., Borx., Caust., Calc., Calc-p., Puls., Sulph.
Hühnern, vor: Calc-p., Chin., Ign., Tub.
Hunden, vor: Bac., Bell., Caust., Hyos., Puls., Stram., Tub.
Katzen, vor: Bac., Tub.
Kleinigkeiten, vor: Ars., Bar-c., Borx., Calc., Ign., Kali-c., Lyc., Nat-m., Sil., Verat
Männern, vor (bei Mädchen): Lac-f., Puls.
„Magen, im “: Ant-c., Ars., Bar-c., Calc., Calc-p., Kali-c., Lyc., Nux-v., Op., Phos., Puls., Staph., Tarent.
nachts (→ Albträume): Acon., Ars., Bac., Bell., Borx., Calc., Cham., Cina, Phos., Stram., Tub., Zinc.
Kind will ins Bett der Eltern: Ars., Calc., Carc., Lyc., Phos., Puls., Stram., Sulph.
nicht geliebt zu werden: Arg-n., Carc., Calc-s., Phos., Puls., Stram.
Räumen, engen, vor (→ Klaustrophobie): Arg-n., Lach., Lyc., Puls., Stram.
Schlangen, vor: Lac-c., Lach.
Spott, vor: Bar-c., Calc., Lyc., Nat-m.
Tod, vor dem: Acon., Agar., Ars., Calc., Lac-c., Phos.
um die eigene Gesundheit (→ hypochondrisch): Calc., Calc-p., Calc-s., Lyc., Nat-m.., Ph-ac., Phos. Psor., Sil., Sulph., Tub.
um die Gesundheit anderer/der Familie: Ars., Carc., Merc., Phos., Sulph.
Verantwortung, vor: Beryl., Lyc., Phos., Sulph.
verlassen zu werden: Alum., Ars., Carc., Calc-s., Choc., Lac-del., Lac-h., Lyc., Phos., Puls., Stram., Tarent.
Versagen, vor: Arg-n., Bell., Cupr., Ign., Lyc., Med., Sil., Tarent., Verat.

Ängstlich: Acon., Ars., Bar-c., Bell., Beryl., Borx., Calc., Carc., Graph., Ign., Kali-c., Lac-h., Lyc., Phos., Psor., Stram.

Anhänglich: (→ anklammernd) Calc-s., Puls.

Anklammernd: Ars., Borx., Kali-c., Lac-h., Phos., Puls., Sacch., Stram.

Anmaßend: Hyos., Sacch., Verat.

Apathisch: (→ lethargisch) Bar-c., Op.

Arbeitssam: (→ fleißig) Nux-v., Sil.

Ärgern
andere: Agar., Androc., Hyos
sich: Lac-c., Staph.

Argwöhnisch: (→ misstrauisch) Androc.

Aufbrausend: (→ reizbar) Med., Tub.

Aufdringlich: (→ distanzlos) Hyos.

Aufgedreht: Hyos., Tarent., Verat.

Aufgeweckt: (→ lebhaft) Arg-n., Bell., Carc., Lach., Med., Phos., Sulph., Verat.

Aufmerksamkeit, Verlangen nach: Calc-p., Puls., Lach., Med., Sacch., Tarent., Verat.

Aufmerksamkeitsdefizit: (→ unkonzentriert, ablenkbar)

Aufsässig: (→ widerspenstig) Bac., Bell., Merc., Sacch., Tub.

Aufwachen:
nachts, häufiges: Bar-c., Calc., Carc., Kali-c., Lach., Lyc., Mag-c., Op., Phos., Psor., Puls., Sep., Sulph.
sehr früh morgens: Borx., Kali-c., Lyc., Nat-m., Nux-v., Phos., Sulph., Zinc.

Ausdauer (→ Durchhaltevermögen): Ferr., Nux-v.
Mangel an: Calc-p., Cham., Sulph., Tub.

Autoaggressiv: Bell., Carc., Hyos., Stram., Tub.

Babyhaft: (→ kindisch, regressives Verhalten) Lac-h., Lith-p., Sacch.

Barsch: Ars., Choc., Hyos., Lyc., Ph-ac., Sulph., Tarent.

Bedroht, fühlt sich (→ angegriffen, fühlt sich): Androc., Merc.

Beeindruckbar: Ant-c., Arg-n., Carc., Ign., Phos., Puls.

Begriffsstutzig: Bar-c., Calc., Calc-p., Sulph., Thuj.

Behaarlich: Ars., Ferr., Lac-c., Sil.

Behütet: Sil., Puls.

Beine, ruhelos: Zinc.

Beißen:
andere: Bell., Falco-p., Lac-f., Stram., Verat.
sich selbst: Agar., Carc., Cina, Med., Op.

Belehrend: Ars., Lyc., Verat.

Beleidigt
andere: Cina, Lach., Lyc., Tarent., Tub.

Beleidigt ...
schnell: Arg-n., Ars., Bac., Caps, Calc., Carc., Caust., Ign., Lyc., Puls., Sil., Staph., Sulph., Tarent.

Benachteiligt, fühlt sich: Cina, Psor.

Benommen, wie: Lach., Op., Ph-ac.

Bequem (→ faul): Calc., Graph.

Berührung, Abn. gegen: Acon., Agar., Ant-c., Arn., Ars., Bell., Cham., Chin., Cina, Cupr., Kali-c., Lach., Lac-c., Lac-f., Med., Sil., Stram., Tarent., Thuj.

Berührungsempfindlich: Agar., Apis, Arn., Bell., Caps, Cham., Chin., Cupr., Hyos., Kali-c., Lach., Lyc., Nux-v., Sep., Sil., Staph., Sulph., Stram.

Beschimpfen die Eltern: Caust., Cham., Cina, Lac-c., Lach., Nat-m., Nux-v., Tarent., Tub.

Besitzergreifend: Ars., Apis, Kali-c., Lach., Lyc., Med., Nat-m., Puls., Sulph., Tub.

Besorgt: Ars., Arg-n., Bar-c., Brox., Calc., Calc-p., Carc., Cina, Kali-c., Phos., Psor.

Besserwisserisch (→ altklug): Ars., Lyc., Nux-v., Verat

Betäubt, wie: Lac-h., Op.

Betrügerisch: Lach., Tarent., Thuj

Bewegung, liebt (→ sportlich): Acon., Apis, Ars., Bac., Bell., Caust., Hyos., Ign., Lac-leo., Tarent., Tub.

Bindungsängste: Lac-f.

Bockig (→ eigensinnig, dickköpfig, mürrisch): Ant-c., Arn., Bell., Calc., Calc-s., Cham., Merc., Nux-v., Puls., Sil.

Boshaft: Agar., Ars., Bell., Cham., Cina, Cupr., Hyos., Lach., Lyc., Med., Nat-m., Nux-v., Stram., Tarent., Tub., Verat.

Brav (→ angepasst, lieb, wohlerzogen): Carc., Ferr., Sil., Staph.

Burschikose Mädchen: Hyos., Sep.

Chaotisch: Apis, Bell., Merc., Ph-ac., Phos., Sulph.

Cholerisch (→ aufbrausend): Bell., Caps, Cham., Cina, Nux-v., Sacch., Sulph.

Computerspiele/Konsolen, liebt übermäßig: Ars., Calc., Nux-v., Sil., Tarent., Tub.

Computersucht: Merc., Sil., Sulph., Zinc.

Daumenlutschen (→ nuckeln lange, Schnuller)

Depressiv (→ traurig, kummervoll): Ant-c., Arg-n., Ars., Brox., Calc., Calc-s., Caust., Lac-c., Lach., Med., Nat-m., Sep., Sulph., Thuj.

Destruktiv: Bell., Calc-p., Cina, Hyos., Nux-v., Staph., Stram., Tub., Verat.

Dickköpfig (→ eigensinnig): Ant-c., Bac., Bell., Calc., Cham., Chin., Cina, Med., Sil., Tub.

Diktatorisch (→ dominant, herrschsüchtig): Caust., Cham., Cupr., Lach., Lac-leo., Lyc., Merc., Verat.

Distanziert: Androc., Choc., Lac-h., Op., Sacch.

Distanzlos (→ lästig): Calc-s., Cupr., Hyos., Lach., Merc., Stram., Verat., Zinc.

Diszipliniert_ Ars., Cupr., Ferr., Nat-m., Sil.

Dominant (→ herrschsüchtig): Lac-leo.

Dreist (→ anmaßend, unverschämt): Hyos., Lach., Lyc., Sacch., Verat

Drogen ausprobieren (→ Suchtneigung): Calc-p., Med., Op., Phos., Puls., Tub.

Dunkelheit, liebt die: Tarent.

Durchhaltevermögen (→ Ausdauer): Agar., Ferr., Op.
wenig: Lith-p., Med., Sil., Sulph., Tub.

Egozentrisch: Ars., Androc., Apis, Cina, Cupr., Lac-leo., Lyc., Sil., Sulph., Verat

Ehrgeizig: Arg-n., Ars., Carc., Cupr., Ferr., Lach., Lac-leo., Lyc., Nux-v., Sil., Sulph., Verat

Ehrlich: Caust., Ign., Nat-m., Nux-v., Sep., Staph., Sulph.

Eifersüchtig (→ neidisch): Apis, Ars., Calc., Calc-s., Hyos., Lach., Med., Nux-v., Puls., Staph., Stram.
Geschwister, auf: Calc., Calc-s., Hyos., Ign., Lach., Nat-m., Puls., Sacch., Tarent.

Eifrig (→ fleißig): Apis

Eigensinnig (→ dickköpfig): Ant-c., Bell., Calc., Calc-p., Caps., Cina, Lac-f., Sep., Sil., Tarent., Tub.

Eile, immer in (→ hastig): Apis, Ars., Arg-n., Ign., Med., Merc., Nat-m., Sulph., Tarent., Tub., Verat.

Einfältig: Bar-c., Beryl., Thuj

Einschlafen schwierig: Bac., Bell., Calc., Carc., Cham., Lach., Lac-h., Lyc.,

Med., Merc., Nux-v., Phos., Psor., Puls., Stram., Sulph., Tub.

Einsilbig, antworten :Ant-c., Ph-ac., Verat

Einzelgänger: Androc., Calc., Calc-s., Lac-f., Lyc., Med., Nat-m., Sacch., Sep., Sil., Staph., Sulph., Verat.

Eisern: Ferr.

Eitel: Ars., Bell., Calc-s., Carc., Lach., Lyc., Med., Merc., Nux-v., Puls., Staph., Sulph., Verat.

Emotional (→ gefühlvoll): Ant-c., Caps, Caust., Ign., Lach., Phos., Stram.

instabil (→ launisch): Choc., Cupr., Falco-p., Ign., Lac-c., Med., Sacch., Stram.

leicht zu führen: Bar-c., Calc., Carc., Puls.

schwierig zu führen: Androc., Bac., Nat-m., Sep., Sil., Sulph., Tub.

Emotionslos (→ gleichgültig): Androc., Lyc., Nat-m.

Empfindlich: Acon., Ant-c., Apis, Bac., Bell., Calc-p., Caps, Carc., Cham., Chin., Cina, Ign., Mag-c., Nat-m., Nux-v., Phos., Puls., Sil., Staph., Tub.

Empfindsam (→ sentimental): Carc., Ign., Phos., Sil., Staph.

Energie

Energielos: (→ erschöpft) Bar-c., Calc., Calc-p., Ferr., Lyc., Sil., Staph., Zinc.

voller: Agar., Arn., Bell., Carc., Lac-h., Lach., Lac-leo., Med., Nux-v., Stram., Sulph., Tarent., Tub., Verat.

Engagiert: Caust.

Enthusiastisch: Med., Phos., Tub.

Entmutigt (→ Selbstvertrauen, Mangel an):Bar-c., Calc-p., Lyc., Psor., Sil.

Entschlossen: Ferr.

Enttäuscht (→ kummervoll): Choc., Cina, Ign., Nat-m., Ph-ac., Staph.

Entwicklungsverzögerung

*geistig und mental:*Agar., Bac., Bar-c., Borx., Calc., Calc-p., Carc., Lyc., Med., Phos., Sulph., Thuj., Tub.

körperlich (→ Pubertät, verzögert): Alum., Bar-c., Calc., Caust., Cupr., Nat-m., Zinc.

Ernsthaft: Ars., Bar-c., Caps, Carc., Cina, Merc., Nat-m., Sep., Zinc.

Erschöpft, geistig: Calc., Cupr., Ph-ac., Tub.

Erstarrt, wie Androc., Op

Erstgeborene, häufige Mittel für: Carc., Lach., Nat-m., Sep.

Erwartungsspannung (→ Lampenfieber, Prüfungsangst): Acon., Arg-n., Lac-c., Nat-m., Phos.

Euphorisch (→ manisch): Falco-p., Verat.

Extravagant: Bell., Caust., Lach., Med., Verat.

Extrovertiert: Bell., Choc., Lach., Lac-del., Phos., Sulph.

Falsch (→ betrügerisch, hinterhältig): Lach., Merc.

Familienorientiert: Calc., Ferr., Kali-c., Lac-del., Lac-leo.

Faul (→ bequem): Bar-c., Calc., Graph., Med., Sulph., Tub.

Feinfühlig (→ empfindlich, empfindsam): Carc., Cupr., Ign., Nat-m., Staph., Thuj.

Feinsinnig (→ empfindsam, schöngeistig): Carc., Phos., Sil., Staph.

Feuer, spielen gern mit: Acon., Bell., Stram.

Fleißig: Apis, Nux-v., Sil.

Fluchen: Bell., Hyos., Lyc., Med., Nux-v., Stram., Tarent., Tub., Verat.

Fordernd: Calc-p., Lyc.

Frech (→ schnippisch): Ant-c., Bac., Calc-p., Cham., Cina, Nux-v., Sep., Tub.

Freiheitsdrang: Lac-f., Tub.

Freundlich: Borx., Calc., Carc., Cupr., Lyc., Nat-m., Phos., Puls., Staph., Stram., Thuj., Zinc.

Frivol: Hyos., Lach., Med.

Fröhlich: Apis, Bac., Bell., Calc., Hyos., Lach., Lac-del., Op., Phos., Sulph.

Frühreif (sexuell): Carc., Hyos., Lach., Med., Merc., Phos., Tub.

Frustrationstoleranz, geringe: Androc., Ars., Calc., Cham., Cina, Falco-p., Lyc., Med., Merc., Sulph., Tarent., Tub.

Frustriert: Lac-c., Nat-m., Staph.

Furchtlos: Agar., Bac., Lac-leo., Op., Sulph., Tub.

Fürsorglich (→ hilfsbereit): Beryl., Carc., Lac-del., Lac-leo., Phos., Puls., Sulph.

Füße, ruhelos: Zinc.

Gedankenlos (→ unachtsam): Agar

Gedemütigt (→ gekränkt)

Gefallsüchtig: Calc-s., Caust., Ign., Lach., Phos., Puls., Sulph., Tub., Verat

Gefühllos (→ gleichgültig): Androc

Gefühlsbetont (→ emotional): Ign., Lach.

Gefühlvoll (→ emotional): Ant-c., Caust., Ign., Puls., Stram.

Gegengeschlechtliches Spielverhalten: Hyos

Gehetzt (→ hastig): Alum., Arg-n., Med., Merc., Sulph., Tarent.

Gehorsam (→ brav): Ars., Carc., Ferr., Puls., Sil.

Geistesabwesend (→ verträumt): Agar., Ant-c., Bac., Lac-h., Op., Ph-ac

Gekränkt Ign., Lyc., Nat-m., Ph-ac., Staph.

Gelähmt, fühlt sich wie: Sil.

Gemein (→ boshaft, hinterhältig): Agar., Androc., Ars., Cupr., Hyos., Lach., Lyc., Nux-v., Stram., Tub.

Geräuschempfindlich: Ars., Borx., Cham., Chin., Ferr., Ign., Kali-c., Lac-del., Nux-v., Phos., Sep., Sil., Tarent., Zinc.

Gerechtigkeitssinn: Carc., Caust., Mag-c., Nux-v., Phos., Sep.

Gereizt (→ reizbar)

Geschwätzig (→ redselig): Agar., Hyos., Lach., Stram.

Geschwindigkeit, liebt: Androc., Falco-p., Merc.

Gesellschaft, liebt: Apis, Phos.

Getragen zu werden, Abn.: Calc., Calc-p.

Gewaltbereit: Agar., Androc., Bac., Bell., Cina, Cupr., Falco-p., Hyos., Med., Merc., Nux-v., Op., Stram., Tarent., Tub.

Gewissenhaft: Ars., Bar-c., Carc., Cupr., Ign., Lyc., Nat-m., Nux-v., Puls., Sil., Staph., Thuj

Gleichgültig: Androc., Cina, Lach., Ph-ac., Sep., Stram., Staph.

Grimmig: Bell.

Groll, innerer: Nat-m., Staph.

Großzügig: Phos., Stram.

Grüblerisch :Ign., Nat-m., Ph-ac., Thuj., Verat

Gutmütig: Bac., Bar-c., Calc., Lac-leo., Puls., Sulph.

Halsstarrig (→ eigensinnig, bockig, stur): Calc., Cina, Falco-p., Sep., Sil., Tub.

Hampeln ständig herum: Agar., Hyos., Sacch., Tarent., Tub.

Hände, ruhelos: Tarent.

Harmoniesüchtig: Carc., Mag-c.

Hartnäckig: Ferr.

Hassgefühle: Agar., Cina, Lac-c., Lach., Lyc., Med., Merc., Nat-m., Nux-v., Sep., Stram., Tarent.

Hastig (→ Eile): Alum., Apis, Arg-n., Med., Merc., Tarent., Verat

Heftig: Bac., Bell., Med., Merc., Nux-v., Stram., Sulph.

Heimweh: Calc., Calc-p., Caps, Ign., Ph-ac., Puls., Sil.

Heiter (→ fröhlich): Calc., Lac-del., Phos., Sulph.

Hellsichtig: Acon., Lac-del., Phos.

Hemmungslos: Agar., Hyos

Herrschsüchtig (→ dominant): Lac-leo., Lyc., Merc.

Herzlich: Lac-del., Phos.

Hilflos (→ abhängig): Ign., Lac-h., Lith-p., Puls.

Hilfsbereit: Beryl., Carc., Caust., Kali-c., Nat-m., Phos.

Hinterhältig (→ gemein, betrügerisch): Hyos., Lach.

Hitzig: Bell., Calc-s., Sulph.

Hochbegabt:: Tub., Verat

Hochmütig: Caust., Hyos., Lach., Lac-f., Lac-leo., Lyc., Stram., Sulph., Verat

Hoffnung, ohne (→ verzweifelt): Graph., Psor., Sil.

Höflich: Ars., Kali-c., Nat-m., Sil.

Horten viele Dinge (→ sammeln): Sulph.

Humorlos: Ars., Caps

Hüpfen (→ springen)

Hyperaktiv (→ aktiv, ruhelos): Agar., Bell., Calc-p., Carc., Choc., Cina, Falco-p., Lith-p., Hyos., Med., Phos., Sacch., Stram., Sulph., Tarent., Tub., Verat., Zinc.

Hypochondrisch: Arg-n., Phos.

Hysterisch: Alum., Cham., Cupr., Hyos., Ign., Sil., Tarent.

Impulsiv: Agar., Bac., Bell., Lac-leo., Lith-p., Merc., Nux-v., Stram., Sulph., Tarent., Tub.

Intelligent: Acon., Bell., Carc., Hyos., Lach., Lyc., Op., Ph-ac., Phos., Sep., Sil., Stram., Sulph., Tarent., Tub., Verat
aber unsicher Ars., Lyc., Sil.

Intrigant (→ manipulierend): Hyos., Lach.

Introvertiert: Carc., Nat-m., Sep.

Isoliert, fühlt sich: Androc., Choc., Falco-p., Lac-del.

Jähzorn (→ wütend, Wutanfälle, zornig): Carc., Cupr., Falco-p., Ferr., Lac-c., Lyc., Med., Merc., Op., Tarent., Tub.

Jammernd: Agar., Ant-c., Ars., Calc-p., Cham., Cina, Ign., Lach., Lyc., Merc., Nux-v., Puls., Sep., Sulph., Tub., Verat

Kämpft gerne: Androc., Ferr., Lac-leo

Kindisch: Apis, Arg-n., Bar-c., Hyos., Ign., Stram.

Kitzelig: Kali-c., Phos.

Klagend (→ jammernd): Ign., Staph.

Klassenkasper: Bell., Cupr., Hyos., Merc., Phos., Stram., Tub., Verat

Klauen: Tarent.

Klaustrophobie (→ Angst vor Enge): Arg-n., Lach., Lyc., Puls., Stram.

Kleidung, Enge, unerträglich (v. a. am Hals): Lach., Sep.

Kleptomanie (→ klauen): Calc., Kali-c., Lach., Mag-c., Med., Nux-v., Op. Phos., Puls., Sep., Sulph., Tarent., Tub.

Klettern gerne: Tarent., Tub.

Klug (→ intelligent)

Kokett: Lach.

Kommandieren gerne (→ diktatorisch): Bac., Kali-c., Lyc., Med., Merc., Nux-v., Sulph., Tub.

Kommunikativ: Lac-del., Lith-p., Phos.

Konkurrenzbetont: Apis, Lach., Tarent.

Kontaktscheu: Bar-c., Nat-m., Sil.

Kontrollierend (zwanghaft): Ars., Carc., Psor., Verat

Kontrollverlust: Agar., Bell., Merc., Stram., Tarent.

Konzentrationsmangel (→ unkonzentriert)

Körperkontakt, lieben: Calc-s., Choc., Lac-del., Phos., Puls., Sacch

Korrekt (→ akribisch, pingelig): Ars., Nux-v.

Kränklich :Bac., Psor., Staph.

Kreativ: Chin., Lac-del., Phos.

Kritik, empfindlich auf: Carc., Ferr., Ign.

Kritisch (→ tadelsüchtig): Androc., Ars., Nux-v., Sulph., Verat

Kummervoll (→ traurig): Calc-s., Caust., Ign., Nat-m., Ph-ac., Psor., Sep., Staph., Thuj

Künstlerisch begabt: Arg-n., Chin., Nat-m., Tub.

Kuschelig (→ schmusig): Calc-s., Choc., Lac-del., Phos., Puls., Sacch

Kuscheln, Abn. zu: Ant-c., Cham., Chin., Cina, Cupr., Ign., Kali-c., Lyc., Nat-m., Sep., Sil.

Lachen
bei ernsten Dingen: Hyos., Nat-m., Phos.
bei Tadel: Bell., Graph.
und Weinen gleichzeitig: Ign., Phos., Puls., Zinc.

Lampenfieber: Arg-n., Lyc., Phos., Sil.

Langeweile, ständige: Bac., Calc-p., Tub.

Langsam: Bar-c., Beryl., Calc., Carc., Graph., Op., Ph-ac., Phos., Sil., Verat., Zinc.

Langsames Antworten: Zinc.

Lästern gerne: Ars., Lach., Nux-v., Verat

Lästig (→ distanzlos): Cupr., Hyos., Stram.

Launisch Ars., Bac., Calc-p., Caps, Cham., Cina, Choc., Ign., Lac-f., Med., Puls., Sacch., Sep., Tub.

Laut: Bell., Lac-leo., Sulph.

Lebendig: Bac., Bell., Lac-leo., Med., Sulph., Tub.

Lebensfreudig: Phos., Sulph.

Lebhaft: Agar., Androc., Bac., Bell., Lach., Lith-p., Med.

Legasthenie: Agar., Calc-p., Lac-c., Lach., Lyc., Med., Nat-m., Stram., Thuj., Tub.

Leistungsstark: Cupr., Nux-v.

Lesen:

Abn.: Med., Nux-v.
kann nicht gut: Alum., Lyc., Mag-c., Merc.
liebt: Carc., Nat-m., Sil., Sulph.

Lethargisch (→ apathisch, phlegmatisch)Androc., Caps, Graph., Lac-c., Nat-m., Zinc.

Lichtempfindlich. Androc., Bell., Tarent.

Lieb: Bell., Lac-c., Lac-f., Puls., Sacch., Stram., Tub.

Liebeskummer: Ant-c., Calc-p., Ign., Nat-m., Ph-ac., Staph.

Liebevoll: Bell., Calc., Caust., Ign., Lac-del., Phos., Puls.

Liebkosung, Abn. (→ kuscheln, Abn. zu):

Liebreizend: Puls., Sil.

Linkshänder: Carc., Alum., Caust., Tub.

Listig: Cupr., Lach., Med., Nux-v., Op., Sacch., Tarent., Tub.

Lügen: Androc., Lach., Med., Tarent., Thuj., Tub., Verat

Lustig: Agar., Bell., Borx., Calc., Hyos., Lach., Op., Ph-ac., Phos., Sacch., Stram., Tarent., Verat., Zinc.

Lustlos: Bar-c., Nat-m., Lach., Ph-ac., Phos., Sep., Staph.

Mädchenhaft: Ign., Phos., Puls., Sil.

Mammitis (Kinder hängen am Rockzipfel): Borx., Carc., Cham., Ign., Phos., Puls., Sil., Staph., Stram.

Manipulierend: Lach., Puls., Sil., Staph., Sulph., Tarent., Thuj., Tub.

Manisch: Merc., Op., Verat

Melancholisch (→ traurig, kummervoll): Ant-c., Caps, Ferr., Ph-ac., Sep.

Minderwertigkeitskomplex: Bar-c., Lac-c., Lac-f

Missbraucht: Androc., Carc., Falco-p., Lac-f., Staph.

Misstrauisch: Calc-s., Hyos., Med., Tarent.

Mitfühlend: Calc-p., Carc., Caust., Ign.,Nat-m., Phos., Puls., Tarent.

Mogeln (→ betrügerisch, hinterlistig): Tarent.

Müdigkeit, ständige (→ erschöpft):

Mürrisch Ant-c., Ars., Bac., Calc-p., Carc., Cham., Cina, Lyc., Mag-c., Ph-ac., Psor., Sacch., Sil., Staph.

Musik

bringt zum Weinen: Graph., Nat-m., Thuj
zu hören, liebt es: Calc-p., Graph., Nat-m., Sep., Tarent., Tub.
Musikalisch: Ant-c., Nat-m., Tub.

Mutig (→ furchtlos): Bell., Op., Tub.

Mutlos (→ entmutigt): Ars., Bar-c., Borx., Psor., Sep.

Mutterbindung sehr stark (→ anklammern, Mammitis): Bar-c., Borx., Carc., Puls., Sep., Stram.

Nachgiebig: Bar-c., Beryl., Carc., Cupr., Lac-c., Puls., Sil., Staph., Zinc.

Nachlässig: Sulph.

Nächtliche Unruhe (→ Unruhe, nächtlich)

Nachtragend: Bac., Calc., Ign., Nat-m., Op., Sep., Sil., Staph., Sulph., Tub.

Nägelkauen: Acon., Ant-c., Arn., Ars., Bac., Bar-c., Calc., Calc-s., Carc., Cina, Hyos., Lyc., Mag-c., Med., Nat-m., Phos., Puls., Sep., Sil., Staph., Stram., Sulph., Tub., Verat

Naiv (→ kindisch): Bar-c.

Nasebohren, ständiges: Bar-c., Calc., Cina, Cupr., Lach., Sulph., Zinc.

Naturverbunden: Falco-p., Lac-f., Lac-leo

Neidisch: Hyos., Lach., Nux-v.

Nervös: Androc., Arg-n., Ars., Borx., Calc-p., Cham., Chin., Cina, Ign., Hyos., Lach., Mag-c., Med., Nat-m., Nux-v., Ph-ac., Phos., Sacch., Staph., Zinc.

Nett (→ freundlich)

Neugierig: Agar., Calc-p., Carc., Lach., Lith-p., Med., Sulph., Phos., Tub., Verat

Niedergeschlagen: Ant-c., Ars., Calc., Calc-s., Carc., Caust., Graph., Lach., Lyc., Med., Nat-m., Psor., Sulph.

Nörglerisch: Calc-p., Kali-c., Lyc., Nux-v.

Nostalgisch: Caps

Nuckeln lange (→ Schnuller, brauchen langen den): Sacch., Choc., Lac-h.

Null-Bock-Mentalität (→ gleichgültig, lustlos): Ant-c., Ph-ac

Oberflächliche Freundschaften: Lith-p.

Offen: Calc-p., Lac-del., Lith-p., Nux-v., Sulph., Tub.

Opfer von Mobbing: Lac-c.

Optimistisch: Phos., Sulph.

Ordentlich: Ars., Carc., Kali-c., Lac-f., Lyc., Nat-m., Nux-v., Sep., Sil.

Ordnungssinn, mangelnder: Bac., Bar-c., Calc-s., Caust., Cina, Med., Phos., Sulph., Tub.

Panisch: Acon., Alum., Bell., Stram.

Perfektionistisch: Ars., Carc., Ign., Nat-m., Nux-v.

Pessimistisch: Graph., Psor., Sep.

Petzen (verpetzen andere): Agar., Ars., Hyos., Lach., Lyc., Nat-m., Verat

Pflichtbewusst: Ars., Carc., Ferr., Kali-c., Nat-m., Sep., Zinc.

Phantasievoll: Ant-c., Bell., Chin., Op., Stram.

Phlegmatisch (→ langsam, lethargisch): Bar-c., Calc., Caps, Graph.

Pingelig (→ akribisch, ordentlich): Ars., Carc., Lyc., Sil.

Planlos (→ chaotisch): Alum.

Poesie, liebt: Ant-c., Nat-m.

Prahlerisch (→ angeberisch): Lac-leo., Lyc., Merc., Stram.

Praktisch veranlagt: Ferr., Kali-c

Provozierend: Androc., Arn., Bell., Caust., Hyos., Lac-c., Lach., Med., Sep., Tarent., Tub.

Prüfungsangst: Arg-n., Kali-c., Lyc., Ign., Nat-m., Psor., Sil.

Pubertät

überempfindlich in der (→ empfindlich): Acon., Ant-c., Bell., Calc., Calc-p., Cham., Ign., Nat-m., Phos., Puls., Sep., Staph.

verzögert: Bar-c., Calc., Calc-p., Caust., Graph., Ign., Kali-c., Nat-m., Puls., Sep., Sil., Tub., Zinc.

Pünktlich: Arg-n., Nux-v.

Quälgeist (→ lästig): Agar., Arg-n., Cham., Nux-v., Psor., Zinc.

Quasselig (→ geschwätzig): Hyos.

Quengelig (→ nörgelig): Ars., Borx., Cham., Cina, Lach., Puls.

Querköpfig (→ eigensinnig, widerspenstig, trotzig): Calc-s.

Quirlig (→ aktiv, ruhelos): Agar., Androc., Sulph.

Rachsüchtig: Cina, Lach., Nat-m., Merc., Tarent., Tub.

Raffiniert: Lach., Tarent.

Raserei (→ Jähzorn, Kontrollverlust, Wutanfälle): Acon., Bell., Chin., Cupr., Falco-p., Lyc., Merc., Stram.

Rational (→ emotionslos): Lyc.

Rebellisch: Bac., Carc., Caust., Med., Merc., Tub.

Rechthaberisch (→ besserwisserisch): Ars., Lyc., Nux-v.

Redselig (→ geschwätzig): Bell., Cupr., Hyos., Lach., Op., Phos., Stram., Sulph., Verat.

Regeln

Abn. gegen: Sulph.

mag: Ars., Cupr., Ferr., Kali-c.

Regressives Verhalten (→ babyhaft): Bac., Bar-c., Calc-s., Carc., Med., Nat-m., Lac-h., Puls., Sil., Stram., Tub.

Reiselustig Calc-p., Phos., Tub.

Reizbar: Androc., Ant-c., Arn., Bac., Ferr., Calc-p., Caps, Carc., Caust., Cham., Chin., Choc., Cina, Falco-p., Ign., Lac-c., Lac-leo., Lyc., Mag-c., Med., Merc., Nat-m., Nux-v., Sacch., Staph., Tub., Zinc.

während Zahnung: Calc., Calc-p., Cham., Cina, Tub.

Reserviert: Caust., Ign., Lac-f., Lyc., Nat-m., Sep.

Resigniert: Psor., Staph.

Retardiert (→ Entwicklungsverzögerung): Bar-c.

Rhythmusgefühl, gutes: Carc., Sep., Tarent.
Romantisch (→ gefühlvoll, sentimental): Ant-c., Ign., Ph-ac.
Routine, liebt: Caps., Kali-c.
Rücksichtslos: Lach.
Ruhelos (→ aktiv, hyperaktiv): Agar., Androc., Ars., Bac., Calc-p., Cham., Choc., Cina, Falco-p., Hyos., Lac-leo., Lith-p., Med., Merc., Phos., Psor., Sacch., Stram., Sulph., Tarent., Tub., Zinc.
nachts (→ Unruhe, nächtliche)
Sammeln: Sulph.
Sanftmütig: Bar-c., Calc., Carc., Lac-f., Puls., Sil.
Sauberkeitsfimmel: Ars., Carc., Lac-c., Lac-f., Sil.
Schamhaft (→ verlegen): Calc-s., Ferr., Op., Psor., Puls., Sil., Staph.
Schamlos: Hyos., Med., Tub.
Schaukeln beruhigt: Cham., Cina, Puls., Sacch
Scherze, unangebrachte: Hyos
Scheu (→ schamhaft, schüchtern, verlegen): Arg-n., Ars., Bar-c., Cupr., Lyc., Puls.
(→ schüchtern, verlegen): Graph., Lac-c., Nat-m.
Schlaf unruhig, Kind wirft sich hin und her (→ Unruhe, nächtliche): Ars., Bar-c., Bell., Cham., Cina, Lyc., Nat-m., Stram., Sulph., Zinc.
Schläfrig (→ erschöpft)
Schlafstörungen
allgemein (→ Aufwachen, nachts; Aufwachen zu früh; Einschlafen schwierig; Schlaf unruhig; Schreien nachts; Unruhe, nächtliche; Weinen nachts): Acon., Arn., Ars., Bell., Carc., Cham., Cina, Lac-del., Lac-f., Lac-leo., Lyc., Mag-c.
Säuglingen, bei: Acon., Bell., Borx., Carc., Cham., Nux-v., Psor
Schlagfertig: Lach.
Schlägt andere: Bell., Cham., Cina, Cupr., Hyos., Lac-leo., Med., Merc., Nux-v., Stram., Tarent., Tub., Verat
Schluchzen: Ign., Nat-m.
Schmeichlerisch: Verat.
Schmerzempfindlich: Cham., Ferr., Phos.
Schmerzunempfindlich: Arn., Op.
Schmollen (→ beleidigt): Ant-c., Bac., Ph-ac., Puls., Sep.
Schmuddelig: Sulph.
Schmusig (→ kuschelig): Lac-del., Lac-f., Phos.
Schnippisch Androc., Bac., Calc-p., Cham., Cina, Cupr., Nux-v., Lach., Sep., Tub.
Schnuller, brauchen lange den (→ nuckeln lange): Bar-c., Calc., Lyc., Med., Puls., Sacch., Sulph.
Schock: Acon., Ign., Op.
Schöngeistig: Chin., Staph., Tub.
Schreckhaft: Ant-c., Arg-n., Bar-c., Borx., Ign., Kali-c., Lac-c., Mag-c., Med., Op., Phos., Sil., Zinc.
Schreckliche Dinge, empfindlich auf (→ empfindlich): Calc., Carc., Caust., Lach., Lyc., Nux-v., Phos., Puls., Sep., Sil., Staph., Sulph., Zinc.
Schreien allgemein (→ laut): Acon., Bell., Borx., Calc., Cham., Cina, Lac-leo., Mag-c., Nux-v., Staph., Sulph., Tub.
Trotz und Wut, aus: Calc-p., Cham., Cina, Cupr., Kali-c., Lyc., Med., Sep., Stram., Sulph., Tub., Verat.
Neugeborene: Ars., Bell., Lyc., Psor., Tarent., Thuj.
Zahnung, bei: Apis, Cham., Cina
nachts (→ nächtliche Unruhe): Borx., Calc., Cham., Cina, Kali-c., Lac-c., Lyc., Nux-v., Psor., Stram., Tub., Zinc.
nachts im Schlaf, und Weinen: Acon., Bell., Borx., Calc., Carc., Cina, Lyc., Puls., Stram., Thuj., Tub.
Schreikinder von Geburt an: Acon., Carc., Cham., Cupr., Lyc., Med., Nux-v., Sulph.
Schroff: Sep.
Schüchtern: Bar-c., Calc., Calc-s., Carc., Chin., Cupr., Ferr., Graph., Ign., Nat-m., Puls., Sil., Staph., Stram., Sulph., Thuj., Zinc.
Schulkind (weiss es, aber meldet sich nicht): Calc., Carc., Kali-c., Lyc., Puls., Sil.
Schuldgefühle, unberechtigte: Carc., Staph., Thuj.

Schule, Abn. gegen: Agar., Arg-n., Bar-c., Calc., Calc-p., Calc-s., Ign., Lyc., Med., Nat-m., Phos., Puls., Stram., Tub.

Schulprobleme durch Streit in der Familie: Ars., Calc., Graph., Ign., Lach., Mag-c., Merc., Nat-m., Nux-v., Phos., Staph., Sulph.

Schwach (→ erschöpft)

Schwatzhaft (→ geschwätzig)

Schweigsam: Carc., Ant-c., Mag-c., Ph-ac., Sil., Staph., Thuj.

Schwerfällig (→ langsam): Bar-c.

Schwermut (→ melancholisch, kummervoll): Ant-c., Ars., Borx., Calc., Cham., Cina, Graph., Lach., Psor., Puls., Sacch., Sil.

Selbständig, früh: Bell., Calc-p., Kali-c., Nat-m., Nux-v., Sep., Sulph.

Selbstbewusst: Arn., Bac., Lac-leo., Nux-v., Sep., Sulph., Verat.

Selbstkontrolle, erhöhte: Ars., Carc., Kali-c.

Selbstmissachtung: Lac-c., Thuj

Selbstmitleid: Agar., Calc., Caust., Puls., Staph.

Selbstsucht (→ egozentrisch): Agar., Ars., Cina, Cupr., Lach., Lyc., Puls., Sil., Sulph., Tarent., Verat.

Selbstüberschätzung: Sulph.

Selbstvertrauen (→ selbstbewusst)
Mangel an (→ entmutigt): Bar-c., Beryl., Calc., Carc., Graph., Kali-c., Lac-c., Lyc., Med., Merc., Nat-m., Phos., Psor., Puls., Sil., Staph., Thuj.

Selbstvorwürfe: Carc., Lac-c.

Selbstzerstörerisches Verhalten: Androc., Med., Nux-v., Tarent., Tub.

Sensibel (→ empfindlich): Ant-c., Caps, Chin., Phos., Sil., Thuj.

Sentimental (→ gefühlvoll): Ant-c., Calc-p., Ign., Phos., Puls., Staph., Tub.

Seufzen, häufiges: Calc-p., Ign.

Sexualisiert, früh: Hyos., Lach., Med., Merc., Nux-v., Staph.

Simulieren: Tarent., Verat

Singt gerne: Agar., Carc.

Sorgfältig (→ akribisch, ordentlich)

Sorglos (→ furchtlos): Agar., Sulph.

Sorgsam (→ fürsorglich): Ars., Chin., Graph., Ign., Lac-del., Nux-v., Sep., Sil.

Spielen
Abn.: Bar-c., Carc., Cina, Lyc., Merc., Nat-m., Sep., Sulph.
allein, lieber: Bar-c., Calc., Cina, Nat-m., Sep., Sil., Sulph.
allein, nicht gern: Carc., Lyc., Phos.
Kindern, lieber mit jüngeren: Bar-c., Carc., Lyc., Puls., Sil.

Sportlich: Agar., Androc., Calc-p., Carc., Ferr., Merc., Tarent., Thuj., Tub.

Spöttisch: Choc, Lach., Verat.

Sprechen im Schlaf: Bar-c., Bell., Cham., Cina, Kali-c., Lach., Sep., Stram.

Sprechenlernen, spätes: Agar., Bar-c., Bell., Borx., Calc., Calc-p., Nat-m., Ph-ac., Phos., Sil., Sulph.

Springt gerne: Bell., Cina, Stram., Sulph., Tarent., Verat

Spuckt andere an: Bell., Calc., Cupr., Hyos., Merc., Stram., Verat

Stammeln (→ stottern): Lach., Stram., Thuj

Stark: Lac-leo., Merc.

Starr, wie erstarrt: Acon., Ign., Op

Stehlen (→ Kleptomanie)

Still (→ schweigsam): Alum., Arn., Ant-c., Calc., Carc., Caust., Ign., Mag-c., Ph-ac., Sil., Staph., Thuj., Zinc.

Stöhnen (→ jammern)

Stolpern (→ ungeschickt): Agar.

Stolz: Lac-leo., Lyc., Sulph., Verat.

Störrisch (→ eigensinnig, widerspenstig, stur): Calc-s., Choc.

Stottern: Agar., Bell., Caust., Merc., Stram., Sulph., Thuj.

Streit, Abn. gegen: Calc., Carc., Ign., Mag-c., Nat-m., Phos., Puls.

Streitsüchtig: Agar., Androc., Caps, Choc., Hyos., Kali-c., Lac-leo., Lach., Lyc., Mag-c., Merc., Nux-v., Sacch., Sil., Stram., Sulph., Tarent., Tub.

Streng: Kali-c., Lyc.

Stur (→ bockig, störrisch, widerspenstig): Alum., Calc., Cina, Kali-c., Lac-f., Lyc., Sil.

Suchtneigung (Drogen): Agar., Med., Merc.

Sündenbock, fühlt sich als: Agar., Bar-c., Calc-p., Carc., Puls., Sil., Staph.

Tadel, empfindlich auf: Carc., Kali-c., Ign., Lyc., Staph.

Tadelsüchtig: Ars., Carc., Cupr., Lach., Lyc., Nux-v., Tub.

Tagträumer (→ ablenkbar, verträumt): Ant-c., Calc-p., Chin., Ign., Ph-ac., Phos., Staph.

Tanzen gern: Agar., Bell., Carc., Hyos., Phos., Sep., Stram., Tarent.

Tapfer: Arn., Nat-m.

Technik, Sinn für: Sulph.

Teilnahmslos (→ apathisch, gleichgültig): Op., Ph-ac.

Temperamentvoll (→ cholerisch, heftig, launisch, lebhaft): Lac-f

Tierlieb: Carc., Falco-p., Lac-del., Lac-f., Sil.

Tod als Thema fasziniert: Agar

Tollpatschig: Apis, Calc., Nat-m.

Träge (→ faul, langsam): Alum., Bar-c., Calc., Calc-p., Caps, Graph., Kali-c., Lyc., Ph-ac., Sep., Sulph.

Träge im Denken: Bar-c., Calc., Thuj., Zinc.

Trauer (→ kummervoll, traurig): Ign., Nat-m.

Traurig (→ kummervoll): Caps, Choc., Graph., Ign., Merc., Nat-m., Psor., Staph., Thuj

Traut sich nichts zu: Beryl., Lac-h.

Trennungsängste: Borx., Choc., Lac-h., Sacch., Puls.

Treten: Bell., Cham., Cina, Lyc., Med., Nux-v., Merc., Stram., Tarent., Tub.

Trödelig (→ langsam): Bar-c., Calc.

Trommeln gern: Agar

Trost

Abn. gegen: Carc., Cham., Ign., Nat-m., Sep., Sil.

braucht viel: Puls.

Trotzig (→ bockig, eigensinnig, störrisch, widerspenstig): Ant-c., Bac., Caust., Cham., Cina, Cupr., Ign., Lyc., Mag-c., Nux-v., Sep., Staph., Tarent., Tub.

Tüchtig: Ferr., Nux-v., Sil.

Überanstrengung, mutet sich zu viel zu: Ars., Ferr., Kali-c., Lach., Nux-v., Phos., Sep., Sil., Staph.

Überempfindlich (→ empfindlich): Ign., Nux-v., Sep., Staph.

Überfordert durch zu hohe Erwartungen: Carc., Nat-m., Staph.

Überheblich (→ anmaßend, hochmütig, prahlerisch): Lac-leo., Lyc.

Überschätzt sich: Sulph.

Umhertragen beruhigt: Cham., Puls.

Unabhängigkeitsdrang: Lac-f., Tub.

Unachtsam: Alum., Bar-c., Bell., Caust., Cham., Hyos., Lach., Merc., Op., Phos.

Unausgeglichen, v. a. in der Pubertät: Ign., Lyc., Nat-m., Sep., Tub.

Unausstehlich: Cham., Cina

Unbeholfen: Agar

Unberechenbar (→ emotional instabil): Calc., Ign., Cina, Lac-c., Lyc., Med., Tarent., Tub.

Unbesonnen (→ unachtsam)

Unbeständig: Lith-p.

Unbeteiligt (→ apathisch, gleichgültig, lethargisch): Op

Unentschlossen (→ zögerlich): Bar-c., Beryl., Graph., Puls., Zinc.

Unermüdbarkeit (→ voller Energie, lebendig): Agar., Bell., Med., Nux-v., Phos., Stram., Sulph., Tarent.

Ungeduldig: Androc., Arg-n., Calc-p., Cham., Choc., Cina, Ign., Lac-leo., Med., Nux-v., Phos., Sep., Sil., Sulph., Tarent.

Ungehorsam: Calc-p., Cham., Chin., Cina, Cupr., Lyc., Med., Sulph., Tarent., Tub., Verat.

Ungeliebt, fühlt sich: Arg-n., Cham., Chin., Ign., Lac-c., Mag-c., Nat-m., Nux-v., Ph-ac., Puls., Sacch., Sep., Staph., Thuj.

Ungeschickt: Agar., Apis, Bar-c., Caps, Caust., Lach., Nat-m., Sulph.

Unglücklich (→ kummervoll, melancholisch, traurig): Nat-m., Sulph., Tub.

Unhöflich: Cham., Lyc., Verat.

Unkompliziert: Calc., Sulph.

Unkonzentriert (→ ablenkbar, verträumt): Agar., Ant-c., Arg-n., Bac., Bar-c., Calc., Calc-p., Choc., Graph., Hyos., Lith-p., Med., Ph-ac., Phos., Sacch., Stram., Sulph., Tub., Zinc.

Unrechtsbewusstsein, fehlendes: Merc., Op., Stram., Tarent., Tub., Verat.

Unruhe, nächtliche: Acon., Ars., Bell., Borx., Calc., Carc., Cham., Cina, Hyos., Kali-c., Lac-c., Merc., Phos., Stram., Sulph., Tub., Zinc.

Unruhig (→ ruhelos)

Unsicher (→ Selbstvertrauen, Mangel an): Bar-c., Beryl., Lac-h.

Unsportlich: Bar-c., Calc., Chin., Lyc.

Unterdrückt: Carc., Staph., Thuj.

Unterfordert: Tub., Verat.

Unterschätzt sich: Carc., Sil.

Unterwürfig: Beryl., Lac-c., Thuj.

Unüberlegt: Lith-p.

Unverschämt: Graph., Hyos., Lach., Lyc., Med., Nat-m., Nux-v., Puls., Sacch., Sulph., Verat.

Unzufrieden: Ant-c., Bac., Calc-p., Calc-s., Carc., Cham., Cina, Cupr., Lac-c., Merc., Nat-m., Nux-v., Puls., Sep., Sil., Staph., Sulph., Tub.

Vaterkonflikt: Carc., Lyc., Med., Nux-v., Staph.

Verächtlich: Ars., Lach., Lyc., Verat.

Veränderung, Abn. gegen (→ Routine, liebt): Caps, Graph., Kali-c.

Verantwortung zu übernehmen, unfähig: Phos., Sulph.

Verantwortungsbewusst: Calc., Carc., Kali-c., Lac-del., Nat-m., Sil., Sep.

Verbergen ihre Gefühle: Lac-del., Thuj.

Vergesslich: Bar-c., Calc., Caust., Choc., Lac-c., Med., Nat-m., Phos., Sulph.

Verklemmt (→ angespannt): Cupr.

Verkrampft (→ angespannt): Cupr., Zinc.

Verlangen

Getragen zu werden: Ars., Cham., Cina, Kali-c., Lyc., Med., Puls., Verat

Nacktsein: Bell., Hyos., Phos., Tarent.

Verlassenheit durch Abwesenheit der Eltern: Sacch., Mag-c., Nat-m., Sep.

Verlassenheitsgefühl: Arg-n., Bar-c., Calc., Calc-p., Carc., Lac-c., Lac-h., Lach., Mag-c., Nat-m., Ph-ac., Psor., Puls., Sacch., Sep., Stram., Thuj.

Verlegen (→ schamhaft, schüchtern): Bar-c., Graph., Ign., Lyc., Nat-m., Op., Puls., Sil., Staph., Sulph.

Verletzlich: Androc., Ign., Nat-m., Staph.

Vernachlässigt (→ Verlassenheit): Lac-del., Lac-f., Psor., Staph., Tarent.

Vernünftig: Ars., Carc., Kali-c., Lyc.

Verpetzt andere Kinder: Verat.

Verschlossen: Androc., Calc., Calc-s., Ign., Lyc., Nat-m., Sep., Thuj.

Verspielt, noch zu: Agar., Ign., Lach., Lac-del., Sulph., Tarent.

Verstecken sich

Mutter, hinter der (→ verlegen, schamhaft, schüchtern): Arg-n., Ars., Bar-c., Cupr., Hyos., Lyc., Med., Puls., Tub.

Spielen, beim: Bar-c., Bell., Stram., Tarent., Thuj.

Verträumt: Agar., Ant-c., Calc-p., Chin., Lac-h., Op., Phos.

Verzweifelt: Ars., Calc., Falco-p., Ign., Lyc., Merc., Psor., Verat.

Vorsichtig (→ ängstlich, sorgsam): Bar-c., Caust., Graph., Ign., Lac-f., Lyc., Sil.

Wachsam: Lac-del., Lac-f., Lac-leo.

Wagemutig (→ furchtlos): Agar., Bac., Sulph., Tub.

Wankelmütig (→ launisch, unentschlossen, wechselhaftes Verhalten): Alum., Ars., Ferr., Ign., Lach., Puls., Sil., Tub., Zinc.

Waschen/Baden, Abn.: Ant-c., Calc., Calc-s., Med., Stram., Sulph.

Wechselhaftes Verhalten (→ emotional instabil, unberechenbar): Lith-p., Med., Puls., Sacch., Stram.

Weichliche Jungen: Calc., Hyos., Lyc., Puls., Sep., Staph., Thuj.

Weinen

lautes (→ Schluchzen, Schreien: Cham., Cina, Lac-c.

nachts (→ Unruhe, nächtliche, schreien nachts): Borax, Calc-s., Chin., Cina, Lac-c., Lach., Mag-c., Nat-m., Nux-v., Psor., Puls., Sil., Stram.

müde, wenn: Lac-leo., Phos., Puls., Sulph.

Musik, durch: Graph., Thuj., Tub.

Säuglingen, bei: Acon., Ars., Bell., Borx., Calc., Carc., Cham., Ign., Puls., Thuj.

Schlaf, im: Hyos., Nux-v.

Willen nicht bekommen, wenn sie ihren: Bell., Calc., Calc-p., Cham., Cina, Ign., Phos., Tub.

Zuspruch, bei: Calc-p., Ign., Nat-m., Sep., Sil.

Weinerlich: Alum., Bell., Borx., Calc., Caust., Cham., Graph., Ign., Lac-c., Nat-m., Op., Puls., Sil.

Widerspenstig (→ bockig, störrisch, stur, trotzig): Acon., Ant-c., Ars., Bac., Calc., Calc-p., Caps, Cham., Chin., Cina,Choc., Kali-c., Lyc., Merc., Nux-v., Sacch., Sil., Tarent., Tub.

Widerspruch, neigt zu: Nux-v., Tub.

Wiederholt alles, was man sagt: Zinc.

Wiegen beruhigt (→ Schaukeln beruhigt)

Wild: Bell., Cina, Med., Stram., Tub.

Willensstark: Arn., Falco-p., Ferr., Sulph.

Wind, mag: Androc., Falco-p.

Wissbegierig :Bac., Sulph., Tub., Verat.

Wohlerzogen (→ brav): Ars., Carc., Kali-c., Sil., Staph.

Wut, unterdrückte (→ Groll, innerer): Carc., Cupr., Falco-p., Ferr., Lac-c., Mag-c., Nat-m., Staph.

Wutanfälle (→ Jähzorn, wütend, zornig): Acon., Androc., Bell., Calc-p., Cham., Choc., Cina, Falco, Hyos., Lach., Lyc., Med., Merc., Nux-v., Puls., Staph., Stram., Tarent., Thuj., Tub.

Wütend: Agar., Bac., Bell., Calc-s., Cham., Cina, Hyos., Merc., Stram., Tarent., Tub., Verat.

Zappelig (→ hampeln, hyperaktiv, unruhig): Agar., Calc-p., Cham., Choc., Lith-p., Med., Merc., Phos., Sacch., Tarent., Tub., Zinc.

Zärtlichkeit, Verlangen nach (→ kuschelig, schmusig): Carc., Phos., Puls.

Zerschneidet Dinge im Zorn: Verat

Zerstört Dinge (→ destruktiv): Bell., Cupr., Hyos., Med., Stram., Tarent., Tub., Verat.

Zerstreut (→ vergesslich): Cham., Lach., Nat-m., Puls., Sulph.

Zielstrebig: Ferr., Nux-v.

Zittern vor Erregung: Agar., Arg-n.

Zögerlich (→ unentschlossen): Bar-c., Beryl., Puls., Sil.

Zornig (→ wütend): Bac., Bell., Calc-p., Cham., Cina, Falco-p., Ign., Nux-v., Staph., Tub.

Zucken: Zinc.

Zufrieden: Calc., Sulph.

Zupfen an Dingen herum: Ars., Bell., Hyos., Op., Psor., Stram., Zinc.

Zurückgezogen (→ Einzelgänger, reserviert): Androc., Caps, Lac-f., Lac-h., Ph-ac., Thuj.

Zurückhaltend (→ reserviert): Arg-n., Cupr., Ign., Lac-f., Lyc., Nat-m., Puls.

Zurückweisend, was zuvor verlangt wurde: Cham., Cina, Tub.

Zwanghaft: Ars., Carc.

8. Krankheiten- und Stichwortindex

B

C

D

E

F

G

I

L

M

N

R

S

T

U

V

W

Z

9. Glossar der medizinischen Fachbegriffe

Abszess
Umkapselte Eiteransammlung in einer nicht präformierten Körperhöhle, die durch entzündliche Gewebseinschmelzung entsteht.

Acetonämie
Erhöhtes Auftreten von Ketonkörpern im Blut, was einem typischen Körper- und Mundgeruch führt („faule Äpfel"). Ursache kann eine Unterversorgung von Kohlenhydraten bzw. ein längerer Hungerzustand sein.

Acetonämisches Erbrechen
Heftige Brechanfälle ohne erkennbare pathologische Ursache mit typischer Bildung von Ketonkörpern, die weiteres Erbrechen auslösen (Teufelskreis).

Acetonurie
Übermäßiges Auftreten von Aceton oder anderen Ketonkörpern im Urin. Kommt z. B. nach längeren Hungerphasen (z. B. Fasten) vor.

Adenoide
Rachenmandelhyperplasie (Tonsilla pharyngealis).

ADHS
Aufmerksamkeits-Defizit-Hyperaktivitäts-Syndrom. Eine bereits im Kindesalter beginnende psychische Störung, die sich durch Probleme mit der Aufmerksamkeit sowie Impulsivität und Hyperaktivität auszeichnet. Jungen sind häufiger betroffen als Mädchen. Unkonzentriert, ablenkbar, fehlende Impulskontrolle, zappelig, hört nicht zu, vergesslich, verweigert Aufgaben und stört im Unterricht andere Kinder. Der klassische „Zappelphilipp".

Adipositas
Fettleibigkeit. Übermäßiges Übergewicht mit einem BMI von mehr als 30. Schon Kinder sind betroffen durch zu viel und falsches Essen sowie zu wenig Bewegung. Auch Stoffwechselstörungen oder Medikamente können ursächlich sein.

ADS
Aufmerksamkeits-Defizit-Syndrom ohne Hyperaktivität und ohne fehlende Impulskontrolle. Fällt auf durch fehlenden Antrieb und Tagträumerei. Unkonzentriert und ablenkbar. Hört nicht zu, vergesslich und verweigert Aufgaben. Die „Träumsuse" (Mädchen und Jungen in etwa gleich betroffen).

Agoraphobie
Angst auf großen Plätzen (auch vor Menschenansammlungen).

Albuminurie
Hoher Wert des Körpereiweißes Albumin im Urin, meist bei Nierenschaden.

Amenorrhö
Ausbleiben der Menstruation. Typisch bei Magersucht oder Hormonstörungen.

Analfissur
Schmerzhafter Einriss der Haut/Schleimhaut am After.

Analprolaps
Vorfall der Schleimhaut und Haut des Darmausgangskanals (Analkanal) nach außen.

Anämie
Umgangssprachlich: Blutarmut. Verminderung des Hämoglobingehaltes im Blut. Dadurch ist die Sauerstofftransportkapazität verringert.

Anästhetika
Narkosemittel.

Angioneurotisches Ödem
Auch: Quincke-Ödem. Eine sich rasch entwickelnde, juckende Hautschwellung durch erhöhte Permeabilität der Gefäßwände in Folge einer allergischer Reaktion.

Anorexie
Magersucht.

Aphonie
Stimmlosigkeit. Kann organische oder psychogene Ursachen haben.

Aphthe
Schmerzhafte Läsion des Zahnfleisches und des Mundraums. Es handelt sich um kleine infektiöse oder nicht infektiöse weißlich glänzende Geschwüre mit Fibrinbelag. Kommt bei Kindern z. B. durch Candida-Befall in Folge einer Antibiotikatherapie vor.

Apoplex
Schlaganfall. Plötzliche Durchblutungsstörung eines Organs oder einer Körperregion.

Appendizitis
Blinddarmentzündung.

Arthritis
Gelenksentzündung

Asperger-Syndrom
Milde Variante des frühkindlichen Autismus. Fällt nicht selten mit Hochbegabung zusammen.

Asphyxie
Zustand mit Kreislaufschwäche und Atemdepression bis -stillstand.

Asthenopie
Sehstörungen und Beschwerden wie Schwere der Augenlider, Augentränen und Augenrötung sowie Kopfschmerzen durch starke Ermüdung bzw. Überlastung der Augen, v. a. durch Fernsehen, Computer, Lesen und lange Autofahrten.

Asthma bronchiale
Chronische entzündliche Erkrankung der Atemwege mit dauernder Überempfindlichkeit der Bronchien. Durch vermehrten Schleim, Ödeme und Verkrampfung kommt es durch die Verengung der Atemwege zu anfallsweiser Atemnot bei Belastung. Verschiedene Reize tragen zu der chronischen Entzündung bei bzw. unterhalten diese. Man unterscheidet Infektasthma und allergisches Asthma.

Ataxie
Neurologisch bedingte Störungen der Bewegungskoordination.

Atonie
Erschlaffung (Hypotonus) der Muskulatur.

Atopisches Ekzem
Chronische, schubweise verlaufende Hauterkrankung mit roten, schuppenden, nässenden Ekzemen auf der Haut und starkem Juckreiz. Typische Befallstellen je nach Alter, im Kleinkindalter v. a. die Gelenkbeugen. Die Disposition ist vererbbar. Ernährungsbedingte, immunologische, hormonelle und psychosomatische Faktoren spielen als Auslöser der Krankheit sowie deren Verlauf eine Rolle.

Atrophie
Gewebsschwund.

Autismus, frühkindlicher
Tiefgreifende angeborene Entwicklungsstörung, die sich durch Schwächen in der sozialen Interaktion und Kommunikation sowie durch stereotype Verhaltensweisen auszeichnet. Gleichzeitig fallen individuell ausgeprägte Stärken bei Wahrnehmung, Aufmerksamkeit, Gedächtnis und Intelligenz auf. Abzugrenzen, aber ähnlich ist das Asperger Syndrom.

Balanitis
Entzündung der Eichel des männlichen Geschlechtsorgans.

Borderline-Syndrom
Persönlichkeitsstörung, die durch Impulsivität und Instabilität in zwischenmenschlichen Beziehungen, Stimmung und Selbstbild gekennzeichnet ist.

Bronchiolitis
Entzündung der kleinsten Bronchien. Tritt besonders bei Kleinkindern auf und ähnelt im Akutstadium einem Asthmaanfall. Auslöser sind häufig RS-Viren.

Bronchitis
Entzündung der Bronchien. Einteilung in akute, chronische und chronisch-obstruktive Bronchitis.

Bronchopneumonie
Häufigste Verlaufsform der Lungen-entzündung bei Kindern. Die Lunge ist herdförmig vor allem im Bereich der Bronchien entzündet, da eine starke Bronchitis z. B. durch Superinfektion auf die Lunge übergegangen ist.

Bulimie
Ess-Brech-Sucht. Betrifft meist normal-gewichtige Mädchen in der Pubertät, die durch psychische Faktoren ausgelöste Fressanfälle durch selbst herbeigeführtes Erbrechen kompensieren wollen, um abzunehmen. Auch extreme Diäten und Sportsucht gehören in den Kontext.

Burn-out
„Ausgebranntsein". Zustand ausgesprochener emotionaler und körperlicher Erschöpfung mit reduzierter Leistungsfähigkeit. Kann schon Jugendliche betreffen.

Café-au-Lait-Flecken
Milchkaffeebraune gutartige Hautflecken (Naevi).

Candida albicans
Hefepilz, der normalerweise auf den Schleimhäuten von Mund und Rachen und im Genitalbereich sowie im Verdauungstrakt zu finden ist. Bei Überhandnehmen der Besiedelung kommt es zu einer Candida-Mykose (Soor) und zu Beschwerden. Typisch bei Babys als Windelsoor oder nach Antibiotika- oder Cortisontherapie bei Kleinkindern.

Cholera
Schwere Infektion des Dünndarms durch Cholerabakterien, meist durch verunreinigtes Trinkwasser in armen Ländern. Verläuft durch schnelle Austrocknung durch starkes Erbrechen und Durchfall in 20-70 % der Fälle tödlich. Meldepflichtig.

Chorea
Durch Hirnerkrankung bedingte unwillkürliche, plötzliche, rasche, unregelmäßige Bewegungen.

Clostridien
Bakteriengattung. Clostridium tetani verursacht z. B. Wundstarrkrampf, Clostridium difficile eine durch Antibiotika induzierte Darmentzündung.

Colitis ulcerosa
Chronisch-entzündliche autoimmune Erkrankung v. a. des Dickdarms, die sich von anal nach oral ausbreitet.

Colon irritabile
Nervöser Darm oder Reizdarm. Starke Beschwerden trotz Ausschluss organischer Ursachen. Oft spielen emotionale oder psychische Faktoren sowie allgemeiner Stress eine Rolle.

Commotio cerebri
Gehirnerschütterung.

Coxitis fugax
Hüftschnupfen. Keimfreie Entzündung des Hüftgelenkes mit Humpeln und Schmerzen, die bis ins Knie ausstrahlen. Betrifft häufig Kinder bis 10 Jahren nach einem vorangegangenen Infekt und heilt spontan nach 1-2 Wochen aus.

Deflorationsschock
Besonders extremer Schock durch Vergewaltigung bei Kindern oder jungen Mädchen (Jungfrauen).

Dehydratation
Austrocknung des Körpers.

Delirium
Verwirrtheitszustand, der eine hirnorganische Ursache hat. Auch bei sehr hohem Fieber vorkommend.

Dermatitis
Entzündung der Haut.

Dermatitis, seborrhoische
Schuppiger Hautausschlag des Kopfes und im Gesicht. Wird oft mit Milchschorf verwechselt.

Desensibilisierung
Korrekte Bezeichnung: Hyposensibilisierung. Therapie zur Abschwächung der heftig überschießenden Immunreaktion bei bestimmten Allergien. Wird vom HNO-Arzt vor allem bei Heuschnupfen, Hausstauballergie und Allergien gegen Insektengifte, Tierhaare und Schimmelpilze durchgeführt.

Desintegrative Störung (CDD)
Verlust bzw. fortschreitender Abbau der Sprache der intellektuellen, sozialen und kommunikativen Fähigkeiten der Kinder, meist zwischen dem 2. und 4. Lebensjahr. Milde Variante des frühkindlichen Autismus neben dem Asperger-Syndrom und dem Rett-Syndrom.

Diabetes, juveniler
Diabetes mellitus Typ I. Autoimmunbedingte Zerstörung der insulinproduzierenden Zellen der Bauchspeicheldrüse. Familiäre Disposition, aber vor allem eine multi-faktoriell erworbene Stoffwechselstörung mit Hyperglykämie, oft nach hochfieberhaften Infekten. Insulintherapie lebenslang notwendig.

Diarrhö
Durchfall.

Diathese
Krankheitsneigung.

Diathese, hämorrhagische
Blutungsneigung.

Diphtherie
Infektion der oberen Atemwege mit Diphtheriebakterien. Deren Toxin kann zu lebensbedrohlichen Komplikationen führen. Impfung im Rahmen der Grundimmunisierung.

Disposition, familiäre
Familiäre Krankheitsanfälligkeit. Weitestgehend synonym wird der Begriff Diathese verwendet.

Down-Syndrom
Trisomie 21. Durch Mutation ausgelöste Erbkrankheit, die geistige Behinderung und körperliche Auffälligkeiten bedingt.

Dreimonatskoliken
Vorwiegend in den ersten 3 Lebensmonaten auftretende Schreiattacken der Säuglinge. Als Ursache werden Darmkoliken vermutet.

Dyskalkulie
Rechenschwäche. Beeinträchtigung des arithmetischen Denkens.

Dyslexie
Leseschwäche. Probleme mit dem Lesen und Verstehen von Wörtern und Texten.

Dysurie
Erschwerte, schmerzhafte, aber gewollte Blasenentleerung.

Ekzem
Hautausschlag durch nicht infektiöse Entzündungsreaktion der Haut.

Endokarditis, rheumatische
Autoimmun bedingte Herzentzündung im Rahmen des rheumatischen Fiebers, das ca. 2 Wochen nach einem Streptokokkeninfekt (z. B. Scharlach, Tonsillitis, Otitis media) auftreten kann.

Enkopresis
Unwillkürliches Einkoten ab dem 4. Lebensjahr. Psychische Faktoren sind die häufigste Ursache.

Enuresis nocturna
Nächtliches Bettnässen ab dem 5. Lebensjahr mindestens zweimal im Monat. Primäre Enuresis, wenn das Kind noch niemals trocken war. Sekundäre Form, wenn das Kind nach mindestens einem halben Jahr Trocken-sein wieder einnässt.

Enzephalitis
Gehirnentzündung.

Epiglottitis
Die akute durch Hib-Bakterien ausgelöste Epiglottitis ist ein Notfall! Die Epiglottitis tritt häufiger bei Klein- und Schulkindern im Alter zwischen 2-6 Jahren auf und hat eine Letalität von 10-20 %. Durch Impfung selten geworden.

Epilepsie
Krankheitsbild mit mindestens einem spontan auftretenden Krampfanfall, der nicht durch eine vorausgehende erkennbare Ursache (beispielsweise eine akute Entzündung, einen Stromschlag oder eine Vergiftung) hervorgerufen wurde.

Erysipel
Bakterielle Infektion der oberen Hautschichten und Lymphbahnen. Rot und scharf abgegrenzt. Erreger sind meistens Streptokokken.

Erythema nodosum
Schmerzhafte akute Entzündung des Unterhautfettgewebes, oft an den Unterschenkelstreckseiten.

Exanthem
Akut auftretender Hautausschlag, oft im Gefolge von Infektions- und Kinderkrankheiten, aber auch allergisch bedingt oder durch Medikamente ausgelöst.

Exostose
„Überbein" oder Knochenauswuchs, bei Kindern am ehesten durch Überbeanspruchung eines Sehnenansatzes in der Wachstumsphase, z. B. am Knie.

Fazialisparese
Meist einseitig auftretende Gesichts-nervlähmung, v. a. der mimischen Muskulatur.

Flatulenz
Verstärkte Bildung von Darmgasen, die austreten („pupsen") oder eingeklemmt für Bauchkrämpfe sorgen.

Flechte
Mykose. Pilzerkrankung der Haut.

Fluor vaginalis
Vermehrter Sekretausfluss aus der weiblichen Scheide.

Fontanellen
Bezeichnet den noch nicht durch knöcherne oder knorpelige Strukturen umfassten Bereich des Schädels von Neugeborenen bzw. Säuglingen.

Fraktur
Knochenbruch.

Fruktoseintoleranz
Unverträglichkeit von Fruchtzucker (Fruktose) durch einen Transportdefekt in der Darmschleimhaut. Fruchtzucker aus Obst und allem, was den „normalen" Zucker enthält, z. B. Süßwaren (Saccharaose spaltet sich auf in Galaktose und Fruktose). Neben Darmbeschwerden und Verdauungsstörungen kann es auch zu depressiven Verstimmungen kommen, die oft fehldiagnostiziert werden.

Furunkel
Haarbalgentzündung, oft eitrig. Erreger sind meist Staphylokokken.

Gastritis
Magenschleimhautentzündung.

Gastroenteritis
Infektiöse, komplikationslos verlaufende Magen-Darm-Grippe, meist mit Erbrechen und Durchfall.

Gaumensegellähmung
Als Komplikation einer Hirnentzündung oder Diphtherie vorkommende Lähmung des Gaumensegels. Es kommt vor allem zu Schluckbeschwerden.

Gerstenkorn
Hordeolum. Meist eitrige Entzündung einer Drüse des Augenlides.

Giemen
Trocken-pfeifendes Geräusch bei der Ausatmung als Zeichen einer bronchialen Obstruktion.

Globus hystericus
Oft psychisch bedingtes Gefühl, einen Kloß im Hals zu haben und deshalb kaum mehr atmen zu können.

Glossitis
Entzündung der Zunge.

Gonorrhö
Umgangssprachlich: Tripper. Bakterielle Geschlechtskrankheit durch Gonokokken.

Hagelkorn
Chalazion. Granulomatöse Entzündung einer Meibom-Drüse am Augenlidrand, oft als Komplikation eines Gerstenkorns (Hordeolum).

Hämangiom
Blutschwämmchen. Embryonaler gutartiger Tumor, bildet sich oft im ersten Lebensjahr von selbst zurück.

Hämatom
Bluterguss, meist durch eine äußere stumpfe Verletzung.

Hämaturie
Blut im Urin.

Hämorrhagie
Blutung.

Hämorrhoiden
Vergrößerte arteriovenöse Gefäßpolster am Anus.

Hepatitis
Leberentzündung.

Hepatomegalie
Abnorme Vergrößerung der Leber.

Hernie
Austritt von Eingeweiden aus der Bauchhöhle durch eine angeborene oder erworbene Lücke in den tragenden Bauchwandschichten.

Herpes labialis
Lippenherpes. Durch Herpes-simplex-labialis-Viren ausgelöster Bläschenausschlag an den Lippen, oft Zeichen eines geschwächten Immunsystems.

Hodenhernie
Hodenbruch. Bei dieser Bruchform wandert der Bruchsack entlang des Samenstranges weiter nach unten und kann bis in den Hodensack gelangen.

Hodenretention
Hodenhochstand. Unvollständiger Abstieg des Hodens von seinem Bildungsort in der Bauchhöhle in das Skrotum. Pathologisch ab dem 1. Lebensjahr, bis zum 2. Lebensjahr sollte der Hoden spontan oder operativ im Skrotum sein wegen drohender Spermienschädigung.

Katarrh
Umgangssprachlich: Schnupfen. Entzündung der Schleimhäute (meist der Atemwege), die mit einer vermehrten Absonderung wässrigen oder schleimigen Sekretes verbunden ist.

Klaustrophobie
Umgangssprachlich: Platzangst (korrekter: Raumangst). Angst vor engen Räumen.

Kolitis
Dickdarmentzündung

Konjunktivitis
Bindehautentzündung

Konvulsionen
Sich in Serie wiederholende tonisch-klonische Krämpfe der Körpermuskulatur, in aller Regel verbunden mit einem Bewusstseinsverlust.

Kraniotabes
Erweichung des Hinterhauptes (v. a. beidseits der Lambdanaht) bei Rachitis und Osteogenesis imperfecta im frühen Säuglingsalter.

Laktoseintoleranz
Unverträglichkeit von Milchzucker (Laktose) durch magelnde Produktion des Enzyms Laktase im Dünndarm. Angeboren oder erworben (z. B. durch Magen-Darm-Infekt oder unbekannte Ursachen), im Alter und z. B. in weiten Teilen Asiens physiologisch.

Laryngitis
Kehlkopfentzündung, meist als Komplikation einer Rachenentzündung. Oft mit starker Heiserkeit verbunden.

Leberzirrhose, kupferbedingt
Durch chronische Kupferintoxikation hervorgerufene Leberzirrhose. In Indien als Indian Childhood Cirrhosis bekannt, dort war das übliche Kupfergeschirr die Ursache für die häufig tödlich verlaufene Erkrankung. In Deutschland sind nur wenig tödliche Fälle bekannt, die Dunkelziffer der minderschweren Fälle durch hohe Kupfergehalte des Leitungswassers aus Kupferrohren, z. B. zur Zubereitung von Flaschenmilch, ist aber hoch. Symptome können krampfartige Atembeschwerden und allergische Beschwerden sein.

Legasthenie
Rechtschreib-Leseschwäch. Massive und lang andauernde Störung des Erwerbs der Schriftsprache. Es liegt keine Minderbegabung vor. Ähnlich, aber abzugrenzen ist die Dyslexie.

Leistenhernie
Durchtritt von Baucheingeweiden durch den Leistenkanal oberhalb des Leistenbandes.

Leukämie
Umgangssprachlich: Blutkrebs. Vermehrte Bildung von weißen Blutkörperchen (Leukozyten) und vor allem ihrer funktionsuntüchtigen Vorstufen, die sich im Knochenmark ausbrei-

ten und dort die normale Blutbildung verdrängen. Die Leukämiezellen infiltrieren Organe und beeinträchtigen deren Funktion. Eine akute Leukämie ist oft tödlich. Eine Heilung ist oft nur mittels einer Knochenmarktransplantation eines geeigneten Spenders möglich. Als Ursachen für die Leukämie werden u. a. Radioaktivität, Pestizidbelastung und Elektrosmog angenommen.

Lipom
Gutartige Fettgewebsgeschwulst.

Lordose
Hohlkreuz.

Lumbago
Schmerz im unteren Rücken. Kreuzschmerzen.

Luxation
Verrenkung. Verletzungsbedingter Kontaktverlust gelenkbildender Knochenenden.

Lymphangitis
Entzündung der Lymphbahnen. Fälschlicherweise umgangssprachlich oft als „Blutvergiftung“ bezeichnet.

Lymphknoten
„Filterstation“ für die Lymphe, die im Zwischenzellgewebe die Stoffwechselendprodukte („Schlacken“) entsorgt. Sie gehören zum Abwehrsystem des Körpers. Bei einer Infektion schwellen die Lymphknoten an und können schmerzhaft sein.

Malabsorptionssyndrom
Gestörte Aufnahme von Nährstoffen im Darm aufgrund unterschiedlichster Störungen im Verdauungstrakt.

Malassimilation
Verminderte Nährstoffausnutzung aufgrund unterschiedlichster Störungen im Verdauungstrakt.

Mammae
Weibliche Brust.

Mastoiditis
Akute Entzündung im Warzenfortsatz (Processus mastoideus) des Schläfenbeines ggf. mit Knocheneinschmelzung als Komplikation einer Otitis media.

MCS
Multiple Chemical Sensitivity. Eine ausgeprägte Überempfindlichkeit gegen verschiedene chemische Substanzen wie Duftstoffe, Zigarettenrauch, Lösemittel und Abgase. Die Symptome sind sehr vielfältig und zum Teil unspezifisch. Häufig kommt es zu starker Müdigkeit, Kopfschmerzen und/oder Rhinitis.

Meningitis
Gehirnhautentzündung, meist durch Viren oder Bakterien. Typische Symptome sind starke Kopfschmerzen und Nackensteifigkeit. Eine akute Hirnhautentzündung ist ein Notfall! Erreger sind beim Neugeborenen meist Streptokokken Typ B (aus der mütterlichen Scheide), beim älteren Säugling und Kleinkind dann eher Meningokokken, Pneumokokken und Haemophilus influenzae Typ B (Hib). Eine Impfung gegen die letzten drei Erreger ist möglich.

Menses
Monatsblutung der Frau.

Meteorismus
Übermäßige Gasansammlung im Dickdarm, oft durch eine Verdauungsstörung verursacht.

Metrorrhagie
Zwischenblutungen im Monatszyklus der Frau.

Milchschorf
Krustiger Hautausschlag auf der Kopfhaut und im Gesicht bei Säuglingen im Rahmen der Erstmanifestation des atopischen Ekzems.

Miosis
Pupillenverengung. Physiologisch bei Lichteinfall und Stress. Kann auch durch Drogen (Opiate) hervorgerufen werden.

Modalität
In der Homöopathie bezeichnet man damit alle Umwelteinflüsse, die sich auf den Zustand verbessernd oder verschlimmernd auswirken können.

Mononukleose
Pfeiffersches Drüsenfieber. Meist harmlose häufige Erkrankung mit Lymphdrüsen-schwellungen, Halsschmerzen, Müdigkeit und manchmal Fieber. Erreger ist das Epstein-Barr-Virus, das v. a. bei Jugendlichen durch Küssen übertragen wird.

Morbus Asperger
Milde Variante des frühkindlichen Autismus, oft gepaart mit Insel- oder Hochbegabung.

Morbus Boeck
Sarkoidose (siehe dort).

Morbus Crohn
Autoimmun bedingte chronisch-granulomatöse Entzündung, die im gesamten Magen-Darm-Trakt von der Mundhöhle bis zum After, aber bevorzugt im Dünndarm auftritt. Der Befall ist diskontinuierlich, d. h. erkrankte Darmabschnitte wechseln sich mit gesunden Abschnitten ab.

Morbus Hodgkin
Bösartiger Tumor des Lymphsystems. Die Heilungsaussichten bei Kindern sind heute jedoch gut bis sehr gut.

Morbus Meulengracht
Harmlose Stoffwechselstörung des Hämoglobinabbaus mit erhöhtem Bilirubin im Blut. Paracetamol ist nicht verträglich!

Morbus Osgood-Schlatter
Schmerzhafte Reizung der Insertion der Patellasehne (Kniescheibensehne) am vorderen Schienbein. Man nimmt an, dass Überlastung oder trainingsbedingte Mikroverletzungen die Ursache sind. Männliche Jugendliche und Sportler sind häufig betroffen.

Morbus Perthes
Durchblutungsstörung und Absterben von Knochengewebe im Hüftkopf. Die Kinder entwickeln Schonhinken, Knieschmerz und Hüftgelenksrotationseinschränkungen.

Morbus Scheuermann
Wachstumsstörung der jugendlichen Wirbelsäule (Buckelbildung), welche zu einer schmerzhaften Fehlhaltung führen kann.

Mukoviszidose
Genetisch bedingte Stoffwechselerkrankung mit zäher Verschleimung der Organe und nachfolgenden Funktionsstörungen. Die mittlere Lebenserwartung liegt heute bei etwa 35 Jahren.

Mundsoor
Weiße Beläge im Mund. Befall der Mundschleimhaut durch den Hefepilz Candida albicans, oft Babys bis zum 6. Lebensmonat oder später durch Immunschwäche, Antibiotika- oder Cortisontherapie. Oft zusammen mit Windelsoor vorkommend.

Muskelatrophie, progressive spinale
Muskelschwund durch Untergang von motorischen Nervenzellen im Rückenmark.

Myasthenia gravis
Neurologische Autoimmunerkrankung mit belastungsabhängiger Muskelschwäche der Skelettmuskulatur, die im Tagesverlauf zunimmt und sich nach Erholungsphasen bessert.

Mydriasis
Pupillenerweiterung. Normal bei Dunkelheit und Blick in die Ferne. Einseitig meist pathologisch und Zeichen einer Erkrankung des Gehirns bzw. Nervensystems.

Mykose
Pilzerkrankung.

Myokarditis
Herzmuskelentzündung.

Nabelgranulom
Unproblematische kleine Gewebswucherung im Nabel.

Nabelhernie
Nabelbruch. Oft direkt nach der Geburt durch die noch nicht verschlossene Bauchwand nach Durchtrennung der Nabelschnur auftretend, bildet sich bei Säuglingen häufig spontan zurück.

Naevi
Umschriebene gutartige Fehlbildung der Haut, häufig auffallend pigmentiert.

Naevus occipitalis
Storchenbiss. Roter Hautfleck (Feuermal), meistens am Hinterkopf oder Nacken bei Neugeborenen.

Nephrotisches Syndrom
Symptomenkomplex bei Nierenerkrankung mit typischer Eiweißausscheidung (Proteinurie).

Neugeborenenasphyxie
Atemstörungen bis Erstickungsanfall (wörtlich: Pulslosigkeit) beim Neugeborenen.

Neurodermitis
Veraltete, aber geläufige Bezeichnung für das atopische Ekzem.

Neuropathie
Erkrankung der peripheren Nerven.

Nystagmus
Pathologisches Augenzittern oder Hin- und Herpendeln des Augapfels.

Obstipation
Verstopfung.

Ödem
Wassersucht. Schwellung des Gewebes aufgrund von Flüssigkeitseinlagerung aus dem Gefäßsystem.

Oligurie
Tägliche ausgeschiedene Harnmenge unter 500 ml/Tag.

Opisthotonus
Krampfartige Überstreckung der Muskulatur des Rückens und der Extremitäten.

Orchitis
Hodenentzündung.

Osteogenesis imperfecta
Glasknochenkrankheit. Seltene autosomal dominante Erbkrankheit.

Osteomyelitis
Infektiöse Entzündung des Knochenmarks (meist durch Staphylococcus aureus).

Osteoporose
Umgangssprachlich: Knochenschwund. Häufige altersbedingte Abnahme der Knochendichte, die zu einem erhöhten Risiko von Frakturen führt.

Otitis media
Mittelohrentzündung, meist durch virale oder bakterielle Infektion.

Otorrhö
Austritt von Sekret aus dem äußeren Gehörgang.

Pankreatitis
Bauchspeicheldrüsenentzündung.

Parästhesie
Nicht schmerzhafte Empfindung im Versorgungsgebiet eines Hautnervs, meist ein Kribbeln, „Ameisenlaufen“ oder pelziges Gefühl.

Parotitis
Entzündung der Ohrspeicheldrüse durch Streptokokken oder Staphylokokken oder durch Mumpsviren.

Pavor nocturnus
Nächtliches Erwachen mit Angstzuständen. Das Kind ist während dieser Zeit nicht ansprechbar und erkennt z. B. seine Eltern nicht und ist schwer erweckbar. Nicht zu verwechseln mit Albträumen.

Periostitis tibialis
Entzündung oder Reizung der an der Schienbeinvorderkante ansetzenden Muskulatur durch Überbeanspruchung („Knieschmerzen“). Kommt oft bei sportlich aktiven Kindern in der Wachstumsphase vor.

Peritonitis
Bauchfellentzündung.

Perniziöse Anämie
Anämie durch Vitamin B12-Mangel. Hat vielfältige neurologische Schäden zur Folge und endet manchmal tödlich.

Petechien
Stecknadelkopfgroße Blutungen aus den kleinsten Gefäßen als Störung der Blutstillung. Nicht selten bei Infektionen vorübergehend auftretend.

Pharyngitis
Rachenentzündung. Oft als Folge eines banalen Schnupfens als „absteigender Katarrh“.

Phimose
Vorhautverengung.

Photophobie
Lichtüberempfindlichkeit.

Pleuritis
Brustfellentzündung.

Plica polonica
Massive Zusammenballung verfilzter Kopfhaare (ähnlich den heutigen Dreadlocks). Historische Bezeichnung: Weichselzopf.

PMS
Prämenstruelles Syndrom. In jedem Monatszyklus auftretende Beschwerden vor Einsetzen der Monatsblutung, z. B. Reizbarkeit, aber auch Kopfschmerzen, depressive Verstimmung u. v. a. m.

Pneumonie
Lungenentzündung durch eine Infektion mit Bakterien, Viren oder Pilzen, selten auch toxisch oder immunologisch bedingt.

Poliomyelitis
Kinderlähmung. Durch Polioviren ausgelöste Infektionskrankheit mit dauerhaften Lähmungen, die bis zum Tod führen kann. Heute durch Impfung in Deutschland nicht mehr vorkommend.

Polypen
Umgangssprachliche Bezeichnung für die häufige Vergrößerung der Rachenmandeln bei kleinen Kindern, die u. U. zu einer erhöhten Infektanfälligkeit sowie zu kindlichem Schnarchen führt. Durch chronische Mittelohrentzündungen und Schwerhörigkeit kann auch die Sprachentwicklung behindert sein.

Psoriasis
Schuppenflechte

Psychopharmaka
Medikamente, die auf die Psyche des Menschen einwirken.

Ptosis
Dauerhaftes Herabhängen eines oder von beiden oberen Augenlidern.

Purpura haemorrhagica
Kleinfleckige Kapillareinblutungen in der Haut oder Schleimhaut.

Purpura Schoenlein-Henoch
Komplikationslos verlaufende, immuno-logisch vermittelte Entzündung der Kapillaren. Die flächig auftretenden kleinen roten Hautflecken treten bevorzugt im Vorschul- und Grundschulalter und häufiger bei Jungen nach einem vorangegangenen Infekt oder Medikamentengabe auf.

Pylorusspasmus
Krampfartiges Zusammenziehen des Magenpförtners (ringförmige Schließmuskulatur zwischen Magen und Zwölffingerdarm), v. a. bei Säuglingen.

Pylorusstenose
Angeborene oder erworbene Verengung im Bereich des Magenpförtners. Führt bei Säuglingen (wenn noch unerkannt) zu schwallartigem, unstillbarem Erbrechen.

Pyromanie
Pathologischer Drang, Feuer zu legen oder zu zündeln.

Rachitis
Erkrankung des wachsenden Knochens mit gestörter Mineralisation und Desorganisation der Wachstumsfugen. Ursache ist meistens ein Vitamin-D-Mangel.

Refluxösophagitis
Entzündung der Speiseröhre durch hochsteigende Magensäure.

Rektum
15-18 cm langer Teil des Enddarms zwischen Dickdarm und Anus.

Restless-Legs-Syndrom
Neurologische Erkrankung mit Gefühlsstörungen und starkem Bewegungsdrang der Beine.

Retinitis
Entzündung der Netzhaut im Auge.

Rheumatismus
Autoimmun bedingte Beschwerden des Stütz- und Bewegungsapparates mit ziehenden oder reißenden Schmerzen.

Rhinitis
Nasenkatarrh oder umgangssprachlich: Schnupfen.

Ringelflechte
Pilzerkrankung der Haut. Auch als Tinea bezeichnet oder im Englischen als Ringworm.

Ritalin
Methylphenidat. Verschreibungspflichtiges Arzneimittel der Schulmedizin gegen Hyper-

aktivität, das dem Betäubungsmittelgesetz unterliegt. Bei Überdosierung hat die amphetaminähnliche Substanz eine kokainähnliche Wirkung. Langzeitfolgen kennt man noch nicht.

Roemheld-Syndrom
Reflektorische Herzbeschwerden durch Blähungen im Magen-Darm-Trakt.

Rosacea
Akneähnliche Erkrankung des meist im höheren Lebensalters.

Rotaviren
Humane Rotaviren lösen eine heftige infektiöse Durchfallerkrankung aus, die v. a. im Kindesalter auch zum Tode führen kann. Es gibt mittlerweile eine Impfung dagegen.

Sarkoidose
Morbus Boeck. Systemische Erkrankung des Bindegewebes mit Granulombildung, betrifft meistens Erwachsene.

Schizophrenie
Schwere psychische Erkrankung mit Störungen des Denkens, der Wahrnehmung und der Affektivität. Eine im Jugendalter auftretende Form der Schizophrenie ist die Hebephrenie.

Sepsis
Systemische komplexe Entzündungsreaktion des Körpers auf eine Infektion durch Krankheitserreger. Umgangssprachlich: Blutvergiftung

Sinugen
Die Nasennebenhöhlen betreffend.

Sinusitis
Nasennebenhöhlenentzündung.

Skoliose
Seitverbiegung der Wirbelsäule bei gleichzeitiger Rotation (Verdrehung) der Wirbel, häufig in der Wachstumsphase.

Splenomegalie
Milzvergrößerung.

Stomatitis aphthosa
Mundschleimhautentzündung durch Herpesviren mit gehäuftem Auftreten von Aphthen.

Strabismus
Schielen.

Strangurie
Schmerzhafter Harndrang mit gleichzeitig geringer Harnmenge.

Streptokokken
Bakteriengruppe mit unterschiedlich pathogenen Stämmen. Harmlose Stämme kommen bei vielen gesunden Menschen im Mundraum vor. Ruft eitrige Infektionen hervor wie Sinusitis, Tonsillitis, Otitis media oder Impetigo, aber auch Erkrankungen wie Meningitis, rheumatische Endokarditis oder Pneumonie.

Tachykardie
Pulsschlagerhöhung.

Tenesmus
Schmerzhafter Stuhlgang mit krampfartigen Schmerzen.

Tetanische Starre
Schmerzhafte Verkrampfung der Muskulatur als Zeichen einer Übererregbarkeit der Nerven und Muskeln. In typischer Weise mit Pfötchenstellung der Hände, Spitzfußstellung und verkrampfter Mundmuskulatur („Fischmaul").

Tinnitus
Ohrgeräusche.

Tonsillen
Umgangssprachlich: Mandeln.

Torticollis
Schiefhals

Tourette-Syndrom
Erkrankung mit neurologischen Tics.

Toxämie
Blutvergiftung durch bakterielle Toxine (Giftstoffe), ohne dass die Erreger selbst nachgewiesen sein müssen.

Tränengangstenose
Verengung des Tränengangs, v. a. bei Neugeborenen. Durch Tränenstau kommt es zu einer bakteriellen, oft eitrigen Augenentzündung.

Trigeminusneuralgie
Reizzustand des 5. Hirnnervs, der sich über die Wangen zieht. Scharfer Gesichtsschmerz.

Trommelfellperforation
Spontaner Durchbruch des Trommelfells durch bakteriell verursachten Überdruck im Mittelohr bei Mittelohrentzündung.

Tuberkulose
Bakterielle Infektion durch Mykobakterien, die v. a. die Lungen befällt und sich später systemisch im Körper ausbreiten kann und auch heute noch nicht selten tödlich verläuft. Unterliegt der amtlichen Meldepflicht. Umgangssprachlich: Schwindsucht.

Urämie
Harnvergiftung durch Nierenversagen.

Urtikaria
Nesselausschlag, oft allergisch verursacht.

Uvula
Zäpfchen im hinteren Mundbereich (im Bereich der Mandeln).

Vaginitis
Scheidenentzündung.

Weizenunverträglichkeit
Echte Weizeneiweißallergie, zu unterscheiden von der autoimmunen Glutenenteropathie. Zielorgane der vielfältigen Beschwerden sind Haut, Bronchien und der Darm.

Windeldermatitis
Rötung und Hautausschlag oder -reizung im Windelbereich bei Babys

Zerebralparese, infantile
Motorische Störungen hervorgerufen durch eine frühkindliche Hirnschädigung.

Zervikal
Am Hals.

Ziliarneuralgie
Schmerzen im Augapfel durch Nervenreizung des Ganglion ciliare.

Zöliakie
Glutenenteropathie, eine autoimmune Entzündung der Dickdarmschleimhaut durch das Klebereiweiß (Gluten) in Getreide wie Weizen, Dinkel, Roggen, Hafer und Gerste.

Zyanose
Sauerstoffunterversorgung mit Blaufärbung der Haut und Schleimhäute.

Zystitis
Blasenentzündung.

Impressum

Jeannette Hölscher-Schenke und Eva Strobel
Homöopathische Kindermittel in Wort und Bild
60 der wichtigsten Typenbilder mit einprägsamen Cartoons
ISBN 978-3-941706-96-5

1. Auflage 2012
2. Auflage 2012

Coverabbildungen: © usikova - Fotolia.com und © Eva Strobel

Layout: Perform, Kandern; www.apanoua.de, Christian Korn

10. Literaturquellen

Achtzehn, Hans-Jürgen: **Die Potenziale unserer Kinder.** Verlag Medizinisches Forum 2006

Boericke, William: **Handbuch der homöopathischen Arzneimittellehre.** 4. Aufl. Narayana Verlag 2010 (u. a. Modalitäten)

Burch, Melissa/Aikin, Susana: **Dr. Rajan Sankarans Einführung in die »Neue« Empfindungsmethode,** Band III, Naturreiche. Faust-Verlag 2009

Chauhan, Dinesh: **Die homöopathische Fallaufnahme bei Kindern.** Narayana Verlag 2011

Coulter, Catherine R.: **Die großen Kindermittel in der Homöopathie.** Narayana Verlag 2011

Grandgeorge, Didier: **Das Kinder-Homöopathie-Handbuch.** Narayana Verlag 2011

Herscu, Paul: **Die homöopathische Behandlung der Kinder.** Kai Kröger Verlag für homöopathische Literatur 2003

Heé, Hans-Jörg/Förster, Gisela: **Homöopathische Behandlung von Jugendlichen.** Haug Verlag 2007

Hirte, Martin: **Differenzierung homöopathischer Kindermittel.** Urban & Fischer 2008

Jus, Mohinder Singh: **Kindertypen in der Homöopathie.** Homöosana 2007

Jus, Mohinder Singh: **Praktische Materia Medica.** Homöosana 2003

Klein, Louis: **Klinischer Fokus.** Narayana Verlag 2005

Kusse, Frans: **Kindertypen.** Narayana Verlag 2007

Le Roux, Patricia: **Die Metalle in der Homöopathie.** Narayana Verlag 2009

Le Roux, Patricia: **Homöo-Kids.** Narayana Verlag 2011

Master, Farokh: **Klinische Homöopathie in der Kinderheilkunde.** 3. Auflage Narayana Verlag 2010

Master, Farokh: **Milchmittel in der Homöopathie.** Narayana Verlag 2007

Müller, Karl-Josef: **Carcinosinum – das chronische Bild.** Narayana Verlag 2010

Petrucci, Roberto: **Kinder.** Hahnemann Institut 2008

Pfeiffer, H./Drescher, M./Hirte, M.: **Homöopathie in der Kinder- und Jugendmedizin.** Urban & Fischer 2004

Scholten, Jan: **Homöopathie und die Elemente.** Alonnissos Verlag 2004

Schulz, Elisabeth: **Kinder homöopathisch begleiten.** Verlag Peter Irl 2008

Welte, Ulrich: **Das Periodensystem in der Homöopathie,** Die Silberserie. Narayana Verlag 2009

Welte, Ulrich: **Farben in der Homöopathie,** Farbtafeln und Textteil. Narayana Verlag 2009

www.homoeopathiaviva.de/downloads/saccharumofficinale.pdf

www.homoeopathieinstitut.at

www.remedia.at

www.tinussmits.com

www.wikipedia.org *(Glossar)*

11. Die Autoren

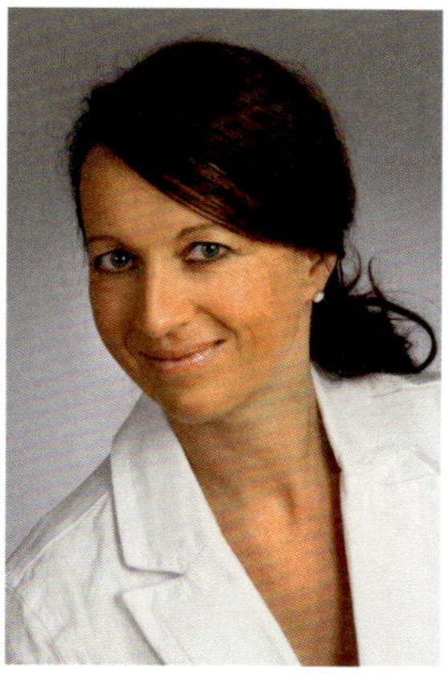

Jeannette Hölscher-Schenke
geb. 13.8.1965
verheiratet, 2 erwachsene Söhne
Praxis für Homöopathie
Kolbeplatz 11
33330 Gütersloh
homoeopathiefuerkinder@googlemail.com
www.homoeopathieguetersloh.de

1985 bis 1990 Studium der Diplom-Biologie an der Universität Osnabrück mit den Schwerpunkten Ökologie und Botanik
1990 bis 2000 Familienphase
2000 bis 2003 Ausbildung zur Heilpraktikerin bei Elvira Bierbach in Bielefeld.
2002 bis 2004 Grundausbildung Homöopathie und Supervision bei Christa Ehrlich in Bielefeld.
Seit 2004 als homöopathisch tätige Heilpraktikerin niedergelassen in eigener Praxis in Gütersloh mit dem Schwerpunkt „Homöopathie für Kinder".
2008-2010 Redigieren einiger Bücher von M. Mangialavori (Homöopathie bei Angst und Unsicherheit; Kohlenstoff-, Silicea- und Magnesiumverbindungen in der Homöopathie; Kalium- und Ammoniumverbindungen in der Homöopathie; Die Schlangenmittel in der Homöopathie; Insekten und Parasiten in der Homöopathie; Die sieben archetypischen Metalle in der Homöopathie).
Regelmäßige Fortbildungen seit 2005 in Kandern bei Dr. Ulrich Welte und Dr. Markus Kuntosch, Seminare bei Jan Scholten, R. Sankaran, M.Mangialavori und R. Petrucci.

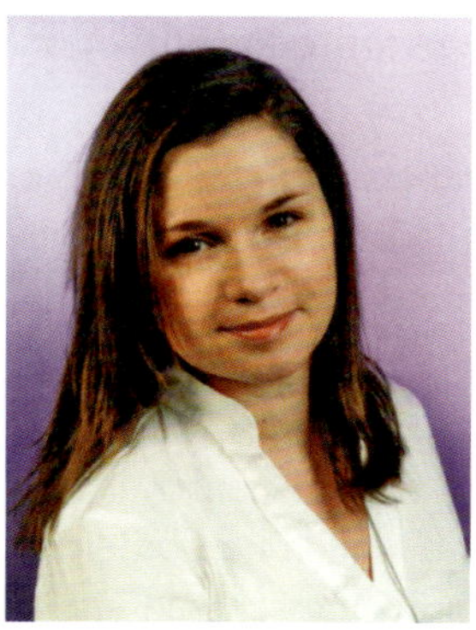

Eva Strobel
wurde 1981 in Esslingen am Neckar geboren.
Nach dem Abitur machte sie eine Ausbildung zur Bühnenplastikerin am Stuttgarter Staatstheater, wo sie bis heute arbeitet.
Seit einigen Jahren fertigt sie außerdem Illustrationen und Cartoons.

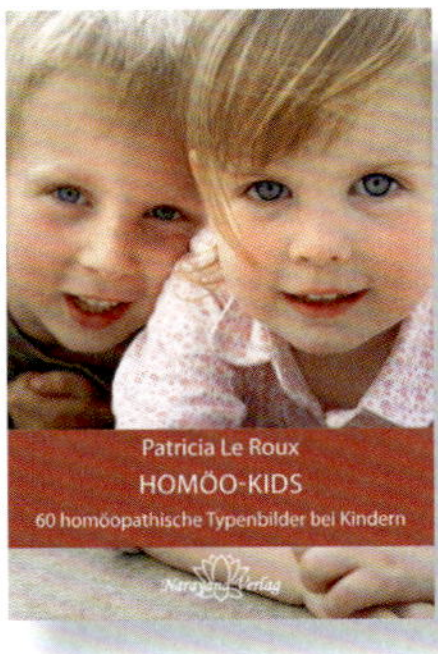

Patricia Le Roux

Homöo-Kids

60 homöopathische Typenbilder bei Säuglingen und Kindern

256 Seiten, geb., € 34,-

Eine moderne Arzneimittellehre für Kinder – von der Geburt bis zum 12. Lebensjahr. Die 60 beschriebenen Arzneimittel reichen von klassischen Polychresten zu weniger bekannten, aber bei Kindern äußerst bewährten Mitteln.

Aufbauend auf dem homöopathischen Klassiker der Kindertypen von Borland, unterteilt sie die 60 Mittelbilder in die vier Haupttypen „kalt, warm, langsam und unruhig".

Jedes Mittelbild ist für den homöopathischen Alltag sehr praxisnah in zwei Teile aufgebaut: 1. Der Säugling (0-2 Jahre) – welche Symptome zeigt er zuhause und welche in der Praxis. 2. Das Kind (2-12 Jahre) – was sind typische Symptome bei seinen Eltern und in der Praxis.

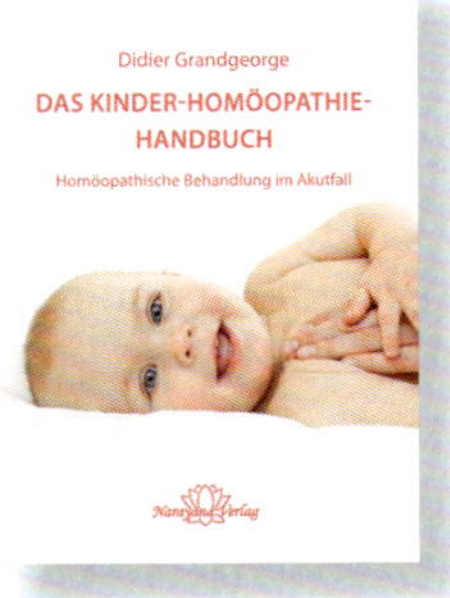

Didier Grandgeorge

Das Kinder-Homöopathie-Handbuch

Akute Erkrankungen bei Kindern

344 Seiten, geb., € 39,-

Didier Grandgeorge ist einer unserer erfahrensten homöopathischen Kinderärzte und bekannt für seine orginelle, kurze und treffende Darstellung neuer und altbewährter Mittel. Er findet auch bei schweren Akutsituationen gekonnt das richtige Mittel und löst Fälle, an denen viele verzweifelt wären. Er ist einer der ganz wenigen Homöopathen weltweit, der aus dem Studium geheilter Fälle auch bislang unbekannte, aber entscheidende Essenzen vieler Arzneimittel destilliert hat.

In seinem neuesten Werk skizziert er meisterhaft seine bewährten Mittel bei den häufigsten Erkrankungen im Kindesalter. Mit wenigen Worten differenziert er die wichtigsten Mittel bei typischen klinischen Situationen und ermöglicht so eine schnelle, gezielte Verschreibung.

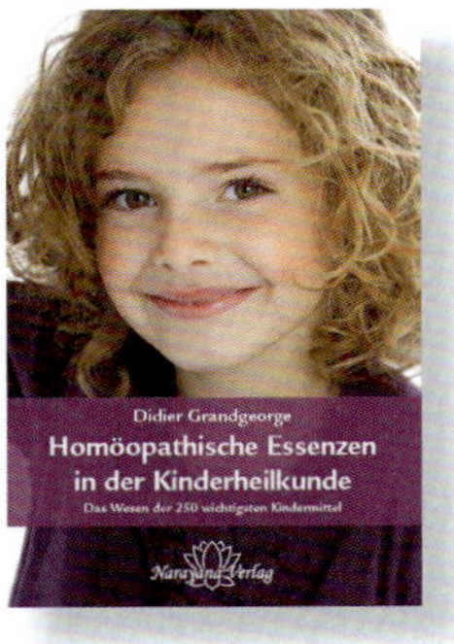

Didier Grandgeorge

Homöopathische Essenzen in der Kinderheilkunde

Das Wesen der 250 wichtigsten Kindermittel

280 Seiten, geb., € 39,-

Eine der besten Arzneimittellehren für Kinder – unübertroffen in Kürze und klinisch fundiertem Wissen.

Er ist einer der ganz wenigen Homöopathen weltweit, der aus dem Studium geheilter Fälle auch bislang unbekannte, aber entscheidende Essenzen vieler Arzneimittel destilliert hat (z. B. Urtica urens „Trauer um den verstorbenen Vater" oder Hura brasiliensis „Trauer um ein verstorbenes Kind").

In diesem Werk, das sich an praktizierende Homöopathen ebenso wie an das breite Publikum wendet, stellt Didier Grandgeorge den Zusammenhang zwischen körperlichen Leiden und unbewussten Problemstellungen her. Indem er uns das Wesen von 250 homöopathischen Mitteln näherbringt, schenkt er uns den Schlüssel zu unserem Unterbewusststein.

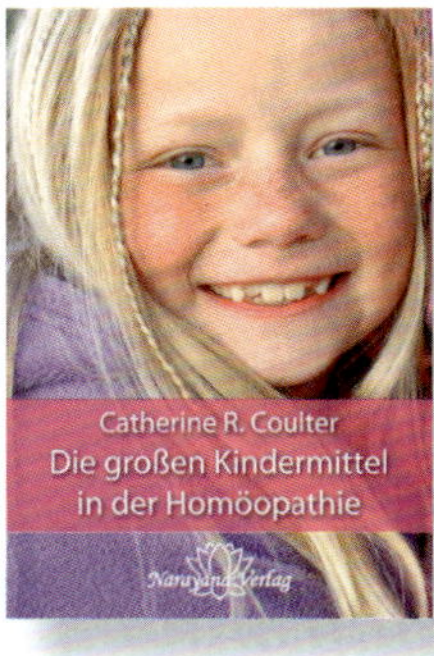

Catherine R. Coulter

Die großen Kindermittel in der Homöopathie

Treffende Typenbilder für Kinder und Jugendliche

160 Seiten, geb., € 29,-

In ihrem Klassiker über die homöopathischen Kindertypen beschreibt die weltweit bekannte Autorin Catherine Coulter 23 Mittelbilder so treffend und lebendig, dass sie einem wie gute Bekannte erscheinen und leicht zu erkennen sind.

Besonders wertvoll sind die Mitteldifferenzierungen, die die Autorin aufgrund ihrer großen Erfahrung meisterhaft beschreibt. Was unterscheidet z. B. das Traurigkeitsgefühl von Natrium muriaticum und Causticum? Wie macht sich der Unabhängigkeitsdrang von Silicea und Calcium carbonicum bemerkbar? Eltern und Therapeuten wird gleichermaßen ein wertvolles Werkzeug gegeben, die Persönlichkeit ihrer Kinder zu erforschen und zu lernen, wie homöopathische Mittel Kindern und Jugendlichen dabei helfen können, ihr volles Potential zu entfalten.

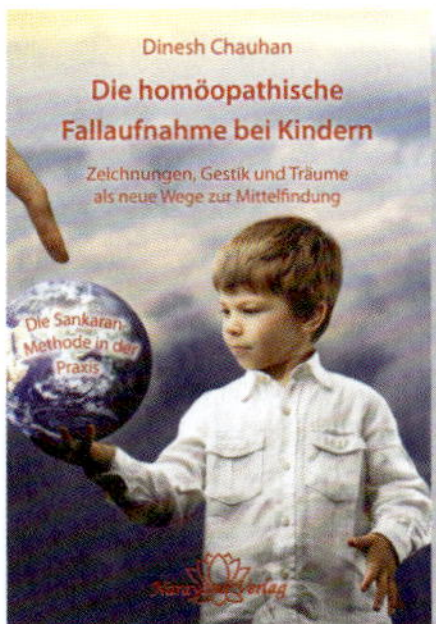

Dinesh Chauhan

Die homöopathische Fallaufnahme bei Kindern

Zeichnungen, Gestik und Träume als neue Wege zur Mittelfindung - Die Sankaran-Methode in der Praxis

296 Seiten, geb., € 45,-

Dinesh Chauhans Buch nimmt die oft als schwierig empfundene Aufgabe der homöopathischen Fallaufnahme bei Kindern in Angriff, die er absichtlich in „Case witnessing" (Miterleben des Falls) umbenennt.

Nach einer knappen Einführung in die Konzepte, auf die er seine Methode stützt, breitet Chauhan eine farbenfrohe Kollektion faszinierender Kinderanamnesen aus, in denen er seinen Ansatz des Miterlebens erfolgreich demonstriert. Schritt für Schritt wird der Weg ins tiefste Innere dieser kleinen Patienten geöffnet, erweitert und vertieft. Indem er alles aufgreift, was dem Zuhören und Miterleben zugänglich ist – Zeichnungen, Geschichten, Lieder, Träume usw. –, entwirrt Chauhan die Geschichten hinter dem veränderten Krankheitsmuster mit einer Sicherheit, die nur aus einem vollkommenen Vertrauen in das verwendete Handwerkszeug erwachsen kann.

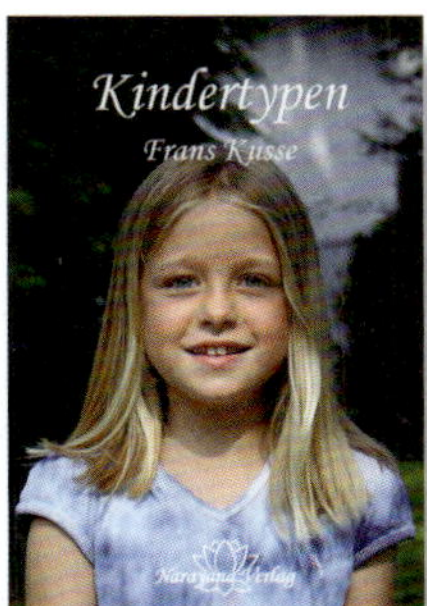

Frans Kusse

Kindertypen

56 homöopathische Konstitutionsmittel

280 Seiten, geb., € 39.-

Der liebenswürdige holländische Arzt Dr. Frans Kusse hat hier ein wunderbares neues Werk über die Typologie von 56 wichtigen homöopathischen Mitteln bei Kindern geschaffen. Mit einfachen, wohl abgewogenen Worten erfasst er auf geniale Weise die Charakterzüge dieser Mittel.

Man denkt, man kennt viele dieser Mittel schon - und ist jedes Mal überrascht, wie neu und klar sie hervortreten. Dabei schildert er auch neue Mittel die bei Kindern sehr oft angezeigt sind und doch bisher nur in Werken über die Behandlung Erwachsener oder einzeln verstreut in Fachzeitschriften zu finden waren.

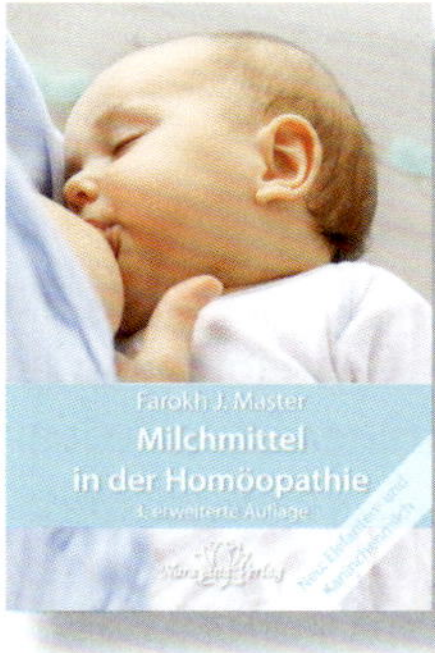

Farokh Master

Milchmittel in der Homöopathie 3. erweitere Auflage

Prüfungen, Leitsymptome und Fälle der wichtigsten 15 Milchmittel

192 Seiten, geb., € 29,-

Der bekannte indische Arzt präsentiert hier das rundeste und klinisch fundierteste Werk über die Milchmittel. Mit 15 Mittelbeschreibungen ist es eine umfassende Sammlung dieser Familie.

Die deutsche Ausgabe wurde gegenüber der englischen um sechs neue Mittel ergänzt. So werden hier erstmals Fälle von Seehund-, Schweine- und Eselsmilch publiziert. Alle dargestellten Mittel werden durch klinische Erfahrungen bereichert. Es werden nicht nur Prüfungssymptome aufgelistet, sondern auch der Sinn der Symptome gezeigt und differentialdiagnostische Hinweise gegeben.

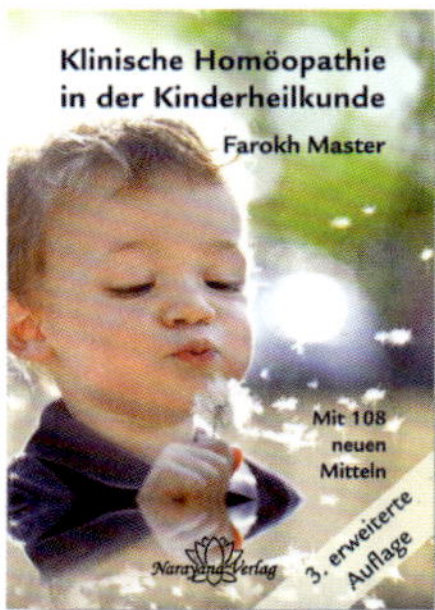

Farokh Master

Klinische Homöopathie in der Kinderheilkunde

3. erweiterte Auflage mit 108 neuen Mitteln

816 Seiten, geb., € 85.-

Die 3. Auflage wurde komplett überarbeitet und mit 108 neuen Mitteln ergänzt. Dies sind vor allem „kleinere" Mittel, die sich in Masters Praxis bei Kindern besonders bewährt haben.

Mit insgesamt über 180 Arzneimitteldarstellungen ist das Werk umfassender als sämtliche vergleichbaren Werke der Kinderheilkunde. Die große pädiatrische Erfahrung des Autors schlägt sich in der Darstellung der Mittel nieder.

Detailliert schildert Farokh Master auch die Stadien der kindlichen Entwicklung und gibt wichtige Hilfestellung bei der Behandlung von Neugeborenen und Säuglingen, wo oft nur wenige Symptome zu erheben sind.

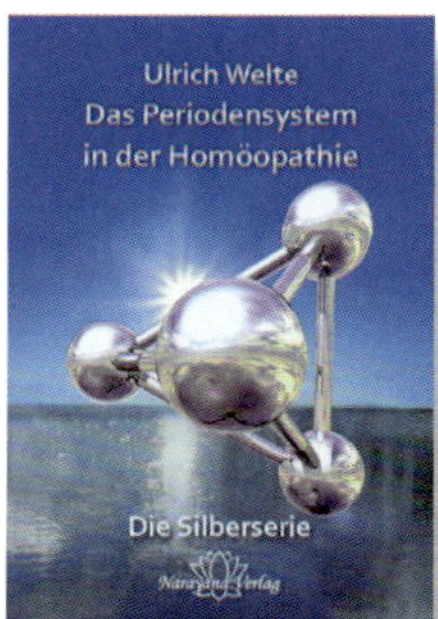

Ulrich Welte

Das Periodensystem in der Homöopathie

Die Silberserie

340 Seiten, geb., € 33,-

Mit 64 lebendigen Falldarstellungen aus eigener Praxis gibt uns Ulrich Welte eine Einführung in die Methodik der Serien und Stadien. Exemplarisch werden die Elemente der Silberserie dargestellt, die den Künstlern und Wissenschaftlern entspricht und vor allem neurologische Krankheitsbilder beeinflusst.

Ausgehend von der Symptomatik des Krankheitsbildes wird gezeigt, wie man typische Verhaltensweisen, auslösende Situationen, Berufe oder andere lebensbestimmende Charakteristika der Patienten in die Mittelwahl mit einbezieht. Viele neue Heilmittel sind mit der Theorie der Elemente entdeckt worden. Ferner sieht man die altbekannten Mittelbilder in neuem Licht. Man hat das Gefühl, durch die Oberflächenstrukturen der Symptome auf einen tief darunter liegenden Grund von merkwürdiger innerer Schönheit zu schauen. Das Periodensystem lebt!

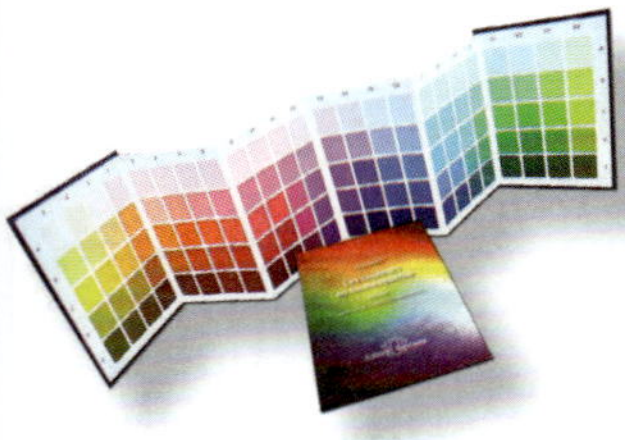

Ulrich Welte

Farben in der Homöopathie - Set Farbtafeln & Textteil

3. völlig neu gestaltete Auflage

Falttafel und Heft, € 48,-

Dieser Teil enthält das Farbrepertorium (Farben-Mittel-Liste) sowie eine Materia Medica (Mittel-Farben-Liste) und eine Anleitung zur Bestimmung der Lieblingsfarbe mit Hinweisen zur Anwendung in der homöopathischen Praxis. Im Repertorium findet man ca. 1100 Mittel, die jeweils einem bestimmten Farbton zugeordnet sind.

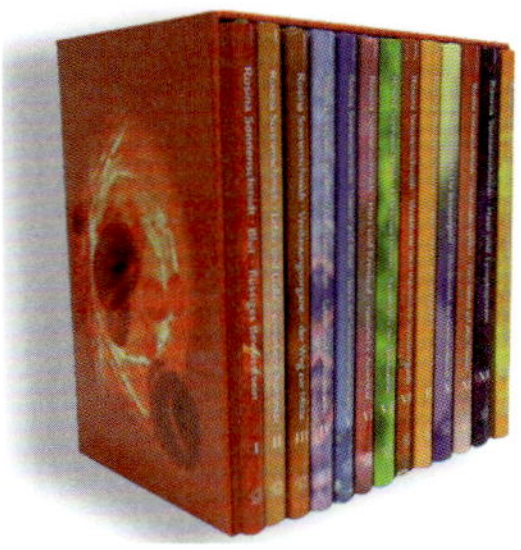

Rosina Sonnenschmidt

Set der Organ-Schriftenreihe in 12 Bänden

Das gesamte Set ist jetzt erschienen.

Das Set kostet (statt 13 x 34 EUR = 442 EUR) nur 12 x 30,45 EUR plus Register.

Gegenüber dem Einzelkauf sparen Sie € 77.

Die Schriftenreihe wird über einen Zeitraum von 2 Jahren erscheinen. Insgesamt werden es 12 Bände, wobei jeder Band ein Organsystem behandelt:

Band 1: Blut – flüssiges Bewusstsein, ***Band 2:*** Leber und Galle – erworbene Autorität, ***Band 3:*** Verdauungsorgane – der Weg zur Mitte, ***Band 4:*** Atemorgane – Leben und Bewusstsein, ***Band 5:*** Nieren und Blase – Basis der Selbstverwirklichung, ***Band 6:*** Herz und Kreislauf – natürliche Autorität, ***Band 7:*** Endokrine Drüsen – Basiskräfte der Spiritualität, ***Band 8:*** Weibliche und männliche Geschlechtsorgane – Selbstverwirklichung, ***Band 9:*** Gehirn und Nervensysteme – Blüte der Spiritualität, ***Band 10:*** Sinnesorgane – Wunderwerk der Kommunikation, ***Band 11:*** Gliedmaßensystem - Fort-Schritt auf allen Ebenen, ***Band 12:*** Häute und Lymphsystem – Bastionen der Immunkraft

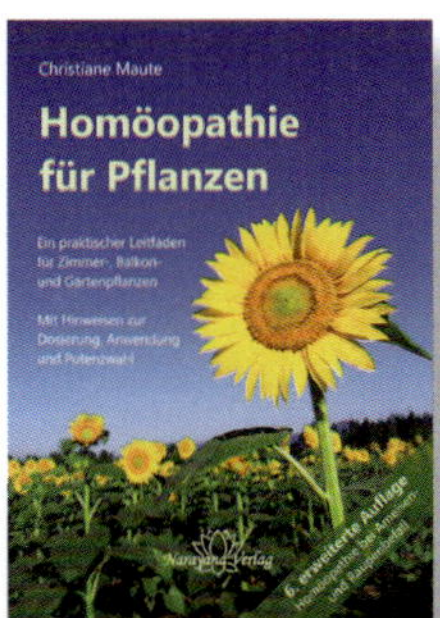

Christiane Maute

Homöopathie für Pflanzen

Ein praktischer Leitfaden für Zimmer-, Balkon- und Gartenpflanzen
Mit Hinweisen zur Dosierung, Anwendung und Potenzwahl

168 Seiten, geb., € 24.-

Ein handlicher Ratgeber über die häufigsten Pflanzenerkrankungen, Schädlinge und Verletzungen und deren bewährte homöopathische Behandlung. Christiane Maute ist eine der Vorreiterinnen, die bereits vor zehn Jahren begann, die Nutz- und Zierpflanzen in ihrem Garten homöopathisch zu behandeln.

Die Reaktion der Pflanzen auf die Homöopathie war für sie in vielen Fällen verblüffend. Ob z. B. bei Blattflecken-Krankheit der Rosen, Braunfäule der Tomaten, Blattläusen, Schneckenbefall, Sternrußtau oder schwachem Wachstum – Frau Maute erläutert zu den häufigsten Erkrankungen die wichtigsten homöopathischen Mittel.

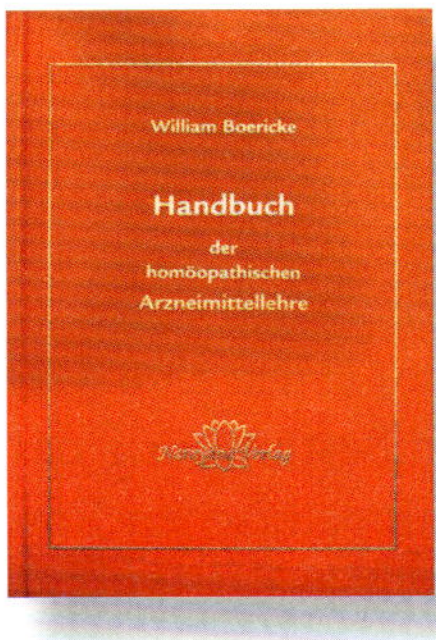

William Boericke

Handbuch der homöopathischen Arzneimittellehre

4. überarbeitete Auflage

736 Seiten, geb., € 35,-

„Der Boericke" ist eine sehr umfangreiche Arzneimittellehre, die in der Anzahl der beschriebenen Mittel auch von mehrbändigen Enzyklopädien oft nicht erreicht wird und trotzdem handlich geblieben ist. Man staunt immer wieder, wie viele seltenste und kleinste Mittel hier zu finden sind. Erreicht wurde dies, indem sich der Autor bei jedem Mittel kurz fasste und auf das Wesentliche konzentrierte. Nicht umsonst ist es weltweit seit Jahrzehnten das beliebteste homöopathische Nachschlagewerk

Narayana Verlag

Blumenplatz 2, D-79400 Kandern
Tel: +49 7626-974970-0, Fax: +49 7626-974970-9
info@narayana-verlag.de

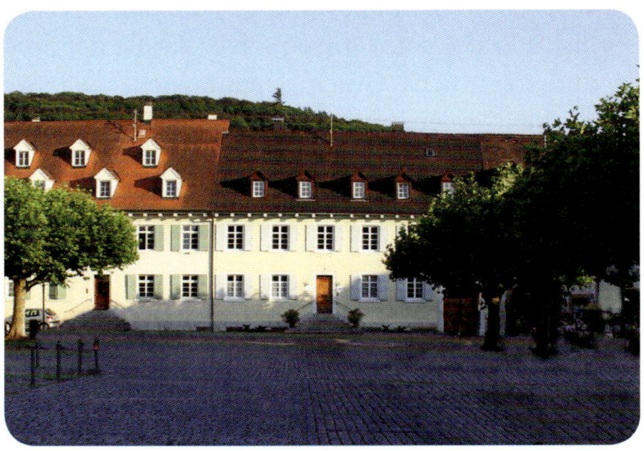

In unserer Online Buchhandlung

www.narayana-verlag.de

führen wir alle deutschen und englischen Homöopathie-Bücher.
Es gibt zu jedem Titel aussagekräftige Leseproben.

Auf der Webseite gibt es ständig Neuigkeiten zu aktuellen Themen, Studien und Seminaren mit weltweit führenden Homöopathen, sowie einen Erfahrungsaustausch bei Krankheiten und Epidemien.